Rupert Martin, Birgit Jänchen-van der Hoofd, Georg Schäfer (Hg.)
Entwicklung und Veränderung

Das Anliegen der Buchreihe BIBLIOTHEK DER PSYCHOANALYSE besteht darin, ein Forum der Auseinandersetzung zu schaffen, das der Psychoanalyse als Grundlagenwissenschaft, als Human- und Kulturwissenschaft sowie als klinische Theorie und Praxis neue Impulse verleiht. Die verschiedenen Strömungen innerhalb der Psychoanalyse sollen zu Wort kommen, und der kritische Dialog mit den Nachbarwissenschaften soll intensiviert werden. Bislang haben sich folgende Themenschwerpunkte herauskristallisiert: Die Wiederentdeckung lange vergriffener Klassiker der Psychoanalyse – beispielsweise der Werke von Otto Fenichel, Karl Abraham, Siegfried Bernfeld, W. R. D. Fairbairn, Sándor Ferenczi und Otto Rank – soll die gemeinsamen Wurzeln der von Zersplitterung bedrohten psychoanalytischen Bewegung stärken. Einen weiteren Baustein psychoanalytischer Identität bildet die Beschäftigung mit dem Werk und der Person Sigmund Freuds und den Diskussionen und Konflikten in der Frühgeschichte der psychoanalytischen Bewegung.

Im Zuge ihrer Etablierung als medizinisch-psychologisches Heilverfahren hat die Psychoanalyse ihre geisteswissenschaftlichen, kulturanalytischen und politischen Bezüge vernachlässigt. Indem der Dialog mit den Nachbarwissenschaften wieder aufgenommen wird, soll das kultur- und gesellschaftskritische Erbe der Psychoanalyse wiederbelebt und weiterentwickelt werden.

Die Psychoanalyse steht in Konkurrenz zu benachbarten Psychotherapieverfahren und der biologisch-naturwissenschaftlichen Psychiatrie. Als das ambitionierteste unter den psychotherapeutischen Verfahren sollte sich die Psychoanalyse der Überprüfung ihrer Verfahrensweisen und ihrer Therapieerfolge durch die empirischen Wissenschaften stellen, aber auch eigene Kriterien und Verfahren zur Erfolgskontrolle entwickeln. In diesem Zusammenhang gehört auch die Wiederaufnahme der Diskussion über den besonderen wissenschaftstheoretischen Status der Psychoanalyse.

Hundert Jahre nach ihrer Schöpfung durch Sigmund Freud sieht sich die Psychoanalyse vor neue Herausforderungen gestellt, die sie nur bewältigen kann, wenn sie sich auf ihr kritisches Potenzial besinnt.

BIBLIOTHEK DER PSYCHOANALYSE
HERAUSGEGEBEN VON HANS-JÜRGEN WIRTH

Rupert Martin, Birgit Jänchen-van der Hoofd,
Georg Schäfer (Hg.)

Entwicklung und Veränderung

Mit Beiträgen von Christine Bauriedl-Schmidt, Dirk Blothner,
Gustav Bovensiepen, Silvana Buchheim, Lesley Caldwell,
Jens Elberfeld, Markus Fellner, Roger Frie, Michael Günter,
Wulf Hübner, Elisabeth Imhorst, Ludwig Janus,
Helga Krüger-Kirn, Thomas Leitner, Christian Maier,
Anna Mayer, Barbara Meerwein, Volker Münch,
Eckhart Neumann, Bernd Nissen, Kamyar Nowidi,
Renate Sannwald, Stefanie Sedlacek, Hildegard Wollenweber,
Uta Zeitzschel, Sylvia Zwettler-Otte und Ralf Zwiebel

Psychosozial-Verlag

Bibliografische Information der Deutschen Nationalbibliothek
Die Deutsche Nationalbibliothek verzeichnet diese Publikation in der Deutschen
Nationalbibliografie; detaillierte bibliografische Daten sind im Internet über
http://dnb.d-nb.de abrufbar.

Originalausgabe
© 2023 Psychosozial-Verlag GmbH & Co. KG, Gießen
E-Mail: info@psychosozial-verlag.de
www.psychosozial-verlag.de
Umschlagabbildung: Paul Klee, *aufblühend*, 1934
Umschlaggestaltung & Innenlayout nach Entwürfen von Hanspeter Ludwig, Wetzlar
Satz: metiTec-Software, www.me-ti.de
ISBN 978-3-8379-3262-1 (Print)
ISBN 978-3-8379-6122-5 (E-Book-PDF)

Inhalt

Klimagerechtigkeit und Psychoanalyse

Entwicklung und Veränderung in kulturellen Werken

Geschichtliche Entwicklungen und aktuelle Herausforderungen der Psychoanalyse

Einleitung

Charakteristisch für alle Veränderungs- und Entwicklungsprozesse scheint eine ihnen innewohnende Ambivalenz zu sein. Mit dieser Ambivalenz befasst sich der vorliegende Band der DGPT-Jahrestagung 2022 »Entwicklung und Veränderung«: Einerseits betreiben wir Veränderungsprozesse, möchten uns weiterentwickeln und leiden daran, dass bestimmte erwünschte Entwicklungen und Veränderungen nur schwer oder gar nicht in Gang kommen. Andererseits empfinden wir viele Veränderungsnotwendigkeiten als ungewollt und uns von außen auferlegt. Einige davon sehen wir ein und halten sie teilweise sogar für alternativlos, andere hingegen lehnen wir ab und halten sie für eine Zumutung, die wir auf alle mögliche Weise zu umgehen versuchen. Zugleich fühlen wir uns hineingezogen in immer schnellere Zyklen von Entwicklungs- und Veränderungsprozessen.

Vor diesem Hintergrund fragt es sich, welche Konzepte wir haben, um auf Veränderungen zu reagieren, oder um Veränderungen bei uns selbst, bei Anderen oder in unserer Lebenswelt anzustoßen? Die Psychoanalyse verfügt über viele Veränderungskonzepte, die aus der klinischen Praxis entwickelt wurden. Als Psychoanalytiker und psychodynamische Psychotherapeuten haben wir es mit Patienten zu tun, die in seelische Sackgassen geraten sind, da sich ihre Veränderungskonzepte als dysfunktional erwiesen haben. Indem wir ihnen hierüber deutend eine Einsicht vermitteln, versuchen wir Entwicklung und Veränderung zu ermöglichen. Um dies zu begünstigen, schaffen wir eine therapeutische Umwelt für unsere Patienten, die Reifungsprozesse fördert. Im Zuge von Entwicklungsprozessen befassen wir uns mit Übergangsphänomenen, Übergangsobjekten und Übergangssituationen (Donald W. Winnicott). Zugleich suchen wir nach einem Umgang damit, dass Patienten auf Krisen oft mit Rückzug und Abschottung (John Steiner) reagieren, bzw. mit einer Regression, die weniger den Charakter eines schöpferischen Rückzugs (Ernst Kris) hat, als vielmehr mit einer Fragmentierung von psychischen Strukturen einhergeht. Selbst eine Entwicklung zum

Guten wird von unseren Patienten mitunter als *catastrophic change* (Wilfred R. Bion) erlebt und fordert uns als Psychoanalytiker und Psychotherapeuten in besonderer Weise heraus. Dies veranlasste Sigmund Freud dazu, sich festzulegen: Die Natur der Triebe ist für ihn »konservativ«, will sagen: Im tiefsten Herzen wünschten die Menschen keine Veränderung. Alles Leben strebe danach, Ruhe zu haben.

Auch in Geschichte und Politik dreht sich vieles um die Ambivalenz von Entwicklung und Veränderung: Soll ein Wandel administrativ durchgesetzt werden oder setzt man auf eine organische Entwicklung, die durch eine Politik der kleinen Schritte vorangetrieben wird? Vor dem Hintergrund der Krisen unserer Zeit – von extremer sozialer Ungleichheit auf der ganzen Welt, über die Globalisierung, welche die Welt im Guten wie im Schlechten vernetzt, bis hin zum Klimawandel – scheint selbst in den westlichen Demokratien ein differenzierter Umgang mit der Ambivalenz von Entwicklung und Veränderung immer schwerer zu werden. So gewinnen vereinfachende, teilweise rückwärtsgewandte Konzepte zunehmend an Popularität, vom Erstarken populistischer Parteien bis hin zur Etablierung diktatorischer Verhältnisse sogar in Ländern der Europäischen Union. Darüber hinaus sorgt Putins Angriffskrieg gegen die Ukraine für Bedrohungen, die zumindest in Europa schon als überwunden galten und den gesamten Westen in existenzieller Weise herausfordern.

Vor dem Hintergrund eines Zeitgeistes, der immer weniger bereit ist, die Ambivalenz von Entwicklung von Veränderungen geduldig zu bearbeiten, hat die Psychoanalyse weiterhin einen schweren berufspolitischen Stand gegenüber der Verhaltenstherapie. Hier konkurriert sie mit den Veränderungskonzepten der Verhaltenstherapie, deren Versprechen schneller Veränderungen bei den Entscheidungsträgern im Gesundheitswesen und in der Politik ungleich höher im Kurs zu stehen scheinen als die Konzepte der Psychoanalyse. Auch in der Psychotherapieforschung erweisen sich die Konzepte der Verhaltenstherapie als kompatibler mit dem dort vorherrschenden Paradigma der evidenzbasierten Medizin als die Konzepte der Psychoanalyse. Dies alles verlangt nach einer Antwort der Psychoanalyse und wirft insbesondere die Frage nach Veränderungskonzepten für die institutionalisierte Psychoanalyse auf.

Über all dies, und die genannten lebensweltlichen, klinischen, philosophischen, geschichtlichen sowie politischen Aspekte der Ambivalenz von Entwicklung und Veränderung, diskutieren die in diesem Band zusammengefassten Beiträge aus psychoanalytischer Sicht.

Veränderungsprozesse in klinischen Behandlungen bilden einen Schwerpunkt dieses Buches: Es beginnt mit *Bernd Nissen* und seinem Beitrag »Erkennen, aufheben und verändern«. Anhand von Fallvignetten stellt Nissen auf sehr feinfühlige und ebenso differenzierte wie anschauliche Weise Veränderungsprozesse bei Zuständen namenloser Angst dar. Sodann lädt *Lesley Caldwell* ein: »Mit Winnicott über Veränderung im Behandlungsraum nachdenken«. Dabei zeichnet sie eindrucksvoll nach, wie Winnicott mit seinen Patienten und sich selbst fortwährend um das *coming to life* gerungen hat. *Uta Zeitschels* Beitrag »Psychosenahe Krisen im psychoanalytischen Prozess. Erfahrungen aus der psychoanalytischen Säuglingsbeobachtung als Hilfe für das Verstehen früher Zustände und existenzieller Ängste« macht uns deutlich, weshalb Babybeobachtung zum Pflichtprogramm eines jeden angehenden Psychotherapeuten gehören sollte.

Klinische Entwicklungen und Veränderungen, auch in Fällen, in denen scheinbar nichts mehr geht, bilden einen weiteren Schwerpunkt dieses Bandes. »Das weggeworfene Kind« ist ein Konzept, anhand dessen *Gustav Bovensiepen* eindrucksvoll »Gedanken zur Destruktivität aus klinischer und aus gesellschaftlicher Perspektive« entwickelt. *Christian Maier* legt mit »Die Psychosentherapie als Lupe für die psychoanalytische Praxis« dar, weshalb ein Einblick in die Welt der Psychose auch unabhängig von einer Spezialisierung auf Psychosenbehandlung für jedwede psychoanalytisch-klinische Praxis bereichernd ist. *Michael Günter* befasst sich in seinen Ausführungen mit »Entwicklung als Gefahr und Veränderung als Katastrophe«. Dazu stellt er schwere Kinderbehandlungen mit entsprechenden Gewaltfantasien und psychischen Deformationen dar.

Mit der Frage, was in ambulanten psychotherapeutischen Behandlungen wirkt, beschäftigt sich *Eckhart Neumann* im Rahmen seines Textes »›Irgendetwas ist jetzt anders ...‹. Resonanz und spontane Entwicklung in psychotherapeutischen Behandlungen«. Die Behandlung komplexer Störungen steht im Mittelpunkt bei *Hildegard Wollenweber*, die sich mit der Psychotherapie mit psychosebetroffenen Menschen im Wandel auseinandersetzt. *Thomas Leitners* Beitrag »Zur Figuration der psychotischen Grenze. Werkstattbericht zur Arbeit mit Menschen mit psychotischen und psychosenahen Symptomen« wirbt darum, dass Psychotherapeuten die Grenze zur Psychose nicht scheuen sollten.

Die Schnittstelle von Klinik und Gesellschaft besetzt ein weiterer Schwerpunkt dieses Bandes. Hier erinnert *Roger Frie* mit »Schweigen und Verschweigen. Das Erbe von Genozid und rassistischer Massengewalt« an das Elaine-Massaker in den USA im Jahr 1919. *Stefanie Sedlaceks* Text »Radikale Hoffnung? Radikale Hoffnung! Psychoanalyse in Zeiten gesellschaftlicher Fliehkräfte« arbeitet heraus, weshalb die Hoffnung nicht lediglich als Ausdruck davon anzusehen ist, dass man kein Konzept mehr hat, sondern dass die Hoffnung gerade dann als psychoanalytisches Konzept wirksam werden kann, wenn angesichts der Fliehkräfte scheinbar alle Hoffnung verlorengeht. *Sylvia Zwettler-Otte* stellt schließlich »Überlegungen zum Zauderrhythmus der Entwicklung und zur Förderung ihrer Möglichkeiten« an, die an den Zauderrhythmus der Freud'schen Gedankenentwicklung anschließen und versuchen, die heutige Position der Psychoanalyse in der Gesellschaft zu bestimmen.

Mit dem Zusammenhang von Klimagerechtigkeit und Psychoanalyse befassen sich *Volker Münch* (»*Radical ethics* und Alterität. Was die Klimakrise mit unverarbeiteter Schuld, Scham und Trauer zu tun hat«), *Barbara Meerwein* (»›Hans im Glück‹: Ein Schwankmärchen oder die Anleitung zu Degrowth?«) sowie *Christine Bauriedl-Schmidt* und *Markus Fellner* (»Generativität, Kreativität und Klimaresilienz«).

Von der kulturellen Seite her betrachtet *Kamyar Nowidi* Mozarts Oper *Die Zauberflöte* als Entwicklungsdrama zwischen Symbiose und Individuation. *Dirk Blothner* interpretiert den Spielfilm *Moonlight* (2016) von Barry Jenkins psychoanalytisch.

Geschichtliche Entwicklungen der Psychoanalyse stehen bei *Ludwig Janus* (»Sozio- und Psychodynamik der Geschichte der Psychoanalyse. Ein Schwanken zwischen Innovation und Verleugnung«) im Vordergrund. Ergänzt wird die Geschichtsperspektive durch einen Beitrag von *Jens Elberfeld* zu Horst-Eberhard Richter und der westdeutschen Friedensbewegung.

Ralf Zwiebel verbindet das Geschichtliche mit den aktuellen Herausforderungen der Psychoanalyse. Hier lässt uns ein renommierter Psychoanalytiker auf sehr persönliche Weise teilhaben an einem Rückblick auf die fachlichen Entwicklungs- und Veränderungsprozesse seines reichhaltigen Berufslebens.

Die heutige institutionalisierte Psychoanalyse, ihre Herausforderungen und Veränderungen stehen im Zentrum des Beitrags von *Silvana Buchheim* zur Demokratie in psychoanalytischen Instituten.

Mit den Entwicklungen von der Geburt bis zur Spätadoleszenz befassen sich drei Autoren. Den Anfang macht *Renate Sannwald* mit ihrem Text »Über den Umgang mit Widerstand in der Behandlung junger Erwachsener«. Es folgen *Wulf Hübners* Ausführungen »Die Angst davor, die Eltern zu verlassen«. *Anna Mayer* beschließt diesen Schwerpunkt mit ihrem Beitrag »Erwachsende. Eine praxisbezogene Annäherung an die besondere Herausforderung der psychodynamischen Psychotherapie mit jungen Erwachsenen«.

Elisabeth Imhorst (»Transformationen der Geschlechtsidentität. Bedingungen für Gelingen und Misslingen bei jungen, älteren und alten Patient:innen«) und *Helga Krüger-Kirn* (»Psychoanalytische Überlegungen zu selbstbestimmtem

Begehren und [trans*-]sexueller Schwangerschaft«) beleuchten Entwicklungs- und Veränderungsprozesse aus der Genderperspektive.

Wir wünschen Ihnen eine anregende und spannende Lektüre der hier in einem breiten Themenfeld aufgestellten Beiträge zur Ambivalenz von Entwicklungs- und Veränderungsprozessen – einer Thematik, deren Relevanz in der heutigen Zeit existentieller Umbrüche bedeutender denn je erscheint.

Rupert Martin, Birgit Jänchen-van der Hoofd & Georg Schäfer

Entwicklungs- und Veränderungsprozesse in klinischen Behandlungen

Erkennen, aufheben und verändern

Bernd Nissen

Unser wichtigstes Instrument in der psychoanalytischen Situation ist die gleich-schwebende Aufmerksamkeit, träumerisch, intuitiv, wohlwollend neutral, im Kern aber libidinös dem Patienten in der Beziehung begegnend. In dieser Haltung durchschweben wir das Material, merken auf, ohne zu merken. Eine Haltung, die strenge Disziplin erfordert und jahrelang entwickelt, trotzdem in jeder Sitzung neu erarbeitet werden muss. Dieses feine Instrument ist zugleich sehr unscharf und ungenau. Der Gegenstand, das Psychische, ist nicht direkt beobachtbar, nicht sinnlich. Wir brauchen klinisches, technisches und theoretisches Hintergrund-wissen, damit wir im Schweben aufmerken können, zugleich stellt dieses Wissen mit persönlichen Voreinstellungen eine große Gefahr dar, da es zu Fokussierun-gen verleiten, Unschärfen, ja Verfälschungen hervorbringen kann. Wir werden diesen Zirkel wohl nicht durchbrechen können. Und doch gelingt mit dieser Haltung »eine Umsetzung oder Übersetzung« (Freud, 1915e, S. 264) des Un-bewussten, für Freud »das eigentlich reale Psychische« (Freud, 1900a, S. 617f.), ins Bewusste.

Nun hat Freud schon 1920 erahnt, dass es wohl ein »Jenseits des Lustprin-zips« gibt. Bion (1970), Winnicott (1974) und Meltzer (1975) haben Anfang der 1970er Jahre Phänomene beschrieben, die dann mit Tustin und in deren Nachfolge (übersichtlich dazu Nissen, 2006; Rhode, 2018) einen neuen Gegen-standsbereich eröffnet haben, der eine der wichtigsten Weiterentwicklungen in der Psychoanalyse bzw. Psychotherapie darstellt und in den letzten 20 Jahren intensiv erforscht wurde: namenlose Zustände. Unter diesem Begriff lässt sich eine Viel-zahl von Phänomenen subsumieren, z.B. Nicht-Existenz, *breakdowns*, autistoide Dynamiken, »weiße« Phänomene. Sie divergieren metapsychologisch, theore-tisch und klinisch zum Teil stark, z.B. konzeptualisiert Green, von der Pariser psychosomatischen Schule herkommend, seine »weißen« Zustände über Freuds zweite Topologie, die er meines Erachtens sehr eigenwillig interpretiert, während die Forschungen ausgehend von Bion und Tustin eher im ersten topologischen Modell operieren, vor allem aber einen ganz anderen Traumabegriff haben. Auch methodisch gibt es große Unterschiede. Neue Methoden wie Rêverie, *dreaming*, Regredienz, Intuition, Halluzinose und jüngst *dream-work-α* scheinen die alten zu ersetzen, während ich diese als Faktoren innerhalb der gleichschwebenden Aufmerksamkeit begreife. Dennoch konvergieren alle Ansätze in zentralen Punkten: Sie stehen für den gesamten Bereich *nicht-psychisierter, nicht-objektaler und aktualer* Zustände. Doch wenn das Namenlose nicht oder nicht ausreichend psychisiert, wenn es nicht oder nicht ausreichend objektal ist, wie kann dann eine »Um- oder Übersetzung« ins Verstehen gelingen? Wie kann es überhaupt erkannt werden? Wo kann es, wenn es als Nicht-Psychisiertes nicht im verdrängten Unbewussten, eventuell gar nicht im Unbewussten zu finden ist, verortet werden? Wie zeigt es sich im Behandlungsprozess? Taugen unsere Instrumente, um es aufzuspüren?

Mit diesen Fragen möchte ich mich im Folgenden beschäftigen und beginne mit einem grundlagentheoretischen Aufriss.

Ein grundlagentheoretisches Modell

Freud spricht von Urfantasien als

> »Schemata, die wie philosophische Kategorien die Unterbringung der Lebenseindrücke besorgen [...]. Wo die Erlebnisse sich dem hereditären Schema nicht fügen, kommt es zur Umarbeitung derselben in der Phantasie [...]. Wir können oft bemerken, dass das Schema über das individuelle Erleben siegt« (Freud, 1918b [1914], S. 155).

Bion, den ich vor allem als einen großen Interpreten des intuitiven Freuds lese (Nissen, 2023), hat diese Dynamik genauer untersucht. Die »Prä-Konzeption« (Bion, 1963, S. 93, 1965, S. 137) ist die Erwartung eines Ereignisses.

Wir müssen diesen Prozess nun etwas genauer untersuchen und künstlich zerlegen. Fokussieren wir zunächst auf den Säugling: Der Säugling hat Hunger, mit der Prä-Konzeption erwartet er die Brust. Die Erwartung trifft auf die Brust. Diese objektale Erwartung existiert vor aller Erfahrung. Sie kann bis zu einem gewissen Grad nicht adäquate Erfahrungen umarbeiten. Sie muss nicht erst geschaffen werden, sondern existiert bereits psychisch strukturiert: Doch sie muss *initialisiert* (das erlösende Dasein des Objekts) und *realisiert* (Stillen durch das Objekt) werden. Das geschieht bei einer ausreichend guten Erfüllung der Erwartung.

Abgesehen von den Selbstheilungskräften, die in diesem Verständnis der Prä-Konzeption liegen, ist diese Struktur für die »Unterbringung der Lebenseindrücke« von größter Bedeutung. Sie macht es möglich, dass die Lebenseindrücke sich dort anlagern können: Die Lebenseindrücke sind nach Freud und Bion *rohe* sinnliche Eindrücke und Reize, die keine psychische Qualität haben, aber sich doch, z.B. im Hunger, quälend bemerkbar machen. Sie sind untereinander nicht stabil verbunden, drängen in Richtung Entropie, gefährden in zu großer Quantität mit Auflösung und Unintegriertheit. Diese prä-konzeptionelle Erwartung bietet den rohen Elementen temporär Anlagerungsmöglichkeit, salopp formuliert: Die Erwartung fängt rohe Empfindungen und Reize ein und hält sie zeitweilig zusammen. So bekommt der Hunger als Erwartung der Brust eine Richtung (Drang und Ziel des Triebs).

Jetzt müssen wir das Objekt hinzudenken. Das Objekt, die Mutter, ist liebend ausgerichtet und erwartet ihr Kind. Doch sie verfügt über einen psychisch-entwickelten Apparat. So hat sie einen anderen Zugang zu Selbstzuständen und vermag äußere Eindrücke zu ordnen. Sie hört den Schrei ihres Kindes. Da die rohen sinnlichen Empfindungen in der Erwartung angebunden sind, ist es der Mutter möglich, den Zustand ihres Kindes vorzuqualifizieren. Sie hört den Schrei als Ruf. (Es ist interessant, dass Eltern, die Kinder mit schwerer autistischer Störung haben, bei denen wir eine schwere Störung der Prä-Konzeption Brust vermuten, sich nicht gerufen fühlen; Nissen, 2015).

Ist das Primärobjekt in einer ausreichend guten Mütterlichkeit und der Säugling ausreichend frustrationstolerant, entstehen im Präsenzmoment, also dem Moment, in dem die Erwartung auf ihre Realisierung trifft, Mutter, Säugling und Mutter-Kind-Beziehung, in der die rohen-sinnlichen Empfindungen und Eindrücke qualifiziert werden. Dieser Moment ist sehr wichtig: Es entsteht eine basale objektale Struktur, in der zum einen rohe, namenlose Zustände aufgehoben werden, also z.B. Todesangst in erträglichen, gehaltenen Schrecken (Bion, 1962a), und zum anderen Zustände gewandelt werden (Bion, 1963), z.B. grässlicher Hunger in wohlige Zufriedenheit (Nissen, 2021).

So entsteht eine Konzeption. Die Konzeption besteht also aus der initialisierten und realisierten Prä-Konzeption und den qualifizierten Empfindungen: Die qualifizierten Elemente stabilisieren die objektale Struktur, die Struktur ermöglicht die Verortung und Vernetzung der qualifizierten Elemente.

Jetzt kommt eine entscheidende Differenz, die auch in Behandlungen von größter Relevanz ist, zum Tragen (Nissen, 2022). Die Mutter mit ihrem entwickelten psychischen Apparat kann die Konzeption in einen Gedanken wandeln. Als »Gedanken« bezeichnen wir die Konzeption, die die Abwesenheit des Objekts und der realen Beziehung überlebt und aus sich selbst heraus gedacht werden kann (Funktion des Systems »Bw«). Der Säugling vermag genau das nicht. Die Konzeption existiert in der Anwesenheit des Objekts und in der gefühlten Beziehung. Die Abwesenheit kann kurzfristig durch halluzinatorische Wunscherfüllungen überbrückt werden, doch dann zerbricht sie unter der Not des Lebens (Freud). Das ist ein fragiler Prozess, der im Säugling, insbesondere aber bei Patienten mit namenlosen Zuständen, zu teilweise turbulenten und bedrohlichen Dynamiken führen kann.

Bestimmung des Namenlosen

Mit dieser Ableitung können wir nun namenlose Zustände bestimmen. Sie entstehen, wenn Prä-Konzeptionen nicht initialisiert oder realisiert werden und rohe körperlich-sinnliche Eindrücke und Empfindungen nicht qualifiziert werden, d. h. keine Konzeption entsteht. Diese Dynamiken ereignen sich psychogenetisch in frühen Phasen, in denen das Kind noch zu unreif ist, um *psychisch selbstregulierend* einzugreifen. Die resultierenden namenlosen Zustände können, wie schon erwähnt, eine sehr große Bandbreite haben: von Zuständen der Nicht-Existenz, die klinisch wohl nicht zu beschreiben sind (siehe dazu Bion, der sich einen unaushaltbaren Stupor als Ausdrucksform vorstellen kann; 1970, S. 20), über *breakdowns* (Winnicott, 1974), in denen das Selbst einen Tod erlitten hat, über schwere autistische und autistoide Zustände, weiter über aktuale und traumatische zu »weißen« Zuständen bis hin zu psychosomatischen und somatoformen Bereichen, in denen das Selbst sich von Unintegration und Auslöschung bedroht gefühlt und die Hoffnung auf ein haltend-liebendes, verstehendes Objekt aufgegeben hat, häufig mit Einstellung der projektiven Identifizierung.

Es kommt noch ein anderer Aspekt zum Tragen: Der Trieb drängt zur Brust, die zunächst eine somatische ist und eine psychische sein wird. Kann die psychische Dimension sich entwickeln, werden die körperlich-sinnlichen Elemente zunehmend als psychisch-qualifiziert erlebt, auch wenn der »körperlich-sinnliche Hintergrund« existent und spürbar bleibt. Versagt die psychische, bleiben somatische Vorstellungen übrig, die wie die vorlaufenden rohen Eindrücke und Empfindungen keine stabilen Verbindungen eingehen können und permanent virulent bleiben. Vielleicht gibt es hier Verknüpfungen zu psychosomatischen und somatoformen Theorien.

Vom *breakdown* abgesehen, werden nach meinen Beobachtungen diese Zustände eingekapselt und leibnah abgelegt (»tief im Körperinneren ein ewiges

Pochen«). Ähnlich anderen traumatischen Zuständen, die unidirektional ausstrahlen, bilden sich Dauererregungsspuren an den Grenzen der Einkapselungen. Diese werden häufig pervertiert, d. h. das passive Erleben quälender Erregung wird aktiv gesucht und potenziert, nicht selten menschlichen Beziehungen vorgezogen, damit aber erneut das Selbst unterjochend. Zusätzlich werden autistoide Mechanismen aktiviert, die die Bedrohung abdämmen sollen und – da selbsterzeugt (Tustin, 1988, S. 23) – immerzu verfügbar sind. Diese Mechanismen können vielfältige Formen annehmen, wie die Arbeiten der letzten Jahre gezeigt haben (Nissen, 2006, 2008; Rhode, 2018).

Doch auch Zustände eines *breakdown* wären nicht erkennbar, wenn es nicht nachträgliche Ereignisse geben würde, die auf sie indirekt, implizit verweisen würden, oder wenn sie nicht im psychoanalytischen Prozess als dunkle, stumme Leerestelle erahnbar würden.

Verortung des Namenlosen

Die Frage ist: Wie können wir das Verhältnis solcher namenlosen Zustände zu misskonzeptualisierten, neurotischen und konflikthaften Prozessen denken? Bei den letzteren handelt es sich um psychisierte Zustände, die – wie immer brüchig – objektal organisiert sind und dem allgemeinen, verdrängt-neurotischen oder psychotischen Unbewussten angehören. Und wo sind die namenlosen zu verorten? Für die Beantwortung dieser Frage gibt es meines Wissens nach noch keine akzeptierten Modelle. Winnicott spekulierte auf ein »hidden away in the unconscious« (1974, S. 104), also ein »irgendwo verschwunden im Unbewussten«, rätselte aber, wo oder was dieses Unbewusste sei.

Das Namenlose hat die Merkmale des Nicht-Psychisierten, des Objektlosen und des Aktualen. Das Namenlose ist weder bewusst noch unbewusst und führt, da die objektale Hoffnung zerstoben ist, kaum in emotionale Verwicklungen. Diese Zustände, und das zeigt die klinische Empirie, sind eingekapselt.

Zu fragen ist, ob das Namenlose jenseits des Unbewussten liegt. Aber können namenlose Zustände vollkommen aus dem psychischen Verkehr ausgenommen sein? Sie sind ja repräsentiert (wenn auch nicht psychisch), müssen sich also irgendwann temporär oder lokal im psychoanalytischen Prozess zeigen. Wie kann dieses Verhältnis, das wohl nur in der strengen theoretischen Zerlegung binär erscheint, bestimmt werden? Es wäre auch denkbar, dass sie als Nicht-Psychisches mitten im Psychischen liegen, aber nicht zum Psychischen gehören und von psychischen Prozessen ausgenommen sind. Diese Perspektive würde das Erkennen namenloser Zustände besser erklären. Denn wie bei somatischen Einkapselungen müssen sich psychische Prozesse um das Namenlose herum organisieren. Ein Bild hierfür könnte ein Findling in einem seicht fließenden Gewässer sein, der, wenn es viel Wasser führt, verborgen bleibt *(breakdown)*, wenn es weniger Wasser führt, sichtbar wird, mal nur leichte Verwirbelungen erzeugt, mal heftige Turbulenzen. Dann blieben auch unsere Instrumente in ihrem Recht. Diese Fragen möchte ich an einem klinischen Beispiel diskutieren.

Klinische Vignette

Ein Patient meldet sich, er leide unter »schweren Hautkrebsängsten, alles untersucht, immer ohne Befund«. Er habe richtige Todesangst. Rational wisse er, das sei »hypochondrischer Unsinn, aber die Gewissheit, ich werde sterben, bleibt«. Er habe diese Ängste »seit vielen Monaten«, nachdem er »ein Bild des geschundenen Oberkörpers eines ›toten Folteropfers‹« gesehen habe.

Die Aussage ist – Hypochondrie-typisch – recht verwirrend: Todesangst vor einem infausten Krebs, für den es aber keinerlei medizinische Befunde gibt, die attestierte Befundlosigkeit beruhigt aber nicht, die Angst bleibt. Untypisch dagegen war die indikative Feststellung (»Gewissheit, ich werde sterben«), die »Hypochondern« an sich zu viel Angst machen würde. Auch der Auslöser, das Bild vom Folteropfer, wirkte auf mich nicht typisch hypochondrisch.

Er sei das Kind einer jungen, drogenabhängigen Mutter, die aus gut situiertem Hause stamme. Der Vater sei unbekannt. Immer wieder sei er seit seiner Geburt zu den Großeltern gekommen, die Mutter versuchte Entzug. Er kam dann zurück, meist in desolate Verhältnisse. Kurz vor seinem fünften Lebensjahr sei er dann der Mutter »weggenommen« worden und dauerhaft zu den Großeltern gekommen. Die Mutter starb später unter ungeklärten Umständen. Er selbst fand nie Kontakt zu Gleichaltrigen, war Außenseiter, gemobbt, bespuckt, geschlagen. Seine naturwissenschaftliche Begabung »rettete« ihn.

Der Verdacht war, dass es sich hier um namenlose Zustände handeln könnte: Frühe, vermutlich kumulative Traumatisierungen, hypochondrisch-autistoide Symptome, atmosphärische Anmutungen ließen diesen Verdacht aufkommen.

Die Behandlung begann wortkarg und wurde nie wortreich. Nach etwa drei, vier Monaten bemerkte der Patient: »Meine Freundin hat sich von mir wegen meiner Depression getrennt. Wieder sieben Monate. Scheint ne magische Zahl.« Ich merkte an zwei Stellen auf. In einem fernen Nachhall klang eine Sorge an: Die magischen sieben Monate sind in der Behandlung zur Hälfte herum. Wird der

Analytiker bei dem wortkargen Patienten, den zu verstehen schwer ist, auch aufgeben? Doch erfasst diese objektale Perspektive den Patienten, das Geschehen? Wenn ja, mit welchem Übertragungsschwerpunkt hätte sie gedeutet werden sollen (z. B. das Objekt oder seine Angst fokussierend)?

Mir schien diese Sorge aber zu leise; ich horchte bei der Formulierung »wegen meiner Depression« auf. Ich spürte, der Patient verstand diese Worte nicht.

Ich fragte, was genau gewesen sei. Er führte aus, dass seine Freundin sagte, dass sie ihn nicht gefunden hätte, dass ihr das so leidtue.

Während mich diese Aussage berührt, wirkt der Patient, als wüsste er nicht, wovon seine Freundin redet. Doch was heißt das? Hat der Patient den affektiven, traurig-schmerzhaften Gehalt der Aussage seiner Freundin gehört, mir mitgeteilt, aber sofort spaltend abgewehrt? Oder hat der Patient diese emotionale Dimension nicht gehört, ist sie meine Beigabe, meine empathische Interpretation?

Mir scheint die Welt der Freundin näher, zugänglicher; denn ich sage wohlwollend-spontan: »Das klingt anders als ›wegen meiner Depression‹. Sie hat Sie gesucht und nicht gefunden.«

»Das stimmt«, bestätigt er nachdenklich. Ich meine zu spüren, wie ihn etwas an meinen Worten zu beschäftigen scheint.

Wie hört er die Intervention? Solidarisch mit der Freundin, eventuell gar vorwurfsvoll-verfolgend: Seine Freundin sucht ihn, sein Analytiker sucht ihn, beide finden ihn nicht, geben ihn auf? Oder erahnt er gar die Gegenposition: Sein Analytiker sucht ihn und entdeckt eine Verbindung zwischen Depression und Leid/Suchen und Nicht-Finden, die der Patient nicht spürt – was ein erstes Finden wäre? Im ersten Fall wäre es eher eine paranoid-schizoide Dynamik, im zweiten Fall eine Emergenz, in der ein Objekt ihn und Zusammenhänge zwischen Depression und Leid, Suchen/Nicht-Finden sucht. Es ist aber auch möglich, dass keine dieser Perspektiven schon gültig ist, der Patient in einer völlig selbstbezogenen Verfassung ist.

Nach einer Pause sagt er: »Sie benutzen aber auch das Wort ›Einsamkeit‹!« Dieser Satz klingt nicht nach Erwiderung, sondern wie ein »nicht-verstehendes Fragezeichen«. Ich sage ihm daher, dass dann das Wort »Einsamkeit« seine Empfindungen so wenig trifft wie ihm »Depression« mit »Leid«, »Suchen« und »Nicht-Finden« verbindbar erscheint.

»Ich weiß nicht, was Einsamkeit ist …«, resigniert er.

Für mich sind nicht nur viele Perspektiven auf das Material denkbar, sondern sie könnten parallel ablaufen: Die weiter existierende Sorge, dass die Zeit in der Analyse verstreicht, der Analytiker aufgibt; das Gewahrwerden, dass Worte wie Einsamkeit und Depression sein Erleben nicht erfassen; der Druck, sich dem Sprachspiel des Analytikers anzupassen; eine gewisse Gereiztheit, nicht zu verstehen, es nicht richtig zu machen; ein Agieren, dem Erleben der Trennung auszuweichen, sodass sich der Patient zunehmend in der Sitzung verlassen fühlt, usw. usf.

Ich habe aber eine andere Dynamik im Material deutlicher wahrgenommen, nämlich einen Menschen, für den das Psychische und ein aufnehmendes Objekt in weiten Bereichen fremd sind, der in sich selbst versucht, diese Dimensionen zu begreifen, leidvoll erfährt, dass er hier an seine Grenzen stößt.

Ich sage daher, dass ihm Worte wie »Einsamkeit«, »Depression« ganz fremd seien, ihn aber spürbar beschäftigt, dass jemand ihn gesucht und nicht gefunden hat. »Genau«, bestätigt er.

Diese Deutung nimmt einige der technischen Empfehlungen auf, die in den letzten Jahren entwickelt wurden, wie z. B. erlebensorientiert zu formulieren, wahrgenommene Erregungen zu umschreiben, überfordernde Selbst-Objekt-Bestimmungen (daher Verwendung der dritten Person) und symbolische Ebenen zu vermeiden. Der wichtigste Aspekt an solchen Deutungen ist aber, dass wir als ein Objekt auftauchen, das die Innenwelt des Patienten zu verstehen sucht, das mitteilt, was es wahrnimmt, z. B. dass komplexe Begriffe ihm fremd sind, und das erspürt, dass ihn etwas beschäftigt und berührt hat. Indirekt werden auf diese Weise auch die Dimensionen thematisiert, die sich mehr im psychisch-objektalen Raum bewegen. So können langsam Hoffnungen auf objektale Strukturen entstehen.

Monate später, ich erlebte die Beziehung gehaltener, vertraute er mir an, wie er von Klassenkameraden zum Teil brutal zusammengeschlagen wurde, warum, war ihm nie klar, und wie einmal, als sei das nicht genug gewesen, ein Lehrer ihn demütigte. Dieser Pädagoge zwang ihn, zu seinem Peiniger, der ihn mit Fußtritten am Boden malträtiert hatte, zu gehen und sich »zu vertragen«, dabei den Patienten zum Schuldigen machend. »Mein Körper war übersät mit blauen Flecken und ich sollte, gezwungen vom Lehrer und in dessen Beisein, dem die Hand ausstrecken, die der auch noch verweigerte.« Er konnte diese Szenen dicht und mit seiner Fähigkeit zur hyperrealistischen Wahrnehmung wirklichkeitsgetreu beschreiben, sodass für mich sein Erleben sehr zugänglich war. Er konnte, wie mir schien, auch sehr adäquat und feinfühlig auf meine Worte reagieren.

Er schwieg sehr lange, ich fragte ihn, wo er sei.

Widerwillig antwortete er: »Bei dem Lichtspiel« (»Lichtspiel« ist sein Ausdruck für Baum-Schattenstrukturen, die die Sonne auf die Wand über der Couch projiziert).

Ich sagte, er wirke, als sei er ganz eingetaucht in diese Welt. »Nein, bin ich nicht. Jetzt nicht mehr, wo Sie reden«, sagte er streng.

Ich fühlte mich unvermittelt harsch ab- und zurückgewiesen und fragte, ob ich ihn herausgerissen hätte aus dem Eintauchen.

»Ich bin nicht eingetaucht, ich bin eins damit, nein: ich bin es. Verstehen Sie das nicht? Kapieren Sie wohl nicht!«

»Dann helfen Sie mir.«

Schweigen. »Lassen Sie es einfach!«

»Für mich ist das schwer zu verstehen. Sie konnten sich und Ihre schrecklichen Erfahrungen so dicht und verstehbar mitteilen, da war etwas Geteiltes ...«

»Da war nichts geteilt, das kapieren Sie halt nicht.«

In der nächsten Sitzung beeilte er sich, aufrichtig und ernst zu betonen, dass es für ihn nichts Gemeinsames, Geteiltes gegeben hätte. Ich spürte, dass das stimmte, aber ich verstand es nicht. Das teilte ich ihm auch mit. In den nächsten Wochen versuchten wir immer wieder, diese Situation zu verstehen. In diesem Kontext trat zutage, wie viel Gewalt es gegeben hatte. Seine Mutter brachte immer wieder Junkies mit in die kleine Wohnung, es kam häufig zu sexueller und körperlicher Gewalt. Drogen, Gewalt, unansprechbare Mutter, er schrie vor Hunger, vor Angst, vor Verwahrlosung, bis die Nachbarn die Polizei holten, die ihn manchmal alleine vorfand. Dann kam er wieder mal zu den Großeltern.

So konnten wir mit einiger Evidenz rekonstruieren (Freud, 1937d), dass die verwirrende Behandlungssituation vielleicht eine Wiederholung früher Erfahrungen war. Er suchte als kleines Kind die Nähe der geschlagenen, geschundenen, aber noch von Drogen und Alkohol benommenen Mutter, glaubte, zärtlich für sie da zu sein. Vielleicht sprach die Mutter wie im Schock sogar mit sich selbst, hat ihn aber gar nicht oder nur als Selbstobjekt wahrgenommen. Als sie ihn dann registrierte, wurde er hart und brutal von ihr zurückgewiesen – also eine frühe Szene, die die Aufgabe der Hoffnung auf ein haltendes, liebendes Objekt beschleunigte, was schließlich kumulativ im Namenlosen mündete. Diese objektale Aufgabe wurde in der Behandlung in einer Rollenumkehr reinszeniert. Doch wie ließe sich diese Szene konzeptualisieren?

Eine Möglichkeit, die ich auch meinte, erspürt zu haben, könnte folgende sein: Der Patient kam über das Erzählen der Schulgewalt in eine aktuale Verfassung, d. h. die Erlebnisse wurde wie aktual erfahren, kaum noch in der Vergangenheit verortet. In dieser aktualen Verfassung breitete sich eine adhäsive Zweidimensionalität aus, lag in der Rollenumkehr keine Identifizierung mit der Mutter vor, sondern eine adhäsive Gleichsetzung von geschundener Mutter und geschlagenem Schuljungen. Im Erzählen der demütigenden Schulgewalt wurde er adhäsiv zur Mutter, nahm den mitfühlenden Analytiker nicht mehr wahr. Diese adhäsive Gleichsetzung führte zum Erleben des Patienten, dass es keine Gemeinsamkeit, nichts Geteiltes zwischen uns gab. In dieser Verfassung spann er sich in das Lichtspiel ein, d. h. es wurde zu einer autistoiden Form (zur autistischen Form; siehe dazu Tustin, 1984). Dann wäre meine Nachfrage (»Wo sind Sie?«) eine Zerstörung der autistoiden Form, der Patient reagiert mit entsprechender Aversion. Hier ist seine harsche Form keine Zurückweisung eines Objekts, sondern Erregungswut bzw. Erregungsangst, da die autistoide Form in seinem Erleben zerstört wurde.

Aber auszuschließen ist auch eine andere Möglichkeit nicht: Für den Patienten ist die Schulgewalt keine erinnerte Geschichte mehr, sondern aktuales Geschehen. Er kommt in eine adhäsiv-zweidimensionale Verfassung, verklebt sich mit dem Lichtspiel. Mit meinem Ansprechen taucht für ihn wieder ein Objekt auf, in dem er blitzschnell projektiv abhängige, bedürftige, verletzte, suchende Anteile unterbringt, die er dann brutal zurückweist. Da nun ich in der Position des kleinen Kindes war, glaubte ich mich ihm nah und musste die Zurückweisung am eigenen Leib erfahren. In dieser Perspektive wäre eine autistoide Dynamik blitzschnell wieder in eine objektale umgeschlagen.

Wir können hier sehen, wie schwer es klinisch-empirisch ist, autistoide und objektale Dynamiken, adhäsive Gleichsetzungen, Identifizierungen, Verwicklungen, Übertragungsagieren zu differenzieren. Das Autistoide mag dominieren, doch objektale Dynamiken sind existent und führen dann im weiteren Verlauf in einen gemeinsamen Suchprozess, auch wenn dieser – quasi als Schutz vor zu viel Beziehung – im Rekonstruktiven bleibt.

Vielleicht waren es solche Rekonstruktionen, die es ihm schließlich möglich machten, etwas zu erzählen, was er noch nie gesagt hatte. Als er vier, fast fünf Jahre alt war, wagte er sich nach lautem Tumult in der Wohnung und nachdem es »ganz still« geworden war, aus seinem Zimmer, um nach der Mutter zu schauen. Er fand sie nackt, von einem ihrer vielen »Liebhaber« fast totgeprügelt, »leblos in Blut und Kotze« vor. Hämatome, Prellungen, Verletzungen, Erbrochenes überall. Er rannte zurück, verkroch sich ins Bett, kauerte »stundenlang« unter der Decke. Er kam zu den Großeltern. Er weiß bis heute nicht, wo seine Mutter geblieben war, keiner sprach darüber. Er hat sie nie mehr gesehen. Er wagte nie zu fragen, da er sich »schuldig fühlte am Tod meiner Mutter«. Aus meiner Sicht handelt es sich hier *nicht* um eine Erinnerung, sondern um traumatisch-aktuales Geschehen, das der Patient zeitlebens in sich bewahrt hat. Aus welchen Gründen auch immer, wurden über das Bild des Folteropfers Entbindungsprozesse freigesetzt, denen er Herr werden musste. Die adhäsive Gleichsetzung »geschundene Mutter – Folteropfer – Hautkrebs« war eine Abwehr gegen den Zusammenbruch, in der die Hypochondrie nicht primär Ersatzkapsel für freigesetzte namenlose Inhalte war (in hypochondrischen Dynamiken ihre vorrangige Funktion), sondern Zweithaut, auch wenn sie Tribut an das Super-Ego (Bion) war.

Ein Präsenzmoment schafft ein gemeinsames Verstehen und eine tiefe libidinöse Beziehung zwischen den Beteiligten, die für die folgenden Dynamiken wichtig sind. So auch hier, der Patient fühlte sich verstanden. Obwohl das Präsenzmoment Beziehung schuf, vieles ins Benennbare hob, blieb spürbar Wichtiges am Namenlosen unverstanden stehen. Es schien sich sogar auszubreiten. Eine lähmende Melancholie erfasste alles, die ich nicht in Worte bringen konnte. Ich fand keinen Weg zum Patienten. Dabei brachte er sein Erleben bedrückend zum Ausdruck: »Das Dunkel breitet sich immer mehr aus, bald ist alles erloschen.«

Als ich vor einer Sitzung mit dem Patienten in dieser Verfassung das Fenster der Praxis öffnete, sah ich das ganze Füllhorn der Prächtigkeit des Frühlings. Dann schoss mir folgender Satz durch den Kopf: »Nicht mal ›die Bäume schamlos grün‹«. Heiner Müller konnte noch das schamlose Grün der Bäume nach seiner verheerenden Diagnose wahrnehmen, d. h. er war der Welt noch in Angst, Verzweiflung und im Neid verbunden – nicht einmal dieser Rest blieb dem Patienten. Bei ihm war nichts mehr, keine Verbindung zur Welt, zu den Objekten mehr.

Das konnte ich dem Patienten sagen. Er schwieg, setzte sich dann plötzlich auf, da er befürchtete, eine Panikattacke zu bekommen.

Das traumatische Bild der »totgeprügelten« Mutter kann im Präsenzmoment aufgehoben werden. In ihm birgt sich eine traumatische Starre, die der Patient als »Schuld« bezeichnet, die nur noch adhäsiv-hypochondrisch gebunden werden kann. Man kann nun die folgende Dynamik in der Behandlung als eine melancholische verstehen, wie Freud (1916–1917g [1915]) sie beschrieben hat, in der der »Schatten des Objekts« auf den Patienten fällt und ins Dunkel führt. Diese Dynamik, die ich in ihren schwersten Formen als autistoide verstehe (Nissen, 2016), spielt ohne Frage eine Rolle. Doch hat die erlebte Szene sich auch mit seinem Absterben in den frühesten Kindheitstagen verbunden, ist also eine erste nachträgliche Form, in der der Zusammenbruch, der sich für den Patienten ereignet hat, aber nicht erfahren wurde, hervortritt (im obigen Bild: Der Wasserspiegel des Gewässers war abgesunken). Denn im Präsenzmoment war das Namenlose des eigenen Sterbens nicht aufgehoben. Dieses Dunkle war nicht nur da, sondern breitete sich bedrohlich, alles ins Erlöschen führend, aus. Es gelang, dieses mit Heiner Müllers Zeile zu entdecken und dem Patienten anzubieten. *Erst in der Beziehung konnte es wirklich und im Präsentativen aufgehoben werden.* D. h., mein Gewahrwerden des Erlöschens allen Seelischen mithilfe Heiner Müllers Kunst ermöglichte die *Emergenz einer Prä-Konzeption*, die dann *in der Beziehung realisiert* wurde und das *Erleben qualifizierte*. Das Präsenzmoment entsteht also nicht in meiner Evidenz, sondern nur in der Beziehung. Dieses Wirklich-Werden ist eine gemeinsame Entdeckung, eine Schöpfung und Unterjochung des Paares. Zugleich wird der Analytiker zum Zeugen und Bewahrer dieses Verstandenen: Es gibt ein Objekt, dass um dieses Gestorbensein weiß und es in sich aufgehoben und bewahrt hat – ein wichtiger Faktor in solchen Behandlungen.

Ausblick

Ich habe versucht, die Komplexität namenloser Dynamiken zu skizzieren. Das Namenlose entsteht in Beziehungen, in einer Zeit, in der noch kein differenziertes Ich existiert. Die Psychisierung bleibt aus, die eintretenden Zustände persistieren aber aktual präsent, bedrohen als Unintegriertes das Leben, werden eingekapselt und mit weiteren autistoiden Abwehren gesichert. Spätere Ereignisse können auf dieses Namenlose verweisen, so kann es in Erscheinung treten. Diese Zustände sind nicht psychisiert, sind aber, so meine These, im psychischen Prozess zu verorten.

Das Erkennen dieser Zustände stellt uns vor neue Herausforderungen. Das Unbewusste, hierin das Verdrängte, ist uns in »seiner inneren Natur« unbekannt und uns »durch die Daten des Bewußtseins [...] unvollständig gegeben [...]« (Freud, 1900a, S. 617f.). Trotzdem zeigt es sich in der analytischen Beziehung; in unserer analytischen Haltung können wir die psychischen Prozesse durchschweben. Die Phänomene von Abkömmlingen (im weitesten Sinne) können mit klassischen Methoden wie Übertragung, Gegenübertragung, Agieren (hierin Verwicklung, Inszenierung usw.), Erinnerungen und Konstruktionen im Rahmen der unbewussten interpsychischen Kommunikation erkannt werden.

Das Namenlose ist nun im systemischen Sinne weder bewusst noch unbewusst. Obwohl vom psychischen Verkehr ausgenommen, liegt es doch in den psychischen Prozessen. Doch es zeigt sich nicht in psychischen Bildungen, die die beiden Zensuren überwinden. Wir müssen quasi über Bande spielen, d. h. die klassischen Methoden in Relation zum Namenlosen setzen und uns für eine andere Art des Aufmerkens sensibilisieren. So können wir z. B. spüren, dass das intuitiv-träumerische Mitgleiten ausbleibt und in Verflachungen und Resonanzlosigkeit sich ausbreitet; so müssen wir z. B. registrieren, dass wir das Material mit psychischer Bedeutung füllen, oder in eine Beziehung umlenken, wo sie gar nicht existiert usw. Die Herausforderungen bestehen darin, dass wir uns, viel mehr noch als bei pathogenen, psychischen Prozessen, einem Erleben aussetzen müssen, das im Kern unintegriert ist, was dem Realitätsprinzip und Sekundärprozess zuwiderläuft. Diese Herausforderungen werden dadurch potenziert, dass das Material natürlich Merkmale des Psychischen hat, so die Differenz zum Namenlosen nicht sicher gegeben ist. Zwar helfen uns die Erregungen, die die Einkapselung ummanteln und die autistoiden Abwehren, doch auch diese sind nicht leicht zu dechiffrieren. So sind die magischen sieben Monate selbstverständlich auch eine Übertragungsbotschaft; aber die Übertragung ist nicht primär die Angst, der Analytiker kündigt nach drei weiteren Monaten die Behandlung auf, sondern die indirekte, dass hier ein Mensch das Beenden von Beziehung nicht versteht. Ähnliches können wir zur zweiten Sequenz sagen: Der Analytiker war objektal ausgerichtet, vielleicht sprach der Patient ihn auch als ein ersehntes Übertragungsobjekt an. Doch dann setzte sich die adhäsive Gleichsetzung durch, mit der sich paradoxerweise absterbendes Beziehungserleben reinszenierte. Selbst in der dritten Sequenz, in der der zweidimensionale Schatten auf den Patienten gefallen war, wir also in namenlosen Gefilden waren, konnten beide spüren, dass etwas fehlt, nämlich das Gestorbensein in einer Vergangenheit, die keine Vergangenheit sein konnte.

Soweit ich die Literatur überblicke, sind die behandlungstechnischen Konsequenzen aus solchen Dynamiken noch nicht systematisch untersucht.

Literatur

Bion, W. R. (1962). *Learning from Experience*. Tavistock (dt.: [1990]. *Lernen durch Erfahrung*. Suhrkamp).

Bion, W. R. (1962a). The Psycho-Analytic Study of Thinking. *Int J Psychoanal, 43*, 306–310.

Bion, W. R. (1963). Elements of Psycho-Analysis. Heinemann (dt.: [1992]. *Elemente der Psychoanalyse*. Suhrkamp).

Bion, W. R. (1965). Transformations. Heinemann, Karnac (dt.: [1997]. *Transformationen*. Suhrkamp).

Bion, W. R. (1970). Attention and Interpretation. Tavistock (dt.: [2009]. *Aufmerksamkeit und Deutung*. Edition Discord).

Freud, S. (1900a). *Die Traumdeutung. GW II/III.*

Freud, S. (1915e). Das Unbewußte. *GW X*, S. 264–303.

Freud, S. (1916–1917g [1915]). Trauer und Melancholie. *GW X*, S. 428–446.

Freud, S. (1918b [1914]). Aus der Geschichte einer infantilen Neurose. *GW XII*, S. 27–157.

Freud, S. (1920g). *Jenseits des Lustprinzips. GW XIII*, S. 1–69.

Freud, S. (1937d). Konstruktionen in der Psychoanalyse. *GW XVI*, S. 41–56.

Bernd Nissen

Langer, S. K. (1942). *Philosophy in a New Key*. Harvard University Press.

Levine, H. (2023). On the Genesis of Interpretation in a Changing Landscape. *Jahrbuch der Psychoanalyse, 86*, 77–97.

Matte-Blanco, I. (1998). *Thinking, feeling, and being. Clinical reflections on the fundamental antinomy of human beings and world*. Routledge.

Meltzer, D. (1975). *Explorations in Autism. A Psychoanalytical Study*. Clunie Press.

Nissen, B. (Hrsg.). (2006). *Autistische Phänomene in psychoanalytischen Behandlungen*. Psychosozial-Verlag.

Nissen, B. (2008). On the determination of autistoid organizations in non autistic adults. *Int J Psychoanal, 89*(2), 261–277.

Nissen, B. (2015). Zur psychoanalytischen Konzeptualisierung und Behandlung autistischer und autistoider Störungen. *Psychotherapeutenjournal, 14*(2), 100–119.

Nissen, B. (2016). Melancholie und Zusammenbruch. Eine Neubetrachtung von Freuds »Trauer und Melancholie«. *Jahrbuch der Psychoanalyse, 73*, 123–146.

Nissen, B. (2021). What is the psychic, how can it be grasped and understood? *The Scandinavian Psychoanalytic Review, 43*(2). https://doi.org/10.1080/01062301.2021.1930505

Nissen, B. (2022). Kairos and Chronos. Clinical-psychoanalytical reflections on »Time«. Vortrag EPF-Symposion on Time, Brussels, April 2022.

Nissen, B. (2023). Jenseits des Unbewussten? Kommentar zu Howard Levines Beitrag: »On the Genesis of Interpretation in a Changing Landscape«. *Jahrbuch der Psychoanalyse, 86*, 99–108.

Rhode, M. (2018). Object relations approaches to autism. *Int J Psychoanal, 99*(3), 306–310.

Tustin, F. (1984). Autistic Shapes. *Int Rev Psychoanal, 11*(3), 279–290.

Tustin, F. (1986). *Autistic barriers in neurotic patients*. Karnac (dt.: [1988]. *Autistische Barrieren bei Neurotikern*. Nexus).

Winnicott, D. W. (1974). Fear of Breakdown. *Int Rev Psychoanal, 1*, 103–107.

Der Autor

Bernd Nissen, Dr. phil., Dipl.-Psych., ist Psychoanalytiker (DPV/IPV) in eigener Praxis sowie Lehr- und Kontrollanalytiker. Seine Arbeitsschwerpunkte sind u. a. hypochondrische und autistoide Störungen, Behandlungstechnik und wissenschaftstheoretische Fragen der Psychoanalyse. Er ist Herausgeber mehrerer Bücher, Mitherausgeber des *Jahrbuchs der Psychoanalyse*, und hat zudem diverse Zeitschriftenbeiträge in mehreren Sprachen veröffentlicht.

Kontakt per E-Mail: bernd.nissen@gmx.de

Mit Winnicott über Veränderung im Behandlungsraum nachdenken

Lesley Caldwell

In ihrer Einleitung zu Band 7 der *Gesammelten Werke* Winnicotts beschrieb die italienische Psychoanalytikerin Anna Ferruta (2016) Winnicotts Arbeit in den 1960er Jahren, dem letzten Jahrzehnt seines Lebens, als »mutige Ausweitung neuer Forschung auf immer primitivere Bereiche der Psyche«. Diese gilt besonders für die Schriften »Fear of breakdown« (2016 [1974]) und die weniger bekannte Ausarbeitung »The Psychology of Madness« (2016 [1965]). In diesen Arbeiten fasst Winnicott sein langjähriges Interesse an Patienten zusammen, denen in ihrem frühkindlichen Leben aus dem einen oder anderen Grund versagt worden war, sichere Lebensgrundlagen zu entwickeln. Die 1960er Jahre sind darüber hinaus auch das Jahrzehnt, in dem die in *Playing and Reality* (2006 [1971]) gesammelten Aufsätze zur Entwicklung des Übergangsraumes erschienen sind. Sie sind von grundlegender Bedeutung für die Psychoanalyse und für das Verständnis menschlichen Daseins. Ich bin an den Zusammenhängen dieser beiden Aspekte interessiert und daran, was sie uns zu sagen haben, wenn wir uns mit durch die Psychoanalyse bedingten Veränderungen beschäftigen.

Damit es zu Veränderungen kommt, kann der Analytiker alles tun, was die Psychoanalyse ermöglicht und lehrt, aber sowohl der Patient als auch der Analytiker stoßen immer wieder an Grenzen, an die Grenzen dessen, was getan werden kann, was einerseits der Patient zulassen, und was andererseits der Analytiker ertragen kann und wofür er offen ist. Die Lektüre von Winnicott lenkt den Blick auf das Dasein und das Leben, und auf das, was seelische Gesundheit ausmacht, da Winnicotts Psychoanalyse sich zunehmend mit seelischer Gesundheit und deren Definition befasst. Um dies zu veranschaulichen, möchte ich auf eine seiner Behandlungen verweisen, die ein Beispiel dafür ist, wie wenig getan werden muss.

Für Ashton, 12 Jahre alt, ein sehr brillanter Junge mit vielen Schwierigkeiten, hatte die Behandlung »eine tiefgreifende Wirkung auf seine gesamte Persönlichkeitsstruktur, indem sie ihm ihre bizarre Qualität nahm« (Winnicott, 1971b, S. 158). Sechs Jahre später suchte Ashton – mittlerweile ein engagierter Musikstudent – Winnicott erneut auf, da er sich in einem Dilemma bezüglich zweier möglicher Zukunftsszenarien befand. Winnicott bemerkt dazu, dass es sich im Wesentlichen um denselben Konflikt handelte, den der Patient bereits zuvor gehabt hatte.

> »Alles, was ich tat, war, ihn an den Kern des Konflikts zu erinnern, der bereits in seiner Schulzeit und in der Tat im Material der ersten Behandlung deutlich geworden war [...] in seinem Alptraum, in dem er sowohl Fahrer als auch Beifahrer war, und in seiner Ungewissheit darüber, wer der reifere war, er selbst oder sein Vater. Ich begnügte mich damit, ihn bei der Lösung dieses persönlichen Problems das Leben selbst nutzen zu lassen« (ebd., S. 160).

In »The aims of psychoanalytic treatment« (1965 [1962]) wirft Winnicott zwei Fragen auf: »Wenn in der Analyse die Frage ist: Wie *viel* darf man tun? lautet das Motto in meiner Klinik hingegen: Wie *wenig* muss getan werden?«[1] (ebd., S. 166) In der Analyse geht es um die Frage, was und wie viel der Analytiker tun darf, was uns sofort zu den Patienten als Personen mit – wenn auch eingeschränkter – Handlungsfähigkeit führt, aber auch zu dem analytischen Paar und der Analyse als einer wechselseitigen Beziehung, die in der Übertragung begründet ist. Die analytische Beziehung entfaltet sich durch die Figuren und Handlungen ihrer Protagonisten, da diese in einem bestimmten Umfeld mit seinen Konventionen, Grenzen und Erwartungen existieren, das von der Bereitschaft des Analytikers geprägt ist, den Patienten das Tempo bestimmen zu lassen. Das, was man als Analytiker tun *darf*, und das, was man tun *kann*, ist durch die Entwicklung eines Milieus des Vertrauens, der Sicherheit und der Abhängigkeit voneinander verbunden, das durch die Bereitstellung eines Rahmens durch den Analytiker ermöglicht wird, in welchem dies entwickelt werden kann. Da die Analyse sowohl die Möglichkeit eines immer tieferen Verstehens eröffnet, als auch die Hindernisse für dieses Verstehen hervorruft, die in ihren Ursprüngen, ihren Grenzen und ihren Schrecken liegen, erfordert die Arbeit des Psychoanalytikers Flexibilität und Einfühlungsvermögen auf der Grundlage von Ausbildung, Erfahrung, Akzeptanz bzw. Rezeptivität für das, was der Patient mitbringt und mitbringen kann, und was all dies beim zuhörenden Analytiker auslöst.

---

1   Die Kursivierungen sind im Original zusätzlich gefettet; zudem ist der gesamte Passus »Wie viel darf man tun?« bei Winnicott gefettet (Anm. I. M.-T.).

Die Frage, wie wenig getan werden muss, bezieht sich außerdem auch auf die unterschiedlichen Rahmenbedingungen, in welchen Patienten behandelt werden. Winnicott bezieht sich hier auf seine Klinik, eine Ambulanz des öffentlichen Gesundheitswesens, in der erfahrene Fachleute ihr Wissen nutzen, um etwas zu korrigieren, das schiefgelaufen ist – in der Annahme, dass nicht alle frühen Erfahrungen gleichermaßen schädlich sind, und dass unter den richtigen Umständen etwas getan werden kann, um eine Veränderung, eine Reorganisation, zu erreichen. Wie im oben erwähnten Fall von Ashton geht es um die Erkenntnis, dass angesichts der zeitlichen, finanziellen oder geografischen Einschränkungen, die sich auf die Patienten auswirken können, dennoch etwas von bleibender Wirkung getan werden kann.

Dies gilt auch für Erwachsene, die nicht im Rahmen dessen behandelt werden, was Winnicott im selben Aufsatz als »Standardanalyse« bezeichnet. Hier greife ich auf das Beispiel der Patientin zurück, die in der endgültigen Fassung von Winnicotts Aufsatz über Übergangsobjekte (1971a) beschrieben wird und die 1969 einmal wöchentlich eine ausgedehnte 90-minütige Sitzung hatte und danach zu André Green ging, der ebenfalls über seine Arbeit mit ihr schrieb. In ihrem ersten Brief an Winnicott schrieb die Autorin und Journalistin Rosemary Dinnage:

> »Im Moment kann ich mich nicht mehr an die Dinge erinnern, die Sie geschrieben haben, aber ich weiß, dass sie sich in meinen Verstand eingegraben haben und Dinge korrigierten, die ich teilweise wusste und dass ich mich völlig verändert habe. Sie haben mir eine Ahnung davon vermittelt, warum es mir durch die Analyse vor einigen Jahren nicht besser gegangen ist; die Vorstellung, dass auch niemand nach Verrücktheit oder Unwirklichem in mir suchen wird, weil ich ziemlich intelligent und neurotisch bin« (2012, S. 154).

Nach Winnicotts Tod beschreibt Dinnage, wie sie sich selbst in *Playing and Reality* (2006 [1971]) suchte und fand. Indem sie eine Idee davon vermittelt, was sie bei Winnicott gefunden hat, bietet sie eine auffallend andere Darstellung als das, was im Allgemeinen theoretisch unter diesem klinischen Beispiel verstanden, das übrigens der letzten Version seiner berühmtesten Arbeit hinzugefügt wurde. Um »auf die negative Seite von Beziehungen einzugehen« (ebd., S. 28), beschreibt Winnicott in *Playing and Reality* diese Patientin und zeigt, »wie das Gefühl des Verlustes zu einem Weg der Integration der eigenen Selbsterfahrung werden kann (ebd., S. 27). Dinnage schreibt: »In diesem posthumen Buch fand ich mich selbst neu erschaffen, ihn selbst neu erschaffend. Verschwundene Worte, wiedergefundene Worte, sogar falsch erinnerte, haben sie authentischer und wertvoller gemacht. Könnte dies eines der außergewöhnlichsten Dinge sein, die mir je widerfahren sind?« (2012, S. 162)

Ihre Aussage, wie sie sie in ihren Memoiren beschreibt, und weitere Hinweise im Laufe der Jahre deuten darauf hin, dass für diese Patientin in dieser Behandlung, einer einmal wöchentlich stattfindenden erweiterten Sitzung über etwas mehr als ein Jahr, etwas Grundlegendes geschah: Durch ein begrenztes – manche würden sagen: »unorthodoxes« – Behandlungssetting wurde eine Veränderung bewirkt, die sehr wahrscheinlich gar nicht die Probleme beseitigte, wegen derer Dinnage ursprünglich Winnicott aufgesucht hatte. Und doch deuten sowohl ihr Buch als auch andere in ihrem journalistischen Werk verstreute Verweise darauf hin, dass dies ihr Leben verändert hat.

Die großen Schwierigkeiten einer – wie Winnicott sagt – »Standardanalyse« sollen nicht unterschätzt werden. Ihr Fokus richtet sich »auf die Abwehrmechanismen, die in erster Linie mit Angst zusammenhängen und aus dem Triebleben entstehen«. Ihr Ziel ist es, »das Ich des Patienten zu beeinflussen, während es in Richtung Unabhängigkeit wächst und der Patient beginnt, das Gefühl, aus eigenem Recht zu existieren, als selbstverständlich anzusehen« (ebd., S. 168). Es ist eine andere Dimension, die in diesem Aufsatz behandelt wird, mit der er in der Regel in Verbindung gebracht wird. Die »Arbeit als Psychoanalytiker« beinhaltet noch etwas anderes, vor allem, wenn man sie in Verbindung mit der Frage betrachtet, wie viel man sich erlauben kann: Darunter verstehe ich, wie viel der Patient zulassen kann, sowohl aufgrund der ursprünglichen Situation bzw. des Traumas als auch aufgrund dessen, wozu der Analytiker selbst bereit ist und was er leisten kann.

> »Ich ›arbeite als Psychoanalytiker‹, sagt Winnicott, ›wenn ich auf bestimmte Bedingungen treffe, die ich zu erkennen gelernt habe: wenn die Angst vor dem Wahnsinn vorherrscht, wenn das falsche Selbst vorherrscht, wenn es eine antisoziale Tendenz gibt, wenn es kein kulturelles Leben gibt (d. h. das Vorhandensein einer inneren Realität mit einer Beziehung zur äußeren Realität, aber wenig oder keine Verbindung zwischen beiden), wenn eine kranke elterliche Figur dominiert (und der Patient die Krankheit des Elternteils trägt, und normalerweise die Mutter, der eigentliche Patient wäre, der behandelt werden muss)‹« (ebd.).

Jede dieser Bedingungen kann eine Standardanalyse verhindern, da jede darauf hinweist, dass die Probleme ihren Ursprung in den frühesten Erfahrungen des Säuglings haben. Die Abstimmung zwischen dem Säugling und der Betreuungsperson (der Mutter) ist aus verschiedenen Gründen gescheitert, sodass die

Bindung, die zu einer Beziehung zu den Objekten und zur Entstehung des Selbst führt – wenn überhaupt – auf verzerrte Weise erfolgt ist. Die Grundlagen für ein gesundes Leben sind nicht vorhanden oder stark beschnitten.

Die »Arbeit als Psychoanalytiker« umfasst verschiedene Behandlungsformen, die dem Analytiker die Fähigkeit abverlangen, flexibel auf die Anforderungen zu reagieren, die diese Patienten stellen. Sie hängt von der Fähigkeit des Analytikers ab, sich selbst zu verändern. Dies ist der Ansatz, den wir mit Winnicott in Verbindung bringen, der Ansatz, der am deutlichsten in »Fear of breakdown« (2016 [1974]) beschrieben wird, obwohl er in seinen gesamten Schriften präsent ist. Er betont die Zeitlichkeit in ihren verschiedenen Formen, die erschreckende Auswirkung, eine Erfahrung gemacht zu haben, obwohl man nicht über die mentalen und Ich-Ressourcen verfügt, um sich daran zu erinnern (der Patient war nicht bereit, um es zu erleben), und den Mut, der erforderlich ist, um sich dem erschreckenden Bedürfnis zu stellen, dies im Hier und Jetzt der Übertragung erneut zu erleben.

In »Fear of breakdown« (ebd.) nennt er die Angst vor dem Tod, die Leere und Nicht-Existenz als analoge Zustände, und sein klinisches Beispiel konzentriert sich auf die Leere, »nicht als Trauma, sondern als Nichts, das geschieht, wenn etwas Günstiges hätte geschehen können« (ebd., S. 529). Eine ähnliche Akzentuierung findet sich in der Beschreibung seiner Arbeit mit Rosemary Dinnage (2016 [1967]).

Mit Thomas Ogden (2014) wird Winnicotts »Angst vor dem Zusammenbruch« um den Bereich der ungelebten Erfahrung erweitert, im Zusammenspiel mit Winnicotts Anspruch, selbst lebendig sein zu müssen, grundlegend dafür, dass unsere Patienten Bereiche ihrer eigenen bisher ungelebten Erfahrung erleben können. Auch Ogden vertritt die Auffassung, dass es der Zusammenbruch der Mutter-Kind-Bindung im Säuglings- und Kindesalter ist, der »ungelebte Teile des Lebens eines Individuums erzeugt«, die im Patienten in Form eines anhaltenden Gefühls der Unvollständigkeit des Selbst ständig präsent sind. Das ähnelt Winnicotts Beschreibung der in der Übertragung um sich greifenden Leere – in dem Sinne, dass etwas hätte sein können. Ogden und sein Patient entdecken, dass die unbewusste Welt des Patienten eine Welt war, die hauptsächlich durch ungelebte Erfahrungen in einer unbefriedigenden frühen Objektbeziehung mit der Mutter geprägt war. Der Patient erlebte »die Quelle seiner Angst als das Gefühl, dass ihm ein Teil seines Lebens genommen worden war und dass das, was für ihn übrig geblieben ist, ein Leben ist, das in wichtigen Aspekten ungelebt ist« (ebd., S. 221). Ogden betont, wie das Fehlen von Sein und Lebendigkeit bei vielen Patienten zum Auftreten dieser Angst beiträgt.

Enid Balint, die zweite Ehefrau von Michael Balint und selbst Patientin von Winnicott, veranschaulicht in ihrem Aufsatz »On being empty of oneself« (1997 [1963]) anhand ihrer Arbeit mit ihrer Patientin Sarah die mögliche Psychogenese eines Gefühls, das sie als *being empty of oneself*, als »innere Leere« und damit einhergehende »Trostlosigkeit« bezeichnet. Balint führt dies darauf zurück, dass ihre Patientin sich nie wahrgenommen gefühlt hat, dass ihr Zustand als Baby nicht richtig wahrgenommen wurde, dass es keine Übereinstimmung zwischen der kindlichen Erfahrung und der mütterlichen Wahrnehmung gab, wobei es sich um eine Verkennung und nicht um Abwesenheit handelte. Zu dieser Hypothese gelangte sie im Laufe einer sechsjährigen Analyse, die erst in ihrer letzten Phase das Ich, den Körper und das Selbst ihrer Patientin zusammenführte. Da Sarah die Ausbildung, für die sie nach England gekommen war, nicht fortsetzen konnte, war sie zusammengebrochen und kam mit akuten Ängsten in die Behandlung. Wolf und Antonis (2023) weisen darauf hin, dass ihre Analyse eine Fallstudie zu den Vorstellungen der Balints über die gutartige Regression darstellt, bei der das Ziel der Behandlung die Anerkennung und Entwicklung des entstehenden Selbst ist.

Die Anwesenheit der Analytikerin und deren Eingehen auf ihre Bedürfnisse verschafften Sarah Zeit für Entwicklung und Integration – Zeit, die die Patientin ursprünglich nicht erfahren hatte. Sarahs frühe Erfahrung, in einer Leere zu leben, leer zu sein, tauchte erst in der Analyse auf, und Balint erkannte, dass es ihre eigenen Gefühle der Ungeduld mit Sarahs fortgesetzter Krankheit und ihr Missverstehen der Ernsthaftigkeit von Sarahs Verhalten waren, d. h. ihr eigenes Erleben in den Sitzungen, als sie ihre Patientin nicht verstand, die dieser das Gefühl gaben, verlassen zu sein und sich lieber abzuwenden, als erneut in einer Leere zu leben. In diesen Momenten fühlte sich die Patientin ungesehen und unerkannt – eine Erfahrung, die sie dazu brachte, aufzugeben.

Balint postulierte, dass Sarah als Baby bei ihrer Mutter keine Reaktion stimuliert hatte, die ihrer eigenen körperlichen Erfahrung in diesem Moment entsprach. Stattdessen erhielt sie von ihrer Mutter ein Introjekt, das sich fremd anfühlte; dies führte dazu, dass sie das Gefühl hatte, in einer Leere zu leben, innen wie außen. Das Außen war eine Welt, die sie als nicht in Kontakt mit ihren körperlichen Empfindungen und Gefühlen empfand, sodass Sarah sich unerkannt und leer fühlte, während in ihrem Inneren nur Aggression und Verzweiflung herrschten. Wie Winnicott bereits angedeutet hat, gibt es eine innere Realität und eine Art von Beziehung zur äußeren Realität, aber wenig oder keine Verbindung zwischen beide. Enid Balint vertrat die Ansicht, dass ein Mensch nur auf der Grundlage eines ursprünglichen »Gefühls, voll von sich selbst zu sein«, das Gefühl bekommt, dass er wirklich in seinem Körper lebt und für andere existiert. Es ist die körperliche Kommunikation, die Berührung, das Fühlen, der Geruch, der Klang, der Rhythmus, eine vollständig wahrgenommene und vollständig sinnliche Erfahrung, die sowohl vom Säugling als auch von der Mutter geteilt wird, die die Fülle schafft, die dann eine Leichtigkeit auch mit der Leere ermöglicht und zu einer Beziehung mit der gemeinsamen Welt führt, in der ein Großteil unseres Lebens stattfindet. Für Balint ist die fantasievolle Wahrnehmung, die durch primitive gegenseitige Zuwendung gefördert wird, von zentraler Bedeutung für die Entwicklung des kindlichen Selbst. Sie postuliert die Notwendigkeit eines lebendigen, leeren Raums am Anfang des Lebens eines Säuglings, eines Raums, in dem und durch den sich beide Beteiligten gemeinsam entwickeln.

Kreativität bedeutet für Winnicott die Übertragung der psychischen Realität auf eine andere Ebene, es handelt sich nicht um Projektion und Sublimierung, sondern um eine Veränderung der Materialität, wodurch etwas Neues entdeckt und gelebt wird – etwas, das vorher nicht existiert hat. Die menschliche Kreativität entwickelt das innere Leben durch die potenzielle Bereicherung des Selbst. Dieser Ansatz stellt einen Zusammenhang zwischen der Art, wie der Säugling sein Interesse vom ursprünglichen primären Objekt auf ein sekundäres Objekt ausdehnt, und den Bedingungen, unter denen unterschiedliche Objekte emotional als gleich empfunden werden können, her.

Ausgehend von ihrer klinischen Arbeit mit ihrem Patienten Simon und der Untersuchung ihrer eigenen Malerei stellte Marion Milner zwei wichtige Thesen für die Psychoanalyse auf:
1. Die Schaffung von Objekten geht ihrer Reparatur voraus.
2. Die Suche nach neuen Objekten erfordert es, einen vorübergehenden Verlust des Selbstgefühls zu tolerieren.

Beides hängt von einer Beziehung zur Welt ab, die immer gleichzeitig innen und außen ist. In ihrer klinischen Arbeit mit Kleins Enkelsohn kam sie auf die Idee,

> »dass die grundlegenden Identifikationen, die es ermöglichen, neue Objekte zu finden, das Vertraute im Unvertrauten zu finden, die Fähigkeit erfordern, einen vorübergehenden Verlust des Selbstgefühls zu tolerieren, ein vorübergehendes Aufgeben des unterscheidenden Ichs, das abseits steht und versucht, die Dinge objektiv und rational und ohne emotionale Färbung zu sehen« (1987 [1952], S. 97).

Winnicott besteht darauf, dass sich aufgrund dieser frühkindlichen Erfahrung eine Art des Seins in der Welt etabliert und – einmal etabliert – darauf zurückgegriffen werden kann, sowohl in Zeiten des Stresses, den Momenten, die in der ersten und auch in der letzten Version des Textes »Transitional objects and transitional phenomena« genannt werden, als auch allgemeiner und optimistischer als Teil einer kontinuierlichen Interaktion mit der Welt und ihrer Andersartigkeit.

In einem anderen Aufsatz aus den 1960er Jahren, »The location of cultural experience« (2016 [1967]), geht er davon aus, dass die Fähigkeit zum Getrenntsein von einer ursprünglichen Erfahrung des Nicht-Getrenntseins herrührt, von einem gemeinsamen Terrain, das vom Baby zunächst nicht erkannt wird und das durch »die Vereinigung von zwei jetzt getrennten Dingen, Baby und Mutter, zu dem Zeitpunkt in Zeit und Raum, an dem ihr Zustand des Getrenntseins beginnt« (ebd., S. 130), entsteht. Dieser Möglichkeitsraum wird zunächst mit dem Übergangsobjekt, dem ersten Nicht-Ich-Besitz, und im Laufe des Lebens kontinuierlich mit anderen Aspekten des Dazwischen gefüllt. Das Entstehen des Möglichkeitsraums, des lebendigen Raums, den Enid Balint beschreibt, wird deutlich und er kann dann vom Kind bzw. Patienten bewohnt werden, wenn er eine Erfahrung mit einem Anderen in einem Zustand der Abhängigkeit macht, der sich allmählich in Richtung Unabhängigkeit entwickelt. Eine solche Näherung an das schöpferische Leben und an die Veränderung im psychoanalytischen Sinne ist mit der Fähigkeit zu spielen verbunden.

Als Psychoanalytiker mit den primitiveren Bereichen der Psyche zu arbeiten, kann bedeuten, mit Patienten zu arbeiten, die eine Veränderung des Rahmens benötigen; während sich aber der äußere Rahmen verändern kann, wird der innere Rahmen vom Analytiker aufrechterhalten, der mit den Erkenntnissen der psychoanalytischen Erfahrung arbeitet und darauf achtet, was der Patient benötigt. Für Patienten, bei denen die Voraussetzungen für eine Psychoanalyse nicht gegeben sind, sind andere Formen des klinischen Engagements erforderlich, bevor eine »eigentliche« Analyse – wenn überhaupt – durchgeführt werden kann. Die »Arbeit als Psychoanalytiker« setzt und erweitert die Grenzen unserer Arbeit, die durch den Patienten und das Setting definiert werden. Die Attribute des Menschseins, das Erfülltsein, die Entwicklung des Selbst, die Fähigkeit allein zu sein, werden in sozialem Miteinander und Gegenseitigkeit erworben.

Während Winnicotts Interesse am Spiel seit den 1940er Jahren als Hintergrund seiner Arbeit vorausgesetzt wird, hat er erst in den 1960er Jahren dessen zentrale Bedeutung für das Leben und das Sich-wirklich-Fühlen in Bezug auf Übergang *(transitionality)* und Kultur theoretisch gefestigt. Die Verbindungen zwischen der Untersuchung primitiver Geisteszustände und dem Primat des Spiels sowie dem, was den Übergang verfügbar macht, verknüpfen, was Winnicott für jede Diskussion über Veränderung anbietet. Das Spiel mag eine Form der Aktivität sein, die allen zur Verfügung steht, aber die klinische Praxis als »Psychoanalytiker« legt nahe, dass Geistes- und Gesundheitszustand, die notwendig sind, um in einer bereichernden Weise spielen zu können, um die Haltung zum Denken, Tun und Fühlen zu finden, die das Spiel und die Verspieltheit mit sich bringen, nicht als selbstverständlich vorausgesetzt werden können.

Die Vorstellungen vom Spiel im Behandlungsraum mit Erwachsenen werden oft durch das Nicht-Vorhandensein, durch eine Art Starrheit, durch entschlossenes Festhalten an den eigenen anspruchsvollen Regeln sowie die strenge Kontrolle über ihr Leben und ihre Gedanken geprägt, wobei sie sich innerlich – wenn überhaupt – in einem sehr engen inneren Raum bewegen, der von Verboten und Urteilen beherrscht wird, in dem Vorstellungen von richtig und falsch oder gut und schlecht ständige Vorschriften für sich selbst und Andere sind. Die für das Spielen notwendige Flexibilität der geistigen und affektiven Funktionen ist nicht vorhanden. Für diese Patienten sind Aktivitäten wie das Teilen von Ideen mit Anderen und die Art und Weise, wie dies im täglichen kommunikativen Austausch gelebt wird, Bereiche, die mit Risiken und Ängsten, Demütigungen und Niederlagen verbunden sind. Für sie können die Stärke und die Selbstsicherheit, die sie durch das Lernen und das Kennenlernen des eigenen Selbst und der Beziehung zwischen Lernen und Wissen und dem Anderen erlangt haben, durch den Prozess der Analyse und die damit verbundene Erkenntnis, dass sie nicht Herr im eigenen Haus sind, völlig bedroht sein.

Dem Analytiker und manchmal auch dem Patienten werden bei diesen Behandlungen bewusst, in welch engem geistigen und psychologischen Raum sich der Patient bewegt und wie isoliert er ist, da jedwede Freiheit immer mit Zweifeln, Ängsten und Unvermögen verbunden ist.

Die Unfähigkeit zu spielen ist eine Unfähigkeit, ganz lebendig zu sein, in und für sich selbst. Patienten, die die Einschränkungen und Verarmungen von Pathologien aufweisen, die aus sehr frühen Prozessen stammen, müssen lernen zu spielen, bevor die eigentliche Analyse beginnen kann. Dies kann jedoch eine langwierige und oft anstrengende Aufgabe für den Analytiker bedeuten, zumal manche Patienten nie in der Lage sind, in diesem Sinne zu spielen. Ein solches Defizit, bei dem etwas Grundlegendes fehlt, wird vielleicht erst im Laufe der Analyse deutlich und kann – wenn überhaupt – erst durch die Psychoanalyse erkannt und als Ressource, aus der und mit der gelebt werden kann, entwickelt werden.

Die Beachtung des Settings, die Sorge um Verlässlichkeit und Beständigkeit als bestimmende Aspekte der Versorgung *(care)*, die Winnicott in den Mittelpunkt der psychoanalytischen Beziehung stellt, orientiert sich an der Abhängigkeit von ausreichend guten menschlichen Anfängen in den frühesten Beziehungen. Winnicott postuliert, dass »Psychoanalyse nicht nur eine Angelegenheit der Deutung des verdrängten Unbewussten ist, Psychoanalyse bedeutet vielmehr die Bereitstellung eines professionellen Rahmens für Vertrauen, in dem eine solche Arbeit stattfinden kann« (1987 [1970], S. 115). Damit legt er die Prioritäten der analytischen Arbeit dar und verweist auf frühe emotionale Bindungen als deren Analogie.

Aber er besteht auch darauf, dass der Psychoanalytiker psychoanalytisch arbeiten kann, egal ob er das tut, was heute als Psychoanalyse verstanden wird, d. h. intensive tägliche Arbeit (bis zur Pandemie in erster Linie in Präsenz mit dem Patienten auf der Couch), oder etwas anderes tut. Viel Arbeit wird jeden Tag von Analytikern durchgeführt, und das Spektrum der Patienten, die wir sehen, erweitert die Dimensionen unserer Arbeit über die Patienten hinaus, die mit den Voraussetzungen für eine gewöhnliche Analyse kommen, nämlich der Schaffung der frühen Grundlagen des Selbst. Wenn diese Grundlagen nicht vorhanden sind, ist eine andere Arbeit erforderlich – eine Arbeit, die enorme Anforderungen an den Kliniker stellen kann, wenn sie auch nur teilweise ausgeführt werden soll.

Dies erkennend, müssen wir bereit sein, auch die kleinsten Veränderungen zu würdigen, die darauf hindeuten können, dass ein Patient eine andere Einstellung zu seinem Tun, Denken und Fühlen entwickelt. So beschreibt Winnicott in *Holding and Interpretation* (2016 [1989]), einem Bericht über eine größtenteils ausgesprochen unspielerische und übermäßig wortreiche Analyse aus den 1950er Jahren, einen Austausch mit seinem Patienten Dr. A., nach einer Osterpause. Dr. A. berichtet, dass er über eine Veränderung bei sich selbst nachdenkt, und zwar in Bezug auf eine Tätigkeit, von der er weiß, dass er sie in der Vergangenheit nicht hätte ausüben können.

Dr. A.: »Ich bin heute in die Akademie gegangen, um mir Bilder anzusehen. Ich könnte fast sagen, dass dies das erste Mal ist, dass ich eine solche Erfahrung genossen habe. Ich hätte immer so getan, als ob, aber das wäre Betrug und Zeitverschwendung gewesen. Ich habe die Bilder genossen, ohne krampfhaft zu versuchen, mich echt zu fühlen. Ich hätte immer versuchen müssen, mir etwas auszudenken, was ich sagen könnte. Ich wäre vielleicht im Kino oder im Theater zurechtgekommen, wo es Menschen gibt, mit denen man sich identifizieren kann, aber nicht in einer Bilderausstellung. Bilder verlangen von einem ein viel größeres Maß an persönlicher Stabilität und Unabhängigkeit.«

40

Winnicott: »Bilder kommen nicht so sehr auf einen zu. Man muss etwas in sie hineinlegen.«

Dr. A.: »Ja, ich hatte große Schwierigkeiten mit dem Spielen, und immer, wenn ich spielte, fragte ich mich: ›Ist es erlaubt? Ist es nicht zu leichtsinnig? Darf ich spielen?‹ Ich musste bewusst Verantwortung übernehmen, wenn ich unernst war. Es kam mir immer so vor, als würde ich nur spielen, was bedeutet, dass ich etwas Ernsteres tun sollte.«

Dies stellt eine, wenn auch begrenzte Befreiung in Dr. A.'s eigener Auseinandersetzung mit den Bildern dar, die – wie Winnicott andeutet – etwas von ihm verlangen, etwas, das er nun in gewissem Maße in sich hat. Dass Dr. A. sich selbst in diese Erfahrung wagt und sie mit seinem Analytiker verbalisiert, zeigt sein anhaltendes Zögern und seinen Mangel an Spontaneität, aber es deutet auch auf etwas hin, das in seiner Behandlung geschehen ist. Dass er einen Weg gefunden hat, sich anders auf diese kulturelle Erfahrung einzulassen und darüber zu reflektieren, hängt damit zusammen, dass er in der Lage ist, sich auf seinen Analytiker einzulassen, und dass er beginnt, die Welt der Kunst als eine weitere Dimension des Lebens zu erkennen und nicht als einen weiteren Bereich, in dem er etwas richtigmachen muss.

Dr. A. scheint über sich selbst ein wenig überrascht zu sein und bringt diese zusätzliche Dimension seiner Selbsterfahrung zu seinem Analytiker. Dies ist eine geringfügige Veränderung, aber wenn wir nach Veränderungen bei unseren Patienten und bei uns selbst suchen, achten wir immer auf kleine Schritte, kleine Unterschiede und Schwerpunkte, die der Analytiker registriert, ohne notwendigerweise zu diesem Zeitpunkt von diesen Veränderungen zu sprechen oder sie überhaupt zu deuten. An Veränderung zu denken, bedeutet, zu überlegen, wie scheinbar zufällige, geringfügige Veränderungen und ihre Auswirkungen auf den Patienten durch sorgfältige, aufmerksame Arbeit im Laufe der Zeit ermöglicht werden können.

»Halten«, der Begriff von Winnicott, der heute so oft zusammen mit Bions »Container« bzw. »contained« gedacht, dabei aber dessen eigene Komplexität übersehen wird, gehört vor allem in die Zeit vor der Objektbeziehung, in der nicht nur das physische Halten des Säuglings, sondern die gesamte Versorgung durch die Umwelt das Entstehen des psychologischen Säuglings ermöglicht. Er erschöpft sich auch nicht in diesen Anfängen, sondern bleibt ein zentraler Aspekt all unserer Arbeit und unseres Lebens.

Der menschliche Säugling ist anfangs völlig abhängig von der äußeren Umgebung, aber diese maximale Abhängigkeit verändert sich und nimmt verschiedene

Bedeutungen an, wenn sich das Baby (und der Patient) in Richtung Unabhängigkeit bewegt. Die Grundlagen der Abhängigkeit in Form von Vertrauen und Verlässlichkeit sind allen psychoanalytisch determinierten Behandlungen gemeinsam, und ihre Akzeptanz ist von zentraler Bedeutung für die Herbeiführung von Veränderungen – unabhängig davon, ob wir an eine einmalige Konsultation oder eine lange intensive Behandlung denken. Es ist unwahrscheinlich, dass die Patienten, die Winnicott beschreibt und über die er und Andere schreiben, die Abhängigkeit in einer Weise erlebt haben, wie sie für das frühe Leben des Neugeborenen grundlegend ist und von der ein späteres normales, gesundes Leben abhängt.

Wie ich bereits betont habe, beinhaltet das Nachdenken über Veränderungen in der Psychoanalyse das Nachdenken über Veränderungen beim Analytiker wie auch beim Patienten und darüber, wie beides in und durch die analytische Beziehung gefördert werden könnte. Für mich sind die Flexibilität und die Neugier des Analytikers wesentliche Aspekte seines sich verändernden Ansatzes; beides kann nicht ständig vorausgesetzt werden, aber sie sind definitiv miteinander verwoben und werden bei jedem Patienten und jeder Analyse den besonderen Rahmen bilden. Abhängigkeit ist ein gemeinsamer Aspekt von Kindheit und Analyse, aber während der eigentliche Säugling keine Wahl hat, da er allein nicht überleben kann, kommt der Patient mit einer etablierten bzw. überbestimmten Einstellung zur Abhängigkeit in Behandlung, die zusammen mit der Reaktion des Analytikers darauf von zentraler Bedeutung für den Verlauf der Therapie sind. Unabhängig von der Art der Probleme, die in der Analyse auftauchen oder sich im Laufe der Analyse herauskristallisieren, bleiben die prägenden Wirkungen der Kindheit und die damals aufgestellten inneren Muster eine wichtige Dimension der analytischen Arbeit.

Könnten wir uns der Frage nach den Veränderungen im Behandlungsraum also u. a. von der Anerkennung der Abhängigkeit und dem, was dies für das menschliche Subjekt und die menschliche Subjektivität bedeutet, her nähern? In »Dependence in infant care, child care and in the psychoanalytic setting« (2016 [1963]) zeigt Winnicott die fortdauernde Beziehung zwischen zwei Formen der Abhängigkeit – derjenigen des frühen Lebens und derjenigen der Übertragung, an einer jungen Patientin, die mit dem Beginn der Analyse warten musste und dann einmal wöchentlich begann, bis schließlich nur einen Monat vor einer Unterbrechung durch eine Reise Winnicotts mit täglichen Sitzungen begonnen wurde. Die Frau war schnell sehr abhängig geworden, was sich in ihren Träumen zeigte. In einem hatte sie eine Schildkröte, deren Panzer weich war, sodass das Tier ungeschützt war und sicherlich leiden würde. Also tötete sie die Schildkröte, um ihr die unerträglichen Schmerzen zu ersparen, die auf sie zukamen. Das waren sie und ihre Suizidalität, wegen der sie in Analyse gekommen war. Das Weggehen von Winnicott stellte eine traumatische Episode oder eine Reihe von Episoden aus ihrer eigenen Kindheit wieder her, und sie wurde körperlich krank. Es war, so dachte er, als würde er sie festhalten und dann mit etwas Anderem beschäftigt sein; sie sagte, sie fühle sich ausgelöscht (ihr Wort).

Die Stärke der Übertragungsabhängigkeit und die Gefahr, sie zu unterschätzen oder zu übersehen, werden uns durch diese eher gewöhnliche analytische Situation und ihre Beziehung sowohl zum Verlust als auch zur Verwundbarkeit des Ichs der Patienten vor Augen geführt; beide betonen den äußeren Faktor (ebd., S. 335), und wie unauslöschlich prägend die Verinnerlichung ist. Intrapsychische Mechanismen und Abhängigkeit von der Umwelt und ihren Reaktionen sind völlig miteinander verwoben.

Winnicotts Frage »Wie viel kann man tun?« führt uns zurück zur Psychoanalyse und zu dem, was sie selbst für diejenigen eröffnen kann, die das Leben nicht genießen können, deren Leben verarmt oder unzulänglich ist. Wie ermöglicht die Psychoanalyse ein Leben für diejenigen, für die das Leben bedeutungslos erscheint, die kaum lebendig scheinen? Es ist die Fürsorge des Analytikers, die den Patienten zum Leben erwecken kann oder auch nicht, zusammen mit der Fähigkeit, anzuerkennen, dass das Leben Konflikte mit sich bringt.

Ein Patient mit einem vollen Arbeits- und Familienleben, wechselte über die Osterpause von drei- zu fünfmaliger wöchentlicher Analyse. Er war drei Jahre lang um diese Entscheidung herumgeschlichen, hatte sich ihr genähert und sie wieder zurückgenommen, nachdem er realisierte, wie schwierig er schon die dreistündige Analyse fand. Er hatte das Gefühl , mehr zu brauchen, aber Angst vor all dem , was die fünfmalige Analyse bringen würde oder könnte. In der zweiten Woche nach seiner Rückkehr sagte er in einer sehr traurigen und nüchternen Sitzung:

> »Ich habe es vor allem irgendwie in den letzten Ferien vermisst, dass Sie mir zugehört haben, und dann noch einmal am vergangenen Wochenende ... Ich weiß nicht, ob ich die richtige Entscheidung getroffen habe oder nicht ... was vor mir liegt ... Ich denke, es könnte die intensivste Erfahrung sein, die ich in meinem Leben gemacht habe, und doch hat ein Teil von mir das Gefühl, dass wir auf dem Weg zu einem Ort sind, der in Trümmern liegt. Ich fühle, dass Sie jetzt da sind, aber werden Sie es auch sein, wenn wir dort ankommen? Sie können sagen, vielleicht biegen Sie hier

rechts ab oder so, aber im Grunde bin ich es; der Unterschied ist vielleicht, dass ich nicht allein bin, aber ich weiß, dass ich es sein werde, und deshalb habe ich mich immer davon abgehalten, dorthin zu gehen ... Ich habe das Gefühl, dass Sie mir einen Ort bieten, an dem ich zu mir selbst zurückkehren kann, nachdem ich immer wieder weggelaufen bin, aber wenn ich zu mir selbst zurückkehre, komme ich zu etwas Zerbrochenem zurück, wo Leere ist.«

Dieser sehr wortgewandte Patient ließ mich oft mit einem Gefühl der Verzweiflung zurück, fast unabhängig von der Stimmung und der Qualität der Sitzung, und er beendete die Behandlung im fünften Jahr seiner Analyse, neun Monate nachdem ich die letzten zwei Wochen vor einer Sommerpause absagen musste, um ein Familienmitglied, das im Sterben lag, im Ausland zu besuchen; und ich musste bei meiner Rückkehr feststellen, dass der Vater des Patienten während dieser Pause ebenfalls gestorben war. Diese Analyse hat sich nie ganz von diesem kombinierten Verlust erholt, und ich glaube, dass die Erinnerung an seine Kindheit ihn näher an das heranbrachte, was er fürchtete und was er nicht weiterverfolgen wollte. Nichtsdestotrotz wurde etwas erreicht, und der Patient blieb über Jahre hinweg in Kontakt. Ich fragte mich, ob er jemals zurückkehren würde, und bei einigen Gelegenheiten schien dies möglich zu sein, wurde aber nicht weiterverfolgt.

»Worum geht es im Leben?«, fragt Winnicott gegen Ende seines eigenen Lebens. »Man kann seinen Patienten heilen, ohne zu wissen, was ihn oder sie dazu bringt, weiterzuleben. Es ist von größter Wichtigkeit für uns, offen anzuerkennen, dass die Abwesenheit von psychoneurotischer Krankheit vielleicht Gesundheit, aber nicht Leben ist« (1971 [1967], S. 134). Was ist das Mehr, welches das Leben über das Befreitsein von psychoneurotischer Krankheit hinaus umfasst? Was ist es, woraus wir schöpfen, was uns weiterleben lässt, und inwiefern ist dies das Terrain der Psychoanalyse? Dies sind Fragen, die eher der Philosophie zuzuordnen wären, und doch tauchen sie immer wieder in Winnicotts Werk auf. Indem sie der Fürsorge, der Abhängigkeit und dem Lebendigsein Vorrang einräumt, öffnet die Psychoanalyse das Feld des Menschseins und dessen, was es bietet. In ihrem Buch über Melanie Klein sagt Julia Kristeva: »In Winnicotts Schriften wird das Adjektiv ›frei‹ als Synonym für ›ein inneres Leben, das ständig neu erschaffen werden muss‹ verwendet, ein Leben, das mit einem äußeren Leben einhergeht, das immer externalisiert werden muss« (2004, S. 185).

Übersetzung: Ingrid Moeslein-Teising

Literatur

Balint, E. (1997 [1963]). Über innere Leere. In dies., *Bevor ICH war. Imagination und Wahrnehmung in der Psychoanalyse* (S. 58–83). Klett-Cotta.

Caldwell, L. & Taylor Robinson, H. (Hrsg.). (2016). *The Collected Works of Donald W. Winnicott.* Oxford University Press.

Dinnage, R. (2012). *The Long Vacation.* Brook Green.

Ferruta, A. (2016). Introduction. In L. Caldwell & H. Taylor Robinson (Hrsg.), *The Collected Works of Donald W. Winnicott. Volume 7* (S. 3–19). Oxford University Press.

Green, A. (2010). Sources and Vicissitudes of being in D. W. Winnicott's Work. *The Psychoanalytic Quarterly, 79*(1), 11–35.

Kristeva, J. (2004). *Melanie Klein.* Columbia University Press.

Milner, M. (1950). *On Not being Able to Paint.* Heinemann.

Milner, M. (1987 [1952]). The role of illusion in symbol formation. In dies., *The Suppressed Madness of Sane Men. Forty-Four Years of Exploring Psychoanalysis* (S. 83–113). Routledge.

Ogden, T. (2014). Fear of breakdown and the unlived life. *Int J Psychoanal, 95*, 205–223.

Winnicott, D. W. (1965 [1962]). The aims of psychoanalytic treatment. In ders., *The Maturational Processes and the Facilitating Environment. Studies in the Theory of Emotional Development* (S. 166–170). Routledge.

Winnicott, D. W. (1971 [1967]). The location of cultural experience. In ders., *Playing and Reality* (S. 128–139). Routledge.

Winnicott, D. W. (1971a). Transitional Objects and Transitional Phenomena. In ders., *Playing and Reality* (S. 1–25). Routledge.

Winnicott, D. W. (1971b). Ashton. In ders., *Therapeutic Consultations in Child Psychiatry* (S. 147–160). Basic books.

Winnicott, D. W. (1987 [1970]). Cure. In C. Winnicott, R. Shepard & M. Davis (Hrsg.), *Home is where we start from. Essays in psychoanalysis* (S. 112–120). W. W. Norton & Company.

Winnicott, D. W. (2006 [1971]). *Vom Spiel zur Kreativität.* Klett-Cotta.

Winnicott, D. W. (2016 [1963]). Dependence in infant care, child care and in the psychoanalytic setting. In L. Caldwell & H. Taylor Robinson (Hrsg.), *The Collected Works of Donald W. Winnicott. Volume 6* (S. 333–342). Oxford University Press.

Winnicott, D. W. (2016 [1965]). The Psychology of Madness. In L. Caldwell & H. Taylor Robinson (Hrsg.), *The Collected Works of Donald W. Winnicott. Volume 7* (S. 229–238). Oxford University Press.

Winnicott, D. W. (2016 [1967]). The location of cultural experience. In L. Caldwell & H. Taylor Robinson (Hrsg.), *The Collected Works of Donald W. Winnicott. Volume 7* (S. 429–436). Oxford University Press.

Winnicott, D. W. (2016 [1974]). Fear of breakdown. In L. Caldwell & H. Taylor Robinson (Hrsg.), *The Collected Works of Donald W. Winnicott. Volume 6* (S. 523–532). Oxford University Press.

Winnicott, D. W. (2016 [1989]). Holding and Interpretation. In L. Caldwell & H. Taylor Robinson (Hrsg.), *The Collected Works of Donald W. Winnicott. Volume 4* (S. 303–474). Oxford University Press.

Wolf, E. & Antonis, B. (Hrsg.). (2023, i. E.). *Independent women in British Psychoanalysis. Creativity and Authenticity at Work.* Routledge.

Die Autorin

Lesley Caldwell ist Mitglied der British Psychoanalytic Association (BPA) und Clinical Associate der British Psychoanalytic Society (BPAS). Sie ist europäisches Mitglied des Vorstands der IPA (2021–2025). Zusammen mit Helen Taylor Robinson ist Caldwell Mitherausgeberin der *Collected Works of Donald W. Winnicott* (Oxford University Press, 2016). Ihre jüngsten Veröffentlichungen befassen sich mit Einsamkeit, Übergangsobjekten und der körperlichen Reaktion des Analytikers.

Kontakt per E-Mail: caldwell.lesley4@gmail.com

Psychosenahe Krisen im psychoanalytischen Prozess

Erfahrungen aus der psychoanalytischen Säuglingsbeobachtung als Hilfe für das Verstehen früher Zustände und existenzieller Ängste[1]

Uta Zeitzschel

Im analytischen Prozess kommt es auch bei Patient:innen, die überwiegend auf einem neurotischen Strukturniveau organisiert sind, nicht selten zu psychosenahen krisenhaften Zuständen, die oftmals mit aggressivem Agieren, Suizidalität und drohendem Behandlungsabbruch einhergehen. In einem solchen emotionalen Sturm laufen Psychoanalytiker:innen Gefahr, die Dynamik als destruktiv zu konzeptualisieren und frühe existenzielle Ängste nicht zu erfassen. Um sich diesen frühen Zuständen anzunähern, von ihnen einen unmittelbaren Eindruck zu bekommen und im analytischen Prozess über die eigene Intuition Zugang zu frühen namenlosen Zuständen zu finden, hat sich die Teilnahme an einer analytischen Säuglingsbeobachtung als hilfreich erwiesen.

Der vorliegende Text möchte im ersten Teil mit der Methode der analytischen Babybeobachtung bekanntmachen. Im zweiten Teil berichte ich aus der Psychoanalyse eines 30-jährigen Patienten, der im analytischen Prozess in eine psychosenahe Krise geriet. Anhand einer klinischen Vignette stelle ich dar, wie mir meine Erfahrungen aus der analytischen Säuglingsbeobachtung Jahre später halfen, intuitiv einen Zugang zu meinem Analysanden zu finden und so eine Veränderung einzuleiten, die es ermöglichte, die Krise zu überwinden.

Was ist eine analytische Säuglingsbeobachtung?

Die Babybeobachtung wurde bereits 1948 von Esther Bick begründet. Bick hatte in Wien bei Charlotte Bühler zur kindlichen Entwicklung geforscht und promoviert. Als Jüdin war sie nach England geflohen. Dort folgte sie der Einladung von John Bowlby, in Zusammenarbeit mit ihm eine staatliche Ausbildung für

---

1 Veröffentlichung von Teilen des klinischen Materials in Zeitzschel (2018, 2022).

Kindertherapeut:innen an der Tavistock-Clinic in London zu gründen (Waddell, 2006, S. 1105). Die daraufhin von Bick in die Ausbildung eingeführte Säuglingsbeobachtung sollte den angehenden Therapeut:innen, wie Bick (2006 [1964], S. 179f.) schreibt, Erfahrungen vermitteln, die es ihnen ermöglichten, sich lebendig vorzustellen, was ihre Kinderpatient:innen als Säuglinge erlebt hatten. Zugleich sollte die Beobachtung die Wahrnehmung der Teilnehmenden für nonverbale Bereiche erweitern, um ihnen in ihrer therapeutischen Arbeit dabei zu helfen, auch Zugang zu solchen Kindern zu finden, die weder sprachen noch spielten. Martha Harris, Donald Meltzer und andere entwickelten die Methode weiter.

In Deutschland ist die analytische Säuglingsbeobachtung obligatorischer Bestandteil der analytischen Kinder- und Jugendlichen-Therapieausbildung, und an mehreren DPV-Instituten (wie bei uns am Hamburger Michael-Balint-Institut) zudem ein freiwilliges Angebot für Kandidat:innen der analytischen Erwachsenenausbildung.

Im Vorfeld werden Paare gesucht, die ein Baby erwarten, und Interesse haben, an dem Projekt teilzunehmen. Die meist einjährige Beobachtung beginnt, sobald die Eltern es sich nach der Geburt vorstellen können, und findet üblicherweise einmal pro Woche für eine Stunde in der häuslichen Umgebung des Babys statt. Die Seminargruppe wird von einer Supervisorin angeleitet und begleitet die Beobachtungen der Teilnehmenden mit einer wöchentlichen Sitzung. Am Seminarabend tauscht sich die Gruppe über Fragen, Eindrücke sowie Fantasien zur vorgestellten Beobachtungssituation aus.

Die Beobachterin hat es mit mindestens zwei Personen, nämlich Mutter und Baby, zu tun, meist auch mit dem Vater, Geschwistern, Haustieren. Zunehmend gibt es auch neue Familienformen. Die Aufgabe der Beobachterin besteht darin, teilnehmend wahrzunehmen, wie sie das Baby in seinen Beziehungen zu seinen primären Objekten und anderen erlebt. Um Zugang zu den projektiv-introjektiven Austauschprozessen zwischen Baby und Mutter zu bekommen, übt sie sich darin, in ihrer Rêverie (Bion, 1990 [1962]) mit allen Sinnen empfänglich zu sein und neben der Beobachtung im Außen zugleich eine Aufmerksamkeit nach innen zu entwickeln, also wahrzunehmen, welche Reaktionen, Empfindungen, Körpersensationen und Fantasien in ihr selbst auftauchen. In den oft recht turbulenten Beobachtungssituationen, die mitunter mit heftigen, schwer aushaltbaren Affekten in der Beobachterin einhergehen, erweist es sich dabei immer wieder als eine Herausforderung, eine Position zu finden, in der sie Teil des Geschehens ist, aber auch immer wieder genug Abstand einnimmt, um beobachten zu können.

Frühe Zustände in der analytischen Säuglingsbeobachtung

Ich möchte nun aus einer eigenen analytischen Säuglingsbeobachtung berichten. Die Eltern des Babys – ich nenne sie Herr und Frau A. – meldeten sich bei mir, nachdem ich das Säuglingsbeobachtungsprojekt in ihrem Geburtsvorbereitungskurs vorgestellt hatte. Herr A., damals Mitte 30, arbeitete als Journalist. Frau A., Anfang 30, war Sozialpädagogin.

Als Frau A. mir nach der Geburt mitteilte, dass ich gerne kommen könne, fand ich mich zu meiner ersten Beobachtung in der Familie ein. Ein Auszug aus meinem Protokoll: »Frau A. trägt das zwei Wochen alte Baby in einem Tragetuch dicht an ihrem Bauch und läuft ohne Unterlass den schmalen Korridor auf und ab. Im Wohnzimmer berichtet mir Herr A. ausführlich von der schwierigen und langwierigen Geburt, und Frau A. ergänzt ausgehend von ihren Wanderungen aus dem Flur eigene Erinnerungen [...]. Ich bin wie überschwemmt von Eindrücken – grelles Licht, medizinische Geräte, Signal-Töne, Bilder von Ärzt:innen, Hebammen, Blut. Nachdem Frau A.s Versuche, das Baby spontan zu gebären, erfolglos blieben, kam es zu einer ›Zangengeburt‹ [...]. Da die Plazenta sich nicht löste, wurde im Operationssaal eine Kürettage durchgeführt [...]. Mir vermitteln sich das Erleben von Herrn und Frau A., durch die Ereignisse überwältigt worden zu sein, ihre durch den zeitweilig als kritisch eingeschätzten Zustand ihres Babys ausgelöste Angst, Frau A.s Gefühle, bei der ›Zangengeburt‹ wie ausgeliefert gewesen zu sein, und ihr Schmerz, sich wegen der Kürettage gleich nach der Entbindung von ihrem Baby trennen zu müssen [...].

Als sich Frau A. hinsetzt, gibt das Baby kurze, ungehaltene Laute von sich [...]. Herr A. schnuppert an seinem im Tragetuch verborgenen Hinterteil und schlägt vor, es zu wickeln. Gemeinsam holen sie das Baby aus dem Tuch, sodass ich es erstmals betrachten kann: Es hat ein in Falten gezogenes, vergnattertes Gesichtchen. Die Augen sind zu einem Spalt zusammengekniffen. Es wirkt angespannt, gibt [...] stoßweise unzufriedene Laute von sich, hat die Fäustchen geschlossen und rudert mit seinen Ärmchen. Unter seiner Mütze schimmern braune Haare hervor. Ich fühle mich unruhig, sitze angespannt auf der vorderen Stuhlkante und bin erleichtert, mich bewegen zu können, als ich Herrn A. folge, der das Baby nun zum Wickeltisch trägt. Er kleidet es behutsam aus, entfernt die mit Milchstuhl gefüllte Windel und wäscht es, woraufhin es dort unter der Wärmelampe halbnackt, durch die Genitalien erkennbar als kleiner Junge, ganz entspannt und zufrieden wirkend daliegt. Seine Augen sind jetzt weit offen und scheinen auf ein entferntes Licht gerichtet zu sein. Als Frau A. etwas sagt, dreht es sein Gesicht zu ihr und sieht sie an. Sie nimmt seinen Blick auf und spricht es sanft an. Dabei wird in ihr eine Freude an ihrem Baby spürbar, die mich sehr berührt. Am Ende meines Besuchs erfahre ich seinen Namen: Sam. Als ich gehe, bin ich überrascht, dass ich die Umgebungsgeräusche deutlicher, lauter wahrnehme als sonst. Auch bemerke ich ein weiches, wattiges Körpergefühl.«

Ich schließe einen Auszug aus dem Protokoll meiner zweiten Beobachtung an, in der Sam drei Wochen alt ist: »Sam liegt auf dem Stillkissen nahe der Brust. Er spürt offenbar, dass er gleich Milch bekommt, gibt aufgeregte, drängende Laute von sich und rudert mit seinen Ärmchen. Frau A. redet beruhigend mit ihm, während sie ihre Bluse aufknöpft: ›Ja, gleich geht es los!‹ Sie hilft ihm, die Brustwarze in den Mund zu bekommen. Er trinkt, zunächst aufgeregt, eilig – dann zunehmend entspannt und ruhig. Seine Mutter ist ganz auf ihn bezogen, streichelt ihn zwischendurch zart, nimmt seine Fingerchen, die an der Haut ihres Dekolletees zunächst ruhelos auf- und abstreichen, mit ihrem Zeigefinger auf. [...]. Sam nuckelt nun nur noch vereinzelt an der Brust, die Brustwarze gleitet ihm aus dem Mund, aus dem jetzt etwas Milch rinnt. Er liegt ruhig, ganz entspannt, mit geöffneten Fäustchen und geschlossenen Augen da und wirkt zugleich wie eingesunken in den Körper seiner Mutter. Ich bin beeindruckt, wie sich beim Stillen die ganze Atmosphäre entspannt. Im Raum hat sich eine große Ruhe ausgebreitet und die Zeit steht still. Ich bemerke, dass mein Mund sich warm, ganz weich anfühlt, mein Körper schwer ist. Als ich mein Haar zurückstreiche, empfinde ich es als seltsam weich. Als Sam erwacht, legt ihn Frau A. nun so auf ihre Oberschenkel, dass beide sich ansehen können, spricht mit ihm und macht kleine Grimassen, wobei sie auch seine Mimik nachahmt. Nachdem ich gefragt habe, ob ich hinzukommen kann, stelle ich mich dicht neben Frau A. Als ich ihr eine Antwort gebe, schrickt Sam kaum merklich zusammen und wendet sich mir zu. Mit großen, wachen Augen sieht er mich an. Frau A.s Stimme begleitet seinen Blick. ›Das ist Frau Z. Die kommt jetzt einmal die Woche, um Dich zu beobachten. Da staunst du, was?‹ Sams Gesicht ist nun glatt und entspannt. Auch der Körper liegt ruhig, aber mit einer wachen Spannung da. Während seine Augen mich unbewegt ansehen, sehe ich daran, dass er die Lippen zeitweilig spitzt oder sein Mündchen schief zieht, dass es in ihm arbeitet. Als ich mich langsam wieder entferne, staune ich, dass Sam mir wie festgesaugt mit seinen Blicken folgt.«

Es beeindruckte mich, wie bezogen Sam auf seine Mutter war – auf ihre Stimme, den Augenkontakt mit ihr, ihr Gesicht, ihre Brüste und Hände. In der Seminargruppe, in der ich mein Beobachtungsprotokoll vorlas, berührte es uns, wie eingefühlt Frau A. auf Sam einging – wie sie seine verschiedenen Äußerungen, seine inneren Zustände, mit Bion (1990 [1962], 1992 [1963], 2009 [1970]) gesprochen, seine rohen Sinneselemente aufnahm, sie containte, und sie Sam in einer liebevollen, gehaltenen Weise verstehbarer wieder zur Verfügung stellte. Sehr aufmerksam ging sie auf Sams Stimmungen, Bedürfnisse und Impulse ein. Ihr Gleichklang mit ihm war Teil ihrer Bewegungen, ihrer Mimik, ihrer Stimme. Auch in ihren Worten nahm sie sein Erleben auf.

Fasziniert war ich von meinen eigenen wechselnden, meist flüchtigen, zum Teil seltsamen Sinnes- und Körperwahrnehmungen, die meine Beobachtungen begleiteten, und die ich als Identifizierungen mit den frühen Wahrnehmungsmodalitäten des Säuglings auffasse. Diese frühe Erlebensweise empfand ich überwiegend als einer anderen, noch unintegrierten Welt zugehörig.

In der Stillsituation ergab sich dagegen eine eindrucksvolle Zentrierung des Erlebens, ein umfassendes *Da-Sein*, in dem die Zeit stillzustehen schien. Mit Bernd Nissens Theorie (2014, S. 288, 2021) kann man sie als ein »Präsenzerleben« verstehen. Nissen stellt mit Bezug auf Bion dar, dass in der Stillsituation die Prä-Konzeption des Babys (seine noch ungekannte Erwartung der Brust) und die Präkonzeption der Mutter (die ihr Baby erwartet und die mit ihrem entwickelten psychischen Apparat den Ruf ihres Babys hört) auf ihre Realisierung treffen, sodass die Baby-Mutter-Beziehung *da* ist.

Nun springe ich in meiner Babybeobachtung einige Monate – und in der Entwicklung von Sam damit um viele Meilensteine – weiter.

Als Sam ein halbes Jahr alt war, aß er auch Breikost, und seine Mutter entschied, ihn nur noch am Tag zu stillen. Sie berichtete, dass Sam zuvor nachts alle ein bis zwei Stunden trank, sodass sie kaum Schlaf bekommen hatte und am Rande ihrer Kräfte war. Frau A. schlief nun im Gästezimmer und Herr A. versuchte, Sam nachts zu beruhigen. Sam war viele Nächte wie außer sich, schrie ganze Stunden durch und schlief zwischendurch erschöpft ein. Wenn Frau A. ihn am Tage neben ihm liegend stillte, griff er, nachdem er eigentlich fertig getrunken hatte, nach der Brust und saugte an ihr. Dann wendete er sich ab und drehte sich auf seine andere Seite, um sich kurz darauf wieder zurückzudrehen, wieder nach der Brust zu greifen und an ihr zu saugen. Das wiederholte er immer wieder. Wenn sich Sam der Brust zuwandte und saugte, wirkte er fast triumphierend, als wollte er deutlich machen: Das ist meine Brust!

Auch tagsüber war Sam nun zunehmend mit Trennungen von seiner Mutter konfrontiert. Erneut ein Auszug aus dem Protokoll meiner 24. Beobachtung, in der Sam sieben Monate alt ist: »Frau A. übergibt Sam an ihren Mann, woraufhin er sofort zu schreien beginnt. Empört und fassungslos blickt er seiner Mutter nach, die jetzt den Raum verlässt. Ich bemerke, dass ich selbst irritiert und ungläubig reagiere. Geht Frau A. weg? Verabschiedet sie sich gar nicht? [...] Herr A. legt den schreienden Sam auf seine Spieldecke und kann ihn nach einiger Zeit für einen bunten Ball interessieren, woraufhin er aufhört zu weinen, den Ball mit beiden Händen greift, bewegt und betrachtet. Die Abwesenheit seiner Mutter und seine emotionale Reaktion darauf scheinen vergessen. Nach wenigen Minuten kommt Frau A. wieder. Sie sagt Herrn A., wenn Sam weiter schreie, könne er ja rausgehen mit ihm. [...] Sam beginnt sofort zu weinen, als er seine Mutter sieht. Wieder zieht er Arme und Beine in die Luft, dreht unentwegt seine Hände und signalisiert nach meinem Eindruck, dass er dringend hochgenommen werden möchte. Frau A. sagt kurz, sie müsse nun gehen, dreht sich um und geht hinaus. Sam schreit auf. Er liegt auf dem Bauch, stützt sich jetzt auf seine Arme, reckt sein Gesicht nach seiner Mutter, hat seine Augen und seinen Mund weit aufgerissen und weint voller Schmerz. [...] Mir sind bei seinem Aufschrei Tränen in die Augen geschossen, ich habe einen drückenden Schmerz auf der Brust, bin aufgewühlt [...].

Frau A., die an der Tür steht, [...] wirkt hin und her gerissen, ob sie gehen soll. ›So kann ich doch nicht gehen!‹, sagt sie sehr unter Druck. Herr A. kommentiert sichtlich genervt, dass es nicht besser werde, wenn sie immer wieder reinkomme. Sie geht ohne ein weiteres Wort. Die Tür fällt zu. Sam schreit voller Schmerz. In mir bleibt ein elender, körperlich angespannter, unruhiger Zustand zurück.«

Die Seminargruppe, der ich von der Beobachtung berichtete, teilte sich zunächst auf und geriet ins Streiten: Während ein Teil der Gruppe ganz mit Sams Fassungslosigkeit, Schmerz und Verzweiflung in der Trennungssituation mitfühlte, ergriffen die anderen Gruppenteilnehmer:innen für Frau A. Partei, die in ihrem Mann wenig vermittelnde Hilfe fand. Trennungen waren für Frau A. schwierig. Aus der Not, in die sie geriet, wenn sie sich von Sam trennen wollte, versuchte sie sich zu befreien, indem sie sich abrupt von ihm losriss. Uns fiel auf, dass es kaum Übergänge gab, immer wieder ganz plötzlich, unvermittelt Neues geschah. Griff dieser Eindruck auch etwas von Sams Erleben auf, der nachts nun mit der

Entwöhnung von der Brust konfrontiert war? Zuvor war er in den Schlaf gestillt worden und kannte ein Warten noch kaum.

In seinem Fort-da-Spiel mit der Brust gab Sam seinem Ringen mit der Abwesenheit der Brust Ausdruck: Erst ist sie weg, dann doch da und triumphal ganz in seinem Besitz. Sein »Außer-sich-Geraten«, sein Entsetzen, seine Panik in der Trennungssituation waren offensichtlich.

Sams Ringen ließ mich über Sigmund Freuds Gedanken über »das Haben und das Sein beim Kind« nachdenken, die den Bogen einer enormen Entwicklung aufspannen. Aus der Sicht des Kindes gedacht, schreibt Freud: »Die Brust ist ein Stück von mir, ich bin die Brust. Später nur: ich habe sie, d. h. ich bin sie nicht [...]« (Freud, 1941f [1938], S. 151).

In meinen Beobachtungen bekam ich einen lebendigen Eindruck davon, wie viel Not und Schmerz es im Erleben des Babys bedeutet, dass es die Brust bzw. die Mutter nur *haben*, aber nicht *sein* kann, all das Gute, das Brust und Mutter bedeuten, nicht zu ihm selbst gehören und nicht in seiner Verfügung stehen.

Die Fähigkeit des Babys, diese Not und diesen Schmerz zu ertragen und so die Brust bzw. die Mutter nach und nach auch als von sich getrennt wahrnehmen zu können, ist an den allmählichen Aufbau seiner inneren psychischen Welt gebunden. In dem *Da-Sein* der Mutter-Kind-Beziehung entsteht im Baby eine erste, zunächst noch an die konkrete Anwesenheit der Mutter gebundene Konzeption seines In-der-Welt-Seins (Nissen, 2013, 2021). In der Abwesenheit der Mutter kann das Baby die Brust omnipotent als ein Stück seiner selbst halluzinieren, aber die Realisierung bleibt aus (die Brust ist nicht wirklich da). Erfährt das Baby in rhythmischer Wiederholung, dass seine eigenen Zustände durch die Mutter qualifiziert werden und sich seine Prä-Konzeption der Brust im Stillen realisiert, festigt sich seine Konzeption, gewinnt zunehmend Verbindung zu dem Wissen, das sich, nach Bion (1990 [1962], 1992 [1963]) über die Mutter vermittelt, und reichert sich so mit Bedeutung an – ein Prozess, der in einer gelingenden Entwicklung dazu führt, dass sich halluzinatorische Vorgänge abschwächen und sich im Säugling Gedanken bilden. Kann das Baby die Frustration ausreichend tolerieren, so entsteht Bion zufolge im Warten auf die abwesende Brust der Gedanke »Keine Brust«. Die abwesende Brust wird also nicht mehr überwiegend als eine anwesende böse Brust erlebt (Klein, 1944), sondern auch als abwesend erkannt und kann dabei je nach Zustand kurz oder auch länger als Vorstellung einer nährenden, guten Brust erhalten bleiben. In der fortschreitenden Entwicklung entsteht so ein Denken, das es dem Kind allmählich ermöglicht, »Selbst« und »Nicht-Selbst« zu differenzieren. Mit den Polen »Selbst«, »Nicht-Selbst« und »Gedanke« bildet sich zugleich eine erste triadische Struktur.

Frühe Zustände in der Psychoanalyse Erwachsener

Nun komme ich zu meiner klinischen Vignette, einem krisenhaften Prozess in einer Psychoanalyse mit einem erwachsenen Patienten, in dem mir erst meine Erfahrungen aus der analytischen Säuglingsbeobachtung halfen, seine frühe Erlebensweise zu erfassen und zu konzeptualisieren.

Herr S., ein 30-jähriger Designer, hatte sich wegen seiner Beziehungsprobleme und wegen Panikzuständen, die ihn seit seiner Jugend begleiteten, bei mir in eine vierstündige Psychoanalyse begeben. Seine Panik war massiv aufgetreten, nachdem sich seine Freundin von ihm getrennt hatte.

Zu Herrn S.s Biografie möchte ich aus Anonymitätsgründen nur mitteilen, dass er mit zwei älteren Brüdern, einem emotional wohl kaum erreichbaren Vater und einer wenig haltgebenden Mutter aufwuchs, die unter verschiedenen Ängsten litt.

Bereits den Beginn der Analyse mit Herrn S. erlebte ich »wie von Angst geschüttelt«, denn er geriet in Panik, sobald er und ich nicht auf einer Wellenlänge waren. Es fiel ihm schwer, Worte für sein Erleben in einem solchen Angstzustand zu finden: Der Raum sei dann ganz verzerrt, alles sei komisch und er fühle sich allein. In meiner Gegenübertragung erlebte ich etwas Ähnliches, das mir seinen Zustand zu verstehen half: Alles wurde unwirklich und »waberig«, der Raum veränderte sich in einer Weise, dass es keine bestimmbaren Konturen mehr gab, die Zeit wirkte verlangsamt und seltsam gedehnt, nichts ließ sich mehr zuordnen und ich fühlte mich einer ungeheuren Bedrohung ausgesetzt, komplett den Anschluss an die Welt zu verlieren. War diese Angst möglicherweise zu verstehen als ein sehr frühes existenzielles Erleben, in dem die Brust verloren wird?

In der Übertragungsdynamik zeigten sich parallele Ebenen: Erlebte Herr S. mich als ein eigenes, von ihm getrenntes Objekt, nahm er mich meist als streng, verfolgend und bedrohlich-invasiv wahr. Damit korrespondierte auch meine Gegenübertragung, in der ich mich oft verfolgend fühlte, wenn ich mich Herrn S. näherte, und mitunter das unheimliche Gefühl hatte, wie in ihn hineinzugreifen, wenn ich seine Affekte benannte. Hatte er jedoch die Fantasie, mit mir in einer weitgehend ungetrennten Beziehung zu sein, fühlte er sich, wie er sagte, mit mir wie mit Olga (einer verheirateten Frau in Minsk, mit der er beruflich zu tun und mit der er eine Affäre aufgenommen hatte), wenn sie zusammen im Bett lagen, Wodka tranken und er alles sagen konnte, was ihm gerade einfiel. Dann fand ich mich mit ihm zeitweilig in einer sinnlich-verschmolzenen Atmosphäre wieder. Diese beiden Ebenen konnten abrupt ineinander umschlagen. Sprach ich z. B. in einem etwas distanzierteren Ton oder wurde ihm durch das, was ich sagte, deutlich, dass ich ihn nicht genau verstand, riss oftmals auch die Verbindung zwischen uns. Dann bekam er häufig einen Panikzustand, zitterte heftig, geriet in ein unintegriertes Erleben und empfand auch seinen Körper nicht mehr als Teil seiner selbst. Sicher fühlte er sich nur dann, wenn er in der Beziehung zu mir und Anderen eine frühe ungetrennte Beziehung herstellen konnte. Behandlungstechnisch passte ich mich daher über längere Zeit in sein omnipotentes Erleben ein, vermied es, ihn mit unserer Getrenntheit zu konfrontieren, sprach meist aus einer gemeinsamen Perspektive heraus mit ihm, und brachte so erst nach und nach Differenz in unsere Beziehung ein.

Ich skizziere nun die Übertragungsdynamik einer sich im Verlauf von drei Wochen zuspitzenden krisenhaften Situation im dritten Analysejahr, von der ich mich zunächst wie überrollt fühlte, und in der in Herrn S. schließlich eine psychotische Erlebensweise überwog. Erst die visuell in meiner Rêverie auftauchende Erinnerung an Sam in der eben dargestellten Trennungssituation von seiner Mutter half mir, intuitiv wieder Zugang zu Herrn S.s Erleben zu finden.

Olga gab Herrn S. zu verstehen, dass sie nicht mehr an der sexuellen Beziehung mit ihm interessiert war. Ich hatte in den vorangegangenen Wochen mehrfach das Auslaufen der von der Krankenkasse bewilligten Stunden am Ende des Jahres thematisiert. Als ich nun in den Sommerurlaub ging, verstärkte das Herrn S.s unbewusst erfahrene Zurückweisung und Kränkung sowie seine Wut darüber, sich auf mich angewiesen zu fühlen: Als wir die Sitzungen nach der Unterbrechung wieder aufnahmen, war er rasend wütend, zerpflückte gefühlt jedes meiner Worte oder sammelte es als Beweis dafür, dass ich mich über ihn erhob, ihn kleinmachen wollte, ihm nichts zutraute, kein wirkliches Interesse an ihm hatte. Gezielt attackierte er die analytische Methode – mit der ich als Drittes in Verbindung stand – hinter der ich mich verstecken würde, die eh alles unecht mache, die er nicht verstehe und die ihm überhaupt nichts bringe! Mehrfach sprach er davon, die Analyse abbrechen zu wollen. Ich erlebte die Atmosphäre in den Stunden wie »auf Messers Schneide«, fühlte mich von Herrn S. in die Enge gedrängt, massiv entwertet und provoziert. Meine Deutungen kamen mir vor wie dünne Hölzchen, mit denen ich das, was da tobte, zwar an der Oberfläche berühren, aber nicht wirklich erreichen konnte, sodass ich mich zunehmend hilflos und ohnmächtig fühlte. In schnellem Wechsel mit seiner Wut war Herr S. auch ganz gefangen in einer paranoiden Angst, fantasierte, der Ehemann von Olga werde jetzt kommen, um ihn aus dem Weg zu räumen, und suchte dann angstgeflutet bei mir Schutz.

In einer dieser Stunden, in der ich mich vollgepumpt fühlte mit Unruhe und in einen elenden, körperlich angespannten, getriebenen Zustand geriet, tauchte in meiner Rêverie das Bild von Sams im Schmerz weit aufgerissenen Mündchens auf. Es erweiterte sich zu meinem damaligen Blick auf ihn, der ihn in der Trennung von seiner Mutter erfasst hatte: auf dem Bauch liegend, aufgestützt auf seine Ärmchen, sein Gesicht weit zu ihr hingestreckt, ohne ein Begreifen der Situation, während seine Mutter gar nicht auf ihn zu reagieren schien.

Ich erinnerte, dass ich mich in dieser Beobachtung von Sam ähnlich elend gefühlt hatte wie jetzt mit Herrn S. Das half mir zum einen dabei, diese Verfassung weiter in mir zu tragen, zum anderen führte es dazu, dass in mir die nötige Distanz entstand, um darüber nachdenken zu können, welchen Zustand Herr S. mir projektiv identifikatorisch vermittelte. Nach meinem Eindruck war er ohnmächtig, hilflos, fühlte sich wertlos, isoliert und versuchte, sich mit einer Art wütendem Um-sich-Schlagen, aus diesem Zustand zu befreien.

Vor allem aber erlebte Herr S. mich als ganz unzugänglich. Als ich das begriff, wurde mir klar, dass ich tatsächlich wegen seiner fortwährenden Angriffe und Entwertungen »dichtgemacht« hatte. War er also auch voller Angst, weil er fürchtete, mich verloren zu haben?

In Sams Anblick, der vor meinem inneren Auge auftauchte, war es aber insbesondere Sams Fassungslosigkeit, seine Unfähigkeit, das, was geschah, zu begreifen, die mir in der Behandlungssituation half, Herrn S.s Erleben weiter zu verstehen: Er konnte mich in dieser Situation nicht denken als ein getrenntes Objekt, auf das er sich angewiesen fühlte, und noch weniger konnte er mich denken als ein solches Objekt, das zugleich ein Objekt war, das einfach wegging, wenn er es doch brauchte. Wenn ich nicht ganz mit Herrn S. war, griff ich ihn in seinem Erleben an, riss ich mich heraus aus ihm, der in seiner Omnipotenz (»Ich bin die Brust«), über mich und alles Wichtige verfügte. Dann geriet er nicht nur in Not und Schmerz, sondern auch in zum Teil rasende Wut darüber, von mir verwundet worden zu sein.

Zudem gab es durch seine Wahrnehmung der Getrenntheit nicht mehr nur ein dyadisches Paar, also ihn und Olga – oder auch: nur ihn und mich –, vielmehr war die Getrenntheit für ihn mit der Wahrnehmung von etwas

Drittem verbunden: Olgas Ehemann und die analytische Methode, mit der ich innerlich in Verbindung stand.

Herrn S.s Projektionen entsprechend, erhob das Dritte in seinem Erleben einen absoluten Besitzanspruch auf Olga bzw. auf mich, schloss Herrn S. aus und hatte ihm gegenüber Rachegelüste, sodass Herr S. nicht nur in Wut, sondern auch in eine deutlich paranoide Angst geriet.

Nachdem die Erinnerung an Sam in mir wach und lebendig wurde, konnte ich die Dynamik zwischen Herrn S. und mir anders konzeptualisieren und auf eine neue Weise mit ihm Kontakt aufnehmen.

Als er erneut gegen mich wütete, sagte ich ihm in innerer aufrichtiger Anteilnahme, dass er zurzeit furchtbar wütend sei und gar nicht wisse, wie ihm geschehe. Er erreiche mich nicht mehr. Er fühle sich verraten, hängengelassen, isoliert und ohnmächtig.

Während Herr S. mir zuvor jede Deutung wie aus der Hand geschlagen hatte, hielt er diesmal in seinem Wüten inne und hörte mich an. Nach einer Pause sagte er überrascht und mit naher Stimme, dass er plötzlich Hunger habe. Er habe gerade an seine Tante gedacht, die ihm, wenn er krank war, oft Pfannkuchen gebacken habe. Tatsächlich fühle er sich gerade wie als Kind, wenn er krank in seinem Bett gelegen habe und von seiner Tante versorgt worden sei.

Die Atmosphäre in der Stunde hatte sich verändert. Dadurch, dass ich Herrn S. gedeutet hatte und wir beide verstanden, dass ich für ihn unerreichbar war, war ich paradoxerweise für ihn wieder erreichbar. Er spürte, dass er sich krank fühlte und hungrig war. Mein Verständnis seines Zustands fühlte sich wohl ähnlich an wie ein warmer Pfannkuchen, der ihn nicht nur auf seinen Hunger aufmerksam werden ließ, sondern den er auch als eine Art liebevolle Versorgung wahrnahm.

Auch wenn er nach dieser Situation schnell wieder zu wüten begann, hatten er und ich uns nun wieder verbunden und konnten in den folgenden Stunden ein weiterreichendes Verständnis der Dynamik erarbeiten.

Ausgelöst durch Olgas Abkehr, meine Hinweise auf die Begrenztheit der von der Krankenkasse bewilligten Stunden und meinen Urlaub, fühlte sich Herr S. mit seinen frühen Bedürfnissen, versorgt, gehalten, umfassend geliebt zu sein, plötzlich wie fallengelassen und wurde mit seiner Angewiesenheit konfrontiert. Sein orales omnipotentes Erleben, in dem er sich selbst als *alles* fantasierte, in dem er *die Brust war*, war tief erschüttert. Seine anal-sadistische Abwehr, über die er Olga und mich daraufhin zu kontrollieren und beherrschen suchte, versagte, seine vehementen Versuche, mich zu erreichen, scheiterten, er drohte in Resignation zu verfallen. Erst durch mein inneres Bild von Sam fand ich zu einem Verständnis, konnte Herrn S. seinen Zustand in unserer Beziehungsdynamik deuten, und eine Veränderung einleiten.

Schluss

Herr S. trug frühe existenzielle namenlose Ängste in sich. Er versuchte, Sicherheit zu finden, indem er sich in ungetrennten Beziehungen wähnte. Distanzierte sich der oder die andere jedoch, erlebte er das wie eine Verwundung, einen Selbstverlust oder ein Auseinanderfallen, und geriet unmittelbar in Panik. In der dargestellten krisenhaften Situation im dritten Analysejahr half mir meine Erinnerung an Sam, eine Konzeptualisierung von Herrn S. frühem Erleben zu entwickeln, um mich inmitten der wütenden Angriffe wieder seiner Angst und Not zu öffnen und so eine Veränderung einzuleiten. Es sollte weitere Jahre dauern, bis Herr S. in die Lage kam, sich und mich – ohne in Angst zu geraten – als getrennt voneinander wahrzunehmen, sich als Einzelner weiterzuentwickeln und mich als eine Andere anzuerkennen.

Literatur

Bick, E. (2006 [1964]). Bemerkungen zur Säuglingsausbildung in der psychoanalytischen Ausbildung. *Jahrbuch der Psychoanalyse, 53,* 179–197.

Bion, W. R. (1990 [1962]). *Lernen aus Erfahrung.* Suhrkamp.

Bion, W. R. (1992 [1963]). *Elemente der Psychoanalyse.* Suhrkamp.

Bion, W. R. (2009 [1970]). *Aufmerksamkeit und Deutung.* Brandes & Apsel.

Freud, S. (1941f [1938]). Ergebnisse, Ideen, Probleme. *GW XVII,* S. 149, 151–152.

Klein, M. (1944). Gefühlsleben und Ich Entwicklung des Säuglings unter Berücksichtigung der depressiven Position. In dies., *Gesammelte Schriften. Band 1, Teil II* (S. 261–320). frommann-holzboog.

Nissen, B. (2013). On Psychic Elements in a Case of Autistoid Perversion. *Int J Psychoanal, 94*(2), 239–256.

Nissen, B. (2014). Versuch einer psychoanalytischen Theorie der Zeit. *Zeitschrift für psychoanalytische Theorie und Praxis, XXIX,* 279–298.

Nissen, B. (2021). What is the psychic, how can it be grasped and understood? *The Scandinavian Psychoanalytic Review, 43*(2), 95–105.

Waddell, M. (2006). Infant Observation in Britain: The Tavistock Approach. *Int J Psychoanal, 87*(4), 1103–1120.

Winnicott, D. W. (1991 [1974]). Die Angst vor dem Zusammenbruch. *Psyche – Z Psychoanal,* *45*(12), 1116–1126.

Zeitzschel, U. (2018). Frühe Erfahrungen als Einstieg in die psychoanalytische Welt – Beobachterin und Seminargruppe in der analytischen Säuglingsbeobachtung. *Jahrbuch der Psychoanalyse, 77,* 123–145.

Zeitzschel, U. (2022). Was können wir von Babys lernen? Die analytische Säuglingsbeobachtung als wünschenswerter Bestandteil der psychoanalytischen Ausbildung. *Kinderanalyse, 30*(2), 176–191.

Die Autorin

Uta Zeitzschel, Dr., ist Fachärztin für Allgemeinmedizin und Fachärztin für Psychosomatische Medizin und Psychotherapie, Psychoanalytikerin in eigener Praxis in Hamburg sowie Lehranalytikerin und Supervisorin (DPV/IPA). Sie ist Dozentin und Seminarleiterin in analytischer Säuglingsbeobachtung am Hamburger Michael-Balint-Institut, am Adolf-Ernst-Meyer-Institut und außerdem Mitherausgeberin des *Jahrbuchs der Psychoanalyse.* Ihre Arbeitsschwerpunkte sind Psychosomatik, Analytische Säuglingsbeobachtung, psychoanalytische Behandlungstechnik sowie Behandlungen von Erwachsenen mit Frühgeburtsanamnese.

Kontakt per E-Mail: uta.zeitzschel@dpv-mail.de

Wenn in klinischen Behandlungen scheinbar nichts mehr geht

Das »weggeworfene« Kind

Gedanken zur Destruktivität aus klinischer und aus gesellschaftlicher Perspektive

Gustav Bovensiepen

Einleitung

Das Motiv des verlassenen oder ausgesetzten Kindes ist in Europa, hier vor allem in der griechischen Mythologie, und im Vorderen Orient ein sehr verbreitetes mythologisches Motiv. Auch in vielen Märchen ist es der Ausgangspunkt, sozusagen die Exposition des Entwicklungsdramas der Heldin oder des Helden. Zur Besonderheit mythologischer Heldengeschichten gehören die lebensbedrohenden Umstände der Geburt und das sehr frühe Ausgesetzt- oder Verlassen-Werden. Bei C. G. Jung hat das mythologische Kind-Motiv archetypische Qualität und kann viele Bedeutungen annehmen. Kindgottheiten oder »göttliche Kinder«, wie sie der Altertumswissenschaftler Karl Kerényi genannt hat, kommen in praktisch allen Kulturen der Erde vor. In der analytischen Psychologie von C. G. Jung wird das Motiv des Kindes als ein Symbol des Selbst aufgefasst. Dieses Konzept des Selbst umfasst alle Entwicklungspotenziale von Beginn des Lebens an, und es wird als das dynamische Zentrum oder der Kern der Persönlichkeit aufgefasst, in den die Lebenserfahrungen nach und nach integriert werden. Somit unterscheidet sich dieses zentrale Konzept der analytischen Psychologie ganz wesentlich von psychoanalytischen Konzepten des Selbst.

Nun zurück zum Motiv des verlassenen Kindes: Jung schreibt in seinem Aufsatz »Zur Psychologie des Kindarchetyps« über Kindgott und Heldenkind: »Hauptat des Helden ist die Überwindung des Dunkelheitsungeheuers: es ist der erhoffte und erwartete Sieg des Bewußtseins über das Unbewußte« (Jung, 1951, §284). Heute würden wir vielleicht eher sagen, Helden haben eine hohe Resilienz und Ich-Stärke, sie überwinden mit ihren Heldentaten das Trauma des verlassenen Kindes und wurden so zu populären Identifikationsfiguren ihres Volkes, wie z. B. Moses für die Israeliten oder Herakles in der griechischen Antike. Gerade der Mythos von Herakles zeigt aber auch die ganze Ambiguität dieses

Heldenweges, der mit Jungs Psychologie des Schattens nicht hinreichend erfasst wird; denn zur Mythologie dieser idealisierten Helden gehört auch ein hohes Ausmaß an rücksichtsloser Brutalität, Angstfreiheit und Destruktivität (Kerényi, 1958). Ödipus, als König Ödipus, verkörperte den wohl destruktivsten Helden der griechischen Antike; auch er war ein ausgesetztes Kind, mehr noch, er war ein von seinem Vater Laios verunstaltetes und *weggeworfenes Kind*. Für diesen destruktiven Aspekt des Ödipus-Mythos interessierte sich Jung allerdings weniger. Aber auch für Freud stand dieser Aspekt des Mythos nicht im Vordergrund.

Klinisch kennen wir das Motiv des verlassenen Kindes aus analytischen Behandlungen als erlebte persönliche Erfahrung, aber auch als unbewusste Überzeugung und Fantasie, die lebenslang die psychische Realität (Britton, 2001) bestimmen kann. Meine Hypothese ist, dass dem Glauben oder der Überzeugung, ein »weggeworfenes Kind« zu sein, die unbewusste Fantasie zugrunde liegt, ein von Grund auf und von Geburt an »böses Kind« zu sein. Die analytische Bearbeitung dieser Fantasie kann sehr mühevoll sein und nicht selten den Fortgang einer Analyse erheblich behindern oder auch scheitern lassen – in dem Sinne, dass z. B. Veränderungen nicht zugelassen werden können oder dass die Analyse unbewusst dazu benutzt wird, *damit* sich nichts ändert.

Wenn ich von »Destruktivität« und der Fantasie, ein »böses«, ein weggeworfenes Kind zu sein, spreche, so heißt das selbstverständlich nicht, dass ich annehme, dass diese Fantasie zwangsläufig in einer destruktiven Entwicklung münden muss. Es ist ein Versuch, mich mit der *unbewussten Fantasieorganisation zu befassen, die nicht integriert werden kann*, also einer Destruktivität »an sich«. Mir scheint, dass nur das Unbewusste in der Lage ist, das absolute Böse oder Destruktive bereitzustellen oder zu fantasieren. Wir können diese Destruktivität weder mit der psychoanalytischen Triebpsychologie oder Freuds Todestriebhypothese noch mit der Schattendynamik von Jung erklären. Thomä und Kächele stellten bereits 1985 fest:

> »Was der menschlichen Aggressivität ihre Bösartigkeit verleiht und sie so unerschöpflich macht, ist ihre Bindung an bewußte und unbewußte Phantasiesysteme, die sich selbst scheinbar aus dem Nichts generieren und zum Bösen degenerieren [...]. Bis heute ist freilich das Problem ungelöst geblieben, anlässlich welcher kindlichen Erfahrungen sich grandiose und zerstörerische Phantasien (und deren Projektion mit nachfolgender Kontrolle des Objekts) bilden« (S. 133).

Eine von vielen möglichen Antworten auf Thomäs und Kächeles Frage ist meine Hypothese einer unbewussten Fantasie, von Geburt an ein weggeworfenes«, weil ein »böses Kind« zu sein.

Ich werde meine Überlegungen in drei Abschnitte aufteilen: Zunächst werde ich drei klinische Vignetten zum »weggeworfenen« Kind berichten, dann einige Überlegungen zur Psychodynamik anstellen und abschließend werde ich mir einige wenige Gedanken zur Dynamik politischer Radikalisierung und gesellschaftlicher Destruktivität machen. Diese ist ein sowohl aktuelles wie auch umfassendes Thema, über das wir uns auch als Analytiker sehr ausführlich Gedanken machen müssten; es würde aber den Rahmen dieses Aufsatzes sprengen.

Das weggeworfene Kind

Auch Schriftsteller haben sich mit diesem Motiv befasst; ich zitiere ein Beispiel über die Umstände der Geburt dieses Kindes und was von seiner frühesten Kindheit berichtet wird: Als die Presswehen einsetzten, hockte sich die Mutter, eine Fischhändlerin

> »unter ihren Schlachttisch und gebar dort, wie schon viermal zuvor, und nabelte mit dem Fischmesser das neugeborene Ding ab [...]. Dann wurde sie ohnmächtig und fiel unter den Tisch [...] und blieb dort liegen, das Messer in der Hand [...]. Als sie aufwacht, wird sie gefragt, was ihr geschehen sei: ›nichts‹, was sie mit dem Messer tue, ›nichts‹. Woher das Blut an ihren Röcken komme? ›Von den Fischen‹. Sie steht auf, wirft das Messer weg und geht davon, um sich zu waschen. Da fängt, wider Erwarten, die Geburt unter dem Schlachttisch zu schreien an. Man schaut nach, entdeckt unter einem Schwarm von Fliegen und zwischen Gekröse und abgeschlagenen Fischköpfen das Neugeborene, zerrt es heraus.«

Man gibt den Jungen einer Amme; diese reicht ihn bald weiter, wie noch einige nach ihr, bis das Kind mit acht Jahre bei einem Gerber in die Lehre gegeben wird, der den Jungen rücksichtslos ausnutzt. Mit 15 Jahren entdeckt dieser Junge seine wahre Fähigkeit, die ihn zu einem Genie seines Faches werden lässt.

Die meisten Leser werden vermutlich wissen, um welches Kind es sich hier handelt, das – wie es heißt – am »allerstinkendsten Ort des ganzen Königreiches« geboren wurde. Es ist Jean-Baptiste Grenouille, das »Scheusal« und synästhetisch hochbegabte Monster-Kind aus Patrick Süskinds Roman *Das Parfum. Die Geschichte eines Mörders* (1985, S. 8). Jean-Baptiste ist ein *weggeworfenes Kind*.

Grenouille ist aber nicht nur Mörder, sondern er hat neben seiner synästhetischen Hochbegabung auch andere geniale Fähigkeiten als Verführer, Betrüger oder Künstler; er ist ein äußerst vielseitig hochbegabtes Monster, das alle Merkmale eines *destruktiven Narzissmus* verkörpert, wie ihn Herbert Rosenfeld beschrieben hat (1990). Süskinds Roman kann man als einen Entwicklungsroman begreifen, aber auch als Gesellschaftsdiagnose der Postmoderne. Aus analytischer Sicht ist es vor allem die Abgespaltenheit und Verselbstständigung von absoluter Destruktivität, die von jeder Liebe entblößt ist. Im Unterschied zur Aggression ist eine Legierung mit libidinösen Impulsen nicht möglich. Es handelt sich um eine *nicht-integrierbare* Destruktivität.

Klinische Vignetten

Nun berichte ich zwei »echte« klinische Vignetten von Behandlungen, die sehr schwierig bis unmöglich waren, und bei denen Destruktivität als eine von mir vermutete unbewussten Fantasieorganisation eine entscheidende Rolle spielte.

Hans – Adoleszenz

Mit der folgenden Vignette möchte ich zeigen, dass die unbewusste Überzeugung, destruktiv geboren worden zu sein, eine psychotische Qualität annehmen, die durch inzestuöse Fantasien abgewehrt werden kann. Diese unbewusste Fantasie erschwerte die analytische Arbeit außerordentlich. Hans, wie ich den damals 17 Jahre alten Jugendlichen nenne, war offensichtlich davon überzeugt, als ein »böses« und destruktives Kind auf die Welt gekommen zu sein. Er hatte die Fantasie, dass seine Erzeugung nur auf eine maschinelle Weise, durch eine Maschine, die die Eltern zusammengepresst hätte, erfolgt sein könnte. Hans fantasierte also seine Eltern weder durch Liebe verbunden, noch dass sie sich selber liebten. In seiner Primärszenen-Fantasie gab es nur die vollkommene Abwesenheit von Liebe.

Hans war ein großer, kräftiger junger Mann, aber oft bequem und kleinkindhaft in seinem Verhalten. Seine sehr kühl und resigniert wirkenden, vermutlich beschämten Eltern stellten ihn quasi bei mir ab und gingen gleich wieder. Hans ließ sich auf die Couch plumpsen und hielt lange, pseudointellektuelle Reden; aber er sprach wie zu sich selbst und schaute lange Zeit finster vor sich hin, als ob er in sich selbst hineinschauen und Erschreckendes sehen würde. Mit der Reifung seiner Sexualität hatte er seinen ganzen Körper als mit Pornografie angefüllt erlebt. Er sagte: »Pornos haben den Platz meiner Seele eingenommen.«

Hans hatte immer wieder den Wunsch, sich umzubringen, und er griff seinen Körper auch während der Sitzungen an, indem er seinen Kopf gegen die Wand schlug oder seine Arme blutig ritzte. Er wurde von der Fantasie gequält, die Brust seiner Mutter mit einem Messer anzugreifen, und er fürchtete, dass ihn der, wie er es nannte, »Vergewaltigungstrieb« überkommen würde, wenn er ein Mädchen sah, das ihn sexuell erregte. Er lebte auch in der Panik, dass sein Vater ihn homosexuell gemacht habe, indem er sich »wie ein elektrischer Schlag in mir entlud«. Oft beklagte er sich in sehr berührender Weise über den Verlust seiner »romantischen Gefühle«, womit er seine ersten sexuellen Empfindungen meinte, die möglicherweise noch nicht von zerstörerischen Fantasien begleitet waren. Vielleicht hatte er die Vorstellung gehabt, nur solange er noch im Uterus seine Mutter lebte, eine gute und innige Verbindung zu seiner Mutter gehabt zu haben.

Monatelang erklärte er alles, was ich sagte, für nutzlos und sinnlos. Er entwertete alle meine Versuche, eine verstehende Beziehung zu ihm aufzubauen. Wenn ich in einer Sitzung den Eindruck hatte, dass ich mit seinen nicht-psychotischen Anteilen in Kontakt war, tat er in den folgenden Sitzungen alles, um diese Verbindung zu zerstören. Er war fast unfähig, positive Aspekte in unsere Beziehung zu sehen, d. h. *Verbindungen zwischen inneren Objekten* herstellen zu können. Sehr gequält begründete er dies damit, dass er sagte: »Das Böse in mir frisst sich am Guten satt«; mit dem Gutem meinte er unsere Beziehung. Er war überzeugt, dass sich alles in ihm in etwas Schlechtes und Zerstörerisches verwandelte, sodass er sich weitgehend isolieren musste und gleichzeitig in einer zerstörerischen und erschreckenden Innenwelt lebte und von ihr gefangen gehalten wurde.

In seinem Aufsatz »Angriffe auf Verbindungen« beschreibt Bion (1997 [1967]) die zerstörerische Auswirkung auf das Denken, die einsetzt, wenn die Verbindung von *container* und *contained*, also von Behälter und Enthaltenem, nicht aus emotionaler Bedeutung und der Rêverie der Mutter besteht, sondern aus bedeutungslosen Elementen des »Nicht-Wissens« und des »Nicht-Denkens«. Häufig mache ich die Beobachtung, dass es Eltern gibt, die in der Schilderung der Entwicklung ihres Kindes kaum Fantasien über ihr Kind einfließen lassen, was ein Hinweis darauf sein kann, dass das Kind keinen Platz in der Psyche der Eltern hatte, sich nicht »einnisten« konnte. Bion schreibt,

> »Ich werde die phantasierten Angriffe auf die Brust (als das innere mütterliche Objekt) als Prototyp aller Angriffe auf Objekte diskutieren, die als Verbindungen dienen, und die projektive Identifizierung als den Mechanismus, den die Psyche einsetzt um die Ich-Fragmente loszuwerden, die durch ihre Destruktivität produziert wurden« (ebd., S. 110).

Wenn die Beziehung zum mütterlichen Objekt völlig sinnentleert ist und nie ausreicht, re-introjiziert der Säugling eine monströs verzerrte Containerfunktion, sodass er früher oder später unfähig wird, Verständnis zu akzeptieren, es zu benutzen – und vor allem unfähig zu denken und zu symbolisieren. Diese destruktive Dynamik scheint Hans in seine quälenden Zustände geführt zu haben, in denen er sich nur noch mit *schlechten inneren Objekten angefüllt* erlebte. So einen inneren Zustand hat Donald Meltzer als einen Aspekt des psychischen Lebens im »Claustrum«, d. h. im analen Raum des inneren mütterlichen Objekts (2005 [1992]) folgendermaßen beschrieben:

> »Im Grunde haben wir es hier mit dem Bereich der psychischen Realität zu tun, der ganz und gar von der Atmosphäre des Sadismus durchdrungen ist und in der die hierarchische Struktur von Tyrannei und Unterwerfung zum Vorzeichen von Gewalt wird. Obwohl die Intensität des Sadismus zwischen Internat und Konzentrationslager stark variieren kann, bleibt das Klima des bevorstehenden Terrors vermutlich immer das gleiche, denn es gibt deutliche Belege dafür, dass das namenlose Grauen darin besteht, ›weggeworfen‹ zu werden [...]. Es bedeutet absolute Einsamkeit in einer Welt bizarrer Objekte« (ebd., S. 114f.).

Ich würde es als einen tödlichen Aspekt eines primitiven, negativen Mutterkomplexes verstehen, also als ein »Leben« im psychischen Raum einer inneren Todesmutter, einer archaischen Mutterfigur, der Erich Neumann (1974) mythologische Figuren wie Gorgo, Hekate oder Kali zugeordnet hat.

Wenn Hans über Monate hinweg erklärte, alles sei nutzlos und sinnlos, so geriet er dabei in Panik, dass ich in Vergeltung gewalttätig in ihn eindringen könne, wie er das von seinem Vater fantasiert hatte. Oft beschwerte er sich wegen meiner »kalten Stimme«, die ihn an die seiner Mutter erinnere, als er noch ein Kind war. Er hielt sich dann die Ohren zu, wenn ich sprach, oder er dachte sich große Lautsprecher aus, mit denen man durch »Beschallung« jemanden umbringen könne. Er wollte herausfinden, ob ich es aushalten würde, wenn ich seiner »Extrembeschallung« ausgesetzt sei. So griff er in der Mutter-Übertragung auch die kalte Stimme seiner Mutter an und das innere mütterliche Objekt, indem er sich zu Hause in seinem Zimmer einschloss und mit Musik zudröhnte. Seine fantasierten Angriffe auf die Brüste seiner Mutter verstand ich als eine Fantasie, in der sich seine emotional unbefriedigenden Mund- bzw. Brust-Erfahrungen als orale Teil-Objekt-Beziehung zur Mutter und die korrespondierenden sadistischen Impulse als Säugling mit seinem sexuellen Begehren regressiv vermischten. Hier kam es zu einer Konfusion der psychosexuellen Zonen. In seiner unbewussten Fantasie schien er die negative, unempathische Mund- bzw. Brustwarzen-Erfahrung als Säugling mit einer sadistischen Vagina- bzw. Penis-Beziehung zu vermischen; er projizierte seine frühkindliche Beziehung zur Mutter in die Vagina der Frauen, indem er sie als aussaugend fantasierte. Er berichtete z. B., dass er sich nach dem Masturbieren immer vollständig entleert fühlte und überzeugt war, »Unmengen von Eiweiß« verloren zu haben. Seine innere Welt und seine aus seinem Verhalten ableitbaren Gefühle drückten sich in seinen seelenlosen, maschinenhaften Primärszenen-Fantasien aus, die eine Beziehung nahezu unmöglich machten. Er bezog seine Identitätsgefühle sowohl aus der Identifikation mit introjizierten frühen Teilobjekten (z. B. die Identifikation als Vergewaltiger bzw. der anal eindringende Vater), als auch aus der projektiven Identifizierung, wenn er mich in der Übertragung wiederholt mit der kalten Stimme der Mutter gleichsetzte und mich durch »Beschallung« aus dem Weg räumen wollte. Tatsächlich erlebte ich mich – und zwar gerade während seiner erregten Zustände – oft als kühl, aber auch intrusiv, wenn ich versuchte, zu ihm vorzudringen.

Ich denke, es ist deutlich geworden, dass Hans die unbewusste Fantasie hatte, von Geburt an ein böses destruktives Kind zu sein. Dass er sich vermutlich als weggeworfenes Kind erlebte, beziehe ich auf seine maschinenhafte Primärszenen-Fantasie, vor allem aber auf die Szene unserer ersten Begegnung, als ihn die Eltern bei mir »abstellten«, ihn mir sozusagen hinwarfen und schnell wieder verschwanden.

Herr A. – depriviert *und* weggeworfen, ein Leben in einer Höhle voller Kot

Herr A., ein Mann Mitte 40, erlebte sich als »weggeworfenes Kind« in einer anderen Form. Er war in Osteuropa auf dem Land aufgewachsen. Seinen Vater beschrieb er als gewalttätigen, betrunkenen und jähzornigen Mann, vor dem er in ständiger Angst lebte. Seine Mutter kam in den ersten Monaten der Behandlung in der Beschreibung seiner Kindheit überhaupt nicht vor. Erst nach längerer Zeit war er in der Lage, über seine Mutter zu sprechen. Er war voller Scham, und es wurde deutlich, dass auch er ein weggeworfenes Kind war: Als Kleinkind war er in Gegenwart seiner Mutter in eine fast kochend heiße Zinkbadewanne gefallen und hatte massive Verbrühungen erlitten. Er erzählte mir, dass es wie eine »Wiedergeburt« gewesen sei, als er aus einem einwöchigen Koma aufwachte. Auf diese Weise traumatisiert, entwickelte Herr A. eine Abwehrorganisation, indem er sich mit der Allmachtsfantasie identifizierte, dass man ihn auch in einer längeren

Behandlung niemals wirklich verlassen werde, und dies hielt ihn in seinen depressiven Zuständen gefangen. Seine vorherrschenden Erfahrungen in der Kindheit und Jugend waren die der Einsamkeit und des Fremdseins. Jahrelang erlebte er sich als Einzelgänger und Außenseiter. Er hatte zwar einige »Saufkumpane«, wie er sie nannte, aber kaum echte Freunde, mit denen er sich »seelenverwandt« fühlte. Als er zu mir kam, war er sehr depressiv, beschrieb Gefühle der Leere und hatte Konzentrationsschwierigkeiten, die er als »Lähmung in meinem Kopf« beschrieb. Er fühlte sich als völliger Versager »als Mann und Vater« und hatte »keine Hoffnung mehr für die Zukunft«. Er sagte: »Ich habe bisher alles getan, um meine Depression nicht an mich heranzulassen.«

Wie sich später in seinen Träumen zeigte, war ein Teil seines Ichs mit einer inneren Mutterfigur identifiziert, deren innerer Raum in seiner Traumfantasie eine kalte Höhle voller Exkremente war. Die Behandlung war insofern schwierig, als Herr A. immer depressiver und sprachloser wurde und nur noch lautlos weinte. Doch trotz dieser Signale war ich nicht in der Lage, seine Gefühle zu spüren. Ich erlebte ihn als emotional unzugänglich und unecht. Er interessierte sich zwar für Jung und war aus diesem Grund zu einem Jung'schen Analytiker gekommen, aber er theoretisierte vor allem und schien mir zeigen zu wollen, wie informiert er ist. Sein Interesse an Jung'schen Theorien und seine Idealisierung von Jung verstand ich als Übertragungswiderstand im Sinne einer idealisierenden Vaterübertragung. Ich hatte den Eindruck, dass die Behandlung in einer Sackgasse gelandet war. Nach etwa eineinhalb Jahren stagnierender Analyse brachte eine bestimmte Sitzung eine starke und verändernde Dynamik in die Behandlung.

Herr A. kam ins Behandlungszimmer und sah müde und ohne Körperspannung aus. Er legte sich gefügig auf die Couch, wie er es schon seit Monaten getan hatte. Dann legte er seine Hand auf die Stirn, als würde er angestrengt nachdenken, und schwieg. Das Gefühl der Langeweile und des Ärgers, das ich schon seit einiger Zeit kannte, wuchs langsam in mir an. Ich befürchtete, dass auch in dieser Stunde nichts analytisch Bedeutsames passieren würde. Ich konnte seinen psychischen Zustand nicht wirklich einschätzen. Ich selbst hatte überhaupt keine Fantasien.

Plötzlich hatte ich die starke Empfindung, dass Herr A. nach Exkrementen roch und der Raum von Gestank erfüllt war. Ich dachte, da liegt ein kleiner Junge, der die Hosen voll hat. Meine Geruchsempfindung war so real und stark, dass es mich Mühe kostete, nicht aufzustehen, um das Fenster zu öffnen. Ich war erschrocken und dachte: Warum muss ich ihn so abwerten? Ich begann nun, über meine abwertenden Fantasien nachzudenken. Nach einigen Minuten war der Spuk vorbei, meine Geruchshalluzination verschwand so plötzlich, wie sie aufgetaucht war, und der Patient begann zu sprechen. Die Stunde entwickelte sich insofern dynamisch, als Herr A. mir am Ende der Sitzung sehr deutlich sagte, dass die bisherige Analyse nichts gebracht habe: »Es bröckelt rechts und links, aber was bleibt?« Ohne jetzt weiter auf die Behandlung einzugehen, wurde deutlich, dass ich den Patienten abwertete und nicht verstanden hatte, dass seine idealisierende Vater-Übertragung zu diesem Zeitpunkt dringend notwendig war, um seiner unbewussten Identifikation mit einem destruktiven inneren Mutterobjekt, dem Leben »in einer kalten Höhle voller Exkremente«, die Identifikation mit etwas positiv Väterlichem entgegenzusetzen. Sein Interesse an C. G. Jung als dem alten weisen Mann war eine idealisierende »rettende« Vaterübertragung, um psychisch zu überleben. Allmählich begannen wir zu verstehen, dass zunächst die Bearbeitung und Stabilisierung einer »guten« Vaterfigur die Voraussetzung dafür war, um in einem späteren Stadium dieser Analyse die Bearbeitung seiner destruktiven Objektbeziehung zu seiner Mutter aufzunehmen zu können.

Einige Gedanken zur Psychodynamik von Destruktivität und zur Dynamik politischer Radikalisierung und gesellschaftlicher Destruktivität

Klinisch betrachtet, sehen wir destruktive Verläufe und Veränderungen häufig bei Menschen mit narzisstischen Persönlichkeitsstörungen im Sinne des malignen Narzissmus (Kernberg) oder des bereits erwähnten destruktivem Narzissmus, wie ihn Herbert Rosenfeld (1990) beschrieben hat. Das Ich ist von zerstörerischen Allmachtsfantasien beherrscht. Das bedeutet, dass die Aufrechterhaltung der Kohäsion des Selbst (im Sinne einer »Verteidigung des Selbst«; Fordham, 1985, S. 152ff.) nur durch radikale und gewaltsame Spaltung aufrechterhalten werden kann, durch die exzessive Verleugnung des Todes und durch die Auslöschung potenzieller Gegensätze. Aus theoretischer Sicht betrachte ich das Festhalten an der Jung'schen Idee der Ganzheit des Selbst eine dogmatische Annahme, die eine euphemistische Leugnung von Destruktivität zur Folge haben kann. Roman Lesmeister hat sich konzeptionskritisch mit dem Jung'schen Ganzheitsideal des Selbst, das alles integrieren kann, und der Auswirkungen dieses Konzepts auf die Verleugnung eigener Destruktivität befasst (Lesmeister, 1992, S. 69, 2017). Lesmeister verweist auch auf Lacan, der die Auffassung vertritt, »dass man den Todestrieb als einen Willen zur Zerstörung verstehen muss« (Lesmeister, 2017, S. 90).

Eine andere Perspektive auf Destruktivität nimmt die Postkleinianische Objektbeziehungstheorie ein. Der Hauptgedanke, auf den sich fast alle Postkleinianischen Autoren beziehen, ist Bions bereits erwähnter wichtiger Aufsatz »Angriffe auf Verbindungen« von 1967. Die Postkleinianische Autorin Perelberg fasst Bions Auffassung folgendermaßen zusammen: »Angriffe auf Verknüpfungen sind die destruktiven Angriffe von Patienten auf alles, was ein Objekt mit einem anderen Objekt verbindet« (Perelberg, 1999, S. 24). Stein formuliert, dass »Bion gewalt-tätige Gefühle als ›destruktive Kräfte‹ betrachtet, die den psychischen Raum sprengen und die sich allmählich bildenden Konzepte von Zeit und Raum ihrer Bedeutung berauben; gewalttätige Gefühle [...] greifen sowohl Konzepte als auch das Denken an und zerstören sie« (Stein, 1972, zit. n. Perelberg, 1999, S. 24). In *Transformationen* wendet Bion (1997 [1965]) die zerstörerische Kraft gegen das Denken auch auf das »real existierende Objekt« an und schreibt: Diese Kraft ist

> »gewalttätig, gierig und neidisch, rücksichtslos, mörderisch und räuberisch, ohne Respekt vor der Wahrheit, den Personen oder den Dingen [...]. Diese Kraft wird von der neidischen Entschlossenheit beherrscht, alles zu besitzen, was die existie-renden Objekte besitzen, einschließlich der Existenz selbst« (ebd., S. 135f.).

Ich finde, dass diese radikale Formulierung der psychischen Realität bestimmter narzisstischer Patienten und der Destruktivität ihrer Selbstentfaltung außeror-dentlich nahekommt. Diese Feststellung von Bion kann auch ebenso gut auf die gesellschaftliche Ebene angewendet werden, wenn ich an den Angriff von Russ-land auf die Ukraine und Putins explizit geäußerte Absicht denke, die Ukraine als Staat und als eine Kultur zu vernichten. Der Raub des sogenannten »Skythen-Goldes« durch die Besetzung der Krim und den Abtransport wichtiger kulturel-ler Schätze der Ukraine in russische Museen sind dafür Beispiele.

Ein weiterer Aspekt der Destruktivität wird von Bollas (1993, zit. n. Perelberg, 1999, S. 24f.) hervorgehoben. Er spricht von »faschistischen Geisteszuständen«, die er als mentale Mechanismen bezeichne, »die auf die *Beseitigung jeglicher Gegensätze* abzielen« (ebd., S. 24f., Hervorhebung G. B.). Zerstörungswut impli-ziert das völlige Fehlen von Dankbarkeit, Sorge oder Traurigkeit. Aus unserer klinischen Erfahrung wissen wir, dass Gefühle der Verzweiflung oft nur durch Gewalt abgewehrt und unkenntlich gemacht werden, aber es besteht immer die Gefahr, dass Gewalt in Destruktivität umschlägt.

Auch kollektiv und gesellschaftspolitisch gibt es Haltungen und Denkweisen, die eine destruktive Entwicklung begünstigen, wie z. B. die weitgehende Intole-ranz gegenüber Mehrdeutigkeit, Offenheit und der Unbestimmtheit von symbo-lischen Bedeutungen. Diese werden nicht ausgehalten, sondern durch konkrete und oft dogmatische, religiöse oder wahnhafte Überzeugungen und Narrative ersetzt. Dies kennzeichnet etwa politisch radikale Gruppen, autoritäre oder diktatorische Systeme und manche religiös motivierte, sektenhafte Bewegungen, bei denen eine radikale und kollektive Leugnung von Destruktivität besteht. Empirisch gestützt wird diese Annahme durch die Leipziger Autoritarismus-Studie von 2020 zum »autoritären Syndrom« (Decker et al., 2020, S. 197). Im Vergleich zu Erhebungen in früheren Jahrzehnten ist die Prävalenz des autoritären Syndroms in Deutschland sehr hoch; Decker und Kollegen schreiben:

> »Die Verbreitung des autoritären Syndroms im Jahr 2020 zeigt, wie stark die Bereitschaft ist, autoritäre Antworten auf die Herausforderungen der Gegenwart zu geben. Mehr als die Hälfte der Deutschen zeigt autoritäre Aggressionen, und gut jeder Fünfte sehnt sich nach einer starken Autorität, die Sicherheit und Stabilität bietet. Hoch ist auch der Konventionalismus, den ein Drittel der Befragten angibt« (ebd., S. 203).

In diesem Zusammenhang spielen projektive Mechanismen bei der Bildung von Verschwörungsmythen und Aberglauben eine deutlich größere Rolle als politische Ansichten (ebd., S. 205). Diese Realitätsverweigerung schwächt das Ich des Einzelnen und ist für die Gruppendynamik von besonderer Bedeutung, indem hier das individuelle Ich und das Ich-Ideal miteinander in der Gruppe verschmelzen (Chasseguet-Smirgel, 1987 [1975]).

Abschließende Diskussion

Es stellt sich die Frage, wie wir Menschen behandeln können, die der Überzeugung sind, dass sie als weggeworfenes oder böses, zerstörerisches Kind auf die Welt gekommen sind. Eine vertiefte Diskussion dieser Frage würde allerdings einen noch ausführlicheren klinischen Aufsatz erfordern. Einen Aspekt möchte ich hier hervorheben: Wir können lernen, dass wir akzeptieren müssen, diesen Menschen zunächst nicht mit berufstypischer Empathie begegnen zu können, und wir können über längere Zeit nicht davon ausgehen, dass sie sich emotional entwickeln. Sie brauchen lange Zeit und viel Raum, um überhaupt ein Grundvertrauen fassen zu können. Neben der Notwendigkeit eines ausreichenden Abstandes ist es notwendig, dass wir herausfinden, was die individuelle »Entwicklungsgeschwindigkeit« unserer Analysanden ist. Dies ist ein Aspekt der Therapie, der meines Wissens bisher kaum erforscht wurde. Die Kinderanalytikerin Anne Alvarez (2006) spricht in ihrem Aufsatz »Narzissmus und das dumme Objekt – Entwertung oder Missachtung?« über die Identifizierung mit einem gleichgütigen Objekt bei sehr deprivierten Kindern: »Bei einigen Kindern [...] enthüllt der manifest Narzissmus Gleichgültigkeit, Langeweile, Verachtung und oftmals, zumindest zu Beginn der Behandlung, Erstaunen darüber, dass das Objekt interessant oder interessiert sein könnte« (ebd., S. 619; siehe auch die Zusammenfassung im selben Text auf S. 621f.). Auch dies ist eine Beobachtung, die ich aus Behandlungen gut kenne, und sie muss behandlungstechnische Konsequenzen haben.

Meine zentrale Hypothese ist, dass einige Patienten, die sich als verstoßene oder weggeworfene Kinder erlebt oder fantasiert haben, die unbewusste Fantasie und feste Überzeugung haben, dass sie deswegen weggeworfen wurden, weil sie als böses oder destruktives Kind geboren wurden. Im Gegensatz zu den primären Schuldgefühlen, die Erich Neumann (1963) als ursächlich für die Entwicklung einer Depression annimmt, können wir bei diesen Patienten davon ausgehen, dass sie kaum in der Lage sind, Schuldgefühle zu entwickeln und libidinöse Bindungen aufzubauen. Im Gegenteil: Diese Verbindungen müssen zerstört werden und kreative Paarverbindungen im Selbst werden nicht wirksam (Bovensiepen, 2009). Die destruktiven Impulse bleiben als abgespaltene destruktive Fantasien im Unbewussten bestehen, und können nur sehr schwer oder gar nicht analytisch bearbeitet werden.

Kollektiv zeigt sich dies auch in extremistischen politischen Gruppen oder politisch radikalen und antidemokratischen Bewegungen, die durch die Unfähigkeit ihrer Mitglieder zusammengehalten werden, Ambivalenz zu tolerieren oder Offenheit und Mehrdeutigkeit zu akzeptieren. Sie neigen dazu, die Realität zu leugnen und diese Unsicherheiten durch konkrete, manchmal wahnhafte Überzeugungen und dogmatische und irrationale Glaubenssätze zu *ersetzen*. Der russische Krieg gegen die Ukraine und Putins Rechtfertigung und Begründung für diesen Angriff ist ein Beispiel für die Verleugnung der Realität durch wahnhafte Überzeugungen, indem die Realität durch paranoide Narrative ersetzt wird.

Literatur

Alvarez, A. (2006). Narzissmus und das dumme Objekt – Entwertung oder Missachtung? Mit einer Anmerkung zum süchtigen und zum manifesten Narzissmus. In O. F. Kernberg & H.-P. Hartmann (Hrsg.), *Narzissmus. Grundlagen – Störungsbilder – Therapie* (S. 602–623). Schattauer.

Bion, W. R. (1990). Angriffe auf Verbindungen In E. Bott Spillius (Hrsg.), *Melanie Klein Heute. Band 1: Beiträge zur Theorie* (S. 110–129). Verlag Internationale Psychoanalyse.

Bion, W. R. (1997 [1965]). *Transformationen*. Suhrkamp.

Bovensiepen, G. (2009). Leben in der Seifenblase«. Entwicklungszusammenbruch und Verteidigung des Selbst in der Post-Adoleszenz. *Analytische Psychologie, 156*(2), 135–151.

Britton, R. (2001). *Glaube, Phantasie und psychische Realität. Psychoanalytische Erkundungen.* Klett-Cotta.

Chasseguet-Smirgel, J. (1987 [1975]). *Das Ichideal. Psychoanalytischer Essay über die »Krankheit der Idealität«.* Suhrkamp.

Decker, O., Schuler, J., Yendell, A., Schließler, C. & Brähler, E. (2020). Das autoritäre Syndrom: Dimensionen und Verbreitung der Demokratie-Feindlichkeit. In O. Decker & E. Brähler (Hrsg.), *Autoritäre Dynamiken. Alte Ressentiments – neue Radikalität. Leipziger Autoritarismus Studie 2020* (S. 179–209). Psychosozial-Verlag,

Fordham, M. (1985). *Explorations into the self.* Academic Press.

Jung, C. G. (1951). Zur Psychologie des Kindarchetyps. *Gesammelte Werke 9/1.* Walter.

Kerényi, K. (1958). *Die Heroen der Griechen.* Rhein.

Lesmeister, R. (1992). *Der zerrissene Gott. Eine tiefenpsychologische Kritik am Ganzheitsideal.* Schweizer Spiegel Verlag.

Lesmeister, R. (2017). Jenseits des Gesetzes: Sublimierung, Todestrieb und Exzess. In A. Löwe, R. Lesmeister & D. Krochmalnik (Hrsg.), *Gesetz und Begehren. Theologische, philosophische und psychoanalytische Perspektiven* (S. 60–108). Karl Alber.

Meltzer, D. (2005 [1992]). *Das Claustrum. Eine Untersuchung klaustrophobischer Erscheinungen.* Edition Diskord.

Neumann, E. (1963). *Das Kind – Struktur und Dynamik der werdenden Persönlichkeit.* Rhein.

Neumann, E. (1974). *Die Große Mutter. Eine Phänomenologie der weiblichen Gestaltungen des Unbewussten.* Walter.

Perelberg, R. J. (1999). Psychoanalytic understanding of violence and suicide: a review of the literature and some new formulations. In dies. (Hrsg.), *Psychoanalytic Understanding of Violence and Suicide* (S. 19–50). Routledge,

Rosenfeld, H. (1990). Beitrag zur psychoanalytischen Theorie des Lebens-und Todestriebes aus klinischer Sicht: Eine Untersuchung der aggressiven Aspekte des Narzißmus. In E. Bott Spillius (Hrsg.), *Melanie Klein Heute. Band 1: Beiträge zur Theorie* (S. 299–319). Verlag Internationale Psychoanalyse.

Süskind. P. (1985). *Das Parfum. Die Geschichte eines Mörders.* Diogenes.

Thomä, H. & Kächele, H. (1985). *Lehrbuch der psychoanalytischen Therapie. Band 1: Grundlagen.* Springer.

Der Autor

Gustav Bovensiepen ist Facharzt für Kinder-und Jugendpsychiatrie sowie Psychotherapeutische Medizin und Psychoanalytiker (DGAP/IAAP). Er ist niedergelassen als Psychoanalytiker für Kinder, Jugendliche und Erwachsene. Zudem ist Bovensiepen als Lehranalytiker und Supervisor am Institut für Psychoanalyse und Psychotherapie im Rheinland e. V. Köln tätig. Seit Jahren ist er im Kontext klinischer Lehrtätigkeit in Europa und in den USA aktiv, derzeit vor allem in Osteuropa. Bovensiepen veröffentlicht zahlreich zu gesellschaftspolitischen Themen.

Kontakt: Gustav Bovensiepen, Titusstraße 16–18, 50678 Köln; E-Mail: gustav.bovensiepen @koeln.de

Die Psychosentherapie als Lupe für die psychoanalytische Praxis

Christian Maier

Es gibt nicht viele Psychoanalytiker[1], die sich auf eine Therapie mit psychotischen Patienten einlassen. Deshalb verfolge ich mit meinen Ausführungen die Absicht, bestimmte Merkmale der Psychosentherapie zu beleuchten, die für die psychoanalytische Praxis allgemein von Bedeutung sind, sich dort aber nicht so in den Vordergrund drängen. Mit diesem Ansatz folge ich Mentzos, der die »analytische Psychosentherapie als Lupe für die Neurosentherapie« verstand (Mentzos, 2006). Bevor ich aber auf die Gemeinsamkeiten hinsichtlich der analytischen Praxis zu sprechen komme, werde ich thematisch einen Umweg zum Verständnis psychotischer Störungen vornehmen.

Um die Besonderheiten der Psychosentherapie deutlich zu machen, beziehen sich meine Darstellungen auf Patienten mit schizophrenen Störungen. Was die Entstehungsbedingungen der schizophrenen Psychosen angeht, so sind diese weiterhin ungeklärt. Letztlich gilt immer noch, was Heinz Hartmann (1972 [1953], S. 202) zur Disposition der Schizophrenie sagte, dass ein erbbedingter Faktor kaum bezweifelt, dessen Manifestationswahrscheinlichkeit jedoch nicht bestimmt werden kann. Nicht vergessen werden darf, dass es keine fixe Relation von Umwelt und Anlage gibt und der Einfluss psychogenetischer, auch traumatogener Faktoren bei jedem Patienten unterschiedlich ist.

Als Ausgangspunkt dient mir die Feststellung Freuds, dass bei der Psychose das Ich vom Es überwältigt werde (Freud, 1924b [1923]). Es ist die Intensität der unbewussten Regungen, welche die Bewältigungsmöglichkeiten des Ichs überfordert. Damit wird für die Entstehung der Psychosen die Bedeutung des Affektbetrags über die der unbewussten Vorstellungen gesetzt. Nach diesem Modell ist im Falle einer Psychose die Ich-Selbst-Struktur dem andrängenden Erregungs-

---

1 Im Text wird für Personen, falls der sprachliche Ausdruck geschlechtsneutral gemeint ist, das generische Maskulinum verwendet.

quantum nicht gewachsen. Diese Gegebenheiten sind auch gemeint, wenn Edith Jacobson (1972, S. 15) von der »Unzulänglichkeit der Verdrängungsschranken des Ichs beim Psychotiker« spricht. Während bei neurotischen Störungen die Angst vor der Qualität der unbewussten Regung die Verdrängung lanciert, werden die psychotischen Abwehroperationen von der Angst vor der Quantität der Affekte in Gang gesetzt. Kann schließlich dann das Ich den andrängenden Erregungen nicht länger standhalten, reißt es sich in der Folge von der Realität los. Allerdings legt die Art und Weise dieser Abwendung, wie Edith Jacobson (1972) und auch Heinz Hartmann (1972 [1953]) anmerken, die Vermutung nahe, dass ein Ich, das sich der psychotischen Form des Rückzugs von der Realität bedient, in seiner Struktur vorgeschädigt sein muss.

Dabei ist zu unterscheiden zwischen dem Mechanismus, der in einer Abwendung von der Welt der Objekte besteht, und dessen letztendlichem Resultat, dem psychotischen Realitätsverlust. Beides findet seine Darstellung im häufigen Wahninhalt, dass die Welt untergehen werde oder bereits untergegangen sei, sodass die gegenwärtige nicht mehr dieselbe wäre wie zuvor. In der Psychose eines meiner gegenwärtigen Patienten kam dieses Thema sogar zweifach vor: Zum einen kündeten ihm Stimmen vom Untergang unserer Welt, zum anderen traten in einem davon separierten Wahnsystem Aliens auf, die ihn verfolgten, weil er als einziger deren Planet vor dem Untergang bewahren könnte. Freud erklärt die Weltuntergangsfantasie darüber, dass der Kranke »den Personen seiner Umgebung und der Außenwelt überhaupt die Libidobesetzung entzogen« habe. »Der Weltuntergang«, so Freud (1911c [1910], S. 306), »ist die Projektion dieser innerlichen Katastrophe; seine subjektive Welt ist untergegangen, seitdem er ihr seine Liebe entzogen hat«. Oder mit den Worten Benedettis: »Die Kranken nehmen sinnlich die Katastrophen wahr, die sich in ihrer Innerlichkeit abspielen« (1983, S. 36). Der Sachverhalt, dass Schrebers Wahn und seine eigene Theorie der Psychose eine »auffällige Übereinstimmung« zeigten, führte Freud zu der Feststellung: »Es bleibt der Zukunft überlassen, zu entscheiden, ob in der Theorie mehr Wahn enthalten ist, als ich möchte, oder in dem Wahn mehr Wahrheit, als andere heute glaublich finden« (Freud, 1911c [1910], S. 315).

Halten wir fest: Was in der akuten Psychose wie ein Geschehen, in dem das Ich eine Überwältigung erleiden muss, erscheint, ist ein aktiver Abwehrvorgang, der durch das Quantum affektiver Regungen ausgelöst wird. Benedetti bezeichnet diese Reaktion als »autistische Abwehr«, mit deren Hilfe sich der Psychosekranke von seiner sozialen Umwelt »abkapselt« (1983, S. 26), und Kurt Eissler (1954) spricht auf diesen Vorgang bezogen von den Mauern, durch die sich der schizophrene Patient von der Welt isoliert – mit dem Ergebnis, dass sich der

Schizophrene wie ein Gestrandeter in einer fremden Sprachgemeinschaft wieder-findet. Wie sehr sich vom Primärprozess gespeistes psychoanalytisches Denken und schizophrene Fantasie decken, wird einmal mehr in folgendem Beginn einer Psychose deutlich: Eine Patientin erinnerte, wie sie geglaubt habe, dass Bagger kämen und das Haus, in dem sie wohnt, zubetonierten, und zwar ganz und gar, worauf sie in ihrer Angst »Wir müssen alle sterben!« schrie. Diese Vignet-te zeigt sowohl Erfolg wie auch Scheitern der psychotischen Abwehr, kann sie doch einerseits einen zwar prekären Zusammenhalt der Ich-Selbst-Struktur über ein Narrativ ermöglichen, gelingt es ihr aber andererseits dann doch nicht, die andrängenden Ängste dauerhaft zu bannen. Diese lassen sich passend mit den von Winnicott als *fear of breakdown* (als »Angst vor dem Zusammenbruch«) bezeichneten Ängsten beschreiben (Winnicott, 1991, S. 103): Unter psychose-nahen Bedingungen sind die Abwehrbemühungen gegen den Zusammenbruch der Ich-Selbst-Organisation gerichtet. »Angst vor dem Zusammenbruch« heißt zugleich auch Erleben von absoluter Hilflosigkeit. Winnicott versteht die Psy-chose als eine Abwehrorganisation gegen unerträgliche seelische Not, die man mit »Vernichtung« oder »Nicht-Existenz« umschreiben kann.

Diese namenlose Bedrohung läuft in einer Psychosentherapie stets im Hin-tergrund mit – auch in meinem letzten Beispiel, das die Verwandtschaft der psychotischen Abwehr mit dem dissoziativen Mechanismus des *spacing out* zeigt. Ein Patient berichtete, wie ihn seit Wochen unangenehme Erinnerungen an sei-ne Psychose bedrängten, Szenen, die ihm schmerzlich vor Augen führten, dass sein Selbsterleben nach der Psychose nicht mehr das gleiche war wie zuvor. Die-se Erinnerungen betrafen Ereignisse, die ihn in tiefste Scham trieben und nun bildhaft auftauchten, wobei er sich »wegzoome«, er dann die »ganze Wirklich-keit« wie von weiter Ferne sehe. Bromberg versteht das Auftreten einer solchen Abwehr als emotionalen »Rauchmelder«, weil die Dissoziation durch eine das Selbst bedrohende Dysregulation getriggert werde, um darüber dem »ursprüngli-chen affektiven Tsunami« vorzubeugen (Bromberg, 2008, S. 339, Übersetzungen C. M.).

Mit diesen Ausführungen zu psychotischen Ängsten glaube ich die Koordi-naten gesetzt für das Stundenprotokoll aus der Behandlung eines akademisch gebildeten Mannes mittleren Alters, dessen schwere Krise Jahre zurückliegt. Be-stimmend in der Therapie ist sein Beziehungsproblem: Einerseits ersehnt er nichts mehr als eine innige Beziehung, andererseits hat er eins ums andere Mal erfahren müssen, dass er darin sich selbst, seine Wünsche und Interessen, zu »vergessen« droht, weshalb er auf eine oft kaum durchschaubare Weise dazu beiträgt, dass diese scheitert oder gar nicht erst zustande kommt. Es gibt dann auch noch einen

Wahn, der im Verborgenen wirkt und von ihm inzwischen gelegentlich als übertriebene Befürchtung anerkannt wird. Das Protokoll berichtet die letzte Sitzung vor einem Urlaub des Analytikers.

Sie beginnt damit, dass er meinen Gruß nicht versteht und mir bedeutet, er höre heute schlecht: »Die Schwarzen machen einfach zu laute Musik!« Er fügt hinzu, dass er auf einem HipHop-Festival war. Was sich rassistisch anhört, lenkt mein Denken jedoch in eine andere Richtung. Fritz Morgenthaler pflegte zu sagen, dass es von Vorteil sei, wenn der Analytiker eine paranoide Ader habe, vermöge er dann Übertragungsanspielungen leichter zu erkennen. So erlaubte ich mir nun, ähnlich meinem Patienten in seinen paranoiden Krisen, die negativen Äußerungen in Gedanken auf mich zu beziehen. Aus Erfahrung weiß ich, dass mein Patient, wenn er von den »Schwarzen« spricht, die Christdemokraten meint, und dass, wenn er vermutet, ich wählte die, eine negative Übertragung vorliegt. Ist die Übertragung mild positiv, hält er mich für einen Wähler der Grünen, vermutet er hingegen, dass ich die FDP wählte, ist die negative Übertragung am Anschlag. Während ich glaube, die »Schwarzen«, zusammen mit seiner Begrüßungsschwerhörigkeit, auf mein Konto verbuchen zu müssen, berichtet er mir bis ins kleinste Detail von einer Fahrt zu einem Bekannten: Er wollte mit dem Auto nach S., aber in Höhe von N. stand ein Schild mit »Straße geschlossen«, »einfach nur geschlossen, nichts weiter!«, ist noch völlig aufgebracht, als er jetzt darüber spricht. Er fuhr nach N. hinein, hielt in der Ortsmitte, dort aber gab es keine Umleitungsschilder, »wieder nichts«, sodass er schließlich umkehren und nach Hause fahren musste. Also kam das Treffen, das ihm wichtig gewesen war, nicht zustande. Mir kommt es nun noch wahrscheinlicher vor, dass sein Ärger über das »Nichts« mit uns zu tun hat. Der Patient kann sich immer noch nicht beruhigen und wiederholt seinen Bericht von der geschlossenen Straße in allen Details, nur um danach ein drittes Mal darauf einzugehen. Ich kenne seine Neigung zu zwanghaften Wiederholungen: Die sind keine belanglose Marotte, zeigen sie doch jeweils an, welch starke emotionale Bewegungen in ihm wogen. Und so kommt er ohne Übergang denn auch zum nächsten Aufreger: Er habe einige Tage in seiner Wohnung seine Radioprogramme nicht hören können, wisse nicht, woran das gelegen habe – blickt mich an und schweigt. Er wirkt besorgt. Ich überlege, ob er mir mitteilen will, dass etwas gegen ihn im Gange wäre. Ginge es aber wieder einmal um die Rechtsradikalen, von denen er sich wegen seiner Psychiatriekarriere und der politischen Einstellung ins Visier genommen wähnt, hielte er sich nicht zurück, obwohl er weiß, dass ich seine Befürchtungen als wenig realistisch ansehe. Ich halte es auch für möglich, dass er mich in eine Diskussion um Realität zu locken versucht – ein Manöver, das von psychotischen Patienten bisweilen als interpersonale Abwehr eingesetzt wird, um den Diskurs zu kontrollieren. Deshalb beschränke ich mich auf die Frage, ob denn seine Sender jetzt wieder funktionierten, was er bejaht.

Und er ist weiterhin aufgebracht: Ein von linken Organisationen geplantes Treffen zu Menschenrechtsfragen muss verschoben werden, weil mit christlichen Gruppierungen kein gemeinsamer Termin gefunden werden konnte. »Diese schwarzen Spießer«, schimpft er und schiebt ein derbes Schimpfwort hinterher. »All diese Kontakte, die nicht zustande kommen, machen Sie ganz schön wütend«, sage ich und denke, nun doch Gelegenheit zu der Intervention zu haben, über die ich schon länger nachgedacht hatte. Aber die Wut des Patienten schien, kaum dass ich sie angesprochen hatte, zu verrauchen.

Hier unterbreche ich meinen Bericht, um zu ergänzen, was mich in den bisherigen Passagen beschäftigt hatte. War ich mir zum einen inzwischen sicher, dass in allen die anstehende Therapiepause mitklang, fand ich doch zum anderen weder eine mir zusagende Form noch einen passenden Zeitpunkt für eine Intervention, die diesen Zusammenhang verdeutlicht hätte: entweder weil der Patient so schnell und ohne Pause sprach oder auch deswegen, weil mir die Intervention, die sich in mir zu formulieren begann, als zu sehr gedacht oder aufdringlich, darin mich zu wichtig nehmend erschien. So arbeitete es in mir, die Übertragung ansprechen zu müssen, wogegen sich dann sofort ein innerer Widerstand erhob. Hinzukam, dass seit der Straßenblockadewiederholung ein lästiger Kopfdruck mir das Konzentrieren erschwerte. Schließlich bin ich auch verwundert darüber, dass der Patient nicht selbst zu erkennen scheint, dass sein Zorn mit meinem anstehenden Urlaub zusammenhängt, hat er doch sonst keine Scheu, anzusprechen, wie störend er eine solche Unterbrechung erfährt.

Nun wieder zurück in die Sitzung: Enttäuschend, so fährt der Patient fort, sei dieser Tage auch der Blick in seine Dating-App: Es kämen im Umkreis von x Kilometern deutlich weniger Frauen infrage als noch vor einem Monat. Und es erstaunt mich deshalb nicht, dass er dann auf eines seiner liebsten Themen zu sprechen kommt, auf seine schwärmerische Liebe zu Rebecca, einer sehr jungen Frau in seinem Umfeld. »Sie haben mir ja«, böser Seitenblick in meine Richtung, »die Fantasie nehmen wollen, dass Rebecca auch in mich verliebt sein könnte, meinten, dass sie mich eher als einen netten Bekannten einer anderen Generation mit etwas schrägem Humor wertschätzen mag«. So etwas in der Art hatte ich tatsächlich einmal gesagt, aus Sorge, der Patient könnte es sich mit einer Liebeserklärung in seinem ohnehin nicht großen Bekanntenkreis schwermachen. Ausschlaggebend für meine Einschätzung war nicht allein der Altersunterschied von vermutlich gut 20 Jahren, sondern nicht zuletzt, dass man meinem Patienten anmerken kann, wie wenig er in unserer Welt heimisch wurde. Während er damals mit »Sie haben wahrscheinlich recht« reagierte, spricht er jetzt so, als wäre eine romantische Liebesbeziehung mit Rebecca möglich, wobei er mich genau im Auge behält. Ich spüre kurz den Impuls, darauf einzugehen, denke dann aber, dass der Patient mich viel zu gut kennt, um nicht meine Meinung dazu einschätzen zu können. Deshalb vermute ich im Rebecca-Thema einen abermaligen Versuch, mich in eine Diskussion, was realistisch sei, zu verwickeln – mit anderen Worten, eine Einladung an meine Adresse, um einem emotional brisanteren Thema aus dem Wege zu gehen. Als ich darauf nicht eingehe und auch dann noch nichts sage, als er erneut die Episode mit den »schwarzen Spießern« aufgreift, wird der Patient ruhig, wirkt geradezu gelassen. »Ich habe zurzeit mein Bankkonto überzogen. Da ist es gut, dass wir in diesem Monat wenig Sitzungen haben. Dann kann sich mein Konto wieder erholen«, sagt er, dabei sich auf den Sachverhalt beziehend, dass wir seit einiger Zeit alle Möglichkeiten der Krankenkassenfinanzierung ausgeschöpft haben.

»Dann habe ich noch einen kurzen Traum gehabt, den ich Ihnen erzählen will. Im Traum bin ich im Grenzland von Deutschland – entweder in Deutschland oder doch schon auf der anderen Seite der Grenze in einem anderen Land. Die Leute sprechen eine Sprache, die ich nicht verstehe. Ich fühle mich verloren, weiß nicht, was ich machen soll, wie ich mich verständigen kann. Ständig beschäftigt mich der Gedanke, wie ich nur nach Hause kommen könnte.«

»Jetzt verstehe ich«, sage ich zum Patienten,

»warum es Sie so trifft, wenn wichtige Begegnungen nicht zustande kommen. Sie fühlen sich dann nicht nur einsam, sondern verloren in der Welt. Und wenn jetzt auch noch unsere Gespräche wegfallen, macht Sie das ganz verzweifelt. Dann befürchten Sie in einen Gefühlszustand wie im Traum zu geraten«.

Der Patient nickt traurig. Wir sitzen eine Weile schweigend da. »Dann wünsche ich Ihnen einen schönen Urlaub. Ich werde schon durchkommen.« Verabschiedung.

Warum habe ich diese Sitzung für meine Ausführungen gewählt? Dafür gibt es eine ganze Reihe von Gründen. Es wäre aber nicht korrekt, behauptete ich, dass ich all das, was ich dazu ausführen werde, bereits verstanden hätte, als ich mein Gedächtnisprotokoll niederschrieb. Bedeutsam ist zuallererst, dass darin ein Prozess der Veränderung sichtbar wird, dessen Entwicklung hin zu einer Regulierung bedrohlicher Affekte führt und die symbolische Darstellung von bislang nicht-zugänglichem Erleben ermöglicht. Die Sitzung wäre auch gut geeignet, Aussagen über Strukturmerkmale einer zur Psychose neigenden Persönlichkeit zu treffen, die hinsichtlich behandlungstechnischer Fragen von Interesse sein könnten. Ich werde mich im Folgenden aber vorwiegend mit dem Problem der Affektregulierung und der Bedeutung der Ko-Regulation durch den Analytiker befassen, weil diese Themen in jeder analytischen Behandlung eine Rolle spielen.

Heutzutage ist es nicht mehr eindeutig, was man unter Psychoanalyse verstehen darf. Um sich über die Theorien hinweg zu verständigen, finde ich das Modell von César Botella nützlich, der bezogen auf die Zielsetzung der Psychoanalyse zwei zueinander sich komplementär verhaltene Dimensionen erkennt, von denen er die eine die »archäologische Psychoanalyse« nennt und die andere als »transformatorisch« charakterisiert (Botella, 2015): Während die archäologische Psychoanalyse die Wiederkehr des Verdrängten in Erinnerung und Übertragung in den Fokus nimmt, zielt die transformatorische darauf ab, Seelisches zur Darstellung gelangen zu lassen, dem bislang die Repräsentation versagt geblieben war. Botella schreibt dazu:

> »Genauer ausgedrückt geht es um ein Energiequantum, das ein Fremdkörper bleibt, weder Form noch Gestalt hat, ohne Repräsentation oder Erinnerung ist und erst recht ohne Bedeutung, das nur durch Handlungen oder durch die halluzinatorische Aktivität des Traums unter Verwendung eines beliebigen Inhalts entladen werden kann. Der Inhalt ist mehr oder weniger gleichgültig; es kommt einzig auf die Wiederholung des Affekts an, unabhängig von dem dafür verwendeten Inhalt« (ebd., S. 175).

In der Sitzung vollzieht sich beim Patienten eine Veränderung seines affektiven Erlebens. Dass diese Veränderung eine tiefergehende Transformation bedeuten kann, erschließt sich einem jedoch nicht unmittelbar. Über den Großteil der Sitzung hinweg dominiert aufseiten des Patienten eine ärgerliche Verstimmung, während der Analytiker gegen einen inneren Drang anzukämpfen hat, der ihn dazu veranlassen will, eine Übertragungsdeutung zu lancieren. Sieht man die Sitzung in ihrem Verlauf, dann ist kaum zu bezweifeln, dass in all den erinnerten Ärgernissen die anstehende Therapiepause nicht nur mitgemeint, sondern dem Patienten dieser Sachverhalt sogar bewusstseinsnah war: Er benötigte diese Erinnerungen als Narrative, um seine emotionalen Bewegungen erleben und kommunizieren zu können. Eine Intervention, die den Übertragungsbezug – man kann sagen »überflüssigerweise« – noch einmal klar herausgestellt hätte,

hätte die Gefahr in sich getragen, das Erleben der Affekte zu stoppen. Damit ist auch das Drängen im Analytiker gemeint. Zu Zeiten meiner psychoanalytischen Ausbildung sprach man vom »oralen« Drängen, womit das dahinterstehende Affektquantum mitgedacht wurde. Jeder weiß, wie es ist, wenn eine intensive Emotion nach Abfuhr drängt. Dann ist einem dieser Affekt nur zu gut bewusst und man mit dessen Kontrolle befasst. In dieser Sitzung hingegen verspürt der Analytiker nur ein Drängen, das sich über ein intellektuelles Hin- und Herwenden der Übertragungsbedeutung ausdrückt. Kurzum: Es muss sich um einen dem Analytiker zu diesem Zeitpunkt noch unbewussten Affekt handeln, von dem er via einer inhaltlich nicht fehlgehenden Übertragungsdeutung zu befreien versucht ist. Mit anderen Worten: Es handelt sich um eine klinische Situation, in der eine Übertragungsdeutung ein intellektualisierendes Abwehrmanöver des Analytikers dargestellt hätte. Und allein schon dieser Sachverhalt lässt vermuten, dass sich auch hinter dem Ärger des Patienten eine noch unbekannte, umso bedrohlichere emotionale Bewegung verbirgt – ein Affekt, der das Energiequantum der aggressiven Regungen auflädt. Die andere Affektqualität, die gegen Ende der Sitzung im Traum erscheint (allerdings in der Straßenblockade schon aufscheint), trägt maßgeblich zur Intensität des emotionalen Erlebens sowohl des Patienten wie des Analytikers bei. Für den Kliniker ist diesbezüglich die Affekttheorie von Silvan Tomkins hilfreich, die besagt, dass ein Affekt als Verstärker eines anderen fungieren kann (Demos, 1995). Diesen Sachverhalt gilt es zu bedenken, wenn in der Gegenübertragung ein affektiver Drang aufkommt, weist der doch darauf hin, dass sich im Analytiker unter dem Einfluss intensivster emotionaler Bewegungen eine Regression anbahnt. Es handelt sich dabei um eine kompromisshafte Variante der Konstellation, die Botella als »Regredienz« beschreibt und als notwendige Voraussetzung dafür ansieht, Zugang zu tiefen psychischen Bereichen zu gewinnen. Eine unter Drang zustande gekommene Übertragungsdeutung wäre also auch der Versuch gewesen, diese regressive Tendenz abzuschütteln. Dass wir als Psychoanalytiker immer wieder einmal dieser Versuchung erliegen, kann man bei Bollas nachlesen, der aufzeigt, wie die verinnerlichte Forderung des psychoanalytischen Über-Ichs, die Übertragung im Hier und Jetzt zu deuten, die für den intersubjektiven Prozess so notwendige Rêverie zu stören vermag (Bollas, 2006). In der berichteten Sitzung gelangt der Analytiker erst kurz vor der Ankündigung des Traumes in eine der Rêverie gemäße unvoreingenommene Haltung, so als wäre das Ringen um seine Selbstregulation in der Auseinandersetzung gegen die Forderung des analytischen Über-Ichs die notwendige Voraussetzung dafür gewesen, dass der Patient eine dem Traum angemessene Stimmung erleben kann. Aber warum war diese Ko-Regulation überhaupt erforderlich? Was waren die

Ängste des Patienten, was die Ängste des Analytikers, die ihn in die Fänge seines analytischen Über-Ichs zu treiben versuchten?

Mit umso größerem Interesse können wir uns jetzt dem Traum des Patienten zuwenden. Der Kommentar des Analytikers zum Traum ist einfach gehalten: Er versteht allen Ärger des Patienten in der Sitzung als verzweifelten Protest gegen ein Erleben des Hilflos-ausgeliefert-Seins an eine fremde, gleichgültige Welt. Und die als verständnisvoll erfahrene Mitteilung des Analytikers trägt dazu bei, dass der Patient mit etwas mehr Vertrauen zu sich und in die Welt der Therapiepause entgegenzusehen vermag. Auch wenn der Traum sich auf eine befürchtete Hilflosigkeit für die unmittelbare Zukunft bezieht, so bildet er zugleich eine Erfahrung ab, in der für den Patienten die Angst vor einem Zusammenbruch Realität zu werden drohte: die Zwischenregion, in der man die Anderen nicht versteht und von ihnen nicht verstanden wird, dort, wo die vertraute Welt einem verlorengeht, und eine fremde Sprache gesprochen wird, war eine Wiederauferstehung seines Erlebens in der Psychose. Wie der Weltuntergang im schizophrenen Wahn steht das Ausgeliefertsein im Nirgendwo für die seelischen Areale von Bedeutungslosigkeit und Nicht-Existenz, von denen eine unvorstellbare Angst ausgeht. Zugleich bringt der Traum – unter dem Diktat des psychotischen Widerspruchs stehend – den psychotischen Abwehrmechanismus des Rückzugs von der Welt der Objekte in ein fremdes Land ohne gemeinsame Sprache zur Abbildung. Dass es sich bei einem Traum, der das Erleben eines Patienten in der Psychose widerspiegelt, um eine grundlegende Veränderung handelt, kann man daran erkennen, dass parallel dazu dessen Neigung zu psychotischen Produktionen zurückweicht (Maier, 2013). Einem solchen Traum gelingt es, die bedrohliche Affektanflutung über seine visuelle Darstellungsfähigkeit in den analytischen Raum zu leiten, damit die emotionalen Bewegungen dort erlebt werden können. Erst dann kann die Transformation ein Stück weit mehr voranschreiten, wenn die in den Traum eingebundenen Affekte auch in der analytischen Beziehung gehalten und damit frühe Beziehungserfahrungen korrigiert werden können. Selbstredend beinhaltet der Traum mit dem Verloren-Sein in einer unbekannten Region auch ein negatives Übertragungsangebot, dessen Thema die angstvolle Erwartung des Patienten ist, dass der Analytiker seine mit Hilflosigkeit einhergehenden Ängste nicht würde annehmen können. Aus dieser Perspektive betrachtet, wird noch einmal die Abwehrfunktion der unter den Einflüsterungen des analytischen Über-Ichs andrängenden Forderung nach Deutung des Ärgers in der Übertragung erkennbar. Anstelle dieser geforderten Deutung lieferte der Analytiker später dann einen Kommentar zum Traum. Weil nach Freud (1900a, S. 100) einen »Traum deuten« ihm »seinen Sinn angeben« heißt, kam diesem Kommentar Deutungswert zu. Allerdings scheint er dem Patienten keine neue Bedeutung erschlossen zu haben, nimmt der ihn doch auf, als wäre ihm dessen Sinn bereits bewusst gewesen. Das führt als Nächstes zu der Frage, welche Funktion eine Deutung haben kann, wenn es in einer analytischen Situation nicht um die Aufhebung von Verdrängung geht. Ich meine, dass der Verlauf der Sitzung darauf eine Antwort geben kann: Eine emotional stimmige Deutung vermittelt dem Patienten, dass dem Analytiker selbst die aus dem intersubjektiven Austausch notwendig gewordene Affektregulierung gelungen ist. Und gerade die Erfahrung dieses Faktums ermöglicht dem Patienten dann einen weiteren Schritt hin zu seelischem Wachstum.

Ungeachtet ihrer Zielsetzung bleibt die Deutung die charakteristische Handlungsweise des Psychoanalytikers (Laplanche & Pontalis, 1972). In der Psychosentherapie – aber eben nicht nur dort – gibt es Situationen, die sich einerseits für eine Deutung anbieten, in denen es andererseits darauf ankommt, diese noch zurückzuhalten, weil die mitschwingende tiefere Bedeutungsebene dadurch übergangen würde. Im folgenden Beispiel wird die Rolle der Affektregulierung des Analytikers dabei besonders deutlich. In Psychosentherapien sind solche Situationen nicht ungewöhnlich, was mit der besonderen Sensibilität psychotischer Menschen für die seelischen Vorgänge Anderer, also auch ihres Therapeuten, zusammenhängt.

Dieses Beispiel stammt aus der neuerlichen Therapie meiner an Lebens- und Praxisjahren ältesten Patientin. Sie hat unzählige psychotische Episoden mit auch noch während unserer ersten Therapiezeit wiederholten Psychiatrieaufenthalten erlebt. Dazwischen war sie als Lehrerin tätig. Ist sie nicht von ihren wahnhaften Verfolgungsängsten besetzt, lernt man sie als kluge und humorvolle Frau kennen. In der von mir ausgesuchten Sitzung geht es thematisch bis kurz vor Schluss um die Nachwirkungen eines Unfalls der Patientin und die damit verbundenen Einschränkungen in der Selbstversorgung, Befürchtungen, die auch Ängste anstoßen, wie es denn sein könnte, wenn sie noch älter und vielleicht dauerhaft körperlich behindert würde. Was die gegenwärtige gesundheitliche Beeinträchtigung angeht, so bin ich beeindruckt von der guten Selbstfürsorge der Patientin, hat sie sich doch auch eine orthopädische Kur in attraktivem Ambiente organisiert. Alles scheint entspannt. Keine zehn Minuten vor Sitzungsende wird es plötzlich paranoid: Sie sei gestern vom Einkaufen zurückgekommen und da seien Handwerker in der Einfahrt des Hauses, in dem sich ihre Wohnung befindet, gewesen. Deren Lieferwagen habe so gestanden, dass sie kaum vorbeigehen konnte. Die Männer seien erst zur Seite gegangen, als sie die darum gebeten habe. Das müsse etwas bedeuten. Die Patientin kann nun nicht mehr verständlich formulieren und blickt mich angsterfüllt an, nur um dann wieder anzusetzen und nach einigen Worten abzubrechen. Ich gerate ziemlich unter Druck: Die Patientin ist völlig zerfahren im Denken und wir haben nur noch ein paar Minuten – und bald wird dann auch der nächste Patient kommen. Mir scheint klar, dass die psychotische Verwirrung mit dem nahenden Ende der Sitzung zusammenhängt, aber ich weiß auch, wenn ich diesen Zusammenhang jetzt thematisiere, wird das wahnhafte Erleben, einer trotzigen Auflehnung gleich, nur noch mehr aufkochen. Offen gesagt, kann ich mich nicht erinnern, dass ich jemals ein drängendes psychotisches Erleben durch Deutung oder Erklärung zum Verschwinden gebracht hätte, auch wenn ich es sicherlich ungezählte Male versucht habe. Und es verbietet sich auch, zu der Patientin in etwa Folgendes zu sagen:

>>Das ist alles sehr interessant und sicherlich wichtig; vielleicht nicht zufällig, dass dieses Thema kurz vor dem Ende der Stunde kommt; Sie sind jetzt zwar paranoid und verwirrt, aber wir haben jetzt nicht mehr die Zeit, uns das näher anzusehen!<<

Weil so etwas nicht infrage kommt, überlege ich angestrengt, wie ich es anstellen kann, etwas mehr Zeit zur Verfügung zu haben, vielleicht den nächsten Patienten um Verständnis zu bitten, dass seine Stunde etwas später beginnen wird, auch in der Hoffnung, dass die Patientin dann, wenn sie ihre Sachen aus dem Wartezimmer holt, nicht so verwirrt ist, dass der wartende Patient auch noch durcheinanderkommt. Und immer wieder überlege ich, wie der Patientin in der verbleibenden Zeit aus der Psychose zu helfen ist. Aber mir fällt partout nichts ein. So und ähnlich springen meine Gedanken hin und her, bis ich einsehe, dass meine Überlegungen zwecklos sind, weil ich keinerlei Möglichkeit habe, die Situation zu beeinflussen oder gar zu kontrollieren, und ich sie deshalb am besten laufen lasse: Es kann anstrengend werden, denke ich, vielleicht auch unangenehm, aber nicht wirklich schlimm – nichts, was sich nicht irgendwie richten ließe. Was mich auch nachsichtig gegenüber meiner Patientin werden lässt, meine Befürchtungen und meine Anspannung beschwichtigt, ist eine Ahnung davon, warum das Paranoid gerade jetzt zum Ende unserer Stunde hochkommt. Indem ich mich beruhige, werden auch die Sätze der Patientin wieder vollständig. Dann ein ruhiges Schweigen. Schließlich sagt die Patientin: >>Sie meinen wahrscheinlich, ich sollte all dem keine Bedeutung beimessen?<< >>Ja<<, sage ich. >>Dann werde ich das versuchen<<, sagt die Patientin. Wir haben eine Minute überzogen, als sie geht.

>>Im Zentrum der Regression einer jeden Behandlung<<, schreibt Botella, >>gibt es ein permanentes regredientes Potenzial für die Aktualisierung von Zuständen aus der jeweiligen Lebensgeschichte, die keinen Inhalt besitzen, und dieses Potenzial ist ständig aktiv<< (2015, S. 195). Eine solche Transformation

geschieht durch Bindung und beruht auf dem Erleben einer Regression in die frühe Abhängigkeit, eine Beziehungserfahrung, in der nach Winnicott der Analytiker die Mutter einer bestimmten Vergangenheitsphase verkörpert (Winnicott, 1983). Bei beiden Patienten, von denen ich berichtet habe, traten unerträgliche Ängste auf, als in der analytischen Beziehung eine zeitliche Trennung für wenige Wochen respektive einige Tage bevorstand. Diese erwarteten »Lücken« verbanden – wie der Übertragungstraum des Patienten und die psychotische Entgleisung der Patientin zum Stundenende hin anzeigen – tiefe Verlassenheitsängste mit der Furcht vor dem seelischen Zusammenbruch. Auch die Wahninhalte und deren Entwicklung bei beiden Patienten weisen in diese Richtung und sprechen für Freuds Vermutung, dass der Wahnsinn »ein Stück historischer Wahrheit« enthalte, dass in ihm, wenn auch in entstellter Form, »etwas in der Frühzeit Erlebtes und Vergessenes wiederkehrt« (1937d, S. 54). Wahn und Traum stellen dem affektiven Erleben ein Narrativ zur Verfügung, das dem Nicht-Erinnerbaren die Darstellung ermöglicht. Begreift man die Bildung eines Verfolgungswahns als den verzweifelten Versuch einer vereinigenden Darstellung der Gegensätze von verschlingenden Abhängigkeitswünschen einerseits und der Furcht vor unerträglicher Objektlosigkeit andererseits, dann ist es nur schlüssig, dass beide Patienten über eine Regression in die Abhängigkeit immer mehr davon Abstand nahmen, um schließlich dann wahnhafte Befürchtungen zu entwickeln, die eigene Wohnung zu verlieren oder aus ihr vertrieben zu werden. Die Feststellung, dass bei meinem Patienten der ersten Fallvignette in früher Kindheit ein Entwicklungstrauma mit dem Erleben eines unerträglichen Verlassenwerdens vorgelegen hatte, ganz ähnlich wie im Übertragungstraum dargestellt, war eine narrative Konstruktion des Nicht-Erinnerbaren durch den Analytiker anhand des analytischen Prozesses.

Bei der Patientin der zweiten Vignette war die Angst vor dem Zusammenbruch, die gegen Ende der Sitzung in der psychotischen Dekompensation zur szenischen Darstellung gelangte, mehrfach determiniert. In der Sitzung waren Befürchtungen hinsichtlich des körperlichen Verfalls und der eigene Tod Thema gewesen. Die Ängste der Patientin hatten aber noch eine weitere Bestimmung: Anlass für die erneute Therapie war, dass der Sohn der Patientin, ihr einziges Kind, inzwischen ein Mann mittleren Alters, der einmal vor bald 30 Jahren seine psychotisch wirre Mutter in meine Praxis begleitet hatte, an einem Malignom erkrankt war. Die Angst um sein Leben wog für die Patientin weit mehr als die Befürchtungen um ihr eigenes. Winnicott, der sich dabei ausdrücklich auch auf schizophrene Patienten bezieht, schreibt, dass die Angst vor dem Zusammenbruch zurückgehe auf eine traumatische Erfahrung, die in frühester Kindheit stattgefunden habe und nicht erinnerbar sei. Für die Patientin gab es dazu ein aus der Lebensgeschichte verbürgtes Ereignis: Die Schwangerschaft ihrer Mutter war die Folge einer Vergewaltigung auf der Flucht aus Schlesien durch Soldaten der Roten Armee, mit der Konsequenz, dass das Kind zu einer Pflegemutter gegeben wurde. Schon in unserer ersten Therapie hatte ich der Patientin gesagt, dass ich die irrationalen Ängste um ihre Wohnung als eine Widerspiegelung dieser traumatischen Erfahrung verstand. In der Regression zur Abhängigkeit kann mit der Unterbrechung der Analyse ein durch frühe traumatische Erfahrungen abgekapseltes Affektquantum wiederaufleben. Die anstehende Trennung stellt dann eine »namenlose Bedrohung« mit der Gefahr von Objektlosigkeit und Nicht-Existenz dar. Und man darf dabei auch nicht vergessen, dass die psychotische Abwehr zwar funktional zum Ziele hat, die Ich-Selbst-Struktur präventiv vor dem Zusammenbruch zu bewahren, dass aber vom erleidenden Subjekt nachträglich die psychotische Entgleisung faktisch als Zusammenbruch erfahren wird.

Zum Abschluss komme ich zu der Beantwortung der Frage, welche Affekte den Analytiker in den berichteten Sitzungen bedrängt haben könnten. Winnicott schreibt, dass wir die Angst unserer Patienten vor dem Zusammenbruch nicht verstehen könnten, wenn wir nicht dieser Angst ähnliche Empfindungen kennen würden. Als eine der verwandten Ängste führt er die Todesangst an. Dieser Hinweis gibt uns die Möglichkeit, auf die berichteten Sitzungen das Modell anzuwenden, mit dem Bion die Bedingungen eines Nachreifens für die in der frühen Kindheit gescheiterten Erfahrungen von projektiver Identifikation erklärt: Die vom Patienten in den Analytiker projizierten Ängste rühren dessen eigene Todesängste auf, und erst deren Verarbeitung durch den Analytiker vermag das Erleben unvorstellbarer Angst im Patienten zu lindern, woraus dann seelisches Wachstum entstehen kann (Bion, 1990). Nun wäre unsere tägliche Arbeit schlicht unmöglich, wenn ein Analytiker in einer Behandlung, in der die Angst vor dem Zusammenbruch in die Übertragungs-Gegenübertragungsbeziehung drängt, seine eigenen tiefsten Ängste stets unmittelbar erfahren würde, verlöre er dann doch wohl auch seine Fähigkeit zur Empathie. Er ist vielmehr auf eine flexible Abwehr angewiesen, die es ihm einerseits gestattet, diese Ängste in moderater Verschiebung zu erleben, die ihm andererseits aber auch erlaubt, seinen Patienten einfühlend zu begleiten. Diese Ängste eines Analytikers äußern sich zumeist indirekt, häufig über Befürchtungen, die von einem Erleben von Hilflosigkeit ausgehen, oder über Forderungen, die uns von unserem analytischen Über-Ich diktiert werden, das uns bedrängt, damit wir uns nicht so hilflos fühlen müssen. In den berichteten Sitzungen verbergen sich die namenlosen Ängste des Analytikers, ganz im Sinne seiner bürgerlichen Sozialisation, hinter Befürchtungen, den

Anforderungen hinsichtlich Leistung und Anpassung nicht genügen zu können. Erraten kann man sie über ihre drängende Qualität und die psychosomatische Reaktion. Vielleicht mag Manchem die Verknüpfung von diesem emotionalen Erleben mit den tiefsten Ängsten als allzu dramatisierend erscheinen. Bei Winnicott, dem wir die Beschreibung dieser Zusammenhänge verdanken, gibt es eine lebensgeschichtliche Verbindung. »Fear of Breakdown« war seine letzte Arbeit: Sie wurde kurz vor seinem Tod fertiggestellt und danach von Clare Winnicott zur Veröffentlichung eingereicht.

Wir wissen es längst, doch schieben wir gerne unser Wissen beiseite, dass das Sich-Einlassen auf den intersubjektiven Austausch in der analytischen Beziehung stets aufs Neue zu ängstigenden Erfahrungen führt, die uns bisweilen Hilflosigkeit erleben lassen. Darüber eröffnet sich aber auch die Chance, dem Patienten in der Rollenumkehr als Modell dafür zu dienen, dass Hilflosigkeit, dieser Affekt traumatischen Erlebens, als eine grundlegende Bedingung unseres Seins ertragen werden kann.

Literatur

Benedetti, G. (1983). *Todeslandschaften der Seele. Psychopathologie, Psychodynamik und Psychotherapie der Schizophrenie*. Vandenhoeck & Ruprecht.

Bion, W. R. (1990). *Lernen durch Erfahrung*. Suhrkamp.

Bollas, C. (2006). Übertragungsdeutung als ein Widerstand gegen die freie Assoziation. *Psyche – Z Psychoanal, 60*(9–10), 932–947.

Botella, C. (2015). Über das Erinnern. Das Konzept eines Gedächtnisses ohne Erinnerung. *Internationale Psychoanalyse, 10*, 169–200.

Bromberg, P. M. (2008). Shrinking the Tsunami. Affect regulation, dissociation, and the shadow of the flood. *Contemporary Psychoanalysis, 44*(3), 329–350.

Demos, E. V. (1995). *Exploring affect. The selected writings of Silvan S. Tomkins*. Cambridge University Press.

Eissler, K. (1954). Notes upon defects of ego structure in schizophrenia. *Int J Psychoanal, 35*, 141–146.

Freud, S. (1900a). *Die Traumdeutung. GW II/III*.

Freud, S. (1911c [1910]). Psychoanalytische Bemerkungen über einen autographisch beschriebenen Fall von Paranoia (Dementia Paranoides). *GW VIII*, S. 239–316.

Freud, S. (1924b [1923]). Neurose und Psychose. *GW XIII*, S. 387–391.

Freud, S. (1937d). Konstruktionen in der Analyse. *GW XVI*, S. 41–56.

Hartmann, H. (1972 [1953]). Ein Beitrag zur Metapsychologie der Schizophrenie. In ders., *Ich-Psychologie* (S. 181–204). Klett-Cotta.

Jacobson, E. (1972). *Psychotischer Konflikt und Realität*. S. Fischer.

Laplanche, J., Pontalis, J.-B. (1972). *Das Vokabular der Psychoanalyse*. Suhrkamp.

Maier, C. (2013). Was uns der Traum über die Psychose und den analytischen Prozess lehrt? In B. Janta, B. Unruh & S. Walz-Pawlita (Hrsg.), *Der Traum. Eine Publikation der DGPT* (S. 191–205). Psychosozial-Verlag.

Mentzos, S. (2006). Psychosentherapie als Lupe für Diagnostik und Therapie neurotischer Erkrankungen (unveröffentlichter Vortrag, 11.02.2006, München).

Winnicott, D.W. (1983). Metapsychologische und klinische Aspekte der Regression im Rahmen der Psychoanalyse. In ders., *Von der Kinderheilkunde zur Psychoanalyse* (S. 183–221). S. Fischer.

Winnicott, D.W. (1991). Die Angst vor dem Zusammenbruch. *Psyche – Z Psychoanal, 45*(12), 1116–1126.

Der Autor

Christian Maier, Dr. med., Neurologe und Psychiater, arbeitet als Psychoanalytiker in eigener Praxis in Bonn sowie als Lehranalytiker am Institut für Psychoanalyse im Rheinland, Köln. Er hat zahlreich zu den Themen Psychoanalyse, Psychiatrie, Ethnopsychoanalyse und Ethnologie veröffentlicht.

Kontakt per E-Mail: christian-maier@onlinehome.de

»Er möchte wohl verweilen, die Toten wecken und das Zerschlagene zusammenfügen«[1]

Entwicklung als Gefahr und Veränderung als Katastrophe

Michael Günter

Ausgangspunkt meine Überlegungen[2] ist eine Szene, die ich in meiner analytischen Gruppe mit 15- bis 17-jährigen Jugendlichen, die stationär aufgenommen waren, erlebte: In einer Gruppensitzung bekannten sich ganz unerwartet sechs von elf Gruppenmitgliedern als Trans. Wir hatten eine intensive Diskussion über das, was die einzelnen damit verbanden. Für mich war diese Sitzung Anlass, darüber nachzudenken, welche Funktion diese Identifikation als Trans für die betreffenden Jugendlichen hatte.

Hilfreich war mir dabei die Bemerkung eines der Jugendlichen in dieser Gruppe, der sich nicht als Trans identifiziert hatte, gleichwohl aber vehement und vorwurfsvoll die Interessen der anderen Patient:innen gegen die Klinik vertrat und ansonsten in einer vollkommen negativistischen depressiven Position gefangen war. Er erzählte, dass einer seiner Freunde sich eines Tages als Mädchen geoutet hatte. Von da an habe er sie einfach ihrem Wunsch entsprechend »Lena« genannt. Als sie dann zwei Jahre später erklärte, er sei nun wieder »Jannik«, habe er dies ebenso in Ordnung gefunden und ihn wieder anders angesprochen.

Mir wurde nach und nach klar, dass derartige Identifikationen – in dem Fall als Trans – den völlig verunsicherten und durch die Belastung durch Versagensängste, Minderwertigkeitsüberzeugungen und Schamgefühle überwältigten und sich hilflos fühlenden Jugendlichen eine Möglichkeit bot, sich als ganz anders positiv zu definieren und zu erleben: Ich bin ein Anderer, eine Andere, und dies bedeutet nicht, dass ich mich minderwertig fühlen muss, denken muss, ich bin eine Versagerin und psychisch krank, zu nichts fähig, sondern ich bin und erlebe mich eben anders und gewinne daraus ein Identitätsgefühl. Damit wird es möglich,

---

1 Siehe dazu Benjamin (1980 [1940]), S. 697.
2 Eine leicht veränderte Fassung der Arbeit erscheint Ende 2023 in *Kinderanalyse. Psycho-analyse im Kindes- und Jugendalter und ihre Anwendungen*, 31(4).

sich von den imaginiert negativen Zuschreibungen der Gesellschaft ab- und dem negativ belegten Außenseiterstatus als »Psycho« eine positive Identität gegen den Mainstream entgegenzusetzen. Mittlerweile ist eine Transidentität in diesem Alter etwas, was diese Funktion durchaus übernehmen kann. Es ist hier nicht der Ort, die spannenden und sehr komplexen Fragen der Geschlechtsidentität und deren Veränderung in heutiger Zeit, die eine riesige Spannbreite aufweisen, zu erörtern (siehe dazu u. a. Barth & Gross, 2019; Meyenburg, 2019; Preuss, 2019; Quindeau, 2019; Günter, 2023). Um nicht missverstanden zu werden: Mir geht es hier nicht um eine alternative Sicht auf das Problem der Genderdysphorie und ich bezweifle in keiner Weise, dass es Kinder und Jugendliche gibt, die eine genuine Genderdysphorie aufweisen. In heutiger Zeit, in der die Frage der Geschlechtsidentität in einer aufgeklärten Öffentlichkeit mit großer Offenheit diskutiert wird, eignet sich jedoch dieses Thema mittlerweile auch für derartige Selbstvergewisserungen, wie ich sie hier schildere.

Viele der schwer belasteten und beeinträchtigen, häufig durch familiäre Vernachlässigung, durch ein Verächtlich-Machen oder Gewalterleben nachhaltig geprägte Jugendlichen sind fixiert auf ihre traumatische Vergangenheit und sie sind daher nicht mehr in der Lage, ihre Augen der Zukunft zuzuwenden. Für diese mag die Schilderung aus Walter Benjamins geschichtsphilosophischen Thesen zutreffen, die mir den Titel meiner Arbeit gab:

> »Es gibt ein Bild von Klee, dass Angelus Novus heißt. Ein Engel ist darauf dargestellt, der aussieht, als wäre er im Begriff, sich von etwas zu entfernen, worauf er starrt. Seine Augen sind aufgerissen, seinen Mund steht offen und seine Flügel sind ausgespannt. Der Engel der Geschichte muss so aussehen. Er hat das Antlitz der Vergangenheit zugewendet. Wo eine Kette von Begebenheiten vor uns erscheint, da sieht er eine einzige Katastrophe, die unablässig Trümmer auf Trümmer häuft und sie ihm vor die Füße schleudert. Er möchte wohl verweilen, die Toten wecken und das Zerschlagene zusammenfügen. Aber ein Sturm weht vom Paradiese hier, der sich in seinen Flügeln verfangen hat und so stark ist, dass der Engel sie nicht mehr schließen kann. Dieser Sturm treibt ihn unaufhaltsam in die Zukunft, der er den Rücken kehrt, während der Trümmerhaufen vor ihm zum Himmel wächst. Das, was wir den Fortschritt nennen, ist dieser Sturm« (Benjamin, 1980 [1940], S. 697f.).

Die Katastrophen der Vergangenheit lassen die Jugendlichen entsetzt zurückstarren, mit aufgerissenen Augen. Oft sind das Entsetzen und die Angst sogar so groß, dass sie gar nicht mehr sehen wollen, welche Trümmer sich da im Verlauf ihrer Geschichte angehäuft haben, welche schlimmen Erlebnisse, welche Gefühle von

Verlassen-Sein und von empfundenem eigenem Versagen und eigener Schlechtig-keit, welche Katastrophen. Noch weniger können Sie sich der Zukunft zuwenden, wie es der Adoleszenz angemessen wäre. Sie bleiben der Vergangenheit verhaftet und sehen keine Chancen für sich in der Zukunft.

Moses und Marie Eglé Laufer haben diese Situation mit dem Begriff des Developmental Breakdown beschrieben und wichtige klinische Kriterien dafür benannt, wie man diese von einer normalen Adoleszenzkrise unterscheiden kann (M. Laufer & M. E. Laufer, 1984; M. Laufer, 1995).

Ich hatte vor Kurzem eine 17-jährige zu begutachten, die zahllose gewalttä-tige Übergriffe auf Betreuer:innen in der Wohngruppe, auf Pflegepersonal und Ärzt:innen in der Klinik, auf Polizeibeamt:innen und weitere Personen begangen hatte. Sie war im Zuge ihrer großenteils dramatisch inszenierten Suizidandrohun-gen und ihrer gewalttätig eskalierenden umfassenden Verweigerung zahllose Male in die zuständige kinder- und jugendpsychiatrische Klinik eingeliefert worden, was wegen ihrer raptusartigen Gewaltausbrüche häufig in Fixierungen münde-te. Rasch begehrte sie anderntags dringend die Entlassung aus der Klinik. Sie schilderte mir voller Empörung, dass sie an einer Posttraumatischen Belastungs-störung leide, und wies daher jede Überlegung meinerseits, was sie denn dazu beitragen könne, dass es ihr besser gehe, schroff ab. Äußerst vorwurfsvoll trug sie mir ein ums andere Mal vor, wie falsch sich all diese Menschen ihr gegenüber verhielten, und dabei werde sie dann noch beschuldigt und dafür verantwortlich gemacht, dass sie fixiert werde. Das Schlimme war dabei: Jedwede gedankliche Überlegung, wie eine bessere Zukunft für sie aussehen könnte, wurde von ihr unter Verweis auf ihre PTBS – sie hatte keine PTBS, sondern, noch gravieren-der, eine schwere Borderline-Störung – sofort heftig vom Tisch gewischt. Ihre Fixierung an die schreckliche Vergangenheit und ihre – durchaus berechtigte – Erbitterung ließen keinen Raum für die Zukunft. Tatsächlich hatte sie über Jahre schlimme Gewalt, vermutlich auch sexuelle Gewalt durch den Vater, und schwere Vernachlässigung und Deprivation in der Familie erlitten.

Wie kann man einem solchen Menschen helfen, was wäre eine richtige The-rapie? Alle gut gemeinten Vorschläge zerschellen an der Unerbittlichkeit ihres Negativismus, der selbst dann noch am Werk schien, wenn sie mir mit heftigem Vorwurf in der Stimme und treuherzigem Augenaufschlag versicherte, dass es für sie ja auch nicht schön sei, solche Gewaltexzesse auszuüben – was ich ihr unein-geschränkt glaubte –, aber sie könne am allerwenigsten dafür.

Ehrlich gesagt, ich wusste es auch nicht so recht. Immerhin kann man Kom-ponenten benennen; ob diese dann in konkrete Lebensverhältnisse umsetzbar sind, ist eine andere Frage:

➢ Anerkennung und Benennung der Gewalt, die sie erlitten hat, und der Gewalt, die von ihr ausging. Beides suchte sie zu bagatellisieren.

➢ Anerkennung ihres zerstörerischen Handelns als Widerstandsfähigkeit, ja mehr noch dahingehend, dass nur eine Zerstörung der Machtstrukturen die Möglichkeit zur Befreiung und zugleich die Suche nach einer Grenze beinhaltet. Die Dissozialität schreit nach einem Grenzen setzenden und haltgebenden Objekt. Freud sprach vom »Verbrecher aus Schuldbewusstsein« (1916d), Winnicott präziser davon, dass das antisoziale Kind

> »nach einer Umwelt (sucht), die stark genug ist, um dem Druck durch sein impulsives Verhalten standzuhalten. Das ist die Suche nach etwas in der Umwelt, das verloren gegangen ist, nach einer menschlichen Haltung, die so zuverlässig ist, dass es die Freiheit gewinnt, sich zu bewegen und zu handeln und Erregung zuzulassen« (1984, S. 163).

➢ Dies impliziert auch, dass sie wieder zum Subjekt ihres eigenen Handelns werden muss, die wohl schwierigste Aufgabe. Allzu leicht entlassen wir traumatisierte Patient:innen voller Mitleid in ihre Unmündigkeit und Hilflosigkeit und verschlimmern dadurch ihr Leid. Auch da bitte ich darum, nicht missverstanden zu werden: Empathie ist absolut notwendig und muss auch explizit werden, steht aber auf einem anderen Blatt.

Der neunjährige Jakob kam zu mir in Behandlung, da er sich in der Schule vollkommen verweigerte, ausgeprägte Wutanfälle zeigte und trotz einer normalen Intelligenz weder lesen noch schreiben noch rechnen lernte. Sobald ihm etwas abverlangt wurde, rastete er vollkommen aus, lief weg oder verweigerte sich, indem er sich in eine Ecke zurückzog und nicht mehr antwortete.

Die Behandlung bei mir bestand über lange Zeiten im Wesentlichen darin, dass er ausschließlich mit Schleich-Krokodilen, die ich ihm zur Verfügung gestellt hatte, dergestalt spielte, dass er sie vom Balkon meines Behandlungszimmers im dritten Stock in den Garten hinunterwarf und wir dann hinuntergingen, um sie zu suchen und wieder hochzuholen. Varianten dieses Spiels bestanden darin, dass wir auf dem Balkon um die Ecke liefen, wo es die Möglichkeit gab, die Krokodile entweder auf eine Betonplatte oder aber über einige Autos hinweg auf die Zufahrt zu werfen. Auf der Betonplatte brachen ihnen Teile ab, und ich entschloss mich, für diese Würfe nur jeweils ein Krokodil zur Verfügung zu stellen, das dann nach kurzer Zeit auch entsprechend ramponiert war. Die Würfe über die Autos hinweg drohten die Autos zu beschädigen, sodass ich diese weitgehend unterband, wobei er mein Verbot manchmal missachtete.

Er hielt es in der Regel nicht aus, mit mir im Zimmer zu bleiben und etwas zu spielen – zum Spielen im engeren Sinne war er gar nicht in der Lage. Er stromerte stattdessen in meiner Begleitung durch das Haus, wollte mit dem Aufzug fahren und suchte in alle Zimmer einzudringen.

Wie kann man eine solche absurde Handlungsweise zweier hilfloser Menschen, eines hilflosen Therapeuten und eines vermutlich ebenso hilflosen kleinen Jungen verstehen? Ich verstand sie zunächst einmal als Versuch Jakobs, negative Affekte, Affekte von Scham, Hilflosigkeit und Ungenügen in einer Art ewiger Wiederholung loszuwerden. Ich kommentierte daher das Wegwerfen der Krokodile immer wieder entsprechend.

Genauer betrachtet, enthielt dieses Spiel mit dem Wiederholungszwang jedoch mehrere Paradoxien: Zum einen wurde er Affekte los, wir holten sie aber stets wieder zurück in den Raum zwischen uns, zum anderen bestand ein wesentlicher Teil des Spiels darin, dass die Krokodile schwer beschädigt wurden – ihnen brachen Beine, der Schwanz oder die Schnauze ab. Sie waren somit behindert, so wie Jakob es aufgrund seiner schweren seelischen Störung war.

Eine weitere Paradoxie besteht darin, dass man dieses absurde Handeln aus zwei völlig unterschiedlichen Perspektiven sehen kann: Die eine wäre, dass er im Zuge seiner mangelnden Fähigkeit, Unsicherheit und Wissen auszuhalten, seiner fehlenden Negative Capability, allem auszuweichen versuchte, indem er destruktive Aktivitäten perseverierend in Szene setzte. Die gegenteilige Perspektive wäre jedoch, dass genau dieses Moment der Unsicherheit, des Nicht-Wissens zwischen uns zum Thema wurde. Ich wusste nicht, was wir hier veranstalteten, ich wusste nicht, ob er nicht doch ein Krokodil auf ein Autodach warf, wir wussten nicht, ob wir das Krokodil im Garten wiederfinden werden. Meine Negative Capability war sehr gefordert, denn ich hatte kaum etwas, an das ich mich halten konnte, geschweige denn, dass ich den dringend ersehnten Fortschritt beim Lernen in der Schule hätte erhoffen können. Wir waren zusammengeschweißt in einer sinnlos erscheinenden Aktivität, was an Sisyphos gemahnte, allerdings immerhin mit der Erleichterung, dass wir es einfacher hatten: Wir mussten nicht den Stein hochrollen, wir konnten die Krokodile hinunterwerfen und notfalls sogar mit dem Aufzug hochfahren, was ich allerdings nur extrem selten zuließ. Mit Camus könnte man aber auch diese sinnlos erscheinende Aktivität als Akt der Befreiung ansehen, der jedoch untrennbar damit verknüpft ist, dass das Fehlen der Götter, das Fehlen gesicherten Wissens und das Fehlen eines Sinns zunächst ausgehalten werden musste.

Ich gehe davon aus, dass diese langanhaltende, sinnlos erscheinende Aktivität ihm schließlich ermöglichte, einen ersten Schritt in Richtung Anerkennung seiner Behinderung zu machen. Bei seinen Streifzügen durch die Klinik gemeinsam mit mir entdeckte er schließlich in einer Abstellkammer einen Rollstuhl. Er verlangte von mir, dass ich ihn aufklappte, setzte sich hinein und ließ sich fortan in manchen Stunden von mir damit herumfahren, sodass es mir möglich wurde, mit ihm über seine Behinderung zu sprechen.

Ich muss gestehen, dass mir erst sehr viel später durch den hilfreichen Kommentar eines Kollegen eine weitere, wenngleich dazu passende Lesart seiner Aktivität als Ausdruck seiner Vaterübertragung zu Bewusstsein kam. Er war von seinem Vater, der als Arzt tätig war, schon im Kindergartenalter – sicherlich in bester Absicht – zu Behandlungen mitgenommen worden, was ihn vermutlich in mehrfacher Hinsicht überforderte. Er verstand nur unzureichend, was vor sich ging, geriet womöglich von dem Erleben der blutigen Eingriffe und der gesamten Szenerie in heillose Verwirrung. Er konnte mit seinen Einschränkungen wohl kaum den implizit damit verknüpften hohen Erwartungen genügen. All das überforderte vermutlich seine narzisstische Regulationsfähigkeit. Mit mir konnte er eine andere Art von Behandlungssetting errichten, im destruktiv gefärbten Spiel seine Affekte von Verwirrung, Loswerden-wollen, Hilflosigkeit usw. zum Ausdruck bringen, loswerden, ordnen und der Überforderung einen narzisstischen Triumph entgegensetzen.

Aus allen drei Vignetten wird eines deutlich: Diesen Patienten fehlte die Fähigkeit zur Negative Capability. Dies ist ein Begriff, den Bion von dem romantischen Dichter John Keats aufnahm, der Negative Capability als Fähigkeit bezeichnete, »sich in einem Zustand von Unsicherheiten, Geheimnissen und Zweifeln zu befinden, ohne nervös nach Fakten und Vernunft zu greifen« (Keats, 1958 [1817], S. 193). Bion griff diesen Begriff in *Attention and Interpretation* (1984) auf und bezeichnete die Negative Capability darin als die Fähigkeit des Analytikers, Unsicherheiten, Ambivalenzen, Verwirrendes und Unverstandenes aufzunehmen und dem Drang zu widerstehen, dieses Nicht-Wissen durch positives Wissen, beispielsweise den Rückgriff auf bewährte Theorien, aus der Welt zu schaffen.

In meiner ersten Vignette suchten die Patienten in ihrer Verzweiflung Sicherheit in der Identifikation mit und dem Wissen um eine scheinbar festgefügte – diagnostische – Kategorie des Anders-Seins, die für sie die massive Verunsicherung, in der sie sich befanden, entschärfte. Carolin entledigte sich ihrer traumatisch bedingten heftigen Selbstunsicherheit durch die scheinbare Sicherheit einer gewalttätigen Handlungsweise, durch die Sicherheit eines Sich-Wehren-Könnens gegen Einengung und durch die Fremdattribuierung des Nicht-Wissens auf die

Anderen. Die Betreuer müssten doch wissen, dass sie so nicht mit ihr umgehen können. Sie müssten, so formulierte es Carolin recht präzise, eine Haltung einnehmen, bei der sie sie unauffällig im Auge behalten und gleichzeitig so tun, als ob sie ihren Fokus nicht auf sie richten, aber dennoch vermitteln, dass sie für sie da seien. Bildhaft erläuterte sie dies daran, dass die Betreuer:innen, wenn sie sich in dramatischer suizidaler Geste im zweiten Stock aus dem Fenster zu stürzen drohte, keinesfalls zu ihr herkommen dürften, um sie zu ergreifen und in die Kinder- und Jugendpsychiatrie zu verbringen. Denn dann wisse man ja, was geschehen werde, sie werde nämlich vollkommen ausrasten. Die Betreuer:innen müssten im Gegenteil im Hof stehen und rauchen, so tun, als ob sie sich nicht um sie kümmerten und sie dennoch im Auge behalten. Man könnte also sagen, sie verlangte – mit einem gewissen Recht – von den Betreuer:innen diese Negative Capability, die sie selbst nicht besaß, auszuhalten, dass man nicht wusste, wie es weiterging, welcher innere Zustand sie bewegte und bestimmte und wie ein gutes Ende herbeizuführen sei. Dies verlangte sie allerdings in einem Ausmaß, das regelmäßig die inneren Möglichkeiten der Betreuungspersonen überstieg.

Jakob war vielleicht noch am ehesten in der Lage, das Nicht-Wissen auszuhalten, allerdings auch nur, indem er es in mich projizierte und dort einen Container für die diffusen, gleichwohl bedrohlich bedrängenden und unverstandenen Affekte fand.

Wir erkennen somit in diesen drei Fallvignetten unterschiedliche Manöver, um diesen Zustand des hilflos seinen Affekten Ausgeliefert-Seins, des Nicht-Wissens, wie mit ihnen umzugehen sei, zu vermeiden, wenn es nicht gelungen ist, genügend Negative Capability in der Entwicklung zu erwerben, oder umgekehrt die Stärke der Affekte, die Fähigkeit, Ambiguität, Angst und Unsicherheit auszuhalten, übersteigt.

Ein weiterer Mechanismus, der sich bei Carolin andeutete, aber noch nicht voll entwickelt war, ist das, was Erikson als »negative Identität« (Erikson, 1970) bezeichnete. Man macht sich das zu eigen, entwickelt das als eigene Identität, was einem von der Umgebung an Negativem zugeschrieben wurde. Auch daraus gewinnt ein Jugendlicher Sicherheit in einer Welt und Lebenssituation, in der nur eines sicher scheint: Ich bin derjenige, der grundlegend falsch ist, der von allen verachtet wird und nichts Positives beitragen kann.

Moses Laufer beschrieb in einem Artikel »Psychological Development in Adolescence: ›Danger Signs‹« (1995) acht Kriterien, anhand derer unterschieden werden könne, ob es sich noch um eine weitgehend normale Adoleszenzentwicklung handele oder ob die Auffälligkeiten als Zeichen einer gegenwärtigen oder zukünftigen Störung gesehen werden müssen. Interessanterweise bezogen sich fünf dieser acht Kriterien auf die Frage, in welcher Form der oder die Adoleszente Zukunftsperspektiven zu entwickeln in der Lage ist bzw. in der kindlichen Vergangenheit verhaftet ist:

➤ Ist der Sog zurück in kindliche Formen des Verhaltens so stark, dass der oder die Jugendliche den Wunsch, erwachsen zu werden, aufgibt?

➤ Dienen soziale Beziehungen dazu, Kindheitsbeziehungen aufrechtzuerhalten, oder helfen sie dabei, erwachsen zu werden?

➤ Welche Haltung hat der oder die Jugendliche zu seiner bzw. ihrer Zukunft? Sieht er oder sie diese als schrecklich an oder als etwas, auf das er oder sie sich freuen kann?

➤ Gibt es Fantasien, die die Fähigkeit, zu funktionieren, ernsthaft einschränken, oder kann der bzw. die Jugendliche mit ängstigenden Fantasien umgehen, ohne den Wunsch, erwachsen zu werden, aufzugeben?

In gewisser Weise sind alle geschilderten Patient:innen identifiziert mit dem Negativen. Sie sind nicht das und wollen nicht das sein, was ihnen zugeschrieben wird. Insofern ist ihre Destruktivität als etwas Überlebensnotwendiges anzusehen. Nur wenn es ihnen gelingt, das zu zerstören, dem sie verhaftet sind und an dem sie leiden, kann etwas Neues entstehen. Wir sollten lernen, die Destruktivität dieser Patient:innen als etwas zu begreifen, das Raum schafft, die Potenzialität zu einer Befreiung hat. Dieser Aspekt der Destruktivität kommt oft zu kurz, da in der Erkrankung das Beharrende, der Wiederholungszwang in der Pathologie das beherrschende Moment ist und die Möglichkeit der Befreiung nur mühsam herausgeschält werden kann. Es gilt, die Destruktivität gegen die Selbstschädigung, gegen das Verharren in der Pathologie zu verteidigen, zu entwickeln, ihr eine neue positive Dimension abzugewinnen.

Walter Benjamin feierte den destruktiven Charakter enthusiastisch: »Der destruktive Charakter kennt nur eine Parole: Platz schaffen; nur eine Tätigkeit: räumen. Sein Bedürfnis nach frischer Luft und freiem Raum ist stärker als jeder Hass« (Benjamin, 1980 [1931], S. 396). Diese Perspektive gilt es zu stärken gegen alle Veränderungsangst. An anderer Stelle in dieser Arbeit schreibt Benjamin:

> »Der destruktive Charakter sieht nichts Dauerndes. Aber eben darum sieht er überall Wege. Wo andere auf Mauern und Gebirge stoßen, auch da sieht er einen Weg. Weil er aber überall einen Weg sieht, hat er auch überall aus dem Weg zu räumen [...]. Kein Augenblick kann wissen, was der nächste bringt. Das Bestehende legt er in Trümmer, nicht um der Trümmer, sondern um das Weges willen, der sich durch sie hindurchzieht« (ebd., S. 398).

Das könnte man auch von der Psychoanalyse sagen. Ihre Aufgabe ist es, zu analysieren, zu zerstören. Jede Deutung will etwas aufbrechen, auch wenn wir – mit Rücksicht auf die Angst vor der katastrophischen Veränderung und aus Respekt vor der angstbindenden Funktion der Abwehr – nicht derart brachial vorgehen wie Benjamins destruktiver Charakter. Auch wenn man eine derart enthusiastische Haltung dem Destruktiven gegenüber, wie sie bei Benjamin zum Ausdruck kommt, kritisch betrachten wird, wäre es unsere Aufgabe, unseren Patient:innen dabei zu helfen, aus der Identifikation mit dem Negativen, dem Wiederholungszwang, herauszufinden und etwas beiseitezuräumen, was sie behindert und krankmacht. Zugleich müssen wir wissen, dass die dadurch ausgelösten befürchteten Katastrophen – was passiert, wenn kein Stein auf dem anderen bleibt? – unsere Patient:innen unglaublich ängstigen und daher Entwicklung als Gefahr wahrgenommen wird, wie dies bei Carolin explizit der Fall war.

Man kann den Ödipus-Mythos auch unter diesem Gesichtspunkt lesen. Die Eltern möchten Ödipus aus dem Weg räumen, sie geben den Befehl ihn zu töten, da sie ahnen, dass er die Dinge verändern, das Althergebrachte aufbrechen und sie schließlich – dies ist einer der Facts of Life – überleben wird. Umgekehrt muss er den Vater aus dem Weg räumen, um erwachsen zu werden und die Welt neu zu gestalten. Die Tragödie beginnt im Grunde da, wo er nach Theben zurückkehrt, sich verblendet wieder bei der Mutter einnistet, zurückfällt in das Alte und aus den pathologischen Bindungen nicht mehr herausfindet. Er bleibt an die Vergangenheit gekettet, der Aufbruch ins Neue misslingt.

Auch die 17-jährige Lisa, die bei uns in der Klinik über lange Zeit unter freiheitsentziehenden Bedingungen mit richterlicher Genehmigung behandelt worden war, geriet in einen Schockzustand, als wir ihr eröffneten, dass wir dafür plädieren werden, dass der Antrag auf richterliche Genehmigung freiheitsentziehender Maßnahmen gegen sie nicht verlängert werde. Sie bat uns, diese Entscheidung zurückzunehmen, sie werde sicherlich wegrennen und sich suizidieren. Wir verwiesen sie dennoch auf ihre Verantwortung für sich selbst und darauf, dass sie nunmehr in der Lage sei, selbst eine Entscheidung für die Fortführung der Behandlung zu treffen.

Lisa war als kleines Kind jahrelang von den Eltern bei ihrer psychotischen Großmutter »abgestellt« worden, die Türen und Fenster verrammelte und verdunkelte, und das Mädchen mit ihren psychotischen Wahninhalten überschwemmte. Oft wurde das Kind vollkommen alleine gelassen, da die Großmutter in ihrer Psychose mehr oder weniger versank. Lisa sucht ihr Heil in exzessivem Alkoholkonsum, extrem sprunghaften und unsteten Beziehungen, ständiger Suizidalität, schweren Selbstverletzungen und einer manchmal fast wie ein psychotisches Klaustrum anmutenden Verschlossenheit. Oft brach sie in den Stunden mit ihrem Therapeuten unvermittelt nach einer Geste oder einer kleinen freundlichen Bemerkung den Kontakt mit ihm ab, blieb ihm gegenüber sitzen und vermittelte ihm, dass er vollkommen unempathisch, als Therapeut ungeeignet und überflüssig sei, ohne mit ihm weiter zu sprechen. Es war extrem schwer für ihn, seine Negative Capability aufrechtzuhalten. Er wusste nicht, was er falsch gemacht hatte, warum sie plötzlich so reagierte und den Kontakt abbrach, was er tun konnte, um wieder mit ihr in Kontakt zu kommen und ob sie nicht aufgrund ihrer maßlosen Enttäuschung über ihn die nächste Gelegenheit nutzen werde, sich schwer zu verletzen oder zu suizidieren. Er litt unter seiner erlebten Inkompetenz und dem Gefühl, ihr in keiner Weise helfen zu können, und entwickelte Schuldgefühle und Wut. Wir hatten regelmäßige Supervisionsstunden, und mein Bestreben war es, ihm vor allem zu vermitteln, dass er sich fühle, wie sie sich als kleines Kind bei der psychotischen Großmutter gefühlt haben mag.

Daran mag man sehen, dass auch die Negative Capability kein Absolutum sein kann, sondern ihr Gegenstück immer in einer Verankerung in der Realität und in einer professionellen Haltung, die einer Theorie bedarf, finden muss. So entlastet konnte er ihr etwas davon vermitteln, dass er ihre Destruktivität und heftige Autodestruktivität bei aller Problematik und Belastung, die ihr Verhalten mit sich brachte, und aller Sorge, die sie auslöste, im Sinne einer existenziell notwendigen Aufrechterhaltung der Fantasie eines Auswegs aus alledem anerkennen konnte. Ohne diesen letzten Ausweg hätte sie ihr Leben voller innerer Bedrohung durch depressive und Verfolgungsängste nicht aushalten können. Mit der Zeit konnte sie in Krisensituationen immerhin dazu übergehen, sich sinnlos zu betrinken, anstatt sich schwer selbst zu verletzen oder gar auf die Bahngleise zu stellen. Wir sahen dies als ersten Fortschritt an. Sie konnte schließlich für sich einen konstruktiven Ausgang wählen, dass sie sich nämlich zu einer Beendigung der Behandlung etwa zwei Wochen nach ihrem 18. Geburtstag entschloss, nicht ohne zu vereinbaren, dass sie nach etwa zwei Monaten nochmals für kurze Zeit wiederkommen werde.

Wie können wir in der Therapie die schwierige Aufgabe bewältigen, sowohl die Destruktivität der Patient:innen als potenziell befreienden Akt wertzuschätzen, als auch unsere Negative Capability aufrechtzuhalten und die der Patient:innen zu entwickeln?

Zunächst einmal gilt es, sich bedingungslos auf das Spiel der Patient:innen und seine möglichen unbewussten Bedeutungen einzulassen. Welche Befreiung mag es bedeuten, das Krokodil wegzuwerfen, welche Angst mag dadurch ausgelöst werden? Ist es möglich, die dramatische Inszenierung einer Selbstverletzung, eines Beziehungsabbruchs in der Stunde trotz der Ängste, in die wir geraten, tastend als enigmatische Botschaft zu verstehen? Vermögen wir Deutungen nicht als Wahrheiten, die hauptsächlich unserer eigenen Beruhigung dienen, zu verkünden, sondern uns ihrer Rätselhaftigkeit bewusst zu bleiben? Etwas nüchterner formuliert: Ferenczi hatte den schönen Gedanken, hinter jeder Deutung das *salvo errore* (»Irrtum vorbehalten«) auf der Rechnung des Kaufmanns anzufügen (Ferenczi, 1984 [1927], S. 389). Deutungen dienten dann bei diesen Patient:innen vorwiegend dazu, den spielerischen Raum des Als-ob-Denkens, der Symbolisierung, der Nebenrealitäten und der Überstiegsfähigkeit zwischen Fantasie und Realität (Lempp, 2003) mit all ihrer schillernden Vieldeutigkeit zu restituieren.

Wir alle suchen nach Gewissheiten. Was für unsere Patient:innen ihre Symptome sind, stellen für uns die Theorien dar, wir sollten sie nicht verachten. Wann können wir es wagen, der Analyse, der Zerstörung der Gewissheiten, der freien Assoziation und der Negative Capability Raum zu geben? Wenn wir uns genügend gehalten fühlen, sei es durch unsere Alpha-Funktion, mithilfe derer wir einander Geschichten erzählen können, sei es durch ein Gegenüber, das unsere Affekte wohlwollend aufnimmt und die dadurch ausgelösten tiefen Ängste alphabetisiert, zu Narrativen oder Bildern verarbeitet, die es ermöglichen, einander zu verstehen und zugleich rätselhaft zu bleiben. Meist geht es, wenngleich anstrengend und mühsam, doch gut, und die Patient:innen untersuchen uns und lernen von uns, wie wir umgekehrt von ihnen etwas über den Sinn der Destruktivität lernen können.

Der neunjährige Enno sagte zu seinem Analytiker, Heribert Blass, unter Bezugnahme auf dessen Alter: »Ich werde auf deinem Grab tanzen!« Dieser antwortete ihm: »Das mag schon sein, aber jetzt noch nicht.« Eine solche Deutung anerkennt die Fähigkeiten des kleinen Patienten, gerade auch im Hinblick auf seine destruktive Potenz und sein Streben nach Freiheit, aber sie setzt ihnen auch eine Grenze, die die daraus entstehenden Ängste entschärft. Wie formulierte Walter Benjamin: Das Bestehende legt er in Trümmer, nicht um der Trümmer, sondern um des Weges willen, der sich durch sie hindurchzieht.

Literatur

Barth, D. & Gross, P. (2019). Von der Bisexualität Freuds zur Dual-Sexualität der Psychoanalyse. *Kinderanalyse. Psychoanalyse im Kindes- und Jugendalter und ihre Anwendungen, 27*(1), 4–20. https://doi.org/10.21706/ka-27-1-4

Benjamin, W. (1980 [1931]). Der destruktive Charakter. In ders., *Gesammelte Schriften. Band IV.1* (S. 396–398). Suhrkamp.

Benjamin, W. (1980 [1940]). Über den Begriff der Geschichte. In ders., *Gesammelte Schriften. Band I/2* (S. 691–704). Suhrkamp.

Bion, W. R. (1984). *Attention and Interpretation*. Routledge.

Erikson, E. H. (1970). *Jugend und Krise. Die Psychodynamik im sozialen Wandel*. Klett-Cotta.

Ferenczi, S. (1984 [1927]). Die Elastizität der psychoanalytischen Technik. In ders., *Bausteine zur Psychoanalyse. Band III* (3. Aufl., S. 380–398). Huber.

Freud, S. (1916d). Einige Charaktertypen aus der psychoanalytischen Arbeit. *GW X*, S. 364–391.

Günter, M. (2023, i. D.). Wer bin ich, wer will ich sein? Überlegungen zur Entwicklung von Geschlechtsidentitäten im Jugendalter. In Verein für Psychoanalytische Sozialarbeit (Hrsg.), *Umgehen mit dem Körper als Ausdruck der Beziehung zu sich und dem Anderen*. Brandes & Apsel.

Keats, J. (1958 [1817]). Brief an seine Brüder George und Tom Keats am 21. Dezember 1817. In H. E. Rollins (Hrsg.), *The Letters of John Keats. Zwei Bände* (S. 193–194). Cambridge University Press.

Laufer, M. (1995). Psychological Development in Adolescence: »Danger Signs«. In ders. (Hrsg.), *The Suicidal Adolescent* (S. 3–20). Karnac.

Laufer, M. & Laufer, M. E. (1984). *Adolescence and Developmental Breakdown*. Yale University Press.

Lempp, R. (2003). *Das Kind im Menschen. Über Nebenrealitäten und Regression – oder: warum wir nie erwachsen werden*. Klett-Cotta.

Meyenburg, B. (2019). Paradigmenwechsel in der Transidentitäts-Sprechstunde. *Kinderanalyse. Psychoanalyse im Kindes- und Jugendalter und ihre Anwendungen, 27*(1), 39–52. https://doi.org/10.21706/ka-27-1-39

Preuss, W. F. (2019). Trans*-Jugendliche brauchen Zeit, um Frauen und Männer zu werden. *Kinderanalyse. Psychoanalyse im Kindes- und Jugendalter und ihre Anwendungen, 27*(1), 85–104. https://doi.org/10.21706/ka-27-1-85

Quindeau, I. (2019). Freuds Bisexualität im Lichte der fluiden Geschlechtsidentität. *Kinderanalyse. Psychoanalyse im Kindes- und Jugendalter und ihre Anwendungen, 27*(1), 21–38. https://doi.org/10.21706/ka-27-1-21

Winnicott, D. W. (1984). *Aggression. Versagen der Umwelt und antisoziale Tendenz*. Klett-Cotta.

Der Autor

Michael Günter, Prof. Dr. med., studierte Medizin, Kunstgeschichte und Empirische Kulturwissenschaft in Tübingen und Wien. Er ist Facharzt für Kinder- und Jugendpsychiatrie und Psychotherapie und für Psychosomatische Medizin, Psychoanalytiker für Erwachsene, Kinder- und Jugendliche sowie Lehranalytiker (DPV/IPA), und war bis 2022 Ärztlicher Direktor der Klinik für Kinder- und Jugendpsychiatrie und Psychotherapie des Klinikum Stuttgart. Darüber hinaus ist Günter Herausgeber der *Zeitschrift Kinderanalyse* und Autor mehrerer Bücher und zahlreicher Zeitschriftenartikel.

Kontakt: Prof. Dr. Michael Günter, I2PT – Institut für psychiatrisch-psychologische Begutachtung Tübingen, Poststr. 10, 72070 Tübingen; E-Mail: michael.guenter@i2pt.de

Was wirkt in ambulanten Psychotherapien?

»Irgendetwas ist jetzt anders …«

Resonanz und spontane Entwicklung in psychotherapeutischen Behandlungen

Eckhart Neumann

Bregenzer Festspiele 2019: Im kleinen Saal des Festspielhauses treten in einem kabarettistischen Programm eine Pianistin und ein Künstler auf, der Opernarien pfeift – »pfeift«, Sie haben richtig gelesen. Das Konzert neigt sich dem Ende zu. Die Künstlerin und der Künstler gehen von der Bühne. Das Publikum lässt sie nicht aufhören. Es gibt eine Zugabe. Wieder eine Arie, mit schnellen Koloraturen. Die Pianistin beschleunigt das Tempo, bis ihr Partner nicht mehr mitkommt. Er unterbricht lachend. »Das ist zu schnell, sie will mich umbringen.« Großes Gelächter im Publikum. Eine entschuldigende Geste seitens der Pianistin, dann bringen beide die Arie langsamer zu Ende. Frenetischer Applaus. Musiker und Musikerin gehen eng umschlungen in völlig synchronem, schnellem Schritt lachend ab.

Resonanz, deren Unterbrechung, emergent entstehende Resonanz auf höherem Niveau – all das ist in dieser kleinen Szene zwischen den beiden Musizierenden zu erkennen. In der Psychotherapie sind Resonanz und Emergenz immer aktueller werdende Begriffe. Was es dabei zu klären gilt:

➤ Was ist Resonanz?
➤ Was bedeutet Emergenz?
➤ Was meinen Sicherheit und Emergenz?
➤ Wie lässt sich der Einfluss von Therapeutinnen und Therapeuten auf emergente Prozesse beschreiben?

In der Folge werden einige systemische Überlegungen die gewohnten psychoanalytischen Begriffe ergänzen. Angeregt war ich dabei von den Arbeiten von Stern und KollegInnen (2012) zu Begegnungs-und Veränderungsmomenten. Die Überlegungen von Allan Schore (2003) zur Affektregulation waren ebenfalls hilfreich.

Resonanz

Unter »Resonanz« versteht Cramer (1998, S. 47) die Wechselwirkung zweier schwingender Systeme; »Resonanz heißt: miteinander auf gleicher oder ähnlicher Wellenlänge schwingen.« Durch Resonanz wird etwas bewirkt: Die Saite einer Gitarre lässt die Moleküle der Luft in Schwingungen geraten. Diese finden Verstärkung im Korpus des Instrumentes. Sie breiten sich aus, bis sie unser Trommelfell erreichen, und versetzen es in Schwingung. Unser Gehirn verarbeitet diese Information. Wir nehmen schlussendlich einen Ton wahr. Resonanz braucht also ein Medium, in dem sich Schwingungen von einem System zum anderen ausbreiten. In unserem Beispiel ist es die Luft, in der sich die Bewegungen der Luftmoleküle übertragen. Zwei Fragen stellen sich jetzt:

➤ Was bedeutet der Begriff der Schwingung im Zusammenhang eines Therapiegespräches?
➤ Welches Übertragungsmedium besteht zwischen Menschen?

Bei der Suche nach einer Antwort für diese Fragen ist der Weg zu den Forschungen über Empathie und deren biologischen Grundlagen im Spiegelneuronensystem und des Theory-of-Mind-Systems nicht weit. Alle Sinneskanäle transportieren den Beteiligten Informationen, die vom Empfänger verarbeitet werden. Wir tauchen dabei regelrecht empathisch in den Gefühlszustand eines anderen Menschen ein (Kandell, 2014). Gallese (2015) spricht hierbei von einer »verkörperten Simulation«. Es handelt sich um eine unbewusste Kommunikation, die über den körperlichen, nonverbalen Ausdruck abgehandelt wird. Diese Körper-zu-Körper-Interaktion lässt sich analog zu einem Satz, der in der neurowissenschaftlichen Forschung geprägt wurde, ausdrücken. Hier heißt es, nicht nur »Two brains making sense of each other«, sondern auch »two bodies making sense of each other«. So entstehen Synchronisierungsvorgänge zwischen den Menschen. Eine solche empathische Einstimmung kann man im Begriff der Schwingung fassen.

Durch die unterschwellige, körperlich vermittelte Kommunikation etabliert sich in unserem Gehirn ein Abbild des Gefühlszustandes eines anderen Menschen, wenn wir dessen innere Befindlichkeit wahrnehmen. Dies betrifft auch dessen unbewusste Körperreaktionen, die sich bei uns leiblich abbilden (Kandell, 2014). Die Beteiligten stimmen sich im wahrsten Wortsinn »aufeinander ein«. Es handelt sich um eine unbewusste »Körper-zu-Körper-Kommunikation«, bei der komplexe Netzwerke aktiviert sind. Ein Zitat, das die Übermittlung der unbewussten Kommunikation erhellt, will ich hier anführen: Paul Gsell schrieb 1947 in einer Arbeit über den Bildhauer Auguste Rodin:

»Man hält im Allgemeinen das Antlitz für den einzigen Spiegel der Seele, [...] in Wirklichkeit hat der Körper auch nicht einen einzigen Muskel, der nicht auf die inneren Veränderungen reagiert. Alle sprechen Sie Freude aus oder Trauer, Enthusiasmus oder Verzweiflung, Heiterkeit oder Zorn« (S. 34).

Ein zentrales Charakteristikum von Resonanz besteht darin, dass wir bei deren Zustandekommen uns in einer affektiv bedeutungsvollen Beziehung befinden. Dies kann innerhalb von Beziehungen mit anderen Menschen, mit Tieren aber auch zu Dingen, Tätigkeiten oder zur Natur stattfinden. »Affektiv bedeutungsvoll« ist gleichbedeutend mit »affektiv bezogen sein«. Wenn Sie sich z. B. über jemanden ärgern oder etwas tun, das Ihnen Freude macht, sind dies Formen der affektiven Resonanz. Kommen Sie nach Hause und begrüßen freudig Ihren Hund, der schwanzwedelnd auf Sie zukommt, so befinden sie sich auch in einer positiv getönten Resonanz mit dem Tier. Dieses psychoanalytische Verständnis von Resonanz hat Ähnlichkeiten mit dem, was der Soziologe Hartmut Rosa unter Resonanz versteht. Hartmut Rosa begreift Resonanz als einen Beziehungsmodus. Dieser speist sich aus der Wechselwirkung zwischen uns und dem, worauf wir bezogen sind. Rosa beschreibt diesen Zusammenhang als Antwortbeziehung. Wir berühren und werden berührt (Rosa, 2016). In solchen Momenten befinden wir uns also in einer für uns bedeutungsvollen Beziehung. Resonanzerleben geht so mit dem Gefühl der Bedeutung einher.

Dabei lässt sich eine innere Resonanz, bei der wir uns von etwas angesprochen fühlen, von den Fällen unterscheiden, bei denen es um eine Wechselwirkung geht. Stehen Sie z. B. vor dem Schaufenster eines Blumenladens und freuen sich an der dort ausgestellten Pracht der Pflanzen, so befinden Sie sich in einer inneren Resonanz mit dem, was Sie sehen, aber nicht in einer Antwortbeziehung. Die Blumen im Schaufenster reagieren nicht auf Sie. Drehen Sie sich aber um und erblicken einen Bekannten auf der anderen Straßenseite, winken ihm zu, er winkt zurück, sie freuen sich beide, so handelt es sich um eine resonante Antwortbeziehung. Beide AkteurInnen verändern sich durch diese Begegnung und erleben einen Moment der Freude.

Die horizontale Dimension: Interpersonelle Resonanz

In Anlehnung an Buchholz und Gödde (2013) unterscheidet man die horizontale und die vertikale Form von Resonanz. Es geht es um eine Wechselwirkung, bei der unbewusste Rückkopplungsschleifen zwischen den Beteiligten eine große Rolle spielen. Es findet ein affektiver Austausch statt, der eng verzahnt und weitgehend unbewusst in schneller wechselseitiger Abstimmung abläuft. Die beiderseitig ausgesendeten und empfangenen Signale in dieser Kommunikation führen zu einer engen Verschränkung von PatientInnen und TherapeutInnen. Die unterschwelligen affektiven Mitteilungen des Einen führen zur unwillkürlichen Reaktion des Anderen. Keiner von beiden nimmt davon bewusst etwas wahr (Mertens, 2013, S. 830). Wilma Bucci hat diesen interaktionellen Vorgängen in einer Artikelüberschrift sehr prägnant formuliert: »It Takes Two to Tango – But Who Knows the Steps, Who's The Leader?« (2011). Diese schnelle nonverbale Verständigung geschieht, ohne dass die Beteiligten etwas davon mitbekommen. Es etabliert sich eine unbewusste Kommunikation, die mit dem Begriff des gemeinsam-dyadischen Unbewussten gefasst werden kann.

Ein solches Resonanzgeschehen zwischen zwei interagierenden Menschen ist im ständigen Wandel begriffen. Durch ihre unterschwellige Kommunikation wird etwas Drittes, Neues gemeinsam erschaffen. Es gestaltet sich unwillkürlich. Es hat etwas Fluides, sich ständig Wandelndes, das oft nur atmosphärisch spürbar und häufig schwer in Worte zu fassen ist. In Bildern oder Metaphern können wir uns annähern, wenn wir ein solches Geschehen mitteilen wollen. Es handelt sich dabei um eine eng verzahnte Co-Produktion der Beteiligten. Was dabei verhandelt wird, hat einen verbal gefassten Inhalt: Man spricht miteinander. Über nonverbale Kanäle werden gleichzeitig beinahe immer unzählige andere Botschaften ausgetauscht, die nicht bewusst werden.

Ständig operierende Feedbackmechanismen informieren dabei die Menschen fortlaufend darüber, ob sie ihren Zielen näherkommen oder nicht. Passen sie zusammen bei dem, was sie gerade tun? Braucht es eine Veränderung? Müssen sie nochmal ansetzen, um ihre Absichten zu verdeutlichen? Unbewusst vermitteln beide gleichzeitig dem Anderen ihre Intentionen und nehmen die des Gegenübers wahr. Jeder der Beteiligten versucht, die bestmögliche Übereinstimmung zwischen seinen eigenen Intentionen und denen des Anderen auszuhandeln. Immer wieder muss neu justiert und überprüft werden, ob man auf das gleiche Ziel zusteuert, ob man verstanden wurde und den Anderen verstanden hat. Auftauchende Missverständnisse müssen ausgeräumt werden (Stern & The Boston Change Process Study Group, 2012). Es etabliert sich ein Interaktionsgeflecht an unbewusster Kommunikation, das Buchholz und Gödde (2013) unter dem Begriff des resonanten Unbewussten fassen.

Die vertikale Dimension: Intrasubjektive Resonanz

Hier handelt es sich um Vorgänge, bei denen wir innerlich auf etwas antworten, das wir wahrnehmen. Dies geschieht nicht notwendigerweise nur wechselwirkend mit Objekten. Etwas in uns wird zum Klingen gebracht. Betrachten wir z. B. etwas, das unsere Aufmerksamkeit erregt, so kann dies ein Bedeutungserleben entstehen lassen. Im klassischen Sinne geht es hierbei um ein »Mit-Tönen«, ein »Mit-Schwingen« (Cramer, 1998), bei dem wir selbst als Resonanzkörper fungieren. Etwas berührt uns. Schauen wir z. B. ein Kunstwerk an, so könnten wir erleben, dass es in uns etwas anrührt, etwas zum Klingen kommt. Sprechen wir hier auch von einer Antwortbeziehung? Nein, denn im direkten Sinne geht es hierbei ja nicht um eine Wechselwirkung, auch wenn wir ein starkes Erleben von Resonanz haben können. Das Kunstwerk antwortet ja nicht, sondern in uns antwortet etwas auf das Werk, das wir anschauen. Wir sind gefühlsmäßig erfasst. Das Kunstwerk sagt uns etwas. Von wechselseitigem Antworten im Sinne eines direkten Austauschs kann man aber nicht sprechen. Wir werden berührt, berühren aber das Kunstwerk nicht. Aber wir erleben es so, dass sich in uns etwas bewegt.

Der Resonanzbegriff trifft auch auf solche Fälle zu, bei denen der Kontakt zwischen Menschen oder Dingen oder eigenen Impulsen in uns etwas so berührt, dass wir uns angesprochen fühlen, ohne dass wir in einer direkten, wechselwirkenden Interaktion stehen. Es klingt an, was passiert: »Das sagt mir etwas.« So mögen Sie vielleicht auf einem Wochenmarkt beim Einkauf eine Blumenverkäuferin aus der Entfernung erblicken. Ihre Kleidung ist fantasievoll und farbig abgestimmt und wirkt genauso ansprechend, wie die Blumen, die sie verkauft. Sie freuen sich an dem stimmigen Anblick. Sie reagieren zwar auf einen Menschen, der aber von Ihnen nicht bemerkt wird. Auch dies ist Resonanz.

Hier kann noch weiter differenziert werden: Auch eigene Erinnerungen oder Gedanken können eine innere Resonanz erzeugen. So denken wir vielleicht an den geplanten Winterurlaub und freuen uns. Hier hat der Gedanke an die kommenden Wochen eine innere Bedeutung entstehen lassen. Dies ist ebenfalls intrasubjektive Resonanz.

Im weiteren Sinne können wir Resonanz auch mit uns selbst erleben: mit uns selbst im Einklang sein, stimmig mit uns selbst sein. Wer aus dem Rheinland kommt, kennt das Gegenteil: Man sagt: »Isch bin newwe de Kapp«, auf Hochdeutsch: »Ich bin neben der Kappe«. Dies bedeutet: Irgendetwas stimmt nicht. Es besteht eine Störung der positiv getönten Resonanz mit mir selbst.

Fusionäres Erleben

Ein fusionäres Erleben, bei dem wir uns mehr oder weniger ungetrennt verbunden fühlen, kann bei beiden Formen der intrapsychischen und der interpersonellen

Resonanz auftreten. Stellen Sie sich vor, Sie befinden sich auf einer Wanderung am frühen Morgen. Unvermittelt öffnet sich der Weg auf eine Lichtung, die im ersten Sonnenlicht des Tages erstrahlt. Eben noch haben leichte Nebelschwaden über der Wiese geschwebt. Es riecht noch würzig, vielleicht sogar etwas modrig. Sie können die Feuchtigkeit in der Luft regelrecht auf der Haut spüren. Sie hören die Vögel, die am Tagesanbruch zu singen begonnen haben. Fast atemlos erleben Sie unmittelbar die Schönheit der Natur, als deren Teil Sie sich plötzlich fühlen. Tief empfunden ist in Ihnen ein Gefühl von Schönheit und Verbundenheit zum Klingen gekommen.

Hier handelt es sich um eine intrapsychische Resonanz, in deren Verlauf Sie sich als Teil der Natur, also fusionär, erleben. Es kann sein, dass wir noch ein Empfinden unserer selbst haben und uns gleichzeitig als Teil von etwas Größerem erleben. Dies unterscheiden wir aber von Abläufen, bei denen das Gefühl der Ungetrenntheit entstanden ist, ohne dass wir noch ein Erleben von Individualität haben. Wir gehen in etwas Größerem auf. Diese Art einer fusionär erlebten Resonanz kann mit dem Gefühl des partiellen oder gänzlichen Kontrollverlustes verbunden sein. Man kann solche Erlebnisse als mehr oder weniger ängstigend oder als Genuss empfinden, wie es vielleicht bei Musik, Tanz, Meditation oder in der Sexualität entstehen kann.

Mangel an Resonanz

Rosa versteht das Ausbleiben von Resonanz als einen Zustand der »stummen Weltbeziehung«, die er als Entfremdung ansieht. Wie kommt diese zustande? Im Falle der Dissoziation von Affekten geht es um eine Notreaktion. Es geht um ein schnelles Herunterregeln der Affektstärke, wenn die Regulationsfähigkeit des psychischen Systems überfordert werden könnte. Dieser unbewusste Vorgang dient dazu, Bedrohliches oder Schmerzhaftes nicht zu empfinden. Beginnende Hyperarousal wird in Hypoarousel umgewandelt.

Im Fall der leeren Objektbeziehung ist es anders: Hierbei handelt es sich nicht um ein Herunterregeln der Affektstärke als Notreaktion, vielmehr kommt keine affektive Reaktion zustande, weil der betreffende Mensch wenig gelernt hat, überhaupt bedeutungsvolle Beziehungen aufzunehmen. Man kann sich vorstellen, dass dies aus einem Umgang der Eltern mit dem Kind entstanden ist, die eine wenig affektive Antwort auf die Regungen des Kindes bereitgestellt haben. So konnte dieses Kind im Laufe seiner Entwicklung wenig resonant zu sich selbst und ebenso wenig resonant zu anderen Menschen werden. Affektgenerierung, Affektdifferenzierung und die Auswertung von Affekten sind in solchen Fällen beeinträchtigt. Die Betroffenen tun sich schwer damit, eigene Affekte und die ihrer Mitmenschen zu lesen und handlungsrelevant zu verarbeiten. Wir können dann tatsächlich von einem Mangel an Resonanz sprechen, da die Fähigkeit zur Aufnahme von emotional bedeutungsvollen Beziehungen beeinträchtigt ist. Besonders können wir das in solchen Behandlungen ausgeprägt feststellen, bei denen es um den Bereich der autistischen Störungen geht.

Phänomenologisch mögen sie sich die leere und die dissoziierte Objektbeziehung gleichen: Wir haben es mit einer Empfindungsleere zu tun. Die dynamischen Bedingungen, die zu dieser Empfindungsleere führen, unterscheiden sich aber erheblich. Deshalb sind wir behandlungstechnisch in den Fällen, bei denen es um leere Objektbeziehungen geht, in einer ganz anderen Art gefordert, als bei dissoziativen Störungen. Im ersten Fall mögen wir zu einer mentalisierungsfördernden Beziehungsgestaltung greifen, im anderen eher zu einer traumaspezifischen Gesprächsführung.

Intuition und unbewusste intersubjektive Kommunikation

Oft ergreifen wir als Behandelnde die unbewusste Kommunikation zunächst intuitiv, ohne sie in Worte fassen zu können. Wenn wir z. B. in Therapien das Gefühl haben, etwas geschieht, es geht voran, oder spüren, dass sich etwas bewegt, ohne dass wir es schon sprachlich benennen können, ist dies der unbewussten Interaktion geschuldet, die ein intersubjektives, sich veränderndes Resonanzgeschehen hervorbringt. Wir spüren diese Veränderungen im System der Intuition. Sie gibt Informationen, die noch nicht sprachlich ausgedrückt, trotzdem aber wahrgenommen werden können. Intuition ist die Folge unbewusster Wahrnehmungen. Sie macht sich in verschiedenen Formen bemerkbar: Ideen, Körpergefühle, Ahnungen, Stimmungen, gerichtete Aufmerksamkeit (Welling, 2005). Sie zu nutzen, stellt ein wichtiges Werkzeug bei Behandlungen zur Verfügung. Dies trifft besonders auf die Phasen zu, in denen »sich etwas tut«, das wir aber noch nicht klar gedanklich verstehen und in Worte fassen können.

Diese intuitiven Wahrnehmungen können einen unverzichtbaren inneren Kompass darstellen, wenn stark dissoziierte Aspekte auftauchen, die es zu integrieren gilt, und bei denen man zeitweise noch nicht weiß, worum es sich dabei handelt. Da solche »Affektruinen« (Leikert) in nicht-sprachlichen Registern gespeichert sind, können diese Inhalte sich nicht anders als zunächst körperlich und im System der intuitiven Wahrnehmungen bemerkbar machen.

Behandlungstechnisch sind wir dann gut beraten, unsere Körperwahrnehmungen, Stimmungen und nonverbalen Signale zu beachten und zu berücksichtigen.

Zur Illustration zwei Beispiele: Eine Kollegin erzählte mir, wie sie plötzlich in einer Behandlungsstunde ein starkes Schwindelgefühl erfasste, das sie sehr ängstigte. Sie kannte dies von sich nicht. Wir besprachen diese kurze Episode ausführlich. Es zeigte sich, dass sie mit einer körperlichen Resonanz auf dissoziierte Affekte ihrer Patientin reagierte, die dieser noch nicht zugänglich waren. Oder stellen Sie sich eine Therapiestunde vor, in der Ihr Patient versucht, ein Problem zu beschreiben, das er mit seinem Vorgesetzten hat. Sie verstehen nicht wirklich, was ihn umtreibt. Sie versuchen, Ihr Verständnis auszudrücken. Aber meistens liegen Sie etwas daneben. Es hakt. Irgendetwas klemmt in der Kommunikation zwischen ihnen beiden. Sie intervenieren: »Ich finde, dass wir gerade irgendwie etwas stolpern. Es ruckelt so in unserem Gespräch. Wie erleben Sie es denn, wie wir gerade miteinander sprechen?« Die Sprachbilder »Stolpern« und »Ruckeln« beschreiben die atmosphärische Qualität des Gespräches. Sie drücken die immer wieder unterbrochene Verständigung in Bewegungsbildern aus. Damit richtet sich die Aufmerksamkeit eher auf die modale Beschaffenheit der Interaktion als auf den Inhalt. So nähert man sich der Störquelle, die unbewusst in der immer wieder nicht-gelingenden Verständigung Wirkung entfaltet.

Emergenz

Mit »Emergenz« wird ein Vorgang bezeichnet, bei dem ein System Eigenschaften entwickelt, die weder vorhersagbar sind noch willentlich erzeugt werden können. Diese Eigenschaften sind nicht aus den Merkmalen der Einzelkomponenten des Systems erklärbar. Dies meint im Wesentlichen: Das Ganze ist mehr als die Summe der Teile. Auf einem Bein können wir uns nur hüpfend fortbewegen. Gebrauchen wir aber beide Beine, so können wir gehen. Aus der Bewegungsmöglichkeit jedes einzelnen Beines kann das Gehen nicht vorhergesagt werden. Durch das Zusammenwirken beider Beine entsteht eine Fortbewegungsart, die aus der Funktionalität jedes einzelnen Beines nicht erschlossen werden konnte. Die Eigenschaft unseres Bewegungsapparats, das Gehen, ist ein emergentes Geschehen. Sie entsteht, wenn zur Fortbewegung zwei Systeme, nämlich beide Beine, zu einem funktionellen System gekoppelt werden.

Biologische Systeme haben eine Tendenz, sich selbstorganisierend zu einem höherwertigen Funktionszustand zu entwickeln. In Behandlungen koppeln wir zwei Systeme zusammen, nämlich das der PatientInnen und sowie dasjenige der TherapeutInnen. Sie beide ergeben ein übergeordnetes biologisches System mit der Aufgabe, PatientInnen in ihrer Entwicklung zu fördern. Meist geht es uns dabei um eine Anhebung der affektregulatorischen Fähigkeiten. Die therapeutische Aufgabe besteht darin, dafür zu sorgen, dass sich das System PatientIn–TherapeutIn in einen höherwertigen Zustand der Affektregulation bewegen kann. Ziel ist es, dass unsere PatientInnen durch Identifikation mit diesen gemeinsam etablierten Kompetenzen besser mit ihrem Leben zurechtkommen. Auch hier gilt: Zusammen ist man weniger allein.

Neben dem Einsatz des ganzen Spektrums der störungsspezifischen Interventionen obliegt es uns, die Möglichkeit von spontaner Entwicklung zu erhöhen. Direkt ansteuern können wir Emergenz nicht, da sie spontan entsteht. Aber wir können durch unser Verhalten und unsere Beziehungsgestaltung Bedingungen schaffen, bei denen sich die Wahrscheinlichkeit für emergente Entwicklungen erhöht.

Als Behandelnde fragen wir uns: Wie können wir Entwicklungshemmnisse abmildern oder beseitigen helfen, sodass sich die dem Menschen immanente Entwicklungstendenz wieder entfalten kann? Die Absicht dabei ist, die selbstorganisierenden Kräfte des Systems PatientIn–TherapeutIn auf ein Niveau zu bringen, dass emergente Entwicklung ermöglicht wird. Unter diesem Gesichtspunkt besteht der Verlauf einer Behandlungsstunde aus einem ständigen gemeinsamen Aushandeln und unbewussten Abstimmen aufeinander mit dem Ziel, ein für beide erträgliches Niveau der affektiven Spannung zu erreichen und zu erhalten. Dies trägt zum Sicherheitsgefühl bei. Sicherheit ist ein wesentlicher Teil der Voraussetzung, dass emergente Prozesse sich entfalten können.

Sicherheit und Emergenz

Die eben erwähnte Art der Resonanz ist zentral für unsere Behandlungen. Wir vermögen sie nicht willentlich zu erzeugen. Sie ist »unverfügbar«. Wir können nur die Wahrscheinlichkeit erhöhen, dass sie auftreten kann. Damit emergente Entwicklungen überhaupt möglich werden, ist auf beiden Seiten das Erleben einer ausreichenden Form von Sicherheit unabdingbar. Nur so kommt die Selbstaktualisierungstendenz des Menschen in Gang. Die selbstorganisierenden Kräfte der Psyche in Richtung höherer Funktionalität basieren auf ausreichender Sicherheit. Hierfür braucht es eine sorgfältige Beziehungsgestaltung unsererseits, die viel mit Halt gebender Interaktion zu tun hat. Denn: Zu viel Angst verhindert Wachstum. Unser Augenmerk sollte also darauf liegen, dass das Maß an aversiven

Affekten beim Erkunden von schwierigem Material für den Patienten oder die Patientin erträglich bleibt. Ich verweise hier auf Schores Ausführungen zum sogenannten *window of tolerance* der Affektverarbeitung. Gelingt es, innerhalb dieses Toleranzfensters für aversive Affekte zu bleiben, kann sich eine neue, gemeinsame Affektregulation im System PatientIn–TherapeutIn emergent entwickeln. Langfristig kann der Patient bzw. die Patientin so durch Identifikation einen besseren Umgang mit seinen oder ihren Anliegen entwickeln. Ein heilsamer Entwicklungsprozess benötigt also ein ausreichendes Maß an Bindungsresonanz zwischen den Beteiligten. Unterschreitet die Bindungssicherheit das für PatientInnen erträgliche Level oder sind wir selbst in zu großer Angst und Sorge oder haben Probleme mit dem Containing aversiver Affekte, so wird es zunächst darum gehen, das System zu stabilisieren, bis ein ausreichendes Niveau an gelingender Affektregulation erreicht worden ist. Dies wird dann die Wahrscheinlichkeit für emergente Entwicklungen wieder erhöhen.

Dass dies eine gemeinsame Regulationsaufgabe ist, spiegeln die Buchtitel diverser Arbeiten: Thomas Fuchs (2009) spricht vom Gehirn als »Beziehungsorgan«, Joachim Bauer (2019) untertitelt sein Buch mit »Die Entstehung des menschlichen Selbst durch Resonanz«, Albrecht Boeckh (2019) nutzt die Überschrift »Die dialogische Struktur des Selbst«, Karin und Klaus E. Grossmann (2012) pointieren: »Bindungen. Das Gefüge psychischer Sicherheit«. Es scheint also eine Selbstverständlichkeit zu sein, dass es in Behandlungen darauf ankommt, ausreichend Sicherheit in der Bindung zu den Behandelnden zu erhalten. Nur dann kann eine entwicklungsfördernde Emergenz entstehen. Das Sicherheitsgefühl ist allerdings eine Variable, die Veränderungen unterliegt: Stern und KollegInnen (2012) haben ausführlich beschrieben, welche Schwankungen stattfinden und wie damit therapeutisch umzugehen ist. Dies ist ein überaus komplexes Thema, geht es im Detail doch um die auch persönlich sehr verschiedene Behandlungstechnik.

Ein Beispiel soll von diesen eher theoretischen Überlegungen den Schritt zur Behandlungspraxis ermöglichen. Das dritte Jahr einer Analyse, die Frequenz: zwei Wochenstunden im Liegen. Wir befinden uns etwa in Stunde 220: Die Patientin klagte darüber, wie unsicher sie sich wieder fühlte. In den letzten Monaten hatte sie sich doch so viel selbstsicherer und lebenslustiger erlebt. Sie sprach mit depressiver, entmutigt klingender Stimme – im Unterton mit einer dem Therapeuten lange bekannten Art der Selbstanklage. Die Woche sei mit ihren Anforderungen wieder so anstrengend gewesen. Sie hätte viele Bemerkungen der Kollegen und Kolleginnen als Kritik erlebt. Sie werte es als Schwäche, Zeiten von solchen kräftezehrenden alltäglichen Aufgaben zu haben.

Die Stunde fand an einem Freitagnachmittag statt. Die Woche in der Praxis war für den Therapeuten sehr anstrengend gewesen. Er fühlte sich der Patientin sehr nahe im Gefühl der Erschöpfung. Beide sprachen dann darüber, wie schwer es für die Patientin war, sich mit den eigenen Schwächen und Begrenzungen immer wieder konfrontiert zu sehen.

Nach einer Weile fragte der Therapeut: »Darf ich mal eine ganz nüchterne Bemerkung machen?« Pause. Sie, nach einigem Nachdenken: »Ja, klar.« Er: »Vielleicht ist das Leben manchmal so, wir müssen uns einfach nur durchkämpfen.« Schweigen. Ein tiefes Durchatmen der Patientin ist zu hören. Sie dann nachdenklich und mit einer überhaupt nicht mehr depressiven oder selbstanklagenden Stimme: »Ja, vielleicht ist das wirklich so.« Nach einigen Sekunden Pause: »Dann sind wir ja eigentlich fertig für heute.«

Der Therapeut, völlig überrascht, bricht spontan in schallendes Gelächter aus. Die Patientin stimmt ein. Die restlichen 20 Minuten bis zum Ende der Stunde sprechen beide in einer teilweise ernsten, teilweise fröhlichen Atmosphäre miteinander, in der sie viel gemeinsam lachen.

Natürlich kann man diesen Verlauf unter verschiedensten Gesichtspunkten beschreiben. Alle Modelle, die man dafür anwendet, haben ihre Berechtigung. Wie kann man aber mit Überlegungen über Resonanz diesen Verlauf fassen? Die selbstanklagende und depressive Stimmung der Patientin erfuhr plötzlich und nachhaltig eine Veränderung. Es fand ein qualitativer Sprung in der Affektverarbeitung der Patientin statt. Dieser fußt auf einer Geschichte des Patientin-Therapeut-Paares, in der beide immer wieder kurzzeitig auch früher schon auf eine Ebene der selbstironischen Distanzierung gelangen konnten. Die Intervention des Therapeuten bot eine Orientierung aus einer väterlichen Position an. Er schloss sich selbst durch das »wir« ausdrücklich mit ein. Offenbar entlastete das die Patientin so, dass sie sich in einer Art Über-Ich-Abschwächung für den Moment aus der Selbstabwertung befreien konnte. Wir können annehmen, dass der Analytiker von der Patientin aufgrund von seiner spürbar eigenen Beteiligung an dem Thema als authentisch erlebt wurde. Im Sinne von Fosha (2005) handelte es sich um die Begegnung eines »wahren Selbst« mit einem »wahren Anderen«, ein Moment intensiver Resonanz. Die dabei nonverbal vermittelte Botschaft hatte eine Atmosphäre entstehen lassen, die einen plötzlichen emergenten Entwicklungsschritt der Patientin ermöglichte. Dieser war nicht direkt durch eine Intervention ansteuerbar. Er war disruptiv, plötzlich, stellte sozusagen einen Quantensprung im psychischen Funktionsniveau der Patientin dar. Im gemeinsamen Lachen entstand ein hochwirksamer Begegnungs- und Veränderungsmoment von großer emotionaler Dichte und Präsenz. Dieser Augenblick intensiver Resonanz festigte die Entwicklung zu höherer emotionaler

Funktionalität. Sie entstand emergent, war nicht linear erzeugbar, trotzdem elementar. Die Patientin konnte von der Überzeugung, sie sei den Mühen des Alltags nicht gewachsen, in den Einflussbereich einer anderen Einstellung wechseln. Diese beinhaltete nun: »Der Alltag ist oft anstrengend. Es ist kein Zeichen von Versagen und Schwäche, das mühselig zu finden.« In Galatzer-Levys Terminologie (2016) kann man von einem Wechsel des erlebenssteuernden Attraktors sprechen.

Warum hängen nun Resonanz und Emergenz so eng zusammen? Dies hat mit einer Eigenschaft von Resonanzerleben zu tun, die Rosa mit dem Begriff der Unverfügbarkeit fasst. Er weist darauf hin, dass sich niemals voraussagen lässt, ob sich Resonanz einstellt oder wie lange sie dauert. Sie lässt sich weder erzwingen noch sicher verhindern. Gelingt eine solche resonante intersubjektive Einstimmung zwischen den Beteiligten, so entsteht etwas, das Buchholz und Gödde (2013) als einen von beiden geschaffenen emergenten Zustand beschreiben. Er überschreitet die einzelnen Selbstzustände. Zeitweise stellt er eine höhere Komplexität im System zur Verfügung. Man erlebt, dass die Innen-Außen-Abgrenzungen aufgehoben und zugleich anerkannt erscheinen.

Solche kurativ wirkenden resonanten Prozesse, die spontan entstehen, beruhen auf einer wechselseitigen Verschränkung und Kokonstruktion des Geschehens. Dabei spielen eine spezielle innere Befindlichkeit und verschiedene aktive mentale Tätigkeiten der Behandelnden eine wichtige Rolle. Sie erhöhen die Wahrscheinlichkeit für emergente Prozesse. Diesen inneren Prozess will ich jetzt – wieder anhand eines Beispiels aus der Musik – näher beschreiben.

Der Einfluss der Behandelnden auf emergente Prozesse

Bregenzer Festspiele 2019: Fabio Luisi dirigiert die Wiener Symphoniker in der Generalprobe von Verdis *Requiem*, das am gleichen Abend im Konzert aufgeführt werden soll. Ungefähr sieben Jahre war er der vom Orchester hochgeachtete Chefdirigent. Es ist die letzte Probe vor dem Konzert. Meist lässt der Dirigent das Stück durchlaufen. An einigen Stellen unterbricht er Orchester und Chor und bespricht von ihm gewünschte Änderungen. An musikalisch intensiven und dramatischen Stellen arbeitet er mit starken Körperbewegungen. Kommt es zu leisen und eher subtilen Passagen, dirigiert er mit sparsamen Bewegungen aus der Hand. Dies ist typisch für ihn. Das Orchester setzt seine Impulse sofort um. Es ist spürbar, dass Musizierende und Dirigent sich gut verstehen. In einer leisen und musikalisch dichten Passage dirigiert er mit kleinen Hand-und Körperbewegungen, während er mit den MusikerInnen aus den ersten Geigen spricht. Offenbar bringt er letzte Korrekturen an. Während dieser kurzen Interaktion spielt das Orchester und singt der Chor weiter. Nichts an Intensität geht für die bei der Generalprobe Zuhörenden verloren. Luisi und sein Orchester sind in einem fortlaufenden, resonanten Prozess miteinander verbunden. Dem Dirigenten ist es möglich, sich in diesem Prozess zu bewegen und gleichzeitig steuernd einzugreifen. Auch die Musizierenden sind offenbar in der Lage, weiter zu spielen und gleichzeitig die Anregungen aufzunehmen und umzusetzen. Die resonante Beziehung schreitet ungestört voran.

Hier schließen sich der Versuch der Beteiligten, die Musik in ihrer Ausgestaltung verfügbar zu machen (Rosa), und der laufende Resonanzprozess nicht aus. Ganz im Gegenteil: Durch die steuernde Einflussnahme (das Verfügbarmachen) des Dirigenten und deren Aufnahme durch die GeigerInnen (ebenfalls im Sinne eines Verfügbarmachens) intensiviert sich unmittelbar und gleichzeitig die Resonanz zwischen Dirigent und Orchester. Wie ist das möglich? Schließt die Haltung des Verfügbarmachens das Entstehen von emergenten Resonanzerscheinungen nicht aus? Zwangsläufig kommen wir zu einer Schlussfolgerung: Es muss noch eine dritte Position geben, in der beides möglich ist (Thomä, 1999). Diese dritte Position will ich nun versuchen, genauer zu fassen.[1]

Bei der von mir dargestellten dritten Position des Therapeuten oder der Therapeutin handelt es sich um einen inneren Zustand, in dem die Behandelnden sich gleichzeitig einerseits dem Fluss des Beziehungsgeschehens aussetzen und andererseits reflektierend den Prozess beeinflussen. Dieser Zustand besteht aus einer besonderen Form der Resonanz, in der wir uns gleichzeitig mit uns selbst und dem Patienten bzw. der Patientin resonant verbunden fühlen. Er ist nicht willentlich herstellbar, ist also im Rosa'schen Sinne unverfügbar.

> »Es ist ein von beiden geschaffener Zustand, der die einzelnen Selbstzustände überschreitet und so temporär eine höhere Komplexität zur Verfügung stellen kann. [...] Innen-Außen-Abgrenzungen scheinen aufgehoben und zugleich anerkannt« (Buchholz & Gödde, 2013, S. 867ff.).

Genauso wie der Dirigent Luisi sich gleichzeitig im resonanten Kontakt mit dem Orchester befand und diesen steuernd beeinflusste, bewegen wir Therapeutinnen

---

1 Nur zur Klärung: Bei dieser »dritten Position« handelt es sich nicht um das von Ogden (1994) beschriebene »analytische Dritte«. Die eben beschriebene dritte Position betrifft zwar auch einen emergenten Prozess, Ogden meint aber nicht den inneren Zustand der Behandelnden während des Therapiegesprächs, sondern die Entwicklungen, die beide zusammen im Laufe der Sitzung gemeinsam an Neuem, Emergenten, schaffen.

und Therapeuten uns im gleichen Spannungsfeld. Wir oszillieren dabei zwischen den Polen des Erlebens und der Beeinflussung in einem beides zugleich ermöglichenden inneren Zustand. Willentlich erzeugen können wir diesen Zustand – wie gesagt – nicht. Er ereignet sich. Allerdings gibt es eine innere Vorbereitung aufseiten des Therapeuten, der Therapeutin, mit der die Bedingungen für das Entstehen eines solchen resonanten Zustandes gefördert werden können. Diese innere Vorarbeit ist prozesshaft, allzeit variierend und besteht aus ständig changierenden, ineinandergreifenden einzelnen mentalen Tätigkeiten.

Wie aber sehen die Tätigkeiten aus, mit denen wir Behandelnde das therapeutische Geschehen beeinflussen? Wie sieht unser Handwerkzeug aus, das die Wahrscheinlichkeit für spontane Entwicklungen erhöht, die wir eben nicht technisch-handwerklich als solche herstellen können? Um diesen Prozess genauer betrachten zu können, beschreibe ich einzelne Elemente der mentalen Tätigkeit aufseiten der Behandelnden. Alle Elemente wirken zusammen, sie greifen ineinander.

Um einen genaueren Einblick zu ermöglichen, sollen sie trotzdem separat benannt werden, auch wenn dies bedeutet, etwas zu vereinzeln, das immer nur im Zusammenwirken geschieht. Es handelt sich um Prozesse, die mal im Vordergrund, mal im Hintergrund wirken. Es ist so, wie wenn man in ein Kaleidoskop schaut: Je nach Bewegung verändert sich das Bild. Es schillert mal in der oder in der anderen Farbe. Einzelne Teile ergeben ein Gesamtbild, das sich ständig verändert. Sie sind letztlich nur systemisch zu beschreiben und bestehen aus

➤ nonverbalen, szenischen Einflüssen des eigenen Verhaltens,
➤ der Wahrnehmung der eigenen Resonanz (affektiv, kognitiv, im Körpergeschehen und auf der Verhaltensebene),
➤ der Wahrnehmung des verbalen Gesprächsinhaltes,
➤ der Wahrnehmung des szenischen Geschehens,
➤ dem Containment von im Prozess auftretenden Affekten,
➤ der Reflexion des Prozesses,
➤ der Hypothesenbildung,
➤ einer fortlaufenden Prozess- und Strukturdiagnostik,
➤ der Verlaufsbeobachtung,
➤ nonverbalen Interventionen wie Gesten, Bewegungen usw. sowie
➤ verbalen Interventionen.

Die Tätigkeit der Behandelnden besteht also nicht nur aus verbaler Interaktion, denn die sprachliche Äußerung ist nur ein kleiner Teil der Gesamteinflussnahme. Auch wenn ich der Einfachheit halber eben Einzelelemente aufgelistet habe, sollte dabei etwas im Auge behalten werden: Die innere prozesshafte Tätigkeit – die Gesamteinflussnahme – der Behandelnden kann nur im Zusammenwirken mit den fluktuierenden, überwiegend unbewusst gesteuerten Beziehungsprozessen verstanden werden. Beschreibungen im Sinne einer linearen Kausalität können nicht mehr zum Verständnis verhelfen. Es sind systemische Modelle, die hier weiterhelfen. Betrachten man das Gespann PatientIn–TherapeutIn als eine weitgehend unbewusst gesteuerte Anordnung zur Affektregulation, so wird klar, dass durch unterschwellige schnelle Rückkopplungsschleifen die innere Tätigkeit des Therapeuten, der Therapeutin, in das Gesamtsystem eingespeist wird und damit die Kapazität der Affektregulation beeinflusst.

Die verbale Ebene ist wichtig. Die unbewusst vermittelte körperliche Interaktion jedoch übernimmt größtenteils den »Transportweg« der wechselseitigen Informationsvermittlung. Manchmal ist sogar das verbale Thema nicht wirklich ausschlaggebend, sondern die Art und Weise der gemeinsamen Beschäftigung mit den Inhalten.

Der innere Prozess aufseiten der Behandelnden beeinflusst die Kapazität der Affektregulation des gemeinsamen unbewussten Systems. Aus ihrer mentalen Tätigkeit entstehen ständig Anregungen zur Erhöhung dieser affektregulatorischen Kapazität und damit Entwicklungsimpulse für den Patienten und die Patientin. Eine solche Einflussnahme erhöht die Wahrscheinlichkeit für das Auftreten von entwicklungsfördernder Resonanz. Durch die oben beschriebenen, vielfältigen Aktivitäten beeinflussen Therapeutinnen und Therapeuten die Bedingungen, aus denen heraus emergente Vorgänge entstehen können. Wiederum muss ich darauf hinweisen, dass es hierbei eben nicht um ein willentlich mögliches Herstellen geht, es handelt sich vielmehr um einen dritten Zustand zwischen Beeinflussung und der Position, sich dem Prozess auszusetzen. Dies ist ein dialektischer Vorgang, aus dem etwas Drittes entsteht. Man kann ihn als einen schöpferischen Prozess ansehen.

Ich fasse zusammen:

➤ Neben Interventionen mit einer bestimmten Zielsetzung empfiehlt es sich, eine Atmosphäre zu fördern, aus der heraus Emergenz entstehen kann.

➤ Damit eine solche Atmosphäre möglich wird, ist auf beiden Seiten das Erleben ausreichender Sicherheit nötig.

➤ Unsere zentrale Aufgabe als Behandelnde ist es daher, im Gesamtsystem von PatientIn und TherapeutIn immer wieder – und das von Moment zu Moment – für ein genügendes Maß an Sicherheit im Sinne von erträglicher Affektregulation zu sorgen. Gelingt dies, so entfalten sich entwicklungsfördernde, emergente Wachstumsprozesse.

Wir werden nur durch Resonanz zu dem Individuum, das wir sind. Das ganze Leben entwickeln wir uns mithilfe von Resonanzen weiter. Ohne sie geht es nicht. Wir Menschen sind nicht als Einzelpersonen, sondern als Beziehungswesen geschaffen. Und Beziehung bedeutet Resonanz in ganz unterschiedlicher Form. Wie eng verzahnt Resonanz und Emergenz sind und welchen Einfluss Resonanz auf uns hat, lässt ein Zitat aus einem Kriminalroman mit dem Titel *Jazz* von Martin Schüller (2000) erahnen:

>»Es war einer jener magischen Momente gewesen, die Jazz ausmachen [...]. Alle im Raum spürten, hier und jetzt einem Wunder beizuwohnen. Die beiden schienen nicht zu spielen, die Musik floss einfach aus ihren Instrumenten [...]. Keiner konnte hinterher sagen, ob dieser Moment zwei oder zwanzig Minuten gedauert hatte, es spielte auch keine Rolle [...]. Der Bass und die Trompete verwoben sich ineinander und zerdehnten die Zeit [...]. Jeder erlebte sein eigenes Wunder, und doch verband die stetig fließende Energie alle im Raum [...]. Als die Stille endete und sich in tobenden Applaus entlud, lachte Jan Greiner [der Trompeter; E. N.) aus vollem Hals [...]«< (ebd., S. 24).

Literatur

Bauer, J. (2019). *Wie wir werden, wer wir sind. Die Entstehung des menschlichen Selbst durch Resonanz*. Blessing.

Bion, W. (1975). The Differentiation of the psychotic form from the non-psychotic personalities. *Int J Psychoanal, 38*, 266–275.

Bion, W. (1991). *Experience in Groups and other Papers*. Routledge.

Boeckh, A. (2019). *Die dialogische Struktur des Selbst. Perspektiven einer relationalen und emotionsorientierten Gestalttherapie*. Psychosozial-Verlag.

Buber, M. (1999). *Ich und Du. Das dialogische Prinzip*. Gütersloher Verlagshaus.

Bucci, W. (2011). The Interplay of Subsymbolic and Symbolic Processes in Psychoanalytic Treatment: It takes two to tango – But Who knows the Steps, Who's the Leader? The Choreography of the Psychoanalytical Interchange. *Psychoanalytic Dialogues, 21*(1), 45–54.

Buchholz, B. & Gödde, G. (2013). Balance, Rhythmus, Resonanz: Auf dem Weg zu einer Komplementarität zwischen »vertikaler« und »resonanter« Dimension des Unbewussten«. *Psyche – Z Psychoanal, 67*(9–10), 844–880.

Cramer, F. (1998). *Symphonie des Lebendigen. Versuch einer allgemeinen Resonanztheorie*. Insel.

Fosha, D. (2005). Emotion, True Self, True Other, Core State: Toward a Clinical Theory of Affective Change. *Psychoanalytical Review, 92*(4), 513–551.

Fuchs, T. (2009). *Das Gehirn – ein Beziehungsorgan*. Kohlhammer.

Galatzer-Levy, R.M. (2016). Der Grenzbereich zum Chaos. Ein nichtlineares Verständnis der psychoanalytischen Technik. *Psyche – Z Psychoanal, 70*(11), 1013–1040.

Galatzer-Levy, R.M. (2017). *Nonlinear Psychoanalysis. Notes from Forty Years of Chaos and Complexity Theory.* Routledge.

Gallese, V. (2015). Welche Neurowissenschaften und welche Psychoanalyse? *Psyche – Z Psychoanal, 69*(2), 97–114.

Gsell, P. (1947). *Auguste Rodin. Die Kunst.* Genius-Kurt-Wolff-Verlag.

Green, A. (2018). *Die tote Mutter. Psychoanalytische Studien zu Lebensnarzissmus und Todesnarzissmus.* Psychosozial-Verlag.

Grossmann, K. & Grossmann, K.E. (2004). *Bindungen. Das Gefüge psychischer Sicherheit.* Klett-Cotta.

Kandel, E. (2014). *Das Zeitalter der Erkenntnis. Die Erforschung des Unbewussten in Kunst, Geist und Gehirn von der Wiener Moderne bis heute.* Pantheon.

Leikert, S. (2019). *Das sinnliche Selbst. Das Körpergedächtnis in der psychoanalytischen Behandlungstechnik.* Brandes & Apsel.

Mertens, W. (2013). Das Zwei-Personen-Unbewusste. Wahrnehmungsprozesse in der analytischen Situation. *Psyche – Z Psychoanal, 69*(9–10), 817–844.

Ogden, T. (1994). The Analytic Third. Working with intersubjective clinical facts. *Int J Psychoanal, 75*(1), 3–19.

Plassmann, R. (2019). *Psychotherapie der Emotionen. Die Bedeutung von Emotionen für die Entstehung und Behandlung von Krankheiten.* Psychosozial-Verlag.

Rosa, H. (2016). *Resonanz. Eine Soziologie der Weltbeziehung.* Suhrkamp.

Rosa, H. (2019). *Unverfügbarkeit.* Residenz.

Schmidt, M. (2014). Der Einfluss der Präsenztheorie auf die psychoanalytische Behandlungstechnik. *Psyche – Z Psychoanal, 68*(9/10), 951–971.

Schore, A. (2003). *Affektregulation und die Reorganisation des Selbst.* Klett-Cotta.

Schüller, M. (2000). *Jazz.* Emons.

Stern, D.N. & The Boston Change Process Study Group (2012). *Veränderungsprozesse. Ein integratives Paradigma.* Brandes & Apsel.

Thomä, H. (1999). Zur Theorie und Praxis von Übertragung und Gegenübertragung im psychoanalytischen Pluralismus. *Psyche – Z Psychoanal, 53*(9–10), 820–872.

Welling, H. (2005). The intuitive Process: The Case of Psychotherapy. *Journal of Psychotherapy Integration, 15*(1), 19–47.

Der Autor

Eckhart Neumann, Dipl.-Psych., ist Lehranalytiker und Psychotherapiegutachter sowie im Erstberuf Musiktherapeut. Er ist und war tätig an Beratungsstellen, im klinischen Bereich und in freier Praxis und publiziert zu Psychoanalyse, Kunst und Behandlungstechnik.

Kontakt: Eckhart Neumann, Sommerfelderstrasse 17a, 53639 Königswinter; E-Mail: eckhart.neumann@icloud.com

Psychoanalytisch begründete Therapie mit psychosebetroffenen Menschen im Wandel

Hildegard Wollenweber

Als ich kürzlich einen Kollegen sagen hörte »Die psychoanalytische Psychosentherapie ist ein Stiefkind der Psychoanalyse und der Psychiatrie«, fragte ich mich, ob das vielleicht immer noch zutrifft oder ob sich die Situation für dieses Stiefkind inzwischen gewandelt hat. Ich fand einige wichtige Veränderungen, aber gemessen am aktuellen Bedarf viel zu wenige. Ich fragte mich, warum Psychosebetroffene im Vergleich zu neurotisch und psychosomatisch Kranken nur selten eine psychoanalytische Therapie suchen – und wenn sie es tun, warum sie oft trotz großer Mühe keine finden. Reicht die Erklärung aus, dass Psychosebetroffene sich häufig nicht krank, sondern von außen bedrängt, verfolgt oder auserwählt fühlen?

Dieser Beitrag thematisiert einige Überlegungen zu einem Wandel im Schneckentempo: Nach einem Streifzug zu den Anfängen der Psychosentherapie komme ich zur Entwicklung unterschiedlicher aktuellerer Konzepte der schizophrenen und affektiven Psychosen, sowie den sich daraus ergebenden Veränderungen in der Behandlungstechnik. Der Sand im Getriebe der Akzeptanz der neuen Konzepte sind überkommene Vorurteile und die Stigmatisierung der Psychose. Anhand von Episoden aus meinen Therapien möchte ich die Herausforderungen und Chancen der psychoanalytischen Arbeit in der Abgrenzung vom klassischen analytischen Setting darstellen.

Vorab berichte ich kurz von meinem eigenen Weg zur psychoanalytischen Psychosentherapie: Weder während meiner psychoanalytischen Ausbildung noch in der Fortbildung der psychiatrischen Kliniken, die ich kennenlernte, kam psychoanalytische Psychosentherapie vor. Als der erste paranoide Patient in meine Praxis kam, war ich plötzlich mit dem Thema konfrontiert.

Im Erstinterview beschrieb Herr A. aufgeregt und atemlos, dass er verfolgt werde, ein ganzes Netzwerk von Verfolgern sei hinter ihm her, aber niemand glaube ihm, nicht die Ärzte, niemand in seiner Familie. Eine Psychotherapeutin habe gesagt, dass sie sich mit seiner Problematik überfordert fühle. Er werde beobachtet und in Verruf gebracht, auch auf dem Weg in diese Praxis seien sie ihm gefolgt, er sei am Ende. Ob ich ihm glaube? Ich spürte seine Angst und befürchtete er könnte dekompensieren.

Ich wusste nicht, ob ich ihn in Therapie nehmen könnte oder in eine psychiatrische Praxis oder Klinik überweisen sollte. Ich antwortete ihm, dass ich seine Situation nicht kennen und nicht einschätzen könne, aber dass ich sähe, wie aufgewühlt und beunruhigt er gerade sei. Am Ende der Stunde fragte ich ihn, ob er noch einmal kommen wolle.

Der Patient kam wieder, berichtete von seinem wahnhaften Erleben und wollte weiterhin kommen. Obwohl er sich nicht krank, sondern lebensbedrohlich verfolgt fühlte, akzeptierte er den therapeutischen Raum als Schutzraum und mich als neutrale Zuhörerin. Ich suchte nach einem in Psychosentherapie erfahrenen Psychoanalytiker für eine eventuelle Überweisung, fand aber niemanden. Glücklicherweise hörte ich in dieser Zeit einen Vortrag von Stavros Mentzos, einem bekannten Experten für Psychosentherapie. Auf meine Anfrage hin lud er mich ein, an einer von ihm geführten Supervisionsgruppe für Psychosentherapie teilzunehmen, was ich in den folgenden etwa 20 Jahren bis zu seinem Tod im Jahr 2015 dankbar annahm und als große Bereicherung erlebte.

Veränderungen von Konzepten und Behandlungstechniken psychischer Erkrankungen entwickeln sich nicht nur auf der Basis medizinischer Forschung und psychologischer Theorien und Erkenntnisse, sondern auch in Verbindung mit dem Wandel gesellschaftlicher Haltungen zu diesen Erkrankungen. Jahrhundertelang war es in unterschiedlichen Kulturen und Gesellschaftsformen üblich, Menschen, die wir heute als Psychosebetroffene in Therapie nehmen, als minderwertige, bedrohliche oder vom Bösen besessene Menschen aus der Gesellschaft und aus den Familien auszugrenzen und in Irrenanstalten zu verwahren.

Sigmund Freud (1911c [1910]) und mehrere seiner Kollegen[1] untersuchten den Zusammenhang zwischen lebensgeschichtlichen Erfahrungen und der Entwicklung von Psychosen, und begannen Psychosekranke psychoanalytisch zu behandeln. Freud beschrieb im »Fall Schreber« frühkindliche Traumatisierungen, stellte aber die These eines Zusammenhangs zwischen unbewusster Homosexualität und Paranoia auf, die später verworfen wurde. Die meisten psychiatrischen

---

[1] Ich benutze der Einfachheit halber die männliche Form; die weibliche Form soll immer mitgemeint sein.

Kollegen Freuds, insbesondere der renommierte Psychiater Emil Kraepelin, hielten aber fest an der Annahme, dass Psychosen rein genetisch bedingte endogene Erkrankungen seien, mit nicht-beeinflussbaren Ich-Defekten und sogenanntem »uneinfühlbarem« Verhalten.

Psychodynamisches Denken hatte in der Psychiatrie dieser Zeit noch keinen Raum. Die ersten psychoanalytischen Behandlungen psychotischer Patienten wurden in der Regel traditionell hochfrequent im Liegen durchgeführt. Aus heutiger Sicht ist es nicht verwunderlich, dass bei diesem Setting oft die erwarteten Veränderungen ausblieben und die psychoanalytische Therapie wenig Anerkennung fand. Zu Freuds Zeiten war eine für Psychosekranke spezifische Besonderheit noch nicht wahrgenommen worden: das Nähe-Distanz-Dilemma. Es zeigt sich durch eine große Zwiespältigkeit gegenüber zwischenmenschlicher Nähe: Eine möglichst innige Nähe zum wichtigen anderen, bis hin zur Verschmelzung wird in der Psychose ersehnt, aber wenn sie »droht«, Wirklichkeit zu werden, wird sie als unerträglich erlebt, weil in der fehlenden Abgrenzung vom anderen große Angst vor der Auflösung oder dem Verlust des eigenen Selbst entsteht. Nach der Flucht in die Distanz entwickelt sich wieder die Sehnsucht nach Nähe.

Für dieses Dilemma formulierte Mentzos 1986 die Möglichkeiten unterschiedlicher therapeutischer Settings für Psychosentherapie. Er schlug vor, dass nach Maßgabe des aktuellen Zustands und der augenblicklichen Möglichkeiten Therapeut und Patient gemeinsam das Setting festlegen, das im Verlauf der Therapie – wenn notwendig – verändert werden kann. Wie die meisten heutigen Psychosetherapeuten arbeitete er eher niederfrequent im Gegenübersitzen.

In Bezug auf die Frage der Behandelbarkeit gab es auch unter Psychoanalytikern unterschiedliche Auffassungen. Freud hat immer wieder Psychosekranke behandelt, äußerte sich aber skeptisch bezüglich der Wirksamkeit der psychoanalytischen Methode bei diesen Kranken. Er sah die Ursache der Psychose in einer Regression auf eine frühe autistische Phase, einen primären Narzissmus, aus dem die Betroffenen sich nicht so heraus entwickeln könnten, wie es für eine grundlegende Veränderung notwendig wäre. Ihr Ich und damit ihre Beziehungsfähigkeit seien nicht ausgereift, weshalb sie keine Übertragung entwickeln könnten. Die Übertragungsfähigkeit wird aber als Voraussetzung für die Durchführung einer Psychoanalyse betrachtet.

In der britischen Schule von Melanie Klein, Wilfred R. Bion, Herbert Rosenfeld und anderen wurde hingegen die Hypothese entwickelt, dass der Mensch von Beginn an mit der Macht des Todestriebs zu kämpfen hat und somit über ein Ich verfügt, auch wenn es noch unreif ist. Melanie Klein (1946) sah in der frühesten Entwicklungsphase, der »paranoid-schizoiden Position« mit der Spaltung in gute und böse Erfahrungen, die Wurzel einer möglichen späteren Psychose. In der Regel wird diese Spaltungsposition in der weiteren Entwicklung überwunden, wenn im Stadium der depressiven Position die Gegensätze zu einem Ganzen integriert werden. Dann können sich Verantwortung, Schuldgefühl, Dankbarkeit und Wiedergutmachung in einer Beziehung entwickeln. Den Ausbruch einer Psychose betrachtet Melanie Klein als eine Regression auf die schizoid-paranoide Position. Auf dieser Basis wurden Psychosekranke in England und USA bis in die 1950er Jahre meist psychoanalytisch behandelt – bis die psychoanalytische Methode durch die neuen medikamentösen Therapien in den Hintergrund geriet. Durch die erhebliche Milderung der Symptomatik bei der Gabe der Neuroleptika bzw. Antipsychotika wurde die Vorstellung geweckt, dass Psychosen rein organisch bedingt und medikamentös heilbar wären. Kurzfristig gut wirkende kognitiv-verhaltenstherapeutische und sozialpsychiatrische Therapien wurden oft als effektiver eingeschätzt als die traditionellen psychoanalytischen Therapien. Diese Hoffnungen wurden durch spätere Langzeitstudien deutlich gedämpft.

Zu einer Veränderung der psychoanalytischen Psychosentherapie führten erst Erkenntnisse von Gaetano Benedetti, Donald W. Winnicott, Stavros Mentzos, Wilfred R. Bion und ihren Mitstreitern. Auch sie akzeptieren, dass eine genetische Belastung sowie biochemische Veränderungen des Gehirns eine Prädisposition für die Entwicklung einer Psychose bedingen, sie sehen aber den Grund für den Ausbruch der Psychose in einer fundamentalen Beziehungsproblematik. Wegen dieser unterschiedlichen Wurzeln der Psychose nannte Mentzos (2000) die Psychose eine Psychosomatose des Gehirns.

Die psychische Wurzel der Erkrankung wird auch bei den neueren Konzepten als eine Regression auf ein frühes kindliches Entwicklungsniveau beschrieben. Im Fokus steht aber nicht die vom Todestrieb stammende übergroße Destruktivität, sondern das Konzept einer Störung der primären Beziehung zwischen dem Säugling und seiner Umgebung. Eine frühe traumatische Beziehungsstörung kann aus zwei unterschiedlichen Wurzeln entstehen: zum einen aus einer genetischen familiären Belastung, zum anderen aus einem frühen Umweltversagen. Die genetische Belastung zeigt sich entweder als überdurchschnittlich große Verletzbarkeit mit dem erhöhten Risiko, an einer Psychose zu erkranken oder – wahrscheinlich wesentlich seltener – als besondere Sensibilität, die sich beispielsweise in einer künstlerischen Begabung ausdrückt. Auch die andere Wurzel, das Umweltversagen, kann sich auf zweierlei Arten zeigen, zum einen in einem gravierenden Mangel an liebevoll haltender Versorgung – beispielsweise durch eine äußerlich oder innerlich abwesende Mutter –, zum anderen in einer pflegerischen Überversorgung, in der dem Baby seine eigenen Bedürfnisse immer schon erfüllt werden, bevor es diese überhaupt als etwas Eigenes wahrnehmen konnte. Dabei ist es für das Kind erschwert, die Abgrenzung zwischen sich und dem anderen wahrzunehmen, sich auf die Andersartigkeit eines Gegenübers einzustellen und sich dadurch weiterzuentwickeln. In beiden Fällen ist der Aufbau von Zeiterleben und Symbolverständnis erschwert. Wenn eine zeitliche Struktur fehlt, gibt es keine Vorstellung, dass Schmerzen, Leeregefühle und Mangelerleben ein Ende haben können. In der Regel wird die frühe Traumatisierung im Lauf der Entwicklung zunächst überwunden. Ein Übergangsobjekt, wie z. B. ein Kuscheltier, eine Melodie, ein Ritual, hilft, die Vorstellung des zeitlichen Erlebens aufzubauen. Zuerst wird die Erfahrung gemacht, danach der Gedanke gedacht: »Mama kommt bald wieder.« Aber nach einer frühen Traumatisierung bleibt eine Prädisposition, eine spezifische Verletzbarkeit. Durch einen Verlust oder ein unerwartetes Erleben von Nähe in einer wichtigen Beziehung kann im späteren Leben eine psychotische Episode ausgelöst werden.

Das psychosespezifische Dilemma zeigt sich nicht nur zwischen Nähe und Distanz, sondern grundsätzlich in einer bedrohlichen Spaltung zwischen der Tendenz der Betroffenen, sich ganz dem wichtigen anderen zuzuwenden, mit ihm eins zu werden – oder – sich ganz von ihm abzuwenden und sich zurückzuziehen. Bei der symbiotischen Verschmelzung mit dem anderen droht Selbstverlust, beim Rückzug vom anderen drohen Isolation und Einsamkeit. Dieses Dilemma löst eine psychotische Angst aus, die die Identität der Betroffenen auszulöschen droht – ein Zustand, in dem der Psychosekranke durch Sprache nicht mehr erreichbar ist. Er versteht zwar die Worte, wird aber von ihrer Bedeutung nicht erreicht. Die Betroffenen ziehen sich in eine für ihre Umgebung nicht-verständliche, selbst erschaffene, subjektive Realität zurück. Mentzos spricht von einem Dilemma zwischen Selbstbezogenheit und Objektbezogenheit. Benedetti formuliert diese Situation als inhaltlich-symbolisches Gegensatzpaar: »Symbiose« versus »Separation«.

Winnicott beschreibt eine mögliche frühe Wurzel der Erkrankung als ein Trauma, das ein Kind schon vor dem Spracherwerb erleidet, aber wegen seiner Unreife noch nicht erleben kann. Es wurde verletzt, bevor es ein Ich mit einer Struktur entwickeln konnte, zu der ein Gedächtnis gehört. Das Trauma kann demnach weder bewusst durch Sprache, noch unbewusst in Traumbildern dargestellt werden – trotzdem hinterlässt die Traumatisierung Spuren. Nach Winnicotts These kann eine aktualisierte frühe Verletzung später im Leben in einer haltenden Beziehung – z. B. einer Psychotherapie – zwar nicht erinnert werden, sich aber unerkannt in Form einer Angst vor einer Bedrohung in der Gegenwart oder Zukunft aktualisieren. Sie wird dann erstmals in ihrem lebensbedrohlichen Ausmaß erlebt und kann bearbeitet werden. Dann wird aus einem zeitlosen Unglück ein vergangenes Ereignis. Auslösend für eine Aktualisierung der psychotischen Angst sind oft kleine Anlässe in der Therapie, die vom Patienten als unverzeihliche Fehler erlebt werden und starke Gefühle von Verletzung, Trauer und Wut wecken.

Zu den affektiven Psychosen, auch als »endogene Depression« und »Manie« bezeichnet, gibt es weniger Veröffentlichungen zur Theorie und weniger Behandlungsberichte als im Bereich des schizophrenen Formenkreises. Das Kriterium für die Abgrenzung zwischen neurotischer und psychotischer Depression zeigt sich oft erst im Verlauf der Erkrankung. Wenn die Beziehung zur Realität der Umwelt brüchig wird und eine subjektive Realität das Krankheitsbild beherrscht, handelt es sich um eine psychotische Depression *(mayor depression)*. Dabei gehen Ängste vor Krankheit und Verarmung oder Schuldgefühle in unkorrigierbaren Wahn über. Mentzos führt auch die bipolar affektiven Psychosen auf eine spezielle dilemmatische Polarität zurück: Das Selbstwertgefühl hängt entweder nur von einem selbst oder nur vom anderen ab. Für den Ursprung einer Depression beschreibt er zwei Möglichkeiten frühkindlicher Beziehungserfahrungen. Vor dem Hintergrund eines gravierenden Mangels an Zuwendung und Anerkennung versucht ein Kind das Selbstwertgefühl dadurch aufrechtzuerhalten, dass es durch große Anstrengungen die Bedürfnisse der Anderen immer erfüllt. Gelingt das irgendwann nicht mehr, droht ein narzisstisch gefärbter, depressiver Einbruch. Die zweite Ursache für die Entstehung einer Depression sieht Mentzos in einer seit der Kindheit bestehenden symbiotischen Beziehung, die bis ins Erwachsenenalter in Form von Unterwürfigkeit und werbendem Bemühen erhalten bleibt. Beim Verlust des Objekts droht eine Depression mit schuldbeladenen und autoaggressiven Inhalten. In einer Kindheit, die durch einen Wechsel dieser beiden Bindungsformen geprägt ist, entweder von zu wenig Nähe oder von erdrückender Nähe, sieht Mentzos die Basis für eine bipolare Störung. Er beschreibt die Manie als alternative Lösung im depressiven Konflikt.

Die speziellen Abwehr- und Kompensationsmechanismen der Manie liegen in der regressiven Aktivierung von Größenfantasien und Größen-Selbst. Die gehobene oder gereizte Stimmung, der Bewegungs-, und Rededrang, Lockerung der Assoziationen, Ideenflucht, Enthemmung, Schlaflosigkeit – all diese Symptome sind eine vom Konflikt befreiende, aber dysfunktionale Revolte, vor allem gegen das Überich. Aber: Die Revolte kann ein kreatives Potenzial freilegen, das nach der manischen Phase therapeutisch genutzt werden kann.

Aus den beschriebenen Erkenntnissen über die Psychodynamik der Psychosen entwickelten sich spezifische Veränderungen in der Therapie von Psychosen in Abgrenzung von derjenigen neurotischer und psychosomatischer Erkrankungen: Oft ist eine längere Anfangszeit für den Aufbau von Vertrauen notwendig, um einen stabilen Rahmen für Zeitpunkt und Frequenz zu ermöglichen. Die Angst, durch die Therapie – entsprechend früherer stigmatisierender Erfahrungen – beeinflusst zu werden, wird durch nicht-wertendes, zuverlässiges Zuhören gemildert. In dieser Zeit ist auch – gemeinsam mit dem Betroffenen – die Frage zu klären, ob es sinnvoll und notwendig ist, Dritte, wie andere Therapeuten, Betreuer und Angehörige in die Therapie miteinzubeziehen. In der Klinik ist der Aufbau von Beziehungen für Patienten insofern eine besondere Herausforderung und Chance, als es dort möglich ist, unterschiedliche Übertragungsgefühle auf mehrere Mitarbeiter zu verteilen, und zu erleben, dass diese miteinander im Kontakt bleiben.

In der ambulanten Therapie richten sich gegensätzliche Gefühle wie Liebe und Hass, Überlegenheit und Unterlegenheit, Neid und Bewunderung und andere wechselnd auf den Therapeuten. Für ihn gilt es, aus diesen Gegensätzlichkeiten ein ganzheitliches Bild zu formen. In Zeiten intensiver Übertragung mit andrängenden Impulsen eröffnet sich die Chance, Konflikte des Patienten kennenzulernen, über die er bisher nicht sprechen konnte. Für die schwer zu verstehenden und zu ertragenden Gefühle in der therapeutischen Beziehung bieten Supervision oder Intervision eine Möglichkeit, wieder Abstand und eine neue Perspektive zu gewinnen.

Zu Beginn oder im Verlauf der Therapie kann die Behandlung in einer Phase der Regression im Modus des sogenannten »Handlungsdialogs« oder »Enactments« stattfinden. Wenn der Betroffene in einer psychotischen Realität lebt und durch Sprache nicht erreichbar ist, findet der Dialog über Handlungen statt. In dieser Zeit ist es noch nicht sinnvoll, psychoanalytische Deutungen zu geben, sondern im Handlungsdialog zu reagieren. Zur Erläuterung hier der Bericht aus der Anfangsphase meiner Therapie mit einer jungen psychotischen Patientin, Frau B.:

> Die gerade entstehende vorsichtig vertrauensvolle Übertragungsbeziehung der Patientin wurde durch ihre Sommerferien unterbrochen. Danach meldete sie sich erst verspätet durch Ermutigung von außen wieder zur Therapie. In der Gegenübertragung fühlte ich mich besorgt, aber auch von ihr sitzen gelassen.
>
> Vor der nächsten Therapiepause maß Frau B. der Therapieunterbrechung keine Bedeutung zu, während ich in projektiver Identifizierung die

große Verlassenheitsangst der Patientin aufnahm und ihr besorgt eine zusätzliche Stunde anbot. Dann vergaß ich diese Zusatzstunde! Mir war es peinlich und unverständlich, Frau B. reagierte gleichmütig auf mein Vergessen.

Ich war durch den Handlungsdialog damit konfrontiert worden, dass bei der Patientin und bei mir eine tiefe Ambivalenz gegenüber unserer gemeinsamen Arbeit bestand. Zusätzlich hatte der Handlungsdialog das Thema dieser Therapie deutlich gemacht: Verlassenwerden und Verlassen.

Es tauchten zwei unterschiedliche Seiten der Beziehung zwischen der Patientin und ihrer Mutter auf. Oft erlebte Frau B. ihre Mutter als haltgebend und schützend, aber manchmal unerwartet als überfürsorglich kontrollierend, als würde sie ihr nicht zutrauen, jemals selbstständig zu werden.

Als die Mutter der Patientin ihre älteste, lebensbedrohlich kranke Tochter für deren Behandlung in eine entfernte Stadt begleiten musste, hatte sie ihrer jüngsten Tochter, meiner Patientin, versprochen, bald wiederzukommen. Dieses Versprechen konnte sie nicht halten. Ich hatte, die Bedürftigkeit der Patientin aufnehmend – wie die Mutter –, versprochen, über meine Grenzen hinaus erreichbar zu sein. Meine Fehlleistung machte mir bewusst, dass ich ihre intensiven Beziehungswünsche als belastend erlebt hatte.

Spätestens in der mittleren Phase der Therapie zeigt sich in der Regel das von Wilfred R. Bion beschriebene Phänomen, dass in jedem psychotisch Kranken ein psychotischer und ein nicht-psychotischer, gesunder oder neurotischer Teil zu finden ist. Der nicht-psychotische Teil kann vom psychotischen Teil völlig überdeckt sein, er kann aber wieder auftauchen und langfristig bleiben.

Im nicht-psychotischen Modus wird meistens als Erstes die Lebensgeschichte zum Thema. Neben traumatischen Ereignissen spielen auch mögliche Begleiterkrankungen aus den Bereichen Zwang, Sucht und Psychosomatik eine Rolle. Die Erfahrungen mit der eigenen Erkrankung, mit den von außen kommenden und verinnerlichten Stigmatisierungen sind zu bearbeiten. Sie beeinträchtigen das Selbstwertgefühl und rufen zusätzliche Abwehrmechanismen hervor.

Die gesellschaftliche Voreingenommenheit gegenüber Psychosen wird seit der nationalsozialistischen Vernichtung des sogenannten »unwerten Lebens der Geisteskranken« offiziell verurteilt. Rezente Studien zeigen aber auf, dass die Stigmatisierung überall, auch im medizinisch-therapeutischen Bereich latent weiter wirkt. Dies trägt mutmaßlich dazu bei, dass wissenschaftliche Erforschung der Psychosen, medikamentöse und soziale Therapie bei der Behandlung mehr gewichtet werden als Psychotherapie. Wenn diese empfohlen wird, dann in der Regel in Form von Verhaltenstherapie und nicht als analytische, verstehende Therapie.

Die Phase des Durcharbeitens ist manchmal von unerwarteten äußeren und inneren Veränderungen geprägt. Durch die Aktualisierung traumatischer Erfahrungen oder anderer Belastungen kann es sein, dass der Patient schutzsuchend den Weg zurück in die vertraute psychotische Realität mit Wahn, Halluzinationen und totalem Rückzug sucht. Er regrediert, ein Rückfall ereignet sich – vor allem dann, wenn er im Wahn abrupt seine Medikation absetzt. Bei Selbst- oder Fremdgefährdung kann es notwendig werden, dass der Patient gegen seinen Willen aus einer ambulanten in eine stationäre Therapie oder von dort in eine geschlossene Abteilung verlegt werden muss. Je mehr Maßnahmen gegen den Willen des Patienten eingesetzt werden, umso wichtiger ist das Aufrechterhalten der Beziehung von therapeutischer Seite. Wenn ein Patient isoliert oder fixiert wird, macht es einen Unterschied, ob er alleingelassen wird oder ob ein Mensch neben ihm sitzt und für ihn erreichbar ist. Wenn die Zwangsmaßnahme überstanden ist, gilt es, zu versuchen, den dazu gehörenden Gefühlen Raum zu geben und die verletzenden und schützenden Seiten der Situation zu betrachten.

In der Psychosentherapie ist die Arbeit in der Übertragungs- und Gegenübertragungsbeziehung eine besondere Herausforderung und Chance. Die Gefühle entwickeln sich manchmal plötzlich, intensiv und verwirrend für beide. Bevor sie ganz erkannt und lange bevor sie verstanden sind, können sie verdrängte, aus der Kindheit stammende pathologische Beziehungsmuster in Gang setzen. Um einen guten dualen Raum für die therapeutische Beziehung zu ermöglichen, empfiehlt Mentzos eine Mischung aus einer konstant akzeptierenden, einfühlenden und relativ distanzierten Haltung. Sandler, Dare und Holder (1991, S. 49–56) gehen davon aus, dass die Übertragung des Psychotikers sich von der des Neurotikers nicht in Bezug auf den Inhalt, sondern bezüglich der Form unterscheidet, und dass diese Form eng mit der Art der psychotischen Störung zusammenhängt. Ein archaisch libidinöser bzw. inzestuöser oder destruktiver Wunsch kommt bei einem Neurotiker meist durch Abwehrmechanismen verhüllt oder projiziert zum Ausdruck – beim Psychotiker kann er unverstellt auftauchen, aber in einer der subjektiven Realität des Patienten entsprechenden Form erscheinen, beispielsweise als Halluzination oder Wahnidee. Die Autoren (ebd.) beschreiben, dass ein neurotischer Patient die Stunde so eröffnen könnte: »Ich weiß nicht was ich sagen soll, ich bin völlig erschöpft von der heutigen Arbeit, mir schwirrt der Kopf, ich bin gar nicht richtig hier.« Ein psychotischer Patient könnte in einer ähnlichen inneren Situation die Stunde so beginnen: »Im Bus waren aggressive

Schulkinder, die redeten über mich, die sagten ›das geht jetzt aber nicht‹, und wollten mich hindern, an der richtigen Haltestelle auszusteigen, ich stieg eine später aus, ich bin gerannt und jetzt bin ich ganz durcheinander.« Sandler, Dare und Holder (ebd.) gehen davon aus, dass der Therapeut mutmaßlich beide Fällen ähnlich interpretieren wird, indem er annimmt, dass es Widerstände gab, zur heutigen Stunde zu kommen, aber dass er die Form des Gesagten unterschiedlich erleben wird.

Searles beschrieb den präsymbolischen Charakter der Übertragung schon 1963 so, dass der Patient den Therapeuten nicht erlebe, als sei er z. B. wie der Vater, sondern als sei er der Vater.

Günter Lempa (2012) beschreibt entsprechend dem Dilemma zwischen Selbst- und Objektbezogenheit zwei entgegengesetzte Lösungsmöglichkeiten, wie Psychosebetroffene versuchen, die widersprüchlichen Strebungen in der therapeutischen Beziehung zu bewältigen. Im Zustand der Selbstbezogenheit, in der der andere so sein soll wie man selbst, wird der Patient versuchen, den Therapeuten zu kontrollieren, zu überrollen oder durch starke Gefühle zu vereinnahmen. In einer nicht-bewussten Gefühlsansteckung kann der Therapeut dadurch selbst in unerträgliche Besorgtheit oder Ablehnung geraten, sodass er sich vorübergehend verunsichert fühlt. Im Zustand der Objektbezogenheit tut der Patient alles, um genauso zu werden wie der Therapeut, indem er sich diesem in allem anpasst oder unterwirft, bis er gar nicht mehr spürt, wer er selbst ist und wie er sich fühlt. In der Gegenübertragung kann dadurch eine Tendenz zu Abwehr oder Flucht vor Vereinnahmung entstehen. Wenn psychotische Patienten in der Klinik heftige Übertragungsgefühle ausleben, können sich im therapeutischen Team Spaltungsreaktionen entwickeln, die in einer Supervision zu bearbeiten sind.

Eine alternative, stationäre Therapiemöglichkeit – »Soteria« (griech. »Rettung«, »Wohl«), entstand aus der Anti-Psychiatrie-Bewegung der 1960er Jahre. Luc Ciompi gründete 1984 die Soteria Bern. In einem milieutherapeutischen, reizgeschützten Umfeld werden akut psychotisch Kranke mit möglichst geringer antipsychotischer Medikation rund um die Uhr von zwei wechselnden persönlichen Helfern begleitet. Wenn ein Betroffener in einen Ausnahmezustand gerät, wird er in ein sogenanntes »weiches Zimmer« ohne Fixierung gebracht. Nur bei Selbst- oder Fremdgefährdung wird er in die Psychiatrie verlegt. In Deutschland gibt es heute sechs kleine, an psychiatrische Kliniken angeschlossene Soteria-Projekte.

Eine besondere Möglichkeit bietet die 1980 initiierte »Ex-In«-Bewegung (Engagement durch eigene Erfahrung): Die selbst psychoseerfahrenen Menschen arbeiten nach einer vorbereitenden Ausbildung als individuelle Genesungsbegleiter und Vermittler zwischen den professionellen Klinikmitarbeitern und den Psychosekranken.

Eine weitere Ergänzung der therapeutischen Möglichkeiten besteht in der »aufsuchenden Therapie«: Therapeuten können – von den Kassen finanziert – ihre Patienten nach Absprache zu Hause aufsuchen. Wenn der Patient in der Abschlussphase in sein altes Umfeld zurückkommt, nimmt er wahr, wie die Psychose sein Leben verändert hat. Oft zeigen sich neurotische Konflikte als neue Herausforderungen. Es kann sein, dass er sich aus einer bisherigen Abhängigkeitsbeziehung löst und in Loyalitätskonflikte gerät. Er möchte sich geheilt fühlen, muss aber damit rechnen, dass die Psychose wieder ausbrechen kann. Für den Patienten und den Therapeuten ist es nicht leicht, zu akzeptieren, dass das Ziel der Psychosentherapie nicht Heilung, sondern eine Stärkung der vitalen Möglichkeiten und Fähigkeiten des Patienten ist. Vor dem Abschluss der Therapie ist eine Zeitspanne notwendig, um den Gefühlen von Angst, Trauer und Zuversicht Raum zu geben. Fast immer gibt es Hoffnung auf einen neuen Aufbruch, den der Therapeut unterstützen kann. Dabei kann sich eine kreative Tendenz zeigen, die dem Leben eine neue Richtung gibt.

Ich schließe meine Ausführungen mit der Hoffnung, dass der Wandel der psychoanalytischen Psychosentherapie weitergeht – noch etwas zügiger und effektiver als bisher.

Literatur

Benedetti, G. (1998 [1992]). *Psychotherapie als existentielle Herausforderung* (2. Aufl.). Vandenhoeck & Ruprecht.

Bion, W. R. (1988 [1957]). Zur Unterscheidung von psychotischen und nicht-psychotischen Persönlichkeiten. In E. Bott-Spillius (Hrsg.), *Melanie Klein heute. Entwicklungen in Theorie und Praxis. Band 1* (S. 75–99). Verlag Internationale Psychoanalyse.

Bion, W. R. (1990 [1962]). Eine Theorie des Denkens. In E. Bott-Spillius (Hrsg.), *Melanie Klein heute. Entwicklungen in Theorie und Praxis. Band 1* (S. 225–235). Verlag Internationale Psychoanalyse.

Freud, S. (1911c [1910]). Psychoanalytische Bemerkungen über einen autobiographisch beschriebenen Fall von Paranoia (Dementia paranoides). *GW VIII*, S. 239–316.

Klein, M. (1946). Notes on Some Schizoid Mechanisms. *Int J Psychoanal, 27*, 99–110.

Lempa, G. (2012). Was heißt eigentlich Psychoanalyse der Psychosen? Überlegungen zur Modifikation der Behandlungstechnik. In ders. & E. Troje (Hrsg.), *Vom Monolog zum Dialog. Neue psychoanalytische Konzepte bei schwer erreichbaren psychotischen Patienten* (Forum der psychoanalytischen Psychosentherapie, Band 27) (S. 11–48). Vandenhoeck & Ruprecht.

Mentzos, S. (2000). Die »endogenen« Psychosen als die Psychosomatosen des Gehirns. In T. Müller & N. Matejek (Hrsg.), *Ätiopathogenese psychotischer Erkrankungen* (Forum psychoanalytische Psychosentherapie, Band 3) (S. 13–33). Vandenhoeck & Ruprecht.

Mentzos, S. (2017 [2009]). *Lehrbuch der Psychodynamik. Die Funktion der Dysfunktionalität psychischer Störungen* (8. Aufl.). Vandenhoeck & Ruprecht.

Sandler, J., Dare, C., Holder, A. (1971). *Die Grundbegriffe der Psychoanalytischen Therapie.* Klett-Cotta.

Searles, H. (1963). Über schizophrene Kommunikation. *Psyche – Z Psychoanal, 17*(3), 179–217.

Winnicott, D. W. (1974). Die Angst vor dem Zusammenbruch. *Psyche – Z Psychoanal, 45*(12), 1116–1126.

Wollenweber, H. (2012). Der Handlungsdialog als Herausforderung und Chance in der Psychosentherapie. In G. Lempa & E. Troje (Hrsg.), *Vom Monolog zum Dialog. Neue psychoanalytische Konzepte bei schwer erreichbaren psychotischen Patienten* (Forum der psychoanalytischen Psychosentherapie, Band 27) (S. 49–70). Vandenhoeck & Ruprecht.

Die Autorin

Hildegard Wollenweber, Dr. med., ist Psychoanalytikerin, Lehranalytikerin (DPG, IPA) sowie Ärztin für Psychotherapeutische Medizin in eigener Praxis in Wiesbaden.

Kontakt per E-Mail: drwollenweber.hildeg@gmx.de

Zur Figuration der psychotischen Grenze

Werkstattbericht zur Arbeit mit Menschen mit psychotischen und psychosenahen Symptomen

Thomas Leitner

Einleitung

Die Frage, der ich in diesem Beitrag aus einer eher klinischen Perspektive nachgehen will, ist diejenige nach den Grenzen des Neurotischen, den Stellen, an denen – wie ich meine – das Psychotische so in Sicht kommt, dass eine Beschreibung und Figuration dieses psychischen Funktionsmodus möglich werden. Als ich mich vor 20 Jahren im Medizinstudium mit der Psychiatrie beschäftigt habe, gab es einen Satz in Bezug auf die Ätiologie: Der Streit zwischen Somatogenetikern und Psychogenetikern sei überholt, man wisse mittlerweile sehr genau, dass alle Störungen multifaktoriell bedingt seien. Dennoch gibt es meiner Beobachtung nach bis heute die Aufteilung der psychischen Störungen, mitbedingt durch die zwei »P-Fachärzte« (Facharzt für Psychiatrie und Facharzt für Psychosomatische Medizin) in Deutschland, in zwei Gruppen: die psychotherapeutisch behandelbaren und die somatisch behandelbaren. Und eine der möglichen Grenzen zwischen diesen Gruppen ist die psychotische Grenze. Patienten mit psychotischen Phänomenen werden den Psychiatern zugewiesen, und wir Therapeuten erklären uns nur allzu oft für inkompetent.

Auch wenn klar ist, dass den oft gefährdenden Symptomen einer floriden Psychose mit den Mitteln der ambulanten Versorgung nicht begegnet werden kann, möchte ich zeigen, dass es fatal ist, jemanden, der einmal psychotisch dekompensiert ist, nicht in Psychotherapie zu nehmen und der biologisch orientierten Psychiatrie zu »überlassen«.

Herr A., ein 19-jähriger, hochbegabter Student, entwickelt im Rahmen einer Gruppenanalyse, die er zur Selbsterfahrung besucht, sowie verschiedenen anderen Belastungsfaktoren zuerst eine maniforme Symptomatik, wird dann zunehmend formalgedanklich zerfahren und entwickelt mehrere, lose, megalomane Wahnideen. Aufgrund eines Erregungszustandes wird eine Einweisung in die Akutpsychiatrie notwendig – Diagnose: paranoide Schizophrenie.

Herr B., ebenfalls Student, entwickelt mit 17, bei sicher auffälliger Persönlichkeitsstruktur und anderen prämorbiden Belastungsfaktoren, im Rahmen von THC-Konsum einen anhaltenden Erregungszustand mit im Vordergrund stehenden Ängsten und paranoiden Verfolgungsideen. Es erfolgt die Einweisung in die Psychiatrie – Diagnose: paranoid-halluzinatorische Schizophrenie.

Obwohl die Probleme der hier angedeuteten Stigmatisierung nicht den Fokus dieser Arbeit bilden, denke ich, dass diese doch durch eine kategoriale Vorstellung von Psychose entstehen, die bei genauem Hinsehen so nicht haltbar ist.[1]

Die psychotische Grenze

Versucht man sich an einer simplen Definition von »Psychose«, stellt man schon bei der Lektüre der Basis-Lehrbücher fest, dass dies nicht so einfach ist (Tölle & Windgassen, 2003; Möller, Laux & Kapfhammer, 2008). Auch in spezifischer Fachliteratur ist die Definition des Kernproblems »Verlust der Realitätsprüfung« (Küchenhoff, 2012, S. 12) in sozialen Dimensionen, in denen uns die Konstruktivisten aufgezeigt haben, dass es in Realitäten zweiter Ordnung (Watzlawick, 2011 [1978]) keine Objektivität gibt, nicht so einfach.[2] Zwar gibt es Symptome, die die Diagnose eines psychotischen Prozesses eindeutig klarmachen (Erstrangsymptome nach Schneider [2007]), allerdings in Situationen, in denen man sagen könnte, dass das Kind im Brunnen schon eine Weile ertrunken ist.

---

1 Ich empfehle zur Selbsterfahrung Schlafentzug. Mehrere Nachtdienste in Folge – ohne Schlaf dazwischen – bewirken Erstaunliches. Was in dieser Hinsicht auch beachtlich wirkt, ist die forcierte Selbsterfahrung – am besten im Großgruppensetting – verstärkt durch Schlafentzug.

2 In wohl jeder psychiatrischen Institution kursiert die Anekdote: Eines Nachts klingelt ein Mann an der Pforte und möchte eingelassen werden. Er werde vom BND verfolgt und müsse sich verstecken. Der diensthabende Psychiater sieht sofort, was Sache ist, gibt dem Patienten ein Bett und die passende Diagnose. Stunden später klingelt es erneut. An der Pforte stehen zwei Männer in Anzügen und weisen sich als Beamte des BND aus.

Ein weiterer interessanter Aspekt sind die unterschiedlichen Manifestationsformen der Psychose. Sie können sich mit Schwerpunkten in Störungen des Vorstellens (paranoide Formen), des Denkens (hebephrene Formen) oder der Motorik (katatone Formen) äußern. Daneben gibt es Formen der affektiven Psychosen mit dem Schwerpunkt der Störung der Stimmung (Manie und Depression).

Greifen wir nun zurück auf die lange Tradition der Psychoanalyse zum Versuch, die Grenze, und damit das, was das Psychotische im Kern ausmacht, zu umschreiben, stehen uns vielfältige theoretische Werkzeuge zur Verfügung. Auch wenn manch anderer Werkzeugkasten aufgeräumter erscheint, benutze ich hier die Gedanken der strukturalen Psychoanalyse, vorrangig in der Lesart von Hermann Lang. Hier ist die Psychose dann doch erfrischend klar definiert: Der Psychotiker verwirft den Vater-Signifikanten (Laplanche & Pontalis, 1973). Im Vergleich zu Zwang (Verdrängung) und Hysterie (Verleugnung) besteht der Umgang des Psychotikers mit der Erkenntnis der prinzipiellen Mangelhaftigkeit und der Notwendigkeit der symbolischen Kastration aus der radikalsten Methode: Es ist so, als gäbe es diesen Signifikanten gar nicht. Dabei kann er keine innere Struktur entwickeln, um die Register des Realen, des Imaginären und des Symbolischen gut miteinander zu verbinden.

Der Vater-Signifikant: Der symbolische Phallus

Der Phallus ist der Signifikant, der allen Signifikanten in ihrer Gesamtheit definiert und ihnen den Zusammenhalt gibt, insofern er ein Signifikant ohne Signifikat ist, ein leerer Signifikant sozusagen (Pagel, 2019 [1989]), der das Gleiten der Signifikate unter der Signifikanten erst ermöglicht.

Trotz der Sperrigkeit der grundlegenden strukturalen Gedanken glaube ich, dass gerade diese Theorie eine hohe Erklärungskraft hat, da sie die unterschiedlichen Störungsformen gut auf eine zugrundeliegende innere Verfasstheit zurückführen kann. Zwar benutze ich in meiner klinischen Arbeit oft das Strukturmodell von Laplanche (2004, 2011) und die Theorie der insuffizienten Alpha-Funktion von Bion (1990 [1962]), die im Bereich der paranoiden Formen viel verständlich macht, aber die strukturale Beschreibung verfügt aus meiner Sicht über eine besondere Eleganz, in der die Art der Verknüpfung der Symbole, und deren Bestandteile Signifikant und Signifikat, beschrieben ist. Die Signifikantenkette in ihrer Gesamtheit zu definieren, ist die Grundvoraussetzung für ein neurotisches Funktionieren.

Eingängiger ist die Aufbereitung der Lacan'schen Gedanken von Hermann Lang. Lang beschreibt die »Tiefenstrukturen« in psychotischen Familien und zeigt, dass dabei ein grundsätzlicher Mangel an triangulären Strukturen zu konstatieren ist. Der »fehlende« Vater und eine dominante Mutter ist eine bei Psychotikern häufig auffällige Situation, die natürlich, außerhalb der Psychoanalyse, völlig unterschiedlich interpretiert werden kann.

Herr D., dekompensiert mit 20 bei einem altersadäquaten Autonomieschritt psychotisch und wird auf einer psychiatrischen Station aufgenommen, die ein analytischer und ein psychiatrischer Assistenzarzt zusammen führen. Nach dem Aufnahmegespräch sitzt die Mutter neben dem Patienten auf dem Bett und streichelt diesen ausnehmend zärtlich. Der analytische Assistenzarzt sagt: »Oh wow, so eine offensichtliche inzestuös-sexuelle Inszenierung sieht man selten in dieser Explizitheit!« Der psychiatrische Assistenzarzt erwidert mit mitleidigem Blick: »Der junge Mann hat eine Schizophrenie! Das ist eine lebenslange, schwer invalidisierende Krankheit. Der kann heilfroh sein, so eine Mutter zu haben, die sich liebevoll um ihn kümmert!«

Auch wenn er von der Gefahr der Monokausalisierung warnt, betont Lang (2011) gescheiterte Triangulierungen als eine der wesentlichen Problematiken der Psychotiker. Das Subjekt, das in die Dyade mit der Mutter hineingeboren wird, bekommt in dieser Lesart – später, wenn es an der Zeit wäre – kein oder zuwenig »Nein« des Vaters zu dieser Dyade, die dem ungehemmten Genießen (*jouissance*) entspricht. Dadurch, dass die Identifikation mit dem *nom du père* unterbleibt, erfolgt keine oder zu wenig Einführung in die Ordnung des Symbolischen, damit erklären sich die sprachstrukturalen Auffälligkeiten des Psychotikers (Unfähigkeit zur Metapher, zur Übertragung, zu Konkretismus und Externalisierung).

Wenn das Kind das Begehren der Mutter stillen möchte, so wie seines von der Mutter gestillt werden soll, ist es der Phallus der Mutter, das, was die Mutter begehrt. In einer normalneurotischen Entwicklung macht das Kind aber die Erfahrung, dass es nicht das Begehren der Mutter stillen kann, weil ihm etwas Wesentliches fehlt, das beim Vater liegt, der seine Ansprüche auf ein Liebesverhältnis zur Mutter mit seinem Nein zur kindlichen *jouissance* markiert. Er ist damit der Träger des Phallus, nun aber des symbolischen Phallus, der dort aber in seiner bereits kastrierten Form vorliegt: als Repräsentant des Genießens, aber auch der Repräsentant der Unmöglichkeit des Genießens, der Verschmelzung, der anhaltenden Symbiose. Er kann gelesen werden als Signifikant des Wunsches und der Unmöglichkeit der Erfüllung. Er ist ein »leerer Signifikant«, der genau dadurch, dass er leer ist, dazu taugt, das Gleiten der Signifikate unter der Signifikantenkette zu koordinieren: »Denn dies ist der Signifikant, der dazu bestimmt ist, die Signifikatseffekte in ihrer Gesamtheit zu bezeichnen, insofern der Signifikant sie durch seine Anwesenheit als Signifikant bedingt« (Lacan, 2015 [1966], S. 198). In meiner Lesart ist dies nun so darzustellen, dass der Vater-Signifikant (Sv) die symbolische Ordnung im Gleiten der Signifikate so ermöglicht, als wäre er ein Stepp-Punkt, eine Vernähung, die das chaotische Gleiten behindert und so ordnet (Abbildung 1).

$$S_1 - S_2 - S_3 - S_V - S_4 - S_5 - S_6$$
$$s_1 \quad s_2 \quad s_3 \quad 0 \quad s_4 \quad s_5 \quad s_6$$

Abbildung 1: Die Stellung des Vater-Signifikanten in der Signifikantenkette

Der Zerfall der Signifikantenkette

Fehlt nun dieser Stepp-Punkt, die Fixierung, die der leere Signifikant des symbolischen Vaters, der Phallus, darstellt, ist die symbolische Ordnung des Signifikate-Gleitens gestört, und wir sehen das, was wir als psychotisches Denken kennen. Dies glaube ich, an folgender Vignette zeigen zu können.

Herr E. kommt in die psychodynamische Therapie, um seine allgegenwärtigen Schuldgefühle zu bearbeiten. Die neurotischen Anteile der Symptomatik sind klar identifizier- und darstellbar, sowohl in ihrer psychogenetischen als auch ihrer rezenten Bedingtheiten. Im Befund allerdings prominent ist eine enorm ausgeprägte assoziative Lockerung. Es ist nahezu unmöglich, auch bei Anstrengungen des Analytikers, ein fokussiertes Gespräch über den Konsultationsgrund zu führen – und das über mehrere Wochen und Monate hinweg. Der Patient scheint sich in die Sprachwolken, die er produziert, zu flüchten, und erinnert dabei an ein hysterisches Ganser-Syndrom.

Bei genauem Hinsehen allerdings finden sich ganz subtile logische Sprünge. An manchen Stellen der ansonsten mit Mühe nachvollziehbaren Assoziationen springt er in einen thematisch nicht verbundenen Gedanken, verfolgt diesen kurz, und springt dann zurück in einen Gedanken, der mit dem ursprünglichen nicht wirklich verbunden ist. Er zeigt ganz kurz Irritation, ist aber schnell wieder dabei, auf seinen Assoziationen zu surfen.

»Die Liese hat mir mal so einen Kristall geschenkt, so einen Bergkristall, ich muss Ihnen den mal mitbringen und zeigen, der ist so aus zwei Kristallen zusammengesetzt, wir haben oft über diesen Stein geredet, auch mit der Gitte, die meinte, der sei so wie ich, da ist so eine Wolke drinnen, also Kristalle sind ja eigentlich klar, das ist dieser auch, aber eben mit so einer Wolke, die auf dem ersten sitzt und der zweite sitzt so drauf, und das ist so wie ich bin und vielleicht wir Menschen alle? Also als die Liese dann nicht mehr mit mir gesprochen hat und ich mit der Gitte und manchmal auch mit der Karin darüber gesprochen habe, warum, da dachte ich immer, dieser Stein ist vielleicht nicht nur wie ich. Es ist so wie Eins über dem Anderen und das Andere ist erstarrt. Es ist vielleicht so wie mit Kuppeln, das verstehen Sie ja anscheinend (zeigt auf die Fotografie eines Gewölbes im Behandlungszimmer), Sie verstehen ja auch, dass sich diese Dinge immer auch in der Architektur zeigen, und offensichtlich fotografieren sie ja auch. Haben Sie diese Fotos gemacht? Ich weiß schon, Sie antworten mir darauf nicht, dürfen Sie nicht, oder? Ich hab auch immer das Gefühl, dass ich nicht darf. Damals mit der Liese hab ich das ja klar gemacht, aber mit der Else dann nicht, das braucht einen eigenen Raum, so wie eine Kuppel. Kennen Sie die Truman-Show? Ich weiß ja gar nicht, ob Sie Filme schauen. Die Truman-Show? Das ist das wo der in der Kuppel lebt und … und die Kuppeln, dass ist auch in diesem Stein und manchmal ist die Kuppel [Sprung und Verlust von Metapher; T.L.] … ich weiß nicht … so ganz im Allgemeinen, oder? … Also so, das Gefühl müssen Sie doch auch mal gehabt haben? Sie leben doch auch in einer Kuppel, sonst würden Sie nicht so fotografieren [Beziehungssetzung; T.L.], wobei ich ja nicht weiß … ja so mit den Kuppeln, aber da ist schon was dran!? [Lächelt selig, eine halbe Sekunde lang; T.L.] … ich hab das auch versucht, der Marianne zu erklären … Ihre Kuppel, aber sie sagt nein« [Sprung zurück zu einem anderen, lose assoziativ verknüpften Thema; T.L.].

Wenn man versucht, verschiedene formale Denkstörungen grafisch darzustellen, lässt sich Folgendes erkennen (siehe Abbildung 2).

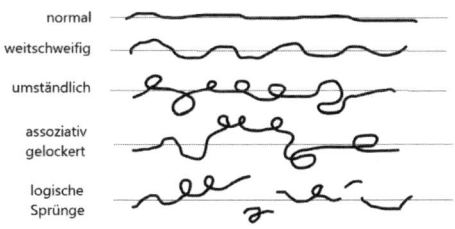

Abbildung 2: Darstellung der formalen Denkstörungen

139

Wenn auch ein Diskurs oder eine Rede nie völlig linear verläuft und stringent argumentiert wird, ist der Schritt von Element zu Element doch einer Richtung folgend und geradlinig. Bei unterschiedlichen Denkstörungen sind die Abweichungen von der Geraden unterschiedlich ausgeprägt.

An der Stelle der Sprünge meine ich die psychotische Grenze und damit den Ausfall des Vater-Signifikanten zu erkennen. An dieser Stelle sind die Gedanken nicht mehr kohärent, sie gehen dem Subjekt verloren und es steht vor der Abzweigung in psychotisches, unorganisiertes Denken und Erleben. Herr E. fängt sich jedes Mal wieder ein und kehrt auf das vorherige, noch neurotische Denken zurück, aber dennoch verfängt er sich immer wieder in diesen Sprüngen, wahrscheinlich umso mehr, wenn dieses Denken nicht im Dialog, sondern im Grübeln stattfindet, welches eines der prominenten Symptome in diesem Fall ist.

Dieser Patient, der heute 61 Jahre alt ist und ein mehr oder weniger gelingendes Leben gestalten konnte, würde prima vista fast immer als Neurotiker durchgehen. Wenn man allerdings in die Richtung der psychotischen Grenze schaut, fällt auf, dass es eine Differenz gibt zwischen dem, woran der Patient zu leiden *glaubt* (Schuldgefühle) und woran er *tatsächlich* leidet (das Nachdenken über die Schuldgefühle ist so dermaßen masochistisch-quälend, das die Gedankenkette den Angriffen nicht mehr standhält, zerfällt und mit hohem Energieaufwand wieder geordnet werden muss – nächtelang, sodass sich alle anderen, vordergründig depressiven Symptome nahezu von selbst erklären).

Der Patient ist als erstes von drei Kindern mit zwei jüngeren Schwestern bei den leiblichen Eltern aufgewachsen. Seine Schuldgefühle führt er sehr konkret auf einen schweren Unfall der kleineren Schwester als auch auf zwei Suizidversuche der Mutter zurück. Im Zuge der Behandlung wird immer deutlicher, dass es nicht die punktuellen Ereignisse, sondern vor allem die Depressivität der Mutter war, die ihn nachhaltig geprägt hat – für mich überraschend, als er einmal über Konkretes spricht, und ich interveniere: »Sie sprechen über Ihre depressive Mutter«, er antwortet: »Aber nein! Über meinen schwachen Vater!«

Der Vater wird – wenn überhaupt – nur äußerst blass beschrieben, es entsteht in mir kaum ein Bild von ihm, auch bei den Versuchen, ihm in den Gesprächen Raum zu geben, kann er kein stringentes Bild von ihm zeichnen.

Im Übertragungsfeld entsteht zu Beginn der Behandlung eine ausgeprägte Verwirrung im Analytiker. Mir ist über weite Strecken nicht klar, worüber der Patient, in hohem Sprechtempo, in differenziert wirkender Sprache, spricht. Er benennt als Kernproblem »Schuldgefühle«, erzählt dann von all seinen Beziehungen, wobei die Personen in den Erzählungen ineinander verschwimmen.

Gitte, Karin und Liese werden zu Gitte-Karin-Liese, ich habe keine Chance, die Personen zu differenzieren. Er leidet, soviel wird deutlich, an der Kritik dieser Person(en) an ihm, benennt, wegen deren Kritik sehr viel über seine Schuld grübeln zu müssen, oft bis zur völligen Erschöpfung. In meiner Gegenübertragung überwiegt ebenfalls Erschöpfung und das Gefühl der Ablehnung: »Nö, wirklich nicht, nicht sowas auch noch.« Gleichzeitig, und das war die Chance dieser Therapie, tauchte die Neugier auf: »Was zum Teufel ist da eigentlich los?«

Die zweite Chance ergab sich, nachdem mir die logischen Sprünge, und in weiterer Folge die Beziehungssetzungen und der Verlust der Metapher aufgefallen waren und ich begonnen hatte, struktural über diesen Patienten nachzudenken. Könnte man in einem ersten Versuch denken, das Problem des Patienten sei ein narzisstisches, also er versucht, allen immer alles Recht zu machen und leidet, weil er merkt, nicht perfekt sein zu können, merkt man bei genauem Hinsehen, und unter Zuhilfenahme der theoretischen Überlegungen, dass es ihm um die *Herstellung einer symbiotischen Dyade* geht. Daraus wird auch der häufige Angriff auf meine Abstinenz verständlich: »Haben Sie das fotografiert?«, »Ist das Ihr Motorroller?«, »Sind Sie verheiratet?«, »Ich denke, ich könnte Ihnen mehr vertrauen, wenn Sie auch von Ihren Beziehungsproblemen erzählen würden, wer hat denn keine Beziehungsprobleme?«

Der Patient versucht, zurückzuführen auf den Versuch, der depressiven Mutter der Phallus zu sein, mit dem Objekt eine dyadische Verbindung einzugehen. »Das Objekt«, als Reminiszenz, verstellt ihm dann den Blick auf die rezenten Objekte. So werden die realen Menschen in seiner Umgebung in symbolischer Hinsicht wertlos, weil die Herstellung einer imaginären Verbindung der Ganzheit nicht funktioniert. Er erlebt eine grenzenlose Einsamkeit und versucht sich (und scheitert immer wieder) an der Überwindung der symbolischen Kastration.

Was ich mit dieser Vignette zu beschreiben versuche, ist die Modifikation der Technik in Bezug auf die psychotischen Phänomene der Persönlichkeit: Ich fokussiere nicht nur oder nicht primär, *was* der Patient denkt und sagt, sondern *wie* er es denkt und sagt, und meine damit, in meiner mentalisierenden Funktion besser auf die Art des Denkens eingehen zu können.

Nach diesen Überlegungen gelingt es mir unvergleichlich viel besser, dem Patienten zuzuhören. Ich kann seine nicht-psychotischen von den psychotischen Anteilen unterscheiden, erstere bewusster adressieren und das psychotische Denken durchaus mit Interventionen unterbrechen. Auch wenn die Inhalte zum gegenwärtigen Zeitpunkt dem Patienten nicht zu deuten sind, so gelingt es doch, seine Fixiertheit auf den Versuch der vollständigen Verbindung zu fokussieren.

In den direkten Interventionen beginne ich, die Assoziationen des Patienten nicht mehr nur zu validieren, sondern, an den theoretischen Überlegungen orientiert, ihm zu widersprechen und ihm damit mein Nein zur Verfügung zu stellen. Dies geschieht ohnehin schon an Stellen, an denen er versucht, eine nicht-professionelle Beziehung zu mir herzustellen (Versuch, eine dyadische Beziehung herzustellen), denen ich durch Abstinenz begegne; zudem führe ich es auch immer mehr explizit in den Diskurs ein.

Fazit

Die Beschäftigung mit psychotischen Phänomenen lohnt nicht nur, um die Kompetenz der Psychoanalyse in diesen Problembereichen zu stärken und im Versorgungssystem besser zu etablieren, was durchaus wünschenswert wäre, sondern auch, da wir diskret-psychotische Phänomene auch in der Behandlung von offensichtlich neurotischen Patienten finden, vor allem, wenn sie unter hohem emotionalem Stress stehen.

Gleichzeitig, und das ist das Reizvollste, liefert das Psychotische einen Einblick in die tiefen Funktionsmechanismen der Psyche. Auch wenn die Interpretationen davon divergieren und der therapeutische Nutzen dieser theoretischen Konstrukte nicht so klar belegt ist, wenn wir diese Symptome in der Klinik betrachten und interpretieren, lernen wir viel über den Urgrund unseres Seins.

Aber auch die Behandlung psychotischer oder psychosenaher Phänomene mit analytischen Methoden, behaupte ich, ist ein oft für die Patienten sehr lohnender Versuch. Zwar gibt es viele Initiativen und Organisationen, die sich mit analytischer Psychosentherapie beschäftigen, aber ich behaupte, in der Ausbildung zum Psychoanalytiker spielt die Vermittlung diesbezüglicher Kompetenzen immer noch eine Nebenrolle.

Herr A. wurde nach einem einmaligen Psychiatrieaufenthalt mit einer medikamentösen Monotherapie entlassen und wurde danach noch etwa ein Jahr lang tiefenpsychologisch-fundiert, niederfrequent behandelt. Dabei lag der Fokus auf der Bearbeitung der gewaltigen Kränkung durch die Einweisung und die Erkrankung sowie auf einer genauen Beobachtung, ob und wann psychotische Phänomene nochmal auftauchen. Der Patient lernte sehr genau, auf seinen Schlaf zu achten und sich in seiner Leistungsbereitschaft zu begrenzen. Er erkannte, dass er das Risiko einer Entgleisung ins Psychotische in sich trägt und dass er das berücksichtigen muss. Die grundlegend fehlende Triangulierung wurde selten explizit thematisiert, aber in der strukturierend gestalteten Übertragungssituation berücksichtigt (schnelles, behutsames Widersprechen bei imaginären Elementen im Denken). Nach etwa einem Jahr war die Medikation unter Beobachtung bei einem Psychiater völlig abgesetzt und der Patient anhaltend symptomfrei. In diesem Fall ist dem Patienten wahrscheinlich die invalidisierende *Diagnose* Schizophrenie erspart geblieben.

Herr B. befindet sich seit etwa zwei Jahren in niederfrequenter, strukturell modifizierter Behandlung, die er im Alter von 29 Jahren begonnen hat. Der dominante Fokus in der Behandlung ist der Umgang mit der Selbstwertregulation. Sehr schnell gerät der Patient in Ängste, von anderen abgelehnt zu werden, was gelegentlich den Eindruck der Gewissheit bekommt und auch von Beziehungssetzungen begleitet ist. Das grüblerische Denken gleicht dem bei Herrn E. beschriebenen, nur dass es deutlich masochistischer ausgeprägt ist. Vom Subjekt selbst ist es kaum zu ordnen. In der Struktur der analytischen Therapie aber ist der Patient in der Lage, ein einigermaßen gewinnendes Sozialleben aufrechtzuerhalten. Seine beiden Studiengänge hat er wieder aufgenommen und einen davon abgeschlossen, im zweiten fehlt noch die Bachelorarbeit. In diesem Fall würde ich sagen, dass der Patient durchaus noch, vor allem in sozial belastenden Situationen, psychotische Denkmuster im Sinne des oben beschriebenen zeigt. Das Psychotische lässt sich aber im Rahmen der Therapie einhegen und somit handhabbar machen. Gleichzeitig sind die Untergründe der Psychose durchaus deutenden Interventionen zugänglich, und so gelingt es uns immer mehr, den Sinn der psychotischen Dekompensation vor über zehn Jahren zu verstehen. Der Patient kann immer mehr frühe, durchaus traumatische Elemente reflektieren und integrieren, was der Stabilisierung des Selbstwertes und der Etablierung eines funktionaleren Selbstbildes dient.

Drei Dinge wollte ich in diesem Beitrag darstellen:
1. Psychotische Phänomene sind nicht nur auf die Schizophrenien beschränkt, sondern kommen auch bei anderen Verfasstheiten vor.
2. Die Psychose zeigt uns im Kern Funktionsweisen des Unbewussten.
3. Die analytische Behandlung von psychotischen Störungen kann enorm hilfreich sein.

Ich hoffe, dies ist mir einigermaßen geglückt.

Literatur

Bion, W. (1990 [1962]). *Lernen durch Erfahrung.* Suhrkamp.

Küchenhoff, J. (2012). *Psychose.* Psychosozial-Verlag.

Lacan, J. (2015 [1966]). *Schriften II.* turia + kant.

Lang, H. (2011). *Die strukturale Triade und die Entstehung früher Störungen.* Klett-Cotta.

Laplanche, J. (2004). Die rätselhaften Botschaften des Anderen und ihre Konsequenzen für den Begriff des »Unbewußten« im Rahmen der Allgemeinen Verführungstheorie. *Psyche – Z Psychoanal, 58*(9–10), 898–913.

Laplanche, J. (2011). *Neue Grundlagen für die Psychoanalyse.* Psychosozial-Verlag.

Laplanche, J. & Pontalis, J.-B. (1973). *Das Vokabular der Psychoanalyse.* Suhrkamp.

Möller, J.-J., Laux, G. & Kapfhammer, H.-P. (Hrsg.). (2008). *Psychiatrie und Psychotherapie.* Springer.

Pagel, G. (2019 [1989]). *Jaques Lacan zur Einführung.* Junius.

Schneider, K. (2007 [1950]). *Klinische Psychopathologie.* Thieme.

Tölle, R. & Windgassen, K. (2003). *Psychiatrie.* Springer.

Watzlawick, P. (2011 [1978]). *Wie wirklich ist die Wirklichkeit? Wahn, Täuschung, Verstehen.* Piper.

Der Autor

Thomas Leitner, Dr. med. univ., ist Facharzt für Psychosomatische Medizin und Psychotherapie sowie Psychoanalyse. Er ist in eigener Praxis niedergelassen, Lehranalytiker (DGPT) und Gruppenlehranalytiker (D3G) sowie Vorstand am Würzburger Institut für Psychoanalyse (WIPP).

Kontakt per E-Mail: leitnertho@hotmail.com

Schnittstellen individueller und gesellschaftlicher Veränderungen

Schweigen und Verschweigen

Das Erbe von Genozid und rassistischer Massengewalt

Roger Frie

Als praktizierender Psychoanalytiker, Historiker und Sozialphilosoph interessiere ich mich dafür, wie Gesellschaften mit rassistischer Massengewalt und Völkermord umgehen, und welche Folgen dies für die Gesellschaft hat. Mein Interesse an diesem Thema rührt sowohl von meiner therapeutischen Arbeit mit Nachkommen von Holocaust-Überlebenden her, als auch von der Frage, was es bedeutet, ein Deutscher der dritten Generation zu sein, dessen eigene Familienmitglieder das Dritte Reich unterstützt haben. Meine Familie war eine von vielen, die über ihre Geschichte schwiegen und versuchten, den Holocaust zu verdrängen (Frie, 2021). Die intergenerationelle Transmission der Erinnerung schließt in vielen deutschen Familien unausgesprochene Erlebnisse aus der Nazivergangenheit ein. Die unausgesprochenen Erfahrungen der deutschen ersten Generation wurden an die Kinder und die Enkelkinder weitergegeben, die sie unter Schuld- und Schamgefühlen verbargen und sich der Gemeinschaft des Schweigens anschlossen. Doch natürlich verschwindet die Vergangenheit auch dann nicht, wenn man sie in Schweigen hüllt. Auf uns lasten Geschichten, die ungesagt blieben. So schreibt der Psychoanalyseforscher Stephen Frosh (2013): »Was in der Geschichte unbewältigt bleibt, findet seinen Weg in die Gegenwart als eine traumatische Heimsuchung, die in ihrem Kern zutiefst sozial ist, aber in den entlegensten Nischen des individuellen Lebens ausgelebt wird« (S. 44, Übersetzung R. F.).

Vor einigen Jahren wurde ich eingeladen, in New York einen Vortrag über das Thema des Verschweigens zu halten. Nachdem ich fertig war, wurde ich von einem älteren amerikanischen Mann mit starkem Südstaatenakzent angesprochen. Er sagte, dass ihm die Dynamik, über die ich sprach, vertraut sei und dass er eine Geschichte habe, die er mit mir teilen wolle. Meine Neugierde war geweckt und wir vereinbarten ein Treffen. Es sollte das erste von vielen Treffen sein, die mich schließlich dazu brachten, in den tiefen Süden Amerikas zu reisen und ein abgelegenes Gebiet im Mississippi-Delta zu besuchen, das als Schauplatz eines der schlimmsten und am wenigsten bekannten Rassenmassaker der amerikanischen Geschichte gilt. Es ist als das »Elaine-Massaker« bekannt und fand im Jahr 1919 statt. Es folgte ein Jahrhundert des Schweigens und der Verdrängung. Die Traumata der Vergangenheit prägen auch heute noch die Beziehungen unterschiedlicher ethnischer Gruppen in der Gegenwart.

Wenig, was ich bis dahin gesehen oder womit ich mich auseinandergesetzt hatte, bereitete mich auf das vor, was ich in Elaine vorfand, und doch waren mir die sozialen und psychologischen Dynamiken vertraut, denen ich begegnete, als ich die *killing fields*, die Schlachtfelder, besichtigte und mit Nachkommen der Täter und Opfer sprach. In meinem Beitrag werde ich erörtern, wie das Schweigen der Täter dazu führt, dass die Opfer verstummen; wie das Schweigen einer Gesellschaft, die etwas zu verbergen hat und sich dafür schämt, dazu führen kann, dass diejenigen zum Schweigen gebracht werden, die sich äußern wollen; und wie das Schweigen der Gegenwart dazu führt, dass gegenüber der Vergangenheit ein großes Stillschweigen herrscht.

Das Elaine-Massaker

Die Stadt Elaine liegt am Mississippi River im Bundesstaat Arkansas. Sie liegt gegenüber dem Bundesstaat Mississippi, mit dem sie durch ihre lange Geschichte des Baumwollanbaus, der Sklaverei, des *share cropping* und der weißen Vorherrschaft verbunden ist. Für viele ist Arkansas vielleicht als der Staat präsent, in dem Präsident Bill Clinton aufwuchs und später Gouverneur wurde. Eine andere amerikanische Ikone, Elvis Presley, lebte zunächst in Mississippi und dann in der Stadt Memphis, nur einige Stunden von Elaine entfernt. Diejenigen, die mit der amerikanischen Bluesmusik vertraut sind, haben vielleicht schon einmal von der Stadt Helena in Arkansas gehört, die in den 1920er und 1930er Jahren die Geburtsstätte des Blues war. Helena war der Ort, an dem das Massaker von Elaine organisiert wurde und wo die meisten der Täter lebten. Es war auch die Stadt, in der den Mann aus dem Süden, der mich nach meinem Vortrag ansprach, aufwuchs.

David Solomon war fast 70 Jahre alt, als er zum ersten Mal von dem Massaker hörte. Wie ich zeigen werde, ist dies nicht ungewöhnlich. In der Tat wurden die ersten historischen Berichte über das Massaker erst in den letzten zwei Jahrzehnten veröffentlicht (McWhirter, 2011; Stockley, 2001; Whitaker, 2008; Woodruff, 2003). Davids Vater, der fast 100 Jahre alt war, erzählte, dass

Davids Großvater ein starker Unterstützer der Täter gewesen war. David konnte nur schwer verstehen, wie er so lange leben konnte, ohne von dem Massaker zu wissen. Er fragte sich, ob es den Mitgliedern der schwarzen Gemeinschaft ähnlich erging, und sprach einen schwarzen Mann aus Helena an, der ähnlich alt war. Dieser Mann erzählte David, dass er in seiner Kindheit Gerüchte über das Massaker gehört hatte, aber erst vor Kurzem mehr darüber erfahren hatte. David sagte:

>Ich fragte ihn, ob er von dem Massaker wisse. Er bejahte und wir sprachen darüber. Er beendete das Gespräch mit der Bemerkung, dass sowohl die Schwarzen als auch die Weißen das Ereignis so lange unter den Teppich gekehrt hatten, dass beide ständig darüber stolperten. Das ist die einfachste Erklärung, die ich je für das Vorhandensein eines generationenübergreifenden Traumas sowie für das spürbare Misstrauen zwischen den Gemeinschaften gehört habe, das seit 100 Jahren anhält.«

Das Bild vom Stolpern über den Teppich ist eine gute Metapher für das, was passiert, wenn Tätergesellschaften das historische Trauma in ihrer Mitte nicht aufarbeiten. Die Psychoanalyse lehrt uns, dass Traumata nicht verschwinden. Sie kehren immer wieder zurück und erinnern uns an ihre Anwesenheit. Das Massaker von Elaine ist ein wesentlicher Teil der belasteten Geschichte der Rassenbeziehungen in den Vereinigten Staaten. Solange dieses vom Trauma erfüllte Schweigen besteht, ist es schwierig, sich einen Weg zur Versöhnung und Wiedergutmachung vorzustellen.

Im Laufe meiner Recherchen hatte ich die Ehre, mehrmals mit Sheila Walker zu sprechen, einer direkten Nachfahrin der Opfer des Massakers. Sie begrüßte die Möglichkeit, mir die Geschichte ihrer Familie erzählen zu können, berichtete jedoch zunächst, wie sie sich als Kind des Rassismus bewusstwurde. Sheila erinnerte sich, dass ihre Mutter, als sie noch sehr jung war, an der Beerdigung eines schwarzen Jungen teilnahm, der von Weißen ermordet worden war. Als ihre Mutter von der Beerdigung nach Hause kam, sagte Sheila: »Sie hat mich einfach in den Arm genommen und geweint. Ich erinnere mich, dass ich auf meine linke Hand schaute und dachte, dass ich nur wegen meiner Hautfarbe auch getötet werden könnte.« In diesem Moment, so Sheila, »begann ich zu erkennen, wie sehr mich Rassentrennung und Rassismus betreffen und in Mitleidenschaft ziehen«. Was Sheila damals nicht wusste und erst viel später im Leben erfahren sollte, war, dass ihre eigenen Familienmitglieder durch das Massaker zutiefst gezeichnet waren.

Die Feuersbrunst

Lassen Sie mich zunächst kurz schildern, was geschah, und hinzufügen, dass dies eine schwierig anzuhörende und verstörende Geschichte ist. Der Eintritt der Vereinigten Staaten in den Ersten Weltkrieg wurde von vielen Afroamerikanern als Chance gesehen, ihre politischen Rechte zu erweitern. Doch alle Hoffnungen, dass der Kampf im Krieg für ihr Land zu Veränderungen führen könnte, wenn sie nach Hause zurückkehrten, wurden schnell enttäuscht. Die weißen Amerikaner befürchteten, dass die zurückkehrenden schwarzen Soldaten ihre militärische Ausbildung nutzen könnten, um Gleichberechtigung und bessere Arbeitsbedingungen zu fordern. Die Grundbesitzer der Südstaaten fürchteten sich besonders vor den Versuchen der Schwarzen, sich zu organisieren, und setzten rassistischen Terror ein, um eine absolute Kontrolle durchzusetzen und ihre Gewinne zu maximieren. Im Sommer und Herbst 1919 brachen in 26 Städten im ganzen Land brutale Rassenunruhen gegen Schwarze aus. Die schlimmsten Ausschreitungen fanden in Elaine, Arkansas, statt.

Als afroamerikanische Soldaten aus dem Krieg zurückkehrten, schlossen sie sich mit schwarzen Sharecroppern[1] zusammen und begannen, sich gewerkschaftlich zu organisieren. Sie konnten sich nicht vorstellen, welche Gegenreaktion sie erleben würden. Das Massaker begann in der Nacht des 30. September 1919, als eine Gewerkschaftsversammlung in der Hoops Spur Kirche einberufen wurde. Schwarze Familien versammelten sich, um Reden zu hören. Da sie um die Bedrohung durch die Landbesitzer wussten, postierten sie Wachen vor der Kirche, um nach Unruhen Ausschau zu halten. Sheila Walkers Urgroßmutter, Sallie Giles, ihre Großmutter im Teenageralter, Annie, und ihre beiden Großonkel, Milligan und Albert, waren unter den Anwesenden. Plötzlich brach Gewehrfeuer aus, als weiße Männer, die im Auftrag der Großgrundbesitzer arbeiteten, die Kirche mit Kugeln beschossen. Die Schüsse wurden von den schwarzen Wächtern erwidert.

In dem Handgemenge wurde ein Weißer getötet. Die Nachricht von der Tötung verbreitete sich schnell. Noch in der Nacht organisierte der Sheriff von Phillips County eine kleine Armee weißer Männer. Am frühen Morgen des 1. Oktober trafen die Männer bei der Kirche ein und begannen, wahllos auf Schwarze zu schießen. Die Farmpächter wurden auf den Feldern, in ihren Häusern oder auf der Flucht ermordet. Sallie und Annie wurden Zeugen der Morde und versteck-

---

1 Sharecropper waren Landwirte, die einen Teil ihrer Ernte als Pacht abgaben und sich damit in einen Kreislauf der Abhängigkeit von den weißen Grundbesitzern begaben, dem sie nicht entkommen konnten.

ten sich in Todesangst. Milligan, der erst fünfzehn Jahre alt war, wurde ins Gesicht geschossen. Albert, der ältere Bruder, wurde verfolgt und fünfmal angeschossen.

Zeitungsschlagzeilen und Telegramme in der gesamten Region sprachen von einem »Negeraufstand« und schürten den Hass und die Unsicherheit der Weißen. Im Laufe des Tages strömten bewaffnete weiße Männer aus den nahegelegenen Städten und Bezirken sowie aus den Nachbarstaaten Mississippi und Tennessee in die Gegend – bereit, die »weiße Gerechtigkeit« zu entfesseln. Als der bewaffnete weiße Mob begann, auf der Straße von Helena nach Elaine nach Süden zu fahren, erschossen sie Männer, Frauen und Kinder auf den Feldern, auf denen diese arbeiteten. Nach Angaben eines Reporters der *Memphis Press*, der mit einer Gruppe reiste, waren die Felder bald leer und die Männer begannen, auf die Leichen zu schießen, die nun am Straßenrand lagen, und nutzten sie als Zielscheibe, um ihrer Wut freien Lauf zu lassen.

Am Mittag des 1. Oktober wandte sich der Bürgermeister von Elaine an den Gouverneur von Arkansas, Charles Brough, und bat um die Entsendung der Bundesarmee. Brough verschwendete keine Zeit und schickte ein Telegramm an den US-Kriegsminister:

»Rassenunruhen in Elaine, Phillips County, in diesem Staat. Vier Weiße sollen getötet worden sein. Neger sollen sich für einen Angriff versammeln. Bitte um Ermächtigung des kommandierenden Generals Camp Pike, die notwendigen und von mir angeforderten Truppen der Vereinigten Staaten zu entsenden« (Stockley, 2001, S. 3).

Broughs Bitte wurde umgehend nachgekommen, und am 2. Oktober rückten 600 Bundestruppen in Elaine ein. Viele der Soldaten waren kampferprobt und gerade aus Europa zurückgekehrt. Unter ihnen befand sich auch ein Maschinengewehrbataillon mit zwölf Geschützen, das erst kürzlich an der Westfront gegen die Deutschen gekämpft hatte.

Der militärische Befehlshaber, Colonel Jenks, stellte Maschinengewehrposten auf und befahl seinen Truppen, alle Schwarze zu erschießen, die sich weigerten, ihre Waffen abzulegen oder die man für eine Bedrohung hielt. Die Morde und Barbareien, die am 1. Oktober mit dem weißen Mob begonnen hatten, wurden nun vom Militär übernommen. Soldaten wurden angewiesen, die Felder zu durchkämmen. In einem Fall umzingelte ein Trupp Soldaten etwa 50 Schwarze, die sich in einem Bayou versteckten, und eröffnete das Feuer. Anschließend wurden nur 15 von ihnen verhaftet. In einem anderen Fall wurden vier Schwarze gesehen, die versuchten, sich in Richtung Fluss zu bewegen, und von einem Maschinengewehr niedergeschossen. Als die Leichen gefunden wurden, stellte sich heraus, dass zwei von ihnen schwarze Veteranen waren, die noch ihre Uniformen der US-Armee trugen. Die weißen Soldaten, an deren Seite sie gegen einen gemeinsamen Feind gekämpft hatten, richteten nun ihre Waffen auf sie. Ein weißer Journalist aus Arkansas, der einige Jahre später Zeugen des Massakers befragte, schrieb, die Soldaten hätten sich auf einen »Todesmarsch« begeben, bei dem sie »mit aller Ruhe und Überlegung einen Mord nach dem anderen begingen« (Whitaker, 2008, S. 108). Unter den fast 600 Soldaten gab es einige, die sich um verletzte schwarze Sharecropper wie Milligan und Albert Giles kümmerten und ihnen das Überleben ermöglichten. Doch der Rassismus, der in weiten Teilen des Militärs herrschte, führte zu weitverbreiteten Gräueltaten, Lynchjustiz und Folter.

Es dauerte eine ganze Woche, bis das Morden aufhörte. Am 7. Oktober gab Colonel Jenks im Namen der Landbesitzer eine öffentliche Bekanntmachung an die Landwirte heraus, um sie zur Rückkehr auf die Felder und zur Ernte der Baumwolle zu bewegen.

> »Kein unschuldiger Neger ist verhaftet worden. Alles, was ihr tun müsst, ist bei der Arbeit zu bleiben, als ob nichts geschehen wäre. Phillips County war immer eine friedliche, gesetzestreue Gemeinde, und der normale Zustand muss sofort wiederhergestellt werden. Hört auf zu reden! Bleiben Sie zu Hause – gehen Sie zur Arbeit – machen Sie sich keine Sorgen!« (Stockley, 2001, S. 81)

Am 10. Oktober 1919 schrieb der Gouverneur von Arkansas, Charles Brough, eine persönliche Dankesnotiz an den Kriegsminister in Washington:

> »Ich bin erfreut, Ihnen mitteilen zu können, Herr Minister, dass die weißen Bürger von Phillips County [...] in vollem Umfang zusammengearbeitet haben, um die Gewalt des Mobs zu verhindern und gleichzeitig die bösen Neger zur Strecke zu bringen, die für den Ausbruch verantwortlich waren« (Desmarais, 1974, S. 189).

Die genaue Zahl der Toten ist unbekannt, da es keine offizielle Zählung gab. Ein Journalist, der als »der bekannteste Zeitungsmann in Arkansas« bezeichnet wurde, gab eine nicht-belegte Schätzung von 856 ab (Dunoway, 1925, S. 109). Kürzlich kam die als Equal Justice Initiative (2017) bekannte Organisation, die sich für die Versöhnung der Rassen einsetzt, zu dem Schluss, dass es mindestens 234 Tote gab. Unbestritten ist, dass nach all der grausamen, mutwilligen Gewalt kein einziger Weißer jemals vor Gericht gestellt wurde. Bis heute hat es keine offizielle staatliche Untersuchung des Massakers gegeben – und es ist nach wie vor wenig bekannt.

Das Prinzip des Schweigens

Das Schweigen nach dem Massaker war wie eine eisige Decke aus Schnee und Eis, die nicht schmelzen wollte. Es war das Schweigen der weißen Mittäterschaft, das nicht nur Phillips County, den Bundesstaat Arkansas und seine südlichen Nachbarn erfasste. Es war ein nationales Schweigen, das ohne Scham getragen wurde. In Phillips County ging der Status quo der weißen Vorherrschaft unvermindert weiter, angestachelt durch die falsche Überlieferung, dass ein versuchter schwarzer Aufstand heldenhaft niedergeschlagen worden war und fünf tapfere weiße Männer das Leben gekostet hatte.

Dieses Narrativ wurde durch eine Reihe von Berichten aus Helena gestützt. Am 3. Oktober verkündete die *Gazette*, die führende Zeitung von Arkansas, unverblümt, dass »Neger planen, alle Weißen zu töten«. Am 6. Oktober brachte die *New York Times* einen Artikel auf der Titelseite mit der Schlagzeile: »Geplantes Massaker an Weißen heute: Bei Unruhen in Arkansas festgenommene Neger gestehen weitreichende Pläne« (1919, S. 261). Mit diesen Berichten sollten die Ängste und die Wut der Weißen über die von den Afroamerikanern ausgehende Gefahr geschürt werden – ein rassistisches Vorurteil, das auch heute noch von Bedeutung ist.

Viele Weiße fühlten sich weder schuldig noch schämten sie sich, und diejenigen, die es taten, verheimlichten ihre Beteiligung. Nach dem Massaker verkündeten die Weißen von Helena, dass es in Phillips County nie einen Lynchmord gegeben habe und auch nie geben werde. Doch in den Jahren nach dem Massaker wurden weitere Schwarze brutal ermordet und ihre Leichen vor den Augen zahlreicher Schaulustiger angezündet. Die Fähigkeit, die Realität des Rassismus zu leugnen, ist ein Merkmal der weißen amerikanischen Gesellschaft geblieben, insbesondere im ländlichen Süden.

Das Schweigen der Täter verstärkte das Verstummen der Opfer. In der schwarzen Gemeinschaft wurde ängstlich geflüstert, aber das Schweigen war unerlässlich, um die Sicherheit zu gewährleisten. Diejenigen, die es konnten, zogen weg. Die Geschichten über das Massaker verschwanden nie ganz und wurden im Laufe der Zeit von den Familienmitgliedern weitergegeben – als warnende Erzählungen, nur unvollständig und stockend ausgesprochen, als Erinnerungsfragmente, die von einer Generation an die nächste weitergegeben wurden.

Ein schwarzer Nachkomme, der heute in Helena lebt, ist Brian Miller, ein örtlicher Richter. Sein Vater war der erste schwarze Bürgermeister von Helena. Als Brian aufwuchs, wusste er nichts über das Massaker oder den Tod seiner vier Großonkel. Er erfuhr erst später von den Geschehnissen, als er sah, wie sein Vater beim Lesen eines Artikels in der *Arkansas Gazette*, in dem ein »Aufstand« beschrieben wurde, der vor langer Zeit stattgefunden hatte, sichtlich aufgebracht war. Brian sagt: »Er sah ein wenig angewidert aus und ich fragte ihn, was los sei. Brians Vater antwortete: ›Meine Onkel sind gestorben. Es geht um mehr als nur das‹« (Clancy, 2019, S. 3). Millers Vater hielt sich zurück mit weiteren Details, sodass Brian erst andere Familienmitglieder fragen musste, bevor er die Lücken füllen konnte. Das Schweigen, auf das er stieß, war nicht ungewöhnlich, auch nach so vielen Jahrzehnten nicht, wie Brian sagt: »Es war ein hässlicher Teil unserer Geschichte, an den sich die meisten Menschen nicht erinnern wollten« (ebd., S. 7). Er hat das Auseinanderfallen der Familie nach dem Massaker so beschrieben:

> »Vier unserer Großonkel wurden bei dem Massaker getötet. Unsere Urgroßmutter, Eliza Miller, wurde gerufen, um die Leichen zu identifizieren. Mit blankem Entsetzen identifizierte unsere Großtante Mariah Miller-Johnston den kalten Körper ihres Mannes David Augustine Johnston. Sie verließ sofort Phillips County und kehrte nie wieder zurück [...]. Unser Großonkel Lucien Miller zog nach Chicago und kehrte nie wieder zurück. Unsere Großtante, Katie Miller, zog nach Los Angeles und kehrte nur selten zurück. Unser Großvater, Robert Miller, war erst 13 Jahre alt. Eliza [seine Mutter; R. F.] war so erschüttert von dem, was sie mit ansehen musste, und entsetzt über den Gedanken, dass ihr jüngster Sohn getötet werden könnte, dass sie seine Sachen packte und ihn wegschickte. Mein Großvater wuchs isoliert von seiner Familie in Boston auf. Dies hatte tiefgreifende Auswirkungen auf ihn und später auch auf seine Beziehungen zu unserem Vater, Robert Miller Jr. sowie zu unserer Tante Maxine und unserer Tante Doris. Der Wegzug meines Großvaters als Folge des Massakers hatte einige Auswirkungen auf meine Familie, die zu schmerzhaft sind, um sie hier zu erörtern« (Miller, 2019, S. 92f.).

Miller sagt, dass er jetzt, da er die Geschichte und die Ereignisse des Massakers kennt, »verstehen kann, wie [sein Großvater] geprägt wurde [...]. Es schuf eine Distanz, die sich in den kommenden Jahren auf unsere Familie auswirkte« (Clancy, 2019, S. 46).

Das Trauma, das Sheila Walkers Familie durch das Massaker erlitt, führte dazu, dass sie zunächst in eine weit entfernte Stadt in Arkansas, wo Sheila geboren wurde, und dann weiter nach Chicago zog. Als Sheila ein Kind war, besuchte sie oft ihren Onkel Jim, an den sie sich liebevoll als einen freundlichen und sanften Mann erinnert. Erst Jahrzehnte später erfuhr sie, dass es sich bei Onkel Jim, wie sie ihn kannte, um Milligan Giles handelte, den 15-jährigen Jungen, der bei dem Massaker beinahe ums Leben gekommen wäre. Nach seiner Verhaftung war Milligan zu 21 Jahren Haft verurteilt worden, wurde aber schließlich freigelassen. Ihr anderer Großonkel, Albert, wurde zu einer Todesstrafe verurteilt, die schließlich umgewandelt wurde, aber er war für sein Leben gezeichnet.

Sheila erfuhr zum ersten Mal, dass etwas Schreckliches geschehen war, als sie in ihren Zwanzigern war. Es war Anfang der 1970er Jahre, und sie war zu Besuch bei ihrer Großmutter Annie Giles in Arkansas. Wie Sheila erzählt, begann Annie, Ereignisse zu beschreiben, die ihr als Teenager widerfahren waren. Sie erzählte, dass sie mit ihrer Mutter und ihren Brüdern in die Hoops Spur Kirche ging, um an einer Gewerkschaftsversammlung teilzunehmen. Sheila zufolge war ein Zittern in Annies Stimme zu hören, als sie sagte: »Ich wusste, dass in dieser Kirche etwas passieren würde – und dann begannen sie zu schießen. Menschen starben vor meinen Augen. Ich schnappte mir ein paar Kinder und verließ die Kirche durch die Hintertür.« Beim Wiedererleben dieser Erinnerung brach Annie in Tränen aus und konnte die Geschichte nicht beenden. Danach fragte Sheila ihre Großmutter jedes Mal, wenn sie sie besuchte, was passiert war, und jedes Mal brach Annie zusammen und konnte nicht weitererzählen. Erst viele Jahre später, in den 1990er Jahren, half Sheilas eigene Mutter ihr zu verstehen, was Annie gesagt hatte. Sie schlug vor, dass Annie sich auf den »Elaine Riot« beziehen könnte. Sheilas Mutter muss eine Ahnung davon gehabt haben, was geschehen war, aber sie hatte es vermieden, mit ihrer Tochter darüber zu sprechen. Das Schweigen jeder Generation prägte in der Folge auch die nächste Generation.

Als Psychoanalytiker wissen wir, dass die Weitergabe des Gedächtnisses oft unausgesprochene und ungelöste Traumaerfahrungen enthält. Der französische Psychoanalytiker Nicolas Abraham (1991 [1978]) beschrieb dies einmal als »die Lücken, die aufgrund von Geheimnissen anderer in uns zurückgeblieben sind« (S. 692). Geheimnisse zwischen den Generationen können lange vor ihrem bewussten Bekanntwerden spürbar werden. Traumatische historische Vergangenheiten werden von Generation zur Generation weitergegeben; ihre Bedeutungen werden in Familiennarrativen und Schweigecodes implizit kommuniziert oder direkter durch das emotionale Erleben der eigenen Eltern oder Großeltern, die uns signalisieren, worüber gesprochen werden darf und worüber nicht. Oft fehlt die Sprache, um Fragen formulieren zu können. Die Überlebenden des Massakers und ihre Nachkommen hatten gewichtige Gründe, zu schweigen. Aber das Prinzip des Schweigens oder das Redeverbot unter den Tätern war, wenn überhaupt, noch stärker. Nach dem Massaker sprachen die weißen Einwohner von Phillips County nicht über das Geschehene. Ihr Schweigen erstreckte sich auf Kirchen, Zeitungen, Schulen und das Justizsystem. Dieses Schweigen besteht noch heute und ist nur schwer zu brechen.

Ankunft in Elaine

Als ich in Elaine ankam, konnte ich keinen Hinweis darauf finden, wo die Hoops Spur Kirche einst gestanden hatte. Das Massaker blieb unentdeckt und uneingestanden. Ein Jahrhundert war vergangen, und so viel hatte sich verändert. Und doch hatte ich das Gefühl, als wäre die Vergangenheit überall um mich herum wie ein dichter Nebel, der mein Unbehagen noch verstärkte, während ich durch die *killing fields* in die Kleinstadt fuhr.

Als ich auf der Main Street ankam, war es gespenstisch ruhig. Die einzigen Autos, die ich sah, waren zwei Polizeikreuzer, die vor der Polizeistation in der Mitte des Blocks geparkt waren. Auf den ersten Blick schien die Station das einzige bewohnte Gebäude zu sein. Ich ging langsam die eine Straßenseite hinauf und dann die andere wieder hinunter und versuchte, mir einen Reim auf das zu machen, was ich sah.

Die Stadt Elaine ist heute noch kleiner als vor hundert Jahren. Heute leben dort etwa 500 Menschen, und die Gebäude an der Main Street, wo sich einst der weiße Mob und die Armee versammelten, stehen fast vollständig leer. Einige Ladenfronten sind verschlossen, andere stehen in einem baufälligen Zustand, verlassen oder dem Verfall preisgegeben. Abgesehen von der Polizeistation und den vielen kleinen Kirchen fand ich kaum ein Lebenszeichen. Irgendwann tauchte eine weiße Person auf, scheinbar aus dem Nichts, und fragte mich in gezielter Weise, ob ich Hilfe bräuchte. Sie wiederholte die Frage in festerem Ton, offensichtlich unzufrieden mit der Antwort, die ich murmelte. Es fühlte sich nicht wie einfache Neugierde an, eher wie die Art von Misstrauen, die für Außenstehende reserviert ist, aber mit einer klaren und unausgesprochenen Botschaft: »Was hier passiert ist, ist lange her, das geht dich nichts an. Geht weiter.« Die Atmosphäre war erdrückend und bedrohlich. Die Anwesenheit so vieler Konföderiertenflaggen, die mit der extremen Rechten in den Vereinigten Staaten in Verbindung gebracht werden, machte es leicht, die Ängste der schwarzen Gemeinschaft zu verstehen.

Mehr als 60 Prozent der Bevölkerung sind Afroamerikaner, doch das durchschnittliche Haushaltseinkommen schwarzer Familien ist nur halb so hoch wie das der Weißen. Das Wohlstandsgefälle wird besonders in ländlichen Städten wie Elaine deutlich, wo 65 Prozent der Afroamerikaner unter der Armutsgrenze leben, verglichen mit nur 13 Prozent der Weißen. Die Schulen sind nach wie vor segregiert, wenn auch nur dem Namen nach. In Elaine, wie auch in der größeren Stadt Helena, lebt die schwarze Gemeinschaft auf der einen und die weiße Gemeinschaft auf der anderen Seite. Die Rassentrennung bestimmt weiterhin fast jeden Aspekt des täglichen Lebens.

Wenn man sich an einem unbekannten Ort befindet, kann man das, was man sieht und hört, leicht falsch interpretieren. Der ländliche Süden ist ein Ort, der oft missverstanden wird. Seine brutale, gewalttätige Geschichte und die anhaltenden Rassenspannungen sind in den Köpfen der Besucher tief verankert. Dennoch konnte ich das Unbehagen, das ich verspürte, nicht abschütteln. Die Überbleibsel der dunklen Vergangenheit sind immer noch präsent. Verleugnung und vorsätzliche Missachtung durch viele Weiße zeigen, wie schwer es ist, auf Anerkennung und Versöhnung hinzuarbeiten.

Der ehemalige Bürgermeister von Elaine ist der Ansicht, dass »die Diskussion über ein Massaker ein Versuch sei aus praktisch Nichts etwas zu machen, über das man viel reden kann« (Nasir, 2019). Er räumt ein, dass es zu Gewalt gekommen ist, stellt aber die Schwere der Tat infrage. Der Besitzer des Eisenwarenladens von Elaine scheint dem zuzustimmen. Er bezweifelt die hohe Zahl der Todesopfer und fragt sich, wie Ereignisse, die sich vor hundert Jahren ereignet haben, heute noch relevant sein können. In der weißen Gemeinschaft gibt es viele, die die Fakten der Geschichte leugnen oder weiterhin darauf bestehen, dass sie unbedeutend sind. Wie Sheila Walker mir sagte, ist das Massaker von Elaine »eine Wunde, die nie verheilt ist«. Das Trauma ist nach wie vor zu spüren, und die Ungleichheit und das Misstrauen, die es gesät hat, sitzen tief. Nach einem Jahrhundert des Schweigens und Verstummens fragt man sich, ob der Prozess des Erinnerns und des Durcharbeitens wirklich jemals stattfinden kann.

Die Herausforderung und Verpflichtung der Erinnerung

Das offene Gedenken an die Opfer rassistischer Gewalt an Orten wie Elaine und Helena ist schwierig, weil es den Status quo und den historisch gewachsenen weißen Besitz des öffentlichen Raums stört. Ein Mahnmal könnte eine greifbare Erinnerung daran sein, dass Gewalt und Kriminalität stattgefunden haben. Aber ein Mahnmal ist bestenfalls ein erster Schritt in einem Prozess, der sich nicht nur mit der Vergangenheit, sondern auch mit den tiefen Ungerechtigkeiten und Ungleichheiten in der Gegenwart befassen muss.

Im September 2019, genau 100 Jahre nach der Katastrophe, wurde in Helena eine privat finanzierte Gedenkstätte für die Opfer des Massakers von Elaine errichtet. Es war der erste Versuch, öffentlich an das Massaker zu erinnern, und es ist bemerkenswert, dass die Gedenkstätte von einer Gruppe prominenter Nachkommen der Opfer und Täter geschaffen wurde, von denen die meisten nicht in der Region leben. Ihre Bereitschaft, sich zu äußern und Worte zu finden, um das Schweigen zu füllen, hat eine gemeinsame Möglichkeit des Erinnerns geschaffen. Doch der Prozess des Gedenkens wurde von beiden Gemeinschaften angefochten. Viele weiße Bewohner der Region ignorieren das Mahnmal, während Mitglieder der schwarzen Gemeinde von Elaine verständlicherweise argumentieren, dass das für das Mahnmal verwendete Geld besser für die Bekämpfung der Armut und die Schaffung von Bildungschancen hätte ausgegeben werden können.

Die Frage der Bildung ist besonders wichtig. Der Drang, die Geschichte der Rassengewalt zu leugnen, ist stark. In Arkansas, wie auch anderswo im amerikanischen Süden, schaffen die von den Republikanern kontrollierten Regierungen aktiv Gesetze, die vorschreiben, was an öffentlichen Schulen über Rassismus und seine gewaltvolle Geschichte gelehrt werden darf. Das Massaker von Elaine wurde nicht in den Lehrplan örtlichen Schulen aufgenommen, geschweige denn in Schulen in ganz Arkansas oder im ganzen Land. Zwar gibt es auch Zeichen des Wandels, wie die Black-Lives-Matter-Bewegung nach dem Mord an George Floyd im Sommer 2020 zeigt. Aber die Herausforderungen sind enorm, und solange die Öffentlichkeit nicht über ihre eigene dunkle Geschichte aufgeklärt wird, hält die menschenverachtende Haltung an.

Die Erinnerungsarbeit muss sowohl auf persönlicher als auch auf kollektiver Ebene geleistet werden. Lassen Sie mich daher abschließend kurz über meine eigene Position an der Schnittstelle von Kultur und Geschichte nachdenken. Ich habe zu Beginn meine deutsche Familiengeschichte erwähnt, aber wie spiegelt sich diese in dem wider, was ich heute bin und wo ich lebe? Als Kanadier ist der Impuls, das, was in Arkansas geschieht, zu ignorieren, groß. In der Tat sagen viele weiße Kanadier gerne, dass Rassismus etwas ist, das nur südlich der Grenze vorkommt, und bringen damit Kanadas eigene dunkle Geschichte effektiv zum Schweigen. Kanada war nicht nur über 200 Jahre lang ein Sklavenhalterstaat, sondern schwarze Kanadier leiden auch heute noch unverhältnismäßig stark unter Rassismus und systematischen diskriminierenden Praktiken.

Die Geschichte der schwarzen Gemeinschaft in Kanada spiegelt die Erfahrungen der indigenen Völker wider. Im letzten Sommer wurden über 1.000 nichtgekennzeichnete Gräber indigener Kinder in der Nähe der »Indian Residential Schools« entdeckt. Diese Schulen, die nur dem Namen nach Schulen sind, waren in Wirklichkeit Stätten der Assimilierung und des Völkermords, deren Ziel die Auslöschung des indigenen Lebens und der indigenen Kultur in Kanada war (Fontaine, Craft & The Truth and Reconciliation Commission of Canada, 2015). Indian Residential Schools wurden vor allem von der katholischen Kirche betrieben und von der kanadischen Regierung bezahlt. Die letzte dieser Schulen wurde erst 1996 geschlossen. Die grausame Entdeckung der Gräber war nur für nicht-indigene Kanadier eine »Neuigkeit«.

Seit einem Jahrhundert erzählen indigene Völker jedem, der es hören will, dass ihre Kinder vermisst werden. Es wird erwartet, dass in den kommenden Jahren Tausende von weiteren Gräbern gefunden werden. Und warum? Weil die Behörden endlich bereit sind, auf die Stimmen zu hören, die so lange zum Schweigen gebracht wurden. Aber selbst angesichts eines ehrlicheren Diskurses über die Vergangenheit bleiben Verleugnung und Verdrängung mächtige Kräfte, wenn wir nicht bereit oder willens sind, die Bedeutung dessen, was wir erfahren, zu begreifen.

All dies hat für mich eine besondere Resonanz. Ich habe einen Großteil meiner Kindheit nur eine Stunde von einer Indian Residential School entfernt verbracht, ohne zu wissen, dass es diese Schule gibt und welche Gräuel dort geschehen sind: sexueller und körperlicher Missbrauch, Stromschläge, Hunger, grassierende Krankheiten, Tod. Wie konnte ich das nicht wissen? Und jetzt, da ich es weiß, was kann ich zum Prozess der Versöhnung beitragen? Wenn ich zurückblicke, scheint es, dass die Geschichte, die mir der ältere Herr aus den Südstaaten in New York zum ersten Mal erzählte, sich gar nicht so sehr von meiner eigenen unterscheidet.

Literatur

Abraham, N. (1991 [1978]). Aufzeichnungen über das Phantom. Ergänzung zur Freuds Metapsychologie. *Psyche – Z Psychoanal, 45*(8), 691–698.

Clancy, S. (2019, 29. September). Marking a Tragedy: Memorial to those who died in the Elaine Massacre enmeshed in controversy. *Arkansas Democrat Gazette.* https://www.arkansasonline.com/news/2019/sep/29/marking-a-tragedy-20190929/?features-style

Desmarais, R. H. (1974). Military Intelligence Reports on Arkansas Riots: 1919–1920. *The Arkansas Historical Quarterly, 33,* 189.

Dunoway, L. S. (1925). *What a Preacher Saw Through a Key-Hole in Arkansas*. Parke-Harper Pub. Co.

Equal Justice Initiative (2017). *Lynching in America: Confronting the Legacy of Racial Terror* (3. Aufl.). Equal Justice Initiative.

Fontaine, P., Craft, A. & The Truth and Reconciliation Commission of Canada. (2015). *A Knock on the Door: The Essential History of Residential Schools from the Truth and Reconciliation Committee of Canada*. University of Manitoba Press.

Frie, R. (2021). *Nicht in meiner Familie, Deutsches Erinnern und die Verantwortung nach dem Holocaust*. Brandes & Apsel.

Frosh, S. (2013). *Hauntings. Psychoanalysis and Ghostly Transmissions*. Palgrave Macmillan.

Miller, B. (2019, 24. August). Honor the Dead. *Arkansas Democratic Gazette* https://www.arkansasonline.com/news/2019/aug/24/honor-the-dead-20190824/

McWhirter, C. (2011). *Red Summer: The Summer of 1919 and the Awakening of Black American*. Henry Holt Company.

Nasir, N. (2019, 25. Juli). In a Small Arkansas Town, Echoes of a Century-Old Massacre. *AP News*. https://apnews.com/1718cdcb42c54771b4079ece2ab9b559

The New York Times Index, October-November-December, 1919, 7(4), 261.

Stockley, G. (2001). *Blood in Their Eyes: The Elain Race Massacres of 1919*. The University of Arkansas Press.

Whitaker, R. (2008). *On the Laps of Gods: The Red Summer of 1919 and the Struggle for Justice That Remade a Nation*. Three Rivers Press.

Woodruff, N. E. (2003). *The American Congo: The African American Freedom Struggle in the Delta*. Harvard University Press.

Der Autor

Roger Frie ist Absolvent und Fakultätsmitglied des William Alanson White Institute of Psychiatry, Psychoanalysis and Psychology in New York und Professor für Pädagogik an der Simon Fraser University sowie Affiliate Professor für Psychiatrie an der University of British Columbia in Vancouver. Er war 2022 Gastprofessor für Psychoanalyse an der Universität Kyoto und 2021 DAAD-Gastprofessor an der Internationalen Psychoanalytischen Universität in Berlin. Er schreibt und hält zahlreiche Vorträge zu den Themen historisches Trauma, Erinnerung und soziale Verantwortung.

Kontakt per E-Mail: roger.frie@sfu.ca

Radikale Hoffnung?
Radikale Hoffnung!

Psychoanalyse in Zeiten gesellschaftlicher Fliehkräfte

Stefanie Sedlacek

> »[...] und jeder Versuch
> Ist ein ganz neuer Anfang, ein anders geartetes Scheitern,
> denn man hat nur gelernt, die Worte zu meistern.
> Für das, was man nicht mehr zu sagen hat, oder für die Art, in der
> man es zu sagen nicht mehr geneigt ist. So ist jedes Wagnis
> ein neuer Beginn, ein Angriff auf das Sprachlose
> mit schäbiger Ausrüstung, die immer unbrauchbarer wird
> in der allgemeinen Schlamperei ungenauen Empfindens
> unter den disziplinlosen Truppen der Gefühle.«
>
> *T. S. Eliot, Four Quartets (1935–1942)*[1]

1953 hat der niederländische Grafiker M. C. Escher einen Holzschnitt geschaffen, aus dem dann im Dezember 1953 eine eher kleine Lithografie entstand – sie ist nur 27,7 mal 29,2 Zentimeter groß –, die den Namen »Relativität« trägt, auf der eine Welt abgebildet ist, in der die Gesetze der Schwerkraft außer Kraft gesetzt zu sein scheinen.[2] In der Welt der Relativität gibt es drei Treppenhäuser mit einer je eigenen Schwerkraftquelle, von denen jede orthogonal zu den beiden anderen steht. Jede abgebildete Figur lebt in einer der Schwerkraftquellen, in der die normalen physikalischen Gesetze gelten. Die scheinbare Verwirrung der Lithografie rührt daher, dass die drei Schwerkraftquellen im selben Raum dargestellt sind. In dieser gemeinsamen und geteilten Architektur bewegen sich 16 Figuren wie gleichgeschaltet, gehen dieselbe Treppe hinauf und hinunter, allerdings in Bezug auf drei verschiedene Fluchtpunkte und Gravitationsfelder. Es

---

1   Siehe hierzu die von mir favorisierte Übertragung von Kevin Perryman, abrufbar unter http://www.planetlyrik.de/t-s-eliot-gesammelte-gedichte/2010/06/, sowie darüber hinaus und generell auch Eliot (2015 [1935–1942]).

2   Die bekannte Lithographie ist selbstverständlich in vielen Versionen online zu finden (z. B. unter https://www.escherinhetpaleis.nl/meisterstueck/relativitaet/?lang=de); siehe darüber hinaus auch den entsprechenden Abdruck bei Ernst (1986 [1978], S. 47).

scheint keine Konflikte zwischen diesen Welten zu geben, die doch eine Welt bevölkern. Der Mathematiker Bruno Ernst (1986 [1978], S. 3) nennt Escher einen »Konstrukteur unmöglicher Welten« und betont, dass viele Deutungen von Eschers Werken nicht seiner Intention entsprechen. Ich erlaube mir hier also, eine Konstruktion Eschers zur Illustration *meiner* Gedanken heranzuziehen.

In den letzten Jahren ist unsere Welt, beginnend mit der Digitalisierung, durch die Pandemie, vorher schon durch die Bedrohung des Klimawandels, und dieses Jahr nochmal mehr durch den Angriffskrieg Russlands auf die Ukraine zu einer unmöglichen Welt geworden, in der es kaum noch möglich erscheint, sich auf die Existenz physikalischer oder anderer naturwissenschaftlicher Gesetze zu verständigen, geschweige denn auf eine einvernehmliche Betrachtung der Wirklichkeit. Die politische Weltlage ist der Hintergrund wie bei einem Foto oder in einem Film, der quasi mitläuft und zwangsläufig die zwischenmenschliche und auch die analytische Begegnung mitbestimmt. Und das Miteinander ist nicht so ungestört wie in Eschers Lithografie, die ich betrachten möchte.

Ernst (1986 [1978]) teilt die abgebildeten Figuren in drei Gruppen, von denen *jede eine eigene Welt bewohnt*. Er führt aus:

> »Für jede Gruppe ist alles, was auf dem Druck vorkommt, ihre Welt; nur sie empfinden die Dinge anders und geben ihnen verschiedene Namen. Was für die eine Gruppe eine Decke ist, ist für die andere eine Wand; was für die eine Gemeinschaft eine Tür ist, ist für die andere eine Lücke im Fußboden (ebd., S. 47).

Zur Unterscheidung gibt Ernst den Figuren Namen. Die einen sind die »Aufrechten«, denn sie weisen mit den Köpfen aufwärts; die »Links-Lieger« weisen mit den Köpfen nach links, die »Rechts-Lieger« dagegen nach rechts. Ernst schreibt: »[W]ir sind unfähig einen neutralen Standpunkt einzunehmen – eindeutig rechnen wir uns zur Gemeinschaft der Aufrechten« (ebd.). Mir scheint, dass es den Betrachter:innen in der Verortung in der Welt ähnlich geht, dass man sich zwangsläufig zur *Gemeinschaft der Aufrechten* zählt.

Es gibt immer wieder Patient:innen, die aus Erfahrungswelten kommen, die denen ihrer behandelnden Psychoanalytiker:innen sehr fremd sind, sodass wir wie in diesen Treppenhäusern von Eschers Lithografie die Stufen diametral entgegengesetzt herauf- und herabsteigen. Dies fordert uns heraus, kann aber auch blinde Flecken durch allzu große – vermeintliche – Ähnlichkeit des gemeinsam erlebten Zeitgeschehens, des gesellschaftlichen Umfelds und der sozialen oder ethnischen Zugehörigkeit vermeiden. Im besten Falle können wir von und mit diesen Patient:innen lernen und uns entwickeln, oder wir müssen die Erfahrung des Scheiterns machen, mit T.S. Eliot ist ja »jeder Versuch […] ein ganz neuer Anfang, ein anders geartetes Scheitern«, was uns aber ebenso unschätzbare Erkenntnisse verschaffen kann. Und so möchte ich einen kleinen Ausschnitt meiner Praxis, anhand von zwei Behandlungsvignetten, als Fraktal der Gesellschaft betrachten, und mein Ringen mit den gesellschaftlichen Fliehkräften beschreiben, wenn sie sich dort abbilden – wohlwissend, dass es ein Wagnis ist, *ein neuer Beginn, ein Angriff auf das Sprachlose, mit schäbiger Ausrüstung,* die beim Schreiben *immer unbrauchbarer wird …*

Die Corona-Pandemie und ihre höchst unterschiedliche Betrachtung hat vermutlich Viele mit einer erschreckenden Fremdheit konfrontiert. Zentral erscheint mir, dass wir in einer Art Zeitenwende leben, womit ich grundlegende Verschiebungen gesellschaftlicher Überzeugungen und Werte meine. Damit gehen so enorme Veränderungsprozesse einher, dass zunehmend breite Bevölkerungsschichten mit der Herausforderung konfrontiert sind, dass »die Möglichkeit zusammenbricht, in Entsprechung zu den Idealen zu leben, die [dem Subjekt] zugewiesen« wurden (Lear, 2020 [2006], S. 79). Mit »Idealen« ist in diesem Zitat nicht eine ideale Welt gemeint, sondern ein verinnerlichter Wertekanon, der den Einzelnen im Umgang mit den Herausforderungen des Lebens einen Rahmen gibt, sodass Individuen in diesem Rahmen mit sich zufrieden sein können. Bei der Jahrestagung der Europäischen Psychoanalytischen Föderation 2022 sagte der Philosoph Johann August Schülein über die Notwendigkeit von Idealen: »Die Ordnung des praktischen sozialen Geschehens geschieht durch Normen. Sie schreiben vor, was wie zu geschehen hat und enthalten damit zumindest implizit ein Ideal – ein Sollen, an dem das Sein gemessen wird« (2022, S. 1).

Der Erziehungswissenschaftler Brumlik (2021) hält es für gesichert, dass intensive, in politischen Strömungen kultivierte Emotionen, die gegen eine *vermeintlich abgeklärte Nüchternheit* der politischen und gesellschaftlichen Protagonist:innen aufgerufen werden, nicht wieder »von heute auf morgen verschwinden werden, sondern […] eine beinahe notwendige Begleiterscheinung von Globalisierung und Digitalisierung und damit dem unwiderruflichen Niedergang der Arbeiterklasse in westlichen Industriestaaten [sind]« (S. 20). In seinem Eröffnungsvortrag bei der Online-Tagung der DGPT 2021 zur Wiederkehr des autoritären Charakters verwies Brumlik auf eine Studie im Spektrum von AfD-Wähler:innen, Corona-Leugner:innen und Impfgegner:innen, die zeigte, dass hier vor allem berentete oder früh berentete Männer aktiv sind, die sich in ihrer beruflichen Potenz gedemütigt und beschämt fühlen, und die in den entsprechenden Foren und Aktivitäten der Impfgegnerschaft ein Ventil für ihr verschobenes Aufbegehren finden. Es scheint, dass ein Verständnis für Putins vermeintliche Kränkung durch den Westen in diesen Kreisen ebenso kultiviert wird.

Lear (2020 [2006]) hat in einer Studie, die er im Original mit *Radical Hope* (in der deutschen Übersetzung: »Radikale Hoffnung«) betitelte, seine intensive Auseinandersetzung mit der Geschichte des letzten großen Häuptlings des Nordamerikanischen Stammes der Crow, Plenty Coups, beschrieben. In meinem Titel greife ich seinen Titel auf. Lear meint mit »radikaler Hoffnung« ein »Hoffen, das auch im Angesicht einer ontologischen Verletzlichkeit weiterbesteht« (ebd., S. 9). Er bezieht sich auf ein Interview des Häuptlings, das dieser 1932, kurz vor seinem Tod, gegeben hatte – zu einem Zeitpunkt, an dem die traditionelle Lebensweise der Crow bereits einige Jahre zuvor der Zerstörung zum Opfer gefallen war.

Plenty Coups war von seinem Stamm schon als Kind auf seine spätere Rolle als Häuptling vorbereitet und im Alter von neun Jahren für mehrere Tage auf einen Berg geschickt worden, um einen Traum oder eine Vision zu erhalten. Als er mit einem Traum zurückkam, wurde dieser von einer Versammlung besprochen und gedeutet. In Plenty Coups Traum, so die Deutung, wurde das Verschwinden der Büffelherden und die Übermacht des weißen Mannes vorweggenommen. Es gab einen Hinweis, sich die Kohlmeise *(the chickadee)* und ihre Anpassungsfähigkeit zum Vorbild zu nehmen (ebd., S. 109–127).

Im besagten Interview kurz vor seinem Tod erzählte Plenty Coups seine Geschichte – bis zu einem gewissen Punkt: »Aber als die Büffelherden verschwanden, fielen die Herzen meiner Leute zu Boden und sie konnten sie nicht mehr aufheben. Danach ist nichts mehr geschehen« (ebd., S. 21). Lear schreibt, dass *radikale Hoffnung* in der Hoffnung darauf bestehe, »dass etwas Gutes hervortreten wird, selbst wenn man gegenwärtig noch nicht über die Begriffe verfügt, mittels derer man sich dieses Gute verständlich machen kann«. Er wendet sich im Vorwort (ebd., S. 10) explizit an seine deutschen Leser und schreibt: »Wir sind Geschöpfe, deren Gegenwart und Zukunft von verschiedenen Vergangenheiten überschattet, genährt oder verfolgt werden – Vergangenheiten, derer wir womöglich nicht gewahr sind und die dennoch stets ein Anliegen für uns bilden« (ebd., S. 15). Damit beschreibt Lear den Stoff, mit dem sich Psychoanalytiker:innen und die Psychoanalyse traditionell beschäftigen. Und er betont, es gebe immer ein *Danach* nach dem »Danach ...« (ebd., S. 17).

In jedem Danach sind immer auch Wiederholungen und ein mögliches Scheitern impliziert. Bion beschreibt in seinen *War Memoirs* einen kurzen Dialog zwischen zwei Soldaten – Carter und Hauser – während des Ersten Weltkriegs:

»›Er ist in einer äußerst guten Verfassung‹, sagte Carter. ›Er ist ziemlich überzeugt, das ES das jetzt ist, dass wir einen Durchbruch haben werden und dann den Krieg beenden.‹ ›Ja, genau‹, sagte Hauser bitter, ›dieser Krieg, so wie der letzte Krieg, wird der Krieg, der Kriege beendet; und der nächste Krieg, wie dieser Krieg, wird der Krieg sein, der Kriege beendet. Und so weiter *ad infinitum*. Und all diese Durchbrüche sind die letztmöglichen Durchbrüche, die natürlich alles durchbrechen, na klar.‹« (Bion, 2014 [1897–1919], S. 231)

Wie also umgehen mit dem *Ad infinitum* – dem *Nicht*-Enden menschlicher Geschichte und den nicht-absehbaren Umwälzungen? Wie sehr uns das betrifft, hätten wir uns vor dem 24. Februar 2022 wohl nicht vorstellen können.

Im Korpus der psychoanalytischen Theorien wird immer wieder vom »Übergang verschiedener Welten« gesprochen, wobei die Erfahrung lehrt, dass Entwicklung nie linear ist, und dass es unter Belastung zu regressiven Bewegungen auf überkommen geglaubte seelische Prozesse kommt. Dennoch, die Entwicklung verläuft – wenn es gut geht – aus der paranoid schizoiden Position hin zur depressiven Position bei Melanie Klein, von der Dyade zur Triade im ödipalen Konflikt und deren identifikatorischer Lösung bei Freud, von den Beta-Elementen der namenlosen Angst durch das mütterliche Containment zur Bildung von Alpha-Elementen bei Bion. Die Frage, die sich stellt, ist, an welchem Punkt in einer analytischen Behandlung dieser Übergang stattfindet – von der einen in die andere Welt –, und woran sich das bemerken lässt. Was bleibt gleich, ist also eine Invariante, und was verändert sich?

Gelingt es der Mutter mit ihrem Kind oder der Psychoanalytiker:in mit der Patient:in den Anwürfen, die sich aus Spaltungsmechanismen speisen, wohlwollend standzuhalten, durch Rêverie Unverdauliches in Aufnehmbares zu verwandeln, und den ödipalen Versuchungen zu widerstehen? Denn nur so werden identifikatorische Prozesse, Entwicklung und Veränderung durch die analytische Unternehmung möglich, auch wenn dies den Verzicht auf narzisstischen Gewinn oder den Verzicht auf Erfüllung von eigenen Triebbedürfnissen aufseiten der Analytiker:in erfordert. An diese Pfeiler der psychoanalytischen Theorien sei erinnert, weil die Identifikation mit wohlmeinenden Anderen, die den Übergang von der einen Welt in eine andere begleitet haben, das ermöglicht, was Lear »radikale Hoffnung« nennt.

Können Analytiker:innen in der klinischen Arbeit radikale Hoffnung entwickeln und damit einen Beitrag für die Gesellschaft als Ganzes leisten? In den folgenden Ausführungen möchte ich anhand von zwei Fallvignetten von meinen Versuchen berichten, *Worte zu meistern, die einen neuen Anfang machen, einen Angriff auf das Sprachlose.*

In der ersten Vignette berichte ich von einem männlichen Patienten, Herrn A., einem Mit-Vierziger, der, nachdem er mehrfach bei den Beförderungen in seiner Behörde übergangen worden war, depressiv erkrankte, und der nach einer unerwünschten und deshalb beendeten Schwangerschaft mit seiner ersten Liebe Anfang 20, trotz mehrfacher Versuche auch einer Kinderwunschhandlung in seiner späteren Ehe, kinderlos geblieben war. Dieser Patient entspricht dem typisch aufbegehrenden, in seiner (beruflichen) Potenz gekränkten Mann, den Brumlik in seinem Vortrag beschrieben hat. Die ohnehin sehr schwierige psychotherapeutische Behandlung geriet mit der Corona-Pandemie in eine unlösbar scheinende Sackgasse. In der Behandlung fruchtbar zu werden, war plötzlich wie ausgeschlossen, denn der Patient entpuppte sich als Corona-Leugner und Impfskeptiker. Die Behandlung wurde zunächst mit sorgfältigem Hygienekonzept weitergeführt. Anfangs vermied Herr A. die Pandemie – das »C-Thema« – zu thematisieren, hatte er doch viele andere Themen, die ihn unbeherrscht aufbrausen ließen, und die es uns schwer machten, ins Nachdenken zu kommen. Als Impfungen dann möglich wurden, zeigte sich sein unverhülltes Ressentiment, das sich gegen alle und jede:n zu richten schien. Dass sich auch seine Ursprungsfamilie seiner vermeintlich zwingenden Argumentationslinie verweigerte, verletzte ihn sehr. Aber damit nicht genug, denn auch ich musste Position beziehen.

Ich bot Herrn A. an, entweder jedes Mal mit einem tagesaktuellen negativen Test in seine Stunden zu kommen oder auf die Möglichkeit der Videobehandlung umzusteigen. Herr A. empörte sich, aber er war vor allem sehr enttäuscht von mir und ließ sich nur widerstrebend auf den Wechsel des Settings in eine Videobehandlung ein – regelmäßiges Testen war für ihn keine Option. Zu seiner großen Überraschung kamen wir aber in dieser Situation von räumlicher Distanz, aber auch größerer Nähe, sehr viel besser ins Gespräch – z. B. konnten wir uns nach längerer Zeit wieder ohne Maske sehen, wenn auch auf dem Bildschirm.

In häufig wiederholter, markierender Anerkenntnis all des Trennenden zwischen uns und Herrn A.s Enttäuschung in Bezug auf mich gelang es uns doch immer wieder, kleine Bereiche zu finden, wie Öffnungen in der Grafik von Escher zwischen den Welten, in denen wir an Herrn A.s verletztem Stolz und seinem Gefühl der Ohnmacht, die mit ohnmächtiger Wut einhergingen, zu arbeiten. Sehr allmählich kamen wir punktuell in einen besserwerdenden Kontakt, der sich wahrhaftig anfühlte. Bergstein schreibt,

> »dass ein Wahrheitsgefühl immer dann entsteht, wenn *unzählige* Facetten desselben Objekts für einen bestimmten Moment zusammentreffen. Obwohl die Vielfalt dieser Facetten bewusst nicht erfahrbar ist, ruft ihr momentanes Zusammentreffen

eine starke emotionale Erfahrung hervor, im Kontakt mit einer Realität zu sein, die für kurze Zeit als Wahrheit erlebt wird. Der Begriff *Wahrheit* ist daher bei all den genannten Vorbehalten wichtig, um die Intensität der emotionalen Erfahrung zu verdeutlichen« (Bergstein, 2023).

Schließlich erzählte mir Herr A. von einem vermeintlichen Wundermedikament, das er vor Jahren in einer Reha-Klinik verabreicht bekommen hatte, das die Nebenwirkung von quälender Schlaflosigkeit gehabt hatte und den Reha-Aufenthalt nicht zu der gewünschten Erholung, sondern zu einer Tortur hatte werden lassen. Vier Wochen nach seiner damaligen Entlassung wurde das Medikament aus dem Verkehr gezogen. Das war nur eine Episode von vielen, bei der ihm wirklich Unrecht geschehen war und ich seine Wut verstand. Und natürlich steckte in diesem Bericht auch seine Sorge, welche unerwünschten Nebenwirkungen die Behandlung bei mir – die zuweilen auch schlaflose Nächte bei ihm auslöste – haben könnte. Wir dachten nun gemeinsam darüber nach, wie es gehen könnte, in einer vermeintlich hoffnungs- und auswegslosen Situation nicht zu verzweifeln und den Mut zu finden, sich den Herausforderungen der voranschreitenden Welt zu stellen und gewachsen zu fühlen, sowie unerfüllte Wünsche abzutrauern.

Herr A. kam aus einem geordneten Elternhaus, dort war es aber in seinem Erleben sehr streng und willkürlich zugegangen. Der Patient war im Grunde fixiert in einem destruktiven ödipalen Nest, das er auf die gesellschaftlichen Verhältnisse übertrug. Er konnte sich wohlmeinende Verantwortliche schlicht nicht vorstellen und wurde sehr unsicher, als er mich zunehmend als wohlmeinend erleben konnte. Ich arbeitete mit ihm vor allem daran, einen Denkraum entstehen zu lassen, in dem wahrhaftige Begegnungen möglich wurden. Diese Momente der Wahrheit waren rückblickend bedeutsam, damit Herr A. profitieren konnte.

Als seine Mutter wegen einer transitorischen ischämischen Attacke (TIA) in eine Klinik eingeliefert werden musste, kam Herr A. in schreckliche Bedrängnis, weil er nur getestet Zugang zu ihr bekommen konnte. Er empörte sich, dass es gegen *jeden gesunden Menschenverstand* verstoße, sich testen lassen zu müssen, wenn er keine Symptome habe. Auf den gesunden Menschenverstand beziehen sich, so scheint mir, Corona-Leugner:innen und Impfgegner:innen häufig. Auch Zimmer setzt sich mit dem *gesunden Menschenverstand* auseinander und schreibt dazu:

»Unterschiedliche Aspekte des gesunden Menschenverstands, wie er normalerweise wahrgenommen wird – das Integrative, das Universelle, das Praktische, das nach außen Fokussierte, das Einfache, das sozial Verankerte, das ›Ungeschulte‹ –, können verschiedenen Zwecken dienen, um den analytischen Prozess voran zu bringen oder um den Fokus in eine bestimmte Richtung zu lenken. Und jede dieser Interventionen trägt zu dem Gefühl bei, gemeinsam von der analytischen Arbeit insgesamt überzeugt zu sein, weil sie dank des mobilisierten ›Gefühls des gesunden Menschenverstands‹ ›richtig klingt‹.

Gleichzeitig ist das Gütesiegel der Wahrheit immer in einem gewissen Maße illusorisch, weil das Gefühl des gesunden Menschenverstands mit dyadischen und frühen triadischen Phantasien infiltriert ist. Tatsächlich führen Interventionen des gesunden Menschenverstands leicht zu Widerstand, Externalisierung, übermäßiger Vereinfachung und Rationalisierung, weil die Psychoanalyse in ihrem Kern, da sie sich mit den Kräften des Irrationalen und der Phantasien im Seelenleben beschäftigt, ganz entschieden nicht auf dem gesunden Menschenverstand beruht« (Zimmer, 2019, S. 120f.).

Auf der Linie von Zimmers Ausführungen sagte ich Herrn A., dem gesunden Menschenverstand sei wohl nicht immer zu trauen. Allerdings hatte ich nicht mit seiner dann folgenden Reaktion gerechnet. Seine Augen schienen hervorzutreten und er schrie mich empört an, das sei ja wohl der allergrößte Blödsinn, den er je gehört habe. Wir waren online, also waren wir beide ziemlich gut geschützt, aber ich war wirklich überrascht, zu erleben, wie schnell Herr A. sich provoziert fühlte und explodierte, wobei sich seine Empörung für mich nicht bedrohlich anfühlte. So schnell sich das Feuer entzündet hatte, so schnell war es auch wieder vorbei. In meinem Erleben beruhigte er sich noch in der Stunde, auch wenn wir dieses Geschehen nicht mehr besprechen konnten. Am nächsten Tag kam seine Versichertenkarte mit der Post – wir sahen uns zu dieser Zeit ja nicht persönlich –, ohne jede Aufforderung meinerseits, was ich als Versuch der Wiedergutmachung verstand. In der nächsten Stunde war Herr A. sehr zerknirscht und schien zu erwarten, dass ich ihn aus der Behandlung werfen würde. Er war sichtlich verunsichert, dass ich mich danach erkundigte, warum ihn meine Bemerkung so geärgert hatte. Er hatte das Gefühl gehabt, dass ich ihm sein Gefühl absprechen würde, was er nur zu gut von seinem Vater und seiner Frau kannte.

Oft fühlten sich unsere Stunden für mich wie ein Ringkampf an, bei dem Herr A. mich zunächst in eine sachliche Diskussion verwickeln und dann mit Argumenten bezwingen wollte. Dann waren es nur die letzten zehn Minuten, die ich dann als fruchtbar erlebte. Als sich Herr A. nach eineinhalb Jahren verabschiedete, war ich sehr skeptisch, ob er überhaupt profitiert hatte. Zu meinem großen Erstaunen bedankte er sich wirklich herzlich und erklärte, er habe mithilfe der Behandlung bei mir verstanden, dass er in der Kindheit eine schwarz-weiße Weltsicht verinnerlicht habe, was ihm im erwachsenen Leben geschadet habe. Wenige Minuten vor dem Stundenende der letzten Stunde sagte er wie beiläufig, seine Mutter habe ihm von der Traurigkeit des Vaters nach seinem Auszug erzählt, was er damals nicht habe verstehen können. Hier schien die Frage auf, die er wohl nicht zu stellen wagte, nämlich wie unser Abschied für mich sei. Er habe stets vermutet, dass dem Vater mit seinem Auszug der Prügelknabe abhandengekommen sei. Jetzt überlege er, vielleicht sei der Vater ja wirklich traurig gewesen und er habe ihm doch etwas bedeutet. Und vielleicht hätten die ewigen Streitereien auch etwas mit ihm selbst, dem Patienten Herrn A., zu tun gehabt. Auch wenn sich die schwarz-weiße Weltsicht der Kindheit in der Behandlung durchaus immer wieder abgebildet hat, so scheint sich doch etwas verändert zu haben – im Dank auf der einen Seite, aber auch als Beschreibung der Qual, die die Behandlung dem Patienten verursacht hat, so habe ich den *Prügelknaben* an dieser Stelle verstanden. Dennoch, die massive Spaltungstendenz hatte sich etwas gelockert und eine Ahnung der depressiven Position schien auf.

Jonathan Lear illustriert das Dilemma der Zeitenwende, wie bei meinem Patienten, dem seine Ziele und Aufgaben in der Welt abhandengekommen waren, mittels eines eindringlichen Beispiels. Er schlägt vor, sich in die Spielfigur des Bauers eines Schachspiels hineinzufühlen. Dieser ist beseelt von seiner Bestimmung, zu Beginn zwei Felder, sonst nur eines vorrücken zu können, und diagonal einen gegnerischen Spielstein zu schlagen. Unter bestimmten Voraussetzungen kann er das sogar en passant tun. Wenn es nun zu Umwälzungen kommt, bei denen das Schachspiel in Vergessenheit gerät, geht unser Bauer seiner Bestimmung verlustig. Das muss für den Bauer sehr verwirrend sein. Vielleicht schafft es der Bauer noch als Memorabilia oder aus dekorativen Gründen in ein Regal, oder in die Spielzeugkiste eines Kindes, aber mit der Zeit ist auch seine pure Existenz obsolet.

Plenty Coups, der letzte Häuptling der Crow, war mit einem radikalen historischen Wandel konfrontiert, der seine im Einklang mit den Werten seines Stammes entwickelte Persönlichkeit und Tapferkeit in einer Weise herausforderte, die diese Werte völlig infrage stellte. In einer solchen Situation mutig zu bleiben, stellt den Einzelnen, aber auch eine Gruppe oder die Gesellschaft als Ganzes vor die Notwendigkeit einer erheblichen psychischen Transformation und Umstellung. Als einziger Repräsentant aller indigenen Stämme Nordamerikas legte Plenty Coups 1921 am Grabmal des unbekannten Soldaten in Washington nicht nur einen

Kranz nieder, sondern auch seinen Häuptlingskopfschmuck und seinen Coup Stick, seine Insignien von Macht, Ansehen und Tapferkeit, und markierte damit in einer würdevollen Geste das Ende einer Ära.

Clint Eastwood setzte 2020 in seinem letzten Film *Cry Macho* einer Spielart von Männlichkeit ein filmisches Denkmal, einer Männlichkeit, die zwischen Tapferkeit – manchmal muss man sich eben schlagen – und Berührbarkeit changiert. Wie bei einem Sonnenuntergang, bei dem die Sonne noch einmal in großer Schönheit aufscheint, wird hier etwas beschworen, das in der heutigen Welt immer weniger vorkommt und seinen vermeintlich unverrückbaren Platz in der Gesellschaft verloren hat. Eastwoods Film wurde sehr gemischt aufgenommen und war kein wirtschaftlicher Erfolg. Die *taz* nannte den Film ein »ironisches Spätwerk« – »eine Meditation über die Sorte Mann, die er – Clint Eastwood – in seinen Rollen oft verkörpert hat«.[3]

Herr A., dem sein Lebensplan abhandengekommen war, so wie dem Bauer aus Lears Metapher, der ohne Schachbrett keinen Sinn mehr im Leben hat, legte mir in den letzten Minuten der Behandlung im Abschied seinen Trotz, seine Insignien der Macht, vor die Füße, ohne dass sich das für uns beide – so schien es mir zumindest – als Unterwerfung angefühlt hat.

Etwas anders gelagert als die Behandlung von Herrn A. ist mein zweites Fallbeispiel, Frau B. Diese Patientin, Mitte Fünfzig, kam Ende 2019 mit dem Wunsch zu mir, *endlich* eine Psychoanalyse zu machen. Auch sie erlebte sich als gescheitert, jedoch weniger beruflich oder familiär, sondern vielmehr mit ihren Überzeugungen darüber, wie Beziehungen und gedeihliches Miteinander gelingen. Die Realität ihrer Beziehungen entsprach so gar nicht ihren Vorstellungen, die auf mich recht idealisiert wirkten.

Die Patientin hatte ihr gesamtes Erwachsenenleben hindurch versucht, mit den unterschiedlichsten, meist esoterischen Behandlungsmethoden ihre heftigen Gefühlsschwankungen und ihre Instabilität zu verstehen und zu befrieden. Frau B. vermittelte eine große Verzweiflung und Hoffnungslosigkeit und war überzeugt davon, dass sie nur die richtige Erkenntnis brauchte, um endlich den *disziplinlosen Truppen ihrer Gefühle* Herr zu werden – auch wenn sie andere Worte verwendete. Sie war aus *medizinischen Gründen* schon als Kleinkind allein und später mit ihrer kleinen Schwester wiederholt verschickt worden, da sie *schwer zu lenken* gewesen sei und eine *mäkelige* Esserin war. Vor allem die ersten beiden Verschickungen in den Schwarzwald im Alter von drei Jahren allein, im Alter von fünf Jahren mit der zwei Jahre jüngeren Schwester, hatte Frau B. in schrecklicher

---

3   Siehe dazu https://taz.de/Clint-Eastwoods-Cry-Macho-im-Kino/!5806080/

Erinnerung. Die Traumatisierung der Verschickungskinder ist ja erst in den letzten Jahren in den gesellschaftlichen Fokus gerückt (Röhl, 2021).

Die »Liegekur« genannte Mittagspause für den Mittagschlaf war für das lebhafte Mädchen, das Frau B. war, eine Qual. Unsere Stunden in der Mittagszeit waren für meine Patientin keine Qual, aber sie wurden es für mich, weil ich fast regelhaft mit einer extremen Müdigkeit zu kämpfen hatte, als müsste, ja wollte, jetzt ich, ganz dringend einen Mittagsschlaf machen. Irgendwann hörte das auf, und ich bin nicht sicher, ob ich das schon verstanden habe. Nach meinem aktuellen Stand der Erkenntnis schätze ich es so ein, dass die Patientin in ein kinästhetisches Wiedererleben geraten ist, das projektiv bei mir landete. Gleichzeitig vermittelte sich mir eine tiefe Verweigerung gegen die *Liegekur*, die ich ihr anbot, und damit gegen Schmerz, Erkenntnis, Wissen, Entwicklung und Veränderung, was aber von mir wohl erst erlebt und *geträumt* werden musste, um für mich zugänglich zu werden.

Frau B. erzählte mir ihr Leben und den Kummer über die unglückliche Beziehung zu ihrer Mutter. Sie war ein voreheliches Kind, das von der Fürsorge immer wieder überprüft worden war, was ihre Mutter zutiefst gekränkt hatte. Ich erfuhr von Frau B.s beruflichem Engagement in einem sozialen Beruf und der Vielzahl körperlicher Symptome, die sie mit den verschiedensten homöopathischen Mitteln und körpertherapeutischen Methoden bekämpfte, die sich zu einem festen Glaubenssystem zusammengeschlossen hatten, das wie eine sehr andere Schwerkraftquelle – um es mit Escher zu sagen – auf mich wirkte. Sie habe ein *hyperreagibiles* Immunsystem, erklärte sie mir, und alle Konflikte würden irgendwie im Körper landen. Sie war überzeugt davon, dass sich ihre Symptome auflösen würden, wenn sie das alles nur *richtig fühlen* könnte. »Du fühlst das falsch«, hatte sie als Kind häufig von ihrer Mutter gehört, womit sie identifiziert war, ohne das je bemerkt zu haben. Als sie sich dessen gewahr wurde, war das eine erste Erschütterung für ihre Glaubenssätze und ein Moment der Wahrheit, wie dies oben bei Bergstein beschrieben wird.

Durch die langjährige Erfahrung in Körpertherapien, esoterischen Techniken sowie mit verschiedenen Formen der Meditation war Frau B. sehr kundig darin, Gefühlszustände zu erleben – vor allem im Körper. Leider gelang es ihr aber überhaupt nicht, aus diesen sehr präzisen Eindrücken weiterführende Gedanken zu entwickeln, die ihr geholfen hätten, ihr Gefühl der Überwältigung in handbares psychisches Erleben und Verstehen zu übersetzen und damit ihrer Verzweiflung etwas Psychisches, Psychisiertes entgegensetzen zu können, aus dem sich auch Veränderungen in ihrer Haltung ihrem nächsten Umfeld gegenüber ergeben hätten.

Vier Wochen nach dem Beginn der Behandlung 2020 brach die Corona-Pandemie aus. Zumindest in Bezug auf die Pandemie war sich Frau B. mit ihrem Mann einig, mit dem es sonst kaum Einvernehmen gab, dass es sich hier um ein politisch höchst fragwürdiges Geschehen handele, bei dem sie auf keinen Fall mitmachen würden. Das Ausmaß der paranoiden Phantasien, die mir Frau B. unterbreitete, erschreckte mich, und ich wurde unsicher, ob ich sie auf der Couch weiterbehandeln sollte. Dass ich ihre Ausführungen skeptisch sah, ließ sich von mir nicht ganz verbergen, und so klammerte sie entsprechende Ereignisse immer mehr aus. Wie auch immer, ich hatte in Bezug auf andere Bereiche das Gefühl, ausreichend gut für diesen Zeitpunkt in der Behandlung mit Frau B. in Kontakt zu kommen. Allein, dass sie eine Anlaufstelle hatte und mir alles erzählen konnte, brachte ihr große Erleichterung. Wenn sich aber meine Deutungen auf das Beziehungsgeschehen mit mir richteten, war Frau B. eher abwehrend: Das habe nichts mit mir zu tun, ich sei für sie ja eine *Heilige*.

Aber wann immer es in einer Stunde gelang, zu einem tieferen Verständnis zu kommen und sich in meinem Erleben die emotionale Distanz zwischen uns beiden deutlich verringerte, Nähe, Begegnung und Wärme möglich wurden, kam Frau B. in die nächste Stunde entweder mit neuen Erkenntnissen oder neuen Hinweisen auf neueste Erkenntnisse der Impfskeptiker:innen, die paranoiden Pläne hinter der Pandemie, oder sie verwies auf Tarotkarten, Berechnungen und esoterische Techniken, mithilfe derer sie das, was ich für etwas gemeinsam erarbeitetes Kreatives, Gutes hielt, in meinem Erleben banalisierte. Einmal fühlte ich mich davon sogar vor den Kopf gestoßen. Bei der Untersuchung der emotionalen Qualität der analytischen Begegnung in der jeweiligen Behandlungsstunde – im Sinne Bions (1997 [1965]) – konnte ich feststellen, dass sowohl das Impfthema als auch die Rückbesinnung auf esoterische Glaubenssysteme wie eine Panzerung gegen die einerseits ersehnte, aber auch gefürchtete Vertiefung von Kontakt und Verstehen zwischen uns herangezogen wurden.

Bion (1997 [1963]) schreibt:

»Um präzise beobachten zu können, muss der Analytiker aufnahmefähig sein – für möglichst viele Phänomene [...]. Je näher er diesem Ideal kommt, desto näher kommt er einem wesentlichen Bestandteil der Psychoanalyse, nämlich präziser Beobachtung. Komplementär zu diesem wesentlichen Bestandteil ist ein weiteres – nämlich die zutreffende Deutung. [...] Ohne Letzteres ist er kein Analytiker, aber wenn er das erste beherrscht, kann er mit der Zeit einer werden; ohne diesen wesentlichen Bestandteil wird er niemals einer werden, und kein noch so großes theoretisches Wissen wird ihn retten [...]« (S. 14, Übersetzung St. S.).

Bions Betonung der präzisen Beobachtung erlaubt es der Analytiker:in – in meinem Verständnis –, eine weniger aktive Haltung einzunehmen und zu beobachten, wenn sich in der affektiven Begegnung etwas verändert. Mit Parsons[4] würde ich noch weiter gehen und ein Hauptaugenmerk auf das Erleben des Zusammenseins mit der Patient:in legen, um dabei zu erspüren, wie es sich anfühlt, mit genau dieser Patient:in zusammen zu sein.

Als die Pandemie fortschritt und die Möglichkeit von Impfungen realistisch wurde, wurde Frau B.s Umgang damit allmählich auch zwischen uns zum Problem. Denn es war ihr ganz klar, dass sie sich, so wie die meisten Menschen in ihrem Umfeld, nicht würde impfen lassen. Aber auch erste Freundschaften zerbrachen an diesem Thema. Wieder berief sie sich auf ihr *hyperreagibiles* Immunsystem, das es ihr verbiete, sich impfen zu lassen. Zumindest kam sie jedes Mal mit einem tagesaktuellen negativen Test in meine Behandlung, war aber trotz ihrer Gekränktheit erstaunt, dass ich mir den Test nicht zeigen ließ, sondern auf ihr Wort vertraute.

Und dann erkrankte sie an COVID-19: Sie hatte einen eher milden Verlauf, meldete sich für eine Woche krank und kam dann zunächst per Videobehandlung zurück. Ihre Ärztin sei froh gewesen, dass sie nicht geimpft war, berichtete sie mir zu meinem großen Erstaunen. Sie hatte eine für mich sehr schwer zu verstehende Logik verfolgt, dass sie ungeimpft weniger schwer erkrankt sei. Ich sagte Frau B., dass es mir nicht gelinge, das zu begreifen, und dass das sicher schwierig für sie sei. Das konnte sie gut annehmen, war aber trotzdem sehr verletzt. Erschwerend für unsere Behandlung waren dann Beschwerden, die mich an eine Mischung aus Depression und Long-Covid denken ließen. War die Enttäuschung an mir möglicherweise der Auslöser? Ein Vertretungsarzt ihrer Hausärztin sagte Frau B., durch Corona hätte ihre Atemwegsvulnerabilität einen *tipping point* überschritten, und sie müsse sich wohl mit einer Chronifizierung abfinden. Frau B. war tief erschüttert. Dieser Arzt verkörperte alles, was sie gegen unser Medizinsystem aufbringe. Gerade habe sie sich durch die Behandlung mit mir *gesellschaftlich* etwas besser versorgt gefühlt. Dieses schwache Gefühl sei nun dahin. In ihrer Logik war es nicht ihre Erkrankung, die ihre Beschwerden verursachte, sondern der Arzt als Überbringer einer zu misstrauenden schlechten Nachricht.

Was meinen beiden Patient:innen vor dem Hintergrund tatsächlich sehr schlechter Erfahrungen mit unserem Gesundheitssystem nicht gelang, war sich

---

4   Ich verdanke diese Einsicht der intensiven Fallarbeit mit Michael Parsons, einem Vertreter der Independents der British Society, die ich als sehr hilfreich für meine Entwicklung als Psychoanalytikerin empfunden habe.

anzuvertrauen und vertrauensvoll zu überlassen, weil sich das Begeben in medizinische Behandlung wohl zu sehr nach willenlosem Ausgeliefertsein und Unterwerfung anfühlte.

Zurück aus einer Urlaubsunterbrechung erschrak Frau B., nachdem ihr Blick im Hinlegen auf zwei meiner Leselampen für die Arbeit mit Supervisand:innen fiel. Sie sagte, dies würde gerade erschreckend intim wirken – als steckten die beiden ihre Köpfe zusammen. Sie berichtete dann vom schönen Urlaub mit ihrem Mann, mit dem erstmals nach vielen Jahren ein wortloses Einvernehmen möglich gewesen sei, und wie sie sich schon voller Dankbarkeit mit einem Blumenstrauß für mich zurückkommen sah. Wieder zu Hause sei es dann »aus dem Nichts« zu einer totalen Verwerfung gekommen. So habe ihr Mann ihr kommentarlos einen Zettel mit den Daten seiner unmittelbar bevorstehenden Geschäftsreisen »rübergeschoben«. Da sei bei ihr »der Rollladen gefallen«. Sie erzählte dann ausführlicher von dem Guten und der anschließenden Verwerfung und wie froh sie sei, wieder zu mir kommen zu können – »wenn da nur nicht der Zettel mit den Behandlungsunterbrechungen wäre«, ergänzte ich. Frau B. war zunächst sprachlos und erwiderte dann wie verlangsamt: »Sie glauben, er hat etwas abgekriegt, was Ihnen gilt?«

Der Schreck über das intime Zusammenstecken der »Köpfe« meiner Leselampen war wie eine Eröffnung dieses Themas im Behandlungsraum, sodass ich diese Deutung als sehr naheliegend empfand. Tatsächlich konnten wir nun über die Rhythmik von Nähe und Distanz sprechen und die Schwierigkeit der Patientin durch die traumatischen Trennungserfahrungen in der Kindheit, panisch auf Distanzierungsbewegungen zu reagieren. Es gelang nun zunehmend, aus Zuständen der Affektüberflutung in ein gemeinsames Nachdenken und Arbeiten zu finden. Dadurch wurde Frau B. mehr und mehr ruhiger.

Die Veränderungen, die sich bei Frau B. einstellten, verunsicherten sie aber zutiefst. Sie beschrieb es so, dass sich ihre »Koordinaten« wie auf den Kopf stellen würden, denn dadurch würden ihre Überzeugungen infrage gestellt, ohne dass ihr klar wurde, wie das alles denn helfen, was sie genau von mir bekommen und was sie aktiv für ihren Entwicklungsprozess tun könne. Bisher war sie überzeugt, wenn sie nur alles »richtig« machte, regelmäßig Yoga, vegane Ernährung, für »spirituelle Erfahrungen und spirituelle Nahrung« sorgte, dann könne sie gar nicht krank werden. Dieses Credo war jetzt erschüttert. Sie bemerkte kleine Veränderungen, wurde unerschrockener in Auseinandersetzungen, erlebte sich als stabiler, verfolgte diese Entwicklung aber auch misstrauisch.

Den Behandlungsbericht über Frau B. möchte ich an dieser Stelle nicht weiter vertiefen. Mir ging es um die Erschwernis einer so ganz anderen Weltsicht für die Behandlungssituation. Für die Patientin war *ich* eine Herausforderung: in der Mutterübertragung einerseits eine *Heilige* und andererseits immer wieder Vertreterin einer zu misstrauenden Obrigkeit. Dass beide Zuschreibungen Versuche waren, einen *Wahrheitsgefühl* im Kontakt zu unterbinden, den Bergstein (2023) treffend umrissen hat, konnte Frau B. nur sehr allmählich einräumen. Sich vorzustellen, dass ich wohlmeinend sein könnte, auch wenn ich keine Heilige bin, gelang nur sehr allmählich wie in einer Springprozession zwei Hüpfer vor und einer zurück in sich wiederholender Reihe. Dass die Untersuchung unserer Begegnung im Behandlungsraum fruchtbar ist, musste erst erfahren und verarbeitet werden. Bergstein (ebd.) schreibt:

> »Es ist insofern ein fruchtbares Scheitern, als wir angesichts der Unmöglichkeit, die Realität in ihrer Ganzheit zu erfassen, einen Eindruck davon bekommen, wie sich unendliche psychische Realität anfühlt. Darüber hinaus stellt die Fähigkeit des Analytikers, diese Antinomien, dieses Paradoxon auszuhalten, ohne in einen Zustand von Allwissenheit oder geistiger Leere *(mindlessness)* zu verfallen, eine Form von sehr wirkungsmächtigem Containment dar. [...] Daher möchte ich meiner Überzeugung Ausdruck verleihen, dass der Versuch, das Unerreichbare zu erreichen, an sich schon transformierend ist. Es ist *das Suchen nach Bedeutung*, das transformierend wirkt, und nicht das Ankommen bei einer spezifischen Bedeutung.«

1966 veröffentlichte Ernst Jandl in seinem ersten Gedichtband das folgende, vielzitierte Gedicht *Lichtung*:

> »Manche meinen lechts und rinks
> Kann man nicht velwechsern.
> Werch ein Illtum!«

Es ist das Spiel mit kleinen orthografischen Vertauschungen, das ich hier zur Verdeutlichung heranziehe, das Verschleiern und Enthüllen, wodurch dieses Gedicht so verrückt und doch so tiefsinnig ist. Auch in unseren Behandlungen befördern wir ja weniger die großen Änderungen, sondern vielmehr die kleinen, die dann aber aus einem Quantitätszuwachs einen Qualitätssprung im Erleben wie bei Herrn A. und Frau B. entstehen lassen – so, wie es so schön in Jandls Gedicht zu sehen ist –, eindrückliche Veränderung, Transformation, aber auch klare Invarianten.

Wir sind als Gesellschaft eine Gruppe, die auch den Gesetzmäßigkeiten von Gruppenprozessen unterworfen ist. Unsere gemeinsame Arbeitsaufgabe ist es, das Gemeinwohl voranzutreiben. Jede:r Einzelne ist Teil davon und kommt nicht umhin, als sich darauf in irgendeiner Weise zu beziehen, d. h., dass auch der Einsiedler auf eine Gruppe bezogen ist, in seiner Einsiedelei. Bion schreibt:

> »Der Erwachsene muß Kontakt mit dem affektiven Leben der Gruppe herstellen, in der er lebt. Dies mag für den Erwachsenen eine ebenso gewaltige Aufgabe sein, wie für den Säugling die Beziehung zur mütterlichen Brust, und sein Versagen vor den Anforderungen dieser Aufgabe offenbart sich in seiner Regression. Der Glaube an die Existenz einer Gruppe, die mehr wäre als eine Summe der Individuen, ist ein wesentlicher Bestandteil dieser Regression, ebenso die Wesenszüge, mit denen das Individuum die vermutete Gruppe ausstattet« (1971 [1961], S. 102).

Was bedeutet das für die aktuellen Fliehkräfte, die unsere Gesellschaft herausfordern, und was bedeutet es vor allem für jedes einzelne Individuum in dieser Gesellschaft, wenn wir sie als Gruppe denken? Wir müssen meines Erachtens anerkennen, dass wir immer agieren, auch wenn wir uns zurückziehen oder engagieren und damit Teil der gesellschaftlichen Fliehkräfte sind. Jede:r Einzelne macht *Stimmung* und öffnet oder schließt Denk- und Gesprächsräume, polarisiert, grenzt aus. Der Schweizer Psychoanalytiker Luc Magnenat (2022, S. 72) schätzt die Zukunft von Gesellschaften, die mit Katastrophen konfrontiert sind, in Abhängigkeit der folgenden Fähigkeiten ein:

➤ der negativen Fähigkeit *(negative capability[5])* eines Objekts, einer gesellschaftlichen oder kulturellen Institution, sowie

➤ der Qualität seiner Empathie, seiner Rêverie und seiner Intuition, oder eben vom Fehlen dieser Qualitäten.[6]

Zusammengenommen brauchen wir also mutige Menschen wie Plenty Coups, mit einer Haltung der radikalen Hoffnung, negativer Capability und der Fähigkeit zur Rêverie. Plenty Coups sicherte den Crow ein Überleben in Würde, das jetzt von Stammesmitgliedern vor allem künstlerisch verarbeitet wird. Ich mei-

---

5　Keats schrieb bereits 1817: »Negative Capability bedeutet, dass ein Mensch in der Lage ist Unsicherheit, Geheimnisse, Zweifel auszuhalten, ohne reizbar nach Tatsachen und Gründen zu suchen« (zit. n. Forman, 1952, S. 78, Übersetzung St. S.).

6　Im Original heißt es: »The future of a catastrophe depends therefore on the presence of the negative capability of an object (or of an establishment or culture), the quality of its empathy, its reverie and its intuition, or on the absence of these qualities« (Magnenat, 2021, S. 739).

ne, wir müssen als Gesellschaft diese Fähigkeiten in uns finden bzw. entwickeln. Václav Havel soll gesagt haben: »Hoffnung ist nicht die Überzeugung, dass eine Sache gut ausgeht, sondern Hoffnung ist die Gewissheit, dass etwas Sinn hat, egal, wie es ausgeht.«

Im Grunde habe ich so etwas wie eine Haltung *ungewisser Zuversicht* im Sinn, ähnlich aber doch anders als die analytische Haltung – ohne mehr zu wollen, als zu verstehen, sich mit Interesse auf den Anderen, seine Narrative, seine Wünsche und Ängste einzulassen und ein zunächst gemeinsames, später eigenes Nachdenken zu ermöglichen. Und darauf zu vertrauen, dass wir so zu Veränderungsobjekten für unsere Patient:innen werden. Es wäre gut, wenn wir uns mehr für die Narrative derer öffnen und interessieren könnten, die sich abgehängt fühlen und wie der Bauer des vergessenen Schachspiels keine Orientierung mehr haben. So kann jede:r Einzelne einen winzigen Beitrag zum Guten im Gefüge der Gesellschaft leisten und vor allem auch den eigenen Fliehkräften Einhalt gebieten. Damit machen wir Politik in der klinischen Praxis. Indem wir uns auf unsere Patient:innen einlassen und uns ihre Verletzungen und Kränkungen voller Interesse und Mitgefühl zeigen lassen und sie verdauen helfen, sind sie langfristig sehr viel weniger verführbar für die vereinfachten Narrative von Verschwörungstheoretiker:innen und esoterischen Heilsversprechen.

Der Leipziger Künstler Neo Rauch wurde in einem Bericht über ihn und sein Werk bei *arte* 2017 befragt, wie er zu neuen Themen komme. Er sagte, es stelle sich bei ihm so etwas wie ein *Wiederholungsekel* ein. Dieser Wiederholungsekel bringe ihn dazu, etwas Neues auszuprobieren. In diesem Sinne möchte ich dem Wiederholungszwang den Wiederholungsekel gegenüberstellen, den wir sicher alle kennen. Ich denke, wir kennen ihn aus dem privaten, aber auch dem analytischen Leben, wenn wir uns destruktiver oder unbrauchbarer Wiederholungen und im Falle der analytischen Praxis abgedroschener Formulierungen gewahr werden. Der Wiederholungsekel ist wie ein Vorbote von Transformations- und Veränderungsprozessen. Ich glaube, er taucht auf, wenn etwas Neues naht und denkbar wird, aber noch nicht greifbar ist.

Für die beschriebenen Patient:innen Herrn A. und Frau B. war das »C-Thema«, der äußere Protest, ein Aufbegehren inszeniert für den inneren Betrachter, der wie Insignien der Macht fungierte, die nicht, oder wie im Falle von Herrn A. nur wiederstrebend, aufgegeben werden konnten. Was wie Fixierung im analen Trotz und jugendliche Reaktionsbildung erscheint, war die einzige psychische Möglichkeit, Würde und Selbstachtung zu bewahren. So lange diese Haltung narzisstisch aufgeladen ist und mit einem Gefühl von Stolz, Selbstbehauptung und Selbstgerechtigkeit verknüpft bleibt, sind Analytiker:innen über lange Zeit in ihrer Geduld herausgefordert. Es ist notwendig, dass sich die Patient:in in einer ganz abweichenden Meinung und einem diametralen Erleben ernstgenommen fühlt, um allmählich einen Widerholungsekel erleben zu können und sich für den Übergang in eine neue Welt bereitmachen kann. Hierbei scheinen die alten Waffen, die Insignien der Macht, leicht im Gerangel mit der Autorität, die die Analytiker:in verkörpert, auf, bevor sie aufgegeben werden können. Dabei kommt den Worten besondere Bedeutung zu, aus denen wohlwollendes Verstehen und radikale Hoffnung sprechen. Freud schrieb: »Worte sind ja die wichtigsten Vermittler für den Einfluß, den ein Mensch auf den anderen ausüben will« (1890a, S. 301f.). In den *Vorlesungen zur Einführung in die Psychoanalyse* heißt es dann später: »Worte waren ursprünglich Zauber und das Wort hat noch heute viel von seiner Zauberkraft bewahrt« (1916–1917a [1915–1917], S. 10). Radikale Hoffnung ist eine schwer zu bewältigende Herausforderung. Aber, wann immer sie gelingt, ermöglicht sie, immer wieder neu anzufangen, und lässt das unausweichliche Scheitern zu etwas Fruchtbarem werden.

Literatur

Bergstein, A. (2023, i. E.). »Wahrheit wird sprossen aus der Erde« Der Analytiker als Sammler von Sinneseindrücken. In I. Böhme & R. Rink (Hrsg.), *Frühe Spuren (Internationale Psychoanalyse, Band 18)*. Psychosozial Verlag.

Bion, W. R. (1971 [1961]). *Erfahrungen in Gruppen*. Klett-Cotta.

Bion, W. R. (1997 [1963]). The Grid. In F. Bion, *Taming Wild Thoughts* (S. 6–21). Karnac.

Bion, W. R. (1997 [1965]). *Transformationen*. Suhrkamp.

Bion, W. R. (2014 [1897–1919]). The Long Weekend, 1897-1919 (Part of a Life). *The Complete Works of W. R. Bion. Band I*. Karnac.

Brumlik, M. (2021). »Rechtspopulismus« oder die Wiederkehr des autoritären Charakters im Zeitalter der Wut. Begrüßungsvortrag der DGPT-Online-Jahrestagung, 30. September 2021 (unveröffentlichtes Vortragsmanuskript).

Eliot, T. S. (2015 [1935–1942]). *Vier Quartette. Four Quartetts*. Suhrkamp.

Ernst, B. (1986 [1978]). *Der Zauberspiegel des M. C. Escher*. Taco.

Ferro, A. (2014). Unrepräsentierte psychische Zustände und das Generieren von Bedeutung. *Psyche – Z Psychoanal, 68*(9/10), 820–839.

Forman, M. B. (Hrsg.). (1952). *The Letters of John Keats*. Oxford University Press.

Freud, S. (1890a). Psychische Behandlung (Seelenbehandlung). *GW V*, S. 287–315.

Freud, S. (1916–1917a [1915–1917]). *Vorlesungen zur Einführung in die Psychoanalyse. GW XI*.

Grier, F. (Hrsg.). (2005). *Oedipus and the Couple*. Routledge.

Lear, J. (2020 [2006]). *Radikale Hoffnung. Ethik im Angesicht kultureller Zerstörung*. Suhrkamp.

Magnenat, L. (2021). »Think like a mountain« – »to think of Oedipus«. A psychoanalytic contribution to environmental ethics. *International Journal of Psychoanalysis, 102*, 734–754.

Magnenat, L. (2022). »Denk wie ein Berg« – » An Ödipus denken«. Ein psychoanalytischer Beitrag zur Umweltethik. In K. Münch (Hrsg.), *Staying alive – Einbrüche der Realität (Internationale Psychoanalyse, Band 17)* (S. 65–93). Psychosozial-Verlag.

Röhl, A. (2021). *Das Elend der Verschickungskinder. Kindererholungsheime als Orte der Gewalt.* Psychosozial-Verlag.

Schülein, J. A. (2022). Ideale. Tagung der EPF in Wien am 16. Juli 2022 (unveröffentlichtes Vortragsmanuskript).

Spindler, M. (2005 [1974]). *Schachlehrbuch für Kinder* (9. Aufl.). Joachim Beyer.

Zimmer, R. (2019). Gesunder Menschenverstand. Verwendung, Missbrauch, Fallstricke. In K. Münch (Hrsg.), *Gedachtes fühlen – Gefühltes denken (Internationale Psychoanalyse, Band 14)* (S. 111–138). Psychosozial-Verlag.

Die Autorin

Stefanie Sedlacek, Dr. phil., Dipl.-Psych., ist Lehr- und Kontrollanalytikerin (DPG, DGPT, IPA) und in eigener Praxis in Berlin niedergelassen. Sie ist Mitglied im Übersetzerbeirat des German Annuals und des Boards des *International Journals of Psychoanalysis* sowie Mitherausgeberin der *Psyche.* Sie publiziert zahlreich zu Ausbildungsfragen, Behandlungstechnik und Fallstudien, zuletzt zur Fernanalyse.

Kontakt per E-Mail: dr.stefanie.sedlacek@gmx.de

Überlegungen zum Zauderrhythmus der Entwicklung und zur Förderung ihrer Möglichkeiten

Sylvia Zwettler-Otte

Einleitung

Entwicklung und Veränderung unterscheiden sich meist von Beginn an grundsätzlich voneinander: Während Entwicklung auf einen vorgegebenen Prozess verweist, der zwar gefördert oder aber behindert, aber oft nicht beliebig gesteuert werden kann, tritt bei der Veränderung die Notwendigkeit oder zumindest der Wunsch deutlicher hervor, dass etwas verändert werden soll, ob es sich dabei um einen Zustand oder einen Prozess handelt, der nach dem Urteil meist mehrerer Personen keineswegs zufriedenstellend ist.

Bei einem klar definierten Streben nach Veränderung stellt sich bald die Frage nach vorhandenen oder noch fehlenden Konzepten ein, die Veränderungen bei uns selbst oder in unserer Umgebung bewirken können. Selbst wenn es solche Konzepte bereits gibt, ist nicht absolut sicher, dass sie allen Personen, die an der geplanten Veränderung mitwirken sollen, tatsächlich in gleicher Weise geläufig und verfügbar sind Es kann an der Fähigkeit oder Bereitschaft fehlen, auch andere Ideen als unsere eigenen anzuhören, zu überdenken und ggf. zu übernehmen (siehe dazu das Kapitel »Die Fehl-Leistung einer nur scheinbaren Aufnahme- und Kontaktbereitschaft« in Zwettler-Otte, 2019, S. 34ff.).

Reaktionen antworten gewöhnlich auf Vorgegebenes wie z. B. Verschlechterungen von Arbeitsbedingungen als negative Veränderungen. Mit einer Reaktion überwindet man passives Erdulden irgendeines Mangels und tolerierende Anpassung, solange man etwas noch nicht ideal findet. Was unter »ideal« zu verstehen ist, wurde bereits in der Antike klar definiert hinsichtlich einer idealen Rede: Ihr kann nichts Wesentliches mehr hinzugefügt und nichts Überflüssiges weggelassen werden (siehe auch Cicero, 1883, *De oratore* I, §3 und §8). Ist eine Reaktion auf eine negative Empfindung oder einen Reiz unmöglich, können Gefühle von Bedrohung und Hilflosigkeit die Oberhand gewinnen. Eine geplante Aktivität dagegen geht meist von eigenen aktiven Veränderungswünschen aus.

Auch Entwicklung hat in der Naturwissenschaft – abgesehen von heute möglichen genetischen Experimenten (Green, 2002, S. 33) – weitgehend mit von der Natur Vorgegebenem zu tun. Der Begriff »Entwicklung« deutet allgemein in der Biologie und speziell bei Lebewesen auf einen Werdegang, eine Entfaltung hin. Es ist ein Prozess, der einzelne Phasen durchläuft, wie z. B. Befruchtung, Geburt, Jugend, Erwachsenenzeit, Alter und Tod. Zu einer Entwicklung gehören ein Anfangs- und ein Endstadium, eine Entwicklungsrichtung, die von der Umwelt mit beeinflusst wird, und vor allem – dieser Punkt ist für die Psychoanalyse wichtig und beinhaltet ein aktuelles Problem, auf das Hans Loewald bereits 1980 hinwies und auf das wir noch eingehen werden – ein sich entwickelndes Individuum. Das einzelne Subjekt aber, das sich mithilfe seiner Idealvorstellungen gegen Unannehmlichkeiten und schwer Erträgliches zu wehren versucht, steht seit Längerem nicht hoch im Kurs der Gesellschaft, und tatsächlich können ja Ideale ein Orientierung gebender Leitstern, aber ebenso ein irreführendes Vorbild sein.

Wenn Analytiker ihre Arbeit beschreiben sollen, weisen sie wahrheitsgemäß im Hinblick auf das Unbewusste eher auf den Bereich des Unsichtbaren und Unsicheren hin, da sie ja mit Phänomenen konfrontiert sind, die eine Folge von Verdrängung, von Unbewusstem und oft sogar vom Fehlen von Repräsentanzen sind. Der von dem romantischen Dichter John Keats geprägte Begriff der *negative capability* wird oft zitiert, um auf eine Bereitschaft hinzuweisen, Zustände von Unsicherheiten, Zweifel und Geheimnissen auszuhalten, ohne irritiert nach Fakten und Vernunft zu suchen. Diese für Analytiker notwendige Haltung wurde gerade in der Weiterentwicklung psychoanalytischer Theorie und Technik in den letzten Jahrzehnten bedeutsam für die erfolgreichen Versuche, bisher Formlosem eine Form zu geben und die Bildung von Repräsentanzen anzuregen, damit individuelle psychische Verarbeitung durch Verbalisierung überhaupt erst möglich wird.

Solche Ungewissheiten, die in Analysen unvermeidbar sind, werden in einführenden Gesprächen keineswegs verschwiegen, aber doch eher behutsam angedeutet mit Formulierungen, die auf die Möglichkeiten der Förderung und Entfaltung von Reifungsprozessen und Begabungen hinweisen – und diese Chance bietet ja die Psychoanalyse in besonders hohem Ausmaß, was sie freilich auch aufwendiger macht.

Wenn die Frage von außen kommt, was denn die Psychoanalyse an Besonderem, an eigenen Konzepten, anzubieten habe, die anderen Therapieformen nicht geläufig sind, ist es allzu oft unrealistisch, zu erwarten, dass eigene Erfahrung oder zumindest grundlegendes Wissen vorausgesetzt werden kann. Es ist auch die Frage, die die Öffentlichkeit und die Vertreter des Gesundheitswesens an uns stellen und Rechtfertigung von uns für unsere länger dauernden und daher kostspieligeren Behandlungen verlangen. Diese Forderung mag sehr vernünftig erscheinen. Michael Rustin schreibt:

> »Wenn der Steuerzahler zahlt, reicht es nicht aus, dass Individuen die Dienstleistung als hilfreich empfinden oder dass Angehörige des öffentlichen Gesundheitswesens das tun, eine Evidenz für Wirksamkeit wird erwartet« (2001, S. 82, zit. n. Kohon, 2021, S. 14).

Ähnlich argumentierte schon 2018 die Präsidentin der Society for Psychotherapy Research, Felicitas Rost, dass die Psychoanalyse »es der Gesellschaft schuldet, Evidenz für die Wirksamkeit ihrer Behandlungsmodelle zu erbringen« (ebd., S. 15). Der aggressiv-fordernde Ton, in dem die Erwartung formuliert und tendenziös mit Schuld in Verbindung gesetzt wird, um Druck auszuüben, ist nicht zu überhören und zeigt den Wunsch, dass jeder die Wirkungen beurteilen und messen können sollte, auch wenn er von unserer Arbeit und unserer Methode keine Ahnung hat und an diesem Zustand auch nichts ändern will. Diese Schwierigkeiten werden noch hervorgehoben durch mögliche enttäuschte Rückzüge oder Abbrüche jener Patienten, die nicht kreativ und psychisch lebendig auf unsere Bemühungen antworten, sondern negativ auf Hilfe und Verbesserung reagieren. All diese Probleme ließen auch die Konkurrenzkämpfe mit einfacheren, leichter zu bewertenden Therapien und mit der evidenzbasierten Medizin entstehen.

Die starke zeitgenössische Tendenz zur Radikalität und dem Erzwingen von Veränderungen zeigt zudem gleichsam gewaltige Kontrapunkte zur Hilflosigkeit und Ohnmacht, die wir erleben, wenn wir auf eine negative Entwicklung oder Veränderung keine rettende Reaktionsmöglichkeit sehen. Auch die ins Blickfeld gerückten Krisen steigern die Suche nach Konzepten für Entwicklung und Veränderung. All das kann existenzielle Ängste auslösen und gleichzeitig all unsere privaten, persönlichen Ängste vor Bedrohungen und Verlusten widerspiegeln und verstärken, wie sie etwa in Beziehungen oder bei beruflichen Unsicherheiten auftreten. Manchmal wirken die äußeren Bedrohungen allerdings auch entlastend, als wären (wie bei Projektionen) nun sämtliche Probleme nur mehr draußen und hoffentlich weit genug weg von unserer eigenen Verletzbarkeit. Dass Furcht vor Objektverlust gleichzeitig auch als Verlust des Selbst erlebt wird und dadurch zu einer Frage des Überlebens werden kann, ist bekannt (Löchel, 1996; C. Botella & S. Botella, 2005; Abram, 2022).

Ruhs (2022) betonte, dass gerade die Verbindung einer Idealvorstellung mit dem Imperativ des Über-Ichs eine katastrophale Entwicklung verursachen kann. Dieser Punkt steht auch in engem Zusammenhang mit der Erkenntnis einer allen Veränderungs- und Entwicklungsprozessen innewohnende Ambivalenz. Diese Notwendigkeit einer Änderung der bisherigen Einstellung leitet über zu meinem Thema, dem *Zauderrhythmus der Entwicklung*.

Der Zauderrhythmus

Freud verwendete den Begriff »Zauderrhythmus« (1920g) in *Jenseits des Lustprinzips* im Zusammenhang mit den Sexualtrieben, die besonders konservativ sind, indem sie sich gegen äußere Einwirkungen als besonders resistent erweisen und das Leben selbst für längere Zeiten erhalten. Er nennt sie »die eigentlichen Lebenstriebe«, weil sie der Absicht der Todestriebe entgegenwirken.

> »Es ist wie ein Zauderrhythmus im Leben der Organismen: die eine Triebgruppe stürmt nach vorwärts, um das Endziel des Lebens möglichst bald zu erreichen, die andere schnellt an einer bestimmten Stelle dieses Weges zurück, um ihn von einem bestimmten Punkt an nochmals zu machen und so die Dauer des Weges zu verlängern« (ebd., S. 43).

Die konservative Tendenz der Triebe hängt mit dem *Wiederholungszwang* zusammen, den Freud auch in seiner Arbeit über das Unheimliche (1919h) erwähnt:

> »Im seelisch Unbewußten lässt sich nämlich die Herrschaft eines von den Triebregungen ausgehenden Wiederholungszwanges erkennen, der wahrscheinlich von der innersten Natur der Triebe selbst abhängt [...]«.

Und er fügt hinzu, dass der Wiederholungszwang stark genug ist, sich über das Lustprinzip hinwegzusetzen und uns deshalb »alles unheimlich sein wird, was an diesen inneren Wiederholungszwang erinnert« (ebd., S. 251). Es ist, als gäbe es eine vage Ahnung, dass die Erreichung des Ziels das Ende des Lustprinzips bedeutet, sodass ein hemmender Trieb nun zurücktreibt. Unheimlich sind also die auftauchenden unvereinbaren und daher konflikthaften Vorstellungen der Triebziele. Klinisch hatte Freud jene analytischen Erfahrungen im Blickfeld, die er ein Jahr vorher, also 1918, in der »Geschichte einer infantilen Neurose« veröffentlichte, die Analyse des »Wolfsmanns«, bei dem Freud sein »unausgesetztes Schwanken« zwischen widersprüchlichen Möglichkeiten und seine »ungewöhnlich deutliche, intensive und anhaltende Ambivalenz« (Freud, 1918b [1914]) auffiel. Wie ich bereits 2006 zu zeigen versuchte,

> »scheint Freud hier schon im Erstgespräch ein besonderer technischer Kunstgriff gelungen zu sein: er vollzog den ›Zauderrhythmus‹ des ›Wolfsmanns‹ nach und gab ihm doch auch einen eindeutigen Wink in eine bestimmte Richtung. Er sagte ihm, dass sein quälendes Schwanken eine Rückkehr zu seiner Geliebten erst nach einigen Monaten Analyse ermöglichen werde. Freud sprach beide Tendenzen an, das Wegwollen vom Liebesobjekt- und das Zurückwollen, und gab ihm dadurch gleichsam einen ›Schubs‹ zu einer möglichen Weiterentwicklung.
>
> Der ›Wolfsmann‹ erschien durch seine Aufmerksamkeit für Gegensätze als scharfsinniger Gesprächspartner. Er zeigte aber auch Symptome, die als ein Rückzug der Libido bei Borderline-Störungen und narzisstischer Pathologie beschrieben werden und sich in der Ablehnung von Veränderung und im Vermeiden von Wahlmöglichkeiten äußern« (Potamianou, 1997, S. 48; Übersetzung S. Z.-O.).

Im sexuellen Bereich hatte sein Zauderrhythmus einen wesentlichen, destruktiven Effekt: Sein bisexueller Konflikt führte dazu, dass er weder ein Mann noch eine Frau sein wollte (Green, 1993, S. 48; siehe auch Zwettler-Otte, 2006, S. 266f.).

Um nach diesem kurzen klinischen Beispiel zur Ambivalenz auch die theoretisch erkannte Notwendigkeit zu unterstreichen, dass wir ebenso in unseren angestrebten Veränderungen auf unsere eigene Ambivalenz und die Anderer achten sollten – so kaschiert sie oft auch auftreten mag – verweise ich auf die Arbeit von Elfriede Löchel (1996), die anhand der subtilen Bedeutungen des Fort-Da-Spiels und des Begriffspaars Eros und Todestrieb zeigt, »dass die Annahme eines Todestriebs eine innertheoretische Notwendigkeit ist, für die Freud jedoch die metasprachliche Ebene gefehlt hat« (ebd., S. 681).

Versuchen wir zunächst festzuhalten, welche konflikthaften Gegensätze uns im Hinblick auf unsere psychoanalytische Arbeit beschäftigen und vielleicht auch uns zu einem Zauderrhythmus und schwankenden Haltungen gebracht haben könnten, sodass eine unerschütterlich klare Haltung in der die Analyse betreffenden Öffentlichkeitsarbeit und Ausbildung vielleicht erschwert und selten in aller Deutlichkeit gezeigt wird.

Entwicklung und Veränderung

Entwicklung und Veränderung sind Prozesse, die einen Zustand in einen anderen zu überführen trachten. Entwicklung aber hat weitgehend mit einem von der Natur vorgegebenem Programm zu tun, auch wenn sie wie Veränderung von fördernden oder hemmenden Faktoren, kulturellen, gesellschaftlichen und anderen Bedingungen und Einwirkungen aus ihrer Umwelt beeinflusst wird und davon teilweise abhängig sein kann. Green (2002) betont, dass Entwicklung einem von der Natur hervorgebrachten Konzept nahesteht, während der Begriff »Reifung« den Prozess komplizierter darstellt, indem er die Verflechtung verschiedenster Einflüsse der Umgebung berücksichtigt, die beim Aufbau der psychischen Persönlichkeit eine Rolle spielen, speziell die kulturellen Faktoren einer Ordnung in der Umgebung. Es ist ein Prozess, der von Fixierungen und Regressionen betroffen ist und Perioden von Neuorganisationen aufweist, die u. a. von der Entwicklung des Über-Ichs abhängen.

Wegen der besonderen Beachtung von Verzweigungen und Verflechtungen hat Maurizio Balsamo (2019, Klappentext), ein Psychoanalytiker der Italienischen Psychoanalytischen Vereinigung, wohl zurecht André Green »il grande pensatore delle connessioni«, den »großen Denker der Verknüpfungen«, genannt. Green wies auch auf die primären Fantasien hin, die als hypothetische Organisatoren der Psyche eine Rolle spielen – ein Konzept, das weder bewiesen noch widerlegt werden konnte und sich kaum durchsetzte, weil es Vielen zu abstrakt und zu fern von beobachtbaren Fakten war und ist, sowie durch seinen spekulativen Anteil die Toleranzschwelle des Akzeptablen überschritt (Green, 2002, S. 34).

In jedem Falle ist festzuhalten, dass im Zuge der Entwicklung unsere Möglichkeiten, einzugreifen und den Vorgang zu steuern, oft geringer erscheinen als bei von uns geplanten Veränderungen, von denen wir zumindest meinen, dass sie auf rationaler Ebene vertretbar und machbar wären oder dies sein müssten. Wann immer wir keinerlei Chance sehen, aktiv Einfluss auf eine negative Entwicklung oder Veränderung zu nehmen, kann sich ein passives Gefühl von Hilflosigkeit, Hoffnungslosigkeit und Resignation ausbreiten. Nichts durch Aktivität bewirken zu können, kann in regressiver Richtung zur Annahme einer Opferrolle oder zur Lust der Aufwandsersparnis drängen. »Entwicklung« und »Veränderung« stehen also in enger Beziehung zum Gegensatzpaar der Triebziele von »Aktivität« und »Passivität«. Es geht dabei um die Entscheidung, ob die Möglichkeit einer (rettenden) Reaktion und einer Wirkmöglichkeit unsererseits besteht oder nicht – und einer Realitätsprüfung standhält. Eine Überschätzung unserer Chance, etwas in unseren Augen Positives zu bewirken, riskiert, in unrealistische Omnipotenzgefühle zu entarten, ein Abgleiten in Passivität kann zu (bedrohlicher) Hilflosigkeit werden, da sie mit dem libidinösen Besetzungsabzug der Todestriebe verbunden ist. Beide Richtungen haben viele Abzweigungen, die nicht einfach generell als »gut« oder »schlecht« klassifiziert werden können.

Die vorhin erwähnten kulturellen Einflüsse und Einwirkungen der Umgebung führen uns zu den Eigenschaften der Persönlichkeit, die nicht vorgegeben sind (wie etwa Ererbtes), sondern im Lauf der Entwicklung erworben und von der Kultur auf speziellen Wegen von Generation zu Generation selektiert und weitergegeben werden (ebd., S. 43). Wir sind also bei der Dualität von Individuum und Gesellschaft angekommen.

Individuum und Gesellschaft

Wir sind diesem konfliktträchtigen Gegensatzpaar bereits bei den Forderungen der Öffentlichkeit nach Evidenz und Kostenersparnis begegnet. Wenn wir bedenken, dass sich Psychoanalyse als Versuch verstehen lässt, objektives Wissen über Subjektivität zu entwickeln, aber dieser Akt des Wissens unter dem unvermeidlichen Einfluss des Unbewussten des Subjekts steht (Kohon, 1999, S. 150; siehe darüber hinaus Kohon, 2021, S. 19–31), wird deutlich, dass das Individuum immer wieder in Konflikt geraten muss mit einer Mehrheit (Gesellschaft, Öffentlichkeit, Institute, Gruppen), die im Genuss ihrer Macht das Individuum mit seinen subjektiven Ansprüchen, Bedürfnissen und Wünschen zurückweist.

Wir haben gehört, dass die Zufriedenheit eines Individuums oder seiner Angehörigen dem Steuerzahler nicht genügen könne als Beweis der Wirksamkeit einer Psychotherapie, und dass nach der Vorstellung mancher Funktionsträger die Psychoanalyse der Gesellschaft die entsprechende Evidenz für ihre Effektivität schulde. Unter »Evidenz« ist bei den Vertretern dieser Ansicht offenbar gemeint, dass sie ohne Weiteres – also ohne Sachverständnis – nachvollziehbar und überprüfbar sein müsse. Stattdessen hat Donald W. Winnicott bereits 1945 darauf hingewiesen, dass sich die Psychoanalyse, die das Unbewusste zu ihrem zentralen Gegenstand gemacht hat, sich auf das konzentriert, was »tief und nicht ohne weiteres zugänglich ist, und es bedeutet soviel wie verdrängt oder auch, dass etwas aktiv vom Bewusstsein ferngehalten wird, weil es sehr schmerzlich wäre, wenn es als Teil des Selbst akzeptiert würde« (Winnicott, 2012 [1945], S. 187). Winnicott betonte auch noch 20 Jahre später, dass der Einblick in unbewusste Vorgänge eben nicht »ohne Weiteres« zu haben ist und dass »eine psychoanalytische Schulung jedenfalls dann hoch bewertet werden [sollte], wenn jemand sich für den Umgang mit gesunden oder kranken menschlichen Wesen ausbilden lassen möchte« (Winnicott, 2012 [1965], S. 192).

Würde man es wagen, einer anderen Disziplin solche Bedingungen zu stellen und z. B. fordern, dass man Zellen, die nur unter dem Mikroskop sichtbar sind, mit bloßem Auge erkennen können muss, weil man es nicht der Mühe wert findet, sich zunächst etwas Sachkenntnis anzueignen und mit der Nutzung eines Mikroskops vertraut zu machen? Im psychischen Bereich scheint sich jeder als Experte zu fühlen, was zu manchen Enttäuschungen und Niederlagen führt. Es gerät meist in Vergessenheit oder bleibt überhaupt für die Mehrheit unvorstellbar, dass sie selbst ebenso aus Individuen besteht, die auch von unbewussten und triebhaften Tendenzen mehr als von der Vernunft und vom Realitätssinn geleitet werden.

Winnicott hat in Rundfunksendungen und Publikationen viel Öffentlichkeitsarbeit geleistet. Er versuchte sich 1945 in einem Zeitungsartikel mit der gesellschaftlich relevanten Frage auseinanderzusetzen, wie man Wissenschaftlern und Politikern nahebringen könnte, was »unbewusst« bedeutet, nämlich dass das Denken in menschlichen Angelegenheiten »nur eine Falle und Täuschung [ist], solange das Unbewußte nicht mit in Betracht gezogen wird«. Und weiter formulierte er im Hinblick auf Politiker und die Öffentlichkeit als Ganze: »Man kann denkenden Männern und Frauen nur dann ohne Gefahr die Aufgabe überlassen, planerisch tätig zu werden, wenn sie ihre Fähigkeit auf diesem Gebiet bewiesen haben: die Fähigkeit, unbewußte Gefühle wirklich zu verstehen.« Dadurch müssten sie Probleme zu Ende denken und vielleicht sehen, dass selbst die brillantesten Pläne an der unbewussten persönlichen und kollektiven menschlichen Gier scheitern können (Winnicott, 2012 [1945], S. 187f.).

20 Jahre später hält er in einem Vortrag resigniert fest: »Für gewöhnlich können wir nicht erwarten, dass die allgemeine Öffentlichkeit sich für die unbewusste Motivation interessiert« (Winnicott, 2012 [1965], S. 190). Im englischen Original heißt es noch schärfer »We must not expect ...«, »Wir *dürfen nicht* erwarten ...«. Am 25. Februar 1965 fand die Jahreskonferenz der National Association for Mental Health unter dem Titel »Der Preis der geistigen Gesundheit« im Church House in Westminster statt. Winnicott hielt dort einen Vortrag über den »Preis, den wir zahlen, wenn wir die Ergebnisse der psychoanalytischen Forschung ignorieren«. Er betonte, dass sich die psychoanalytische Forschung nicht in das Schema pressen und auf ein anderes Gleis drängen lässt, das für die naturwissenschaftliche Forschung passt. Er wies darauf hin, dass sich die analytische Arbeit mit der unbewussten Motivation befasst, was die Psychoanalyse von den

Planern unterscheide und nicht vergleichbar sei mit einem Labor, das mit Ratten und Hunden arbeite. Sie habe auch kaum etwas mit statistischer Bewertung zu tun. Die Frage, welchen Preis die Gesellschaft für das Ignorieren der Ergebnisse psychoanalytischer Forschung zahlt, beantwortet er so: »Wir zahlen den Preis, dass wir ganz einfach bleiben, was wir sind, Spielball der Wirtschaft und der Politik und der Spielball des Schicksals« (ebd., S. 193f.). Winnicott weist auf die Gefahren eines Dritten Weltkriegs, der Atombombe und der Bevölkerungsexplosion hin, wenn wir die unbewusste Befriedigung destruktiver Triebe ignorieren (ebd., S. 194). Er stellt die These auf, dass jemand, der sich für den Umgang mit gesunden oder kranken menschlichen Wesen ausbilden lassen möchte, eine psychoanalytische Schulung machen müsste. Gleich darauf aber beschließt er seinen Vortrag resigniert und betont, dass man als Analytiker seine Erfahrung zurückhalten und sich mit der Tatsache abfinden muss, »dass niemand etwas wissen will von dem, was eine genaue Untersuchung menschlicher Gefühle zu enthüllen vermag« (ebd., S. 194f.).

Klingt das nicht auch nach einem Zauderrhythmus, der die vorherige Forderung einer Sachkenntnis wieder zurücknimmt? Hans W. Loewald hielt im Mai 1974 an der Columbia University Psychoanalytic Clinic for Training and Research einen Vortrag zum Thema »Psychoanalyse als Kunst und der Phantasiecharakter der psychoanalytischen Situation«. Er betonte zwar den bleibenden Wert der Psychoanalyse als Behandlungsmethode, äußerte sich aber auch pessimistisch hinsichtlich der öffentlichen Akzeptanz. Er äußerte Zweifel, »ob wir angesichts der antiindividualistischen Tendenzen und der Neigung zu allzu naiven Methoden der Verhaltensänderung – in unserer Kultur – mit einer allgemeinen, bereitwilligen Anerkennung dieses Wertes [...] rechnen können« (1980, S. 341). Er erwähnte auch den Trend, dass man die Psychoanalyse als eine grundlegende Wissenschaft und Fundament einer allgemeinen Psychologie angesehen haben wollte. Dies wäre der bleibende Wert der Psychoanalyse; an ihrem therapeutischen Wert habe er zwar nie gezweifelt, doch hätte es sogar unter Analytikern Zweifel gegeben.

Leider scheinen sich diese Tendenzen zumindest nicht wesentlich reduziert zu haben, sodass nicht mehr zu übersehen ist, was Shmuel Erlich so formuliert: »Das Dreigespann von Gesellschaft, Individuum und Psychoanalyse ist keine harmonische Familie ohne Spannungen und Konflikt. Die scheinbar erfolgreiche Integration der Psychoanalyse in die herrschende Kultur ist problematisch« (2009, S. 114). Das stimmt zweifellos, bedeutet aber nicht unbedingt, dass die Mehrheit der Psychoanalytiker und Kenner der Psychoanalyse das zivilisationskritische Potenzial aufgegeben und sich auf Dauer übermäßig an die Kategorien des Versorgungssystems angepasst hätten. Es wurde und wird gerade vor zu großer Anpassung an den sogenannten »Zeitgeist« auch ernsthaft gewarnt.[1] Gregorio Kohon (1999, 2021) widmete der berechtigten Sorge um die Erhaltung und Förderung der Psychoanalyse in nicht-simplifizierter Form das Buch über die »Natur der Psychoanalyse und die Frage der Forschung«. Koenen und Martin (2013, S. 23) wiesen auf unser Identitätsproblem hin, Richter legte bereits 1998 »Bedenken gegen die Anpassung« in einem Buch dar, und ich habe mich in dem Buch *Unbehagen in psychoanalytischen Institutionen* mit besonderen Schwierigkeiten, aber auch Chancen in der Ausbildung und Berufsausübung der Psychoanalyse befasst.

Vielleicht konnten wir unlängst sogar schon eine Gegenbewegung wahrnehmen, die die Beachtung des Individuums wieder in den Fokus nimmt: Im Sommer 2022 erschien anlässlich des 75-jährigen Jubiläums der *Psyche* ein Beitrag von Valerie Schneider – u. a. Mitglied der Gesellschaft für psychoanalytische Sozialpsychologie – unter dem Titel »Prüfstein der Freiheit – Psychoanalyse und Gesellschaftskritik heute«. Sie zeigt, dass sich bereits in der Konzeption des Subjektbegriffs bei Freud ein Spannungsverhältnis zwischen Autonomie und Entsubjektivierung findet, indem er zwei wesentliche, einander widerstrebende Tendenzen im Subjekt beschrieb, die unerlässlich sind für die frühe Subjektbildung selbst. Die im Subjekt durch die Lebens- und Todestriebe erzeugte unauflösliche Spannung wirkt als Lust- und Realitätsprinzip lebenslänglich fort. Das Subjekt konstituiert sich als ein gespaltenes, indem infantile Triebwünsche zu unbewussten Prozessen führen, die permanent das Denken, Fühlen und Handeln des Einzelnen beeinflussen. So steht neben der Erkenntnis »Wo Es war, soll Ich werden« gleichberechtigt die Erkenntnis, dass das Ich nicht »Herr im eigenen Haus« sein kann. Ohne diese Einsicht kommt es in der Gesellschaft zu destruktiven Dynamiken, weil sich im Unbewussten sediert, »was immer im Subjekt nicht mitkommt« (Adorno, 2003, S. 61, zit. n. Schneider, 2022). Für die Analyse solcher »geronnenen Triebschicksale« genügt eine kognitive Aufklärung allein nicht, und gänzlich lässt sich das Unbewusste nie aufklären. Nach Valerie Schneider hängt die Freiheit einer Gesellschaft davon ab, ob den Individuen ihr Subjektstatus abgesprochen oder zugebilligt wird. Die Psychoanalyse sucht durch ihre spezifische Subjektzentrierung dem Einzelnen die Fähigkeit zur Introspektion und Reflexivität zu ermöglichen und dadurch autoritären Schiefheilungen entgegenzuwirken. In diesem Sinne sollte es die Kämpfer für Nachträglichkeit

---

1 So warnte Erlich (2003, S. 3) entsprechend davor, dem Zeitgeist zu folgen (»going with the tide«).

neugierig machen, wie sehr und wie effektiv die Psychoanalyse selbst nachträglich und »nachhaltig« wirkt und zur Weiterentwicklung beitragen kann; sie bietet also selbst eine Chance, Entwicklung, oder umfassender: Nachreifung, nachzuholen und Veränderung zu fördern. Was für den Prozess der Reifung galt (s. o.), gilt auch für Veränderung: Nachreifung ist komplex, kompliziert und den verschiedensten Einflüssen unterworfen; es müssen Fixierungen, Regressionen überwunden und Neuorganisationen zustande gebracht werden. Das macht die psychoanalytische Arbeit unvermeidlich aufwendig und stellt an Patient und Analytiker hohe Ansprüche.

Ambivalenz versus Evidenz

Wir können Ambivalenz bei Freud selbst sehen: Obwohl er wollte, dass seine Arbeit von der Gesellschaft akzeptiert würde, nahm er das Interesse seiner Kollegen kaum wahr und äußerte wiederholt, seine Entdeckungen wären völlig ignoriert und höchstens missverstanden worden. Letzteres ist nicht unbedingt zutreffend, wie die Historikerin Tichy und ich (Freud in der Presse) auf knapp 400 Seiten nach jahrelangem Studium der Rezeption Freuds in den *Wiener Klinischen Wochenschriften* (WKW) und *Wiener Medizinischen Wochenschriften* (WMW) zeigen konnten: Die Aufnahme von Freuds Entdeckungen seitens der ärztlichen Kollegen war sehr ambivalent: Kritik ging meist Hand in Hand mit Lob; manche wollten Psychoanalyse lernen, einige versuchten es autodidaktisch. So stellte z. B. ein Nervenarzt aus Kattowitz, Ernst Bloch, in der WKW 1907 fest: »Ich muss sagen, dass mir die Psychoanalyse in 99 von 100 Fällen misslungen ist, und ich gestehe offen zu, dass es zum überaus größten Teile an mir selbst lag« (Zwettler-Otte, 1999, S. 66f.). Etliche Psychiater fühlten sich ignoriert und ausgeschlossen, andere versuchten, Psychoanalyse statistisch zu überprüfen, und wieder andere riefen dazu auf, gescheiterte Analysen zu melden, um Unheil zu verhindern und sich nicht alle Ideale rauben zu lassen.

Auch in unseren aktuellen Kontakten mit der Öffentlichkeit und den Vertretern der Gesundheitsbehörden begegnet uns nicht nur Ambivalenz, sondern neben Neugier auch verblüffendes Unwissen: So fragte z. B. ein Gutachter einen Patienten, der zu Beginn seiner Analyse suizidal war, wobei sein schwerer Autounfall mit bleibender Behinderung frühe traumatische Erfahrungen zum Ausbruch brachte, wieso die Psyche nicht ebenso schnell wie die Knochen heile und er nach drei Jahren noch immer nicht mit der Analyse fertig sei. Die Antwort des Patienten war genial: »Vielleicht ist die Psyche eben komplizierter als ein Knochen.«

Ausblick

Wie könnten positive Entwicklungen und Veränderungen gefördert werden – und welche Rolle spielt dabei der Zauderrhythmus? Für Freud stand außer Frage, dass es für Änderungsmöglichkeiten entscheidend ist, ob die natürliche Entwicklung die Menschen dazu zwingt, z. B. von Triebwünschen beherrscht und für Vernunftgründe unzugänglich zu sein. Und so antwortet er seinem imaginären Gesprächspartner in der *Zukunft einer Illusion*: »Freilich sind die Menschen so, aber haben Sie sich gefragt, ob sie so sein müssen, ob sie ihre innerste Natur dazu nötigt?« (1927c, S. 370). Er sieht hier das Stocken der Entwicklung im Festhalten an der kindlichen, religiösen Illusion eines Gottes, der mit der Androhung von Höllenstrafen das Denken verbiete und die sexuelle Entwicklung verzögere. Deshalb verliere das Kind seine strahlende Intelligenz und lande schließlich bei der Denkschwäche des durchschnittlichen Erwachsenen. Er vergleicht diese Verkümmerung durch die religiöse Erziehung mit der Deformation, die ein primitives Volk den Köpfchen der Kinder durch Bandagen zufüge und so sein natürliches Wachstum verhindert. Intelligenz statt Denkschwäche aber wäre das einzige Mittel, unsere Triebhaftigkeit zu beherrschen. Allerdings stellt Freud auch klar, dass wir, wenn wir nicht ewig Kind blieben, unsere »ganze Hilflosigkeit, unsere Geringfügigkeit im Getriebe der Welt« einsehen müssten und uns nicht mehr als Mittelpunkt der Schöpfung und väterlichen Fürsorge sehen könnten. Wir müssten dieser »Erziehung zur Realität« entsprechend »hinaus ins feindliche Leben« treten, unsere Erwartungen vom Jenseits abziehen »und alle freigewordenen Kräfte auf das irdische Leben konzentrieren« (ebd., S. 373). Dabei spielt der Zauderrhythmus eine große Rolle.

Ausgehend von Freuds Arbeit »Der Moses des Michelangelo« stellte Vogl wesentliche Überlegungen über das Zaudern (2014) an. Vogl sah in Freuds Darstellung »einen eigenartig reformierten Moses«, der – anders als der biblische Moses – eben nicht als Übermittler des Gottesworts und nicht als Agentur der göttlichen Offenbarung fungiert, sondern »das Gesetz suspendiert, in Schwebe versetzt und das Offenbarungsgeschehen selbst unterbricht« (ebd., S. 25). Das Zaudern hat also eine Funktion: Es verlangt eine Revision, »begleitet den Imperativ des Handelns« (ebd., S. 30), erlaubt Zweifel und Kritik, präsentiert entschärfend eine geplante Tat als »bloße Möglichkeit«, führt die Vorstellung eines Vermögens ein, »etwas nicht zu sein oder zu tun« (ebd., S. 38). Diese Fähigkeit (*dynamis* im griechischen Original der Orestie) verdeutlicht Vogl an Orest: Er will den Mord an seinem Vater rächen und seine Mutter Klytaimnestra töten; sie entblößt ihre Brust mit den Worten: »Halt inne, Sohn, vergreif Dich,

Kind, nicht an der Brust, aus der du schlummernd oft, zahnlosen Mundes noch, die süße Milch gesogen, die dein Leben war« (ebd., S. 36).

Es scheint mir an dieser Stelle wichtig, daran zu denken, dass wir solch einen Raum, in dem ein Innehalten möglich ist, auch in der Analyse schaffen; dadurch wird Handeln suspendiert und Revision möglich. Widerstreitende Kräfte können dadurch neu konfiguriert werden, indem dem Entweder-Oder der Handlung ein Sowohl-als-Auch in einem Raum nicht-exklusiver Möglichkeiten zur Seite gestellt wird. Vogl spricht auch an zwei Stellen (2014, S. 29, 149) vom ethischen Zauderrhythmus. Johannes Picht hat eine Ethik der Psychoanalyse skizziert, die »jenseits des Lustprinzips, die nicht mehr binär an Subjekt und Objekt, Gut und Böse, Wahr und Falsch, sondern an der Ermöglichung des Neuen orientiert ist« (Picht, 2014, S. 96f.). Natürlich gibt es auch ein zugespitztes Zaudern, das unentschlossen bleibt, wie Vogl in seinem Text *Über das Zaudern* anhand von Musils *Mann ohne Eigenschaften* zeigt. Sein »Zuviel an Eigenschaften« führt zur Repräsentanz von »Eigenschaften ohne Mann«, weil er allen Möglichkeiten gleich nah und fern bleibt, sich also nicht bewegt und weiterentwickelt und die Grenze zur Verwirklichung nie überschreitet. Nach Vogl hat Musil »den Eigenschaftslosen als Zauderer, diesen als Möglichkeitsmenschen und den wiederum als Differenzmenschen definiert; und in dessen Verfahren, in der phantastisch genauen Operation ist das Zaudern selbst methodisch geworden« (Vogl, 2014, S. 91).

Resümee

Können wir nun aus all dem etwas für unsere Antwort an die Öffentlichkeit entnehmen? So sehr wir wohl alle eine soziale Entwicklung begrüßen, die die Präsenz der Psychoanalyse im Gesundheitswesen ermöglicht, ist doch auch das Risiko zu bedenken, dass wir – als Reaktion auf die Aufforderung – aus ungerechtfertigtem Schuldgefühl, das bei Manchen erfolgreich geweckt wurde, vorschnell eine mangelhafte Antwort geben und uns, den Forderungen entsprechend, »einem äußerst reduktionistischen Konzept von naturwissenschaftlicher Forschung« (Kohon, 2021, S. 118) zuwenden, das die Natur der Psychoanalyse ignoriert und die Ergebnisse ihrer therapeutischen Interventionen orientiert an Begriffen anderer Wissenschaftszweige bestimmen und bewerten will, wie es verlangt wird, im Bestreben »die Erklärungsbasis auf etwas Einfacheres und Grundlegenderes zu reduzieren«. Als Psychoanalytiker jedoch »können wir nicht vereinfachen, was außerordentlich vielschichtig und außergewöhnlich komplex ist« (ebd., S. 135,

146). Michael Koenen und Rupert Martin haben in ihrer umfassenden Studie zu Entwicklungsprozessen psychotherapeutischer Identität gezeigt, dass die Psychoanalyse nicht mehr wie in den 1970er und 1980er Jahren als Vorreiter gesellschaftlicher Emanzipation gilt: »Heute steht offensichtlich weniger das Visionäre und Aufklärerische hoch im Kurs, sondern das, was möglichst leicht nachprüfbare Effektivität und Kostengünstigkeit verspricht« (2013, S. 234). Zusammenhänge zum Rückgang der Kandidatenzahlen werden vermutet. Das sollte uns darin bestärken, Erlichs Warnung und seine Ermutigung sehr präsent zu haben. Er stellt keinerlei Zahlen in den Mittelpunkt, sondern die »Malaise des Subjekts«, und schlägt vor, lieber eine Randstellung der Psychoanalyse zu akzeptieren als »mit aufgeblasenem Selbst- und Omipotenzgefühl« die Psychoanalyse als Beleg zu nehmen, dass das Unbewusste nun »endlich erobert« wäre (Erlich, 2009, zit. n. Zwettler-Otte, 2019, S. 37).

Gregorio Kohon hielt bereits 1999 (S. 150) fest: »Da das Unbewusste nicht gezähmt werden kann, kann keine psychoanalytische Theorie entwickelt werden, die endgültig und einheitlich ist« (2021, S. 20). In seiner jüngsten Buchpublikation fasst er im Schlusskapitel »Was zu tun ist« zusammen:

➢ Die scheinbar »vernünftige« Forderung nach verallgemeinernden Aussagen ist tatsächlich fehl am Platz und unangemessen, ebenso wie unser zwar verständlicher, aber unerfüllbarer Wunsch, die verlangte Evidenz zu liefern. Auch Gregorio Kohon stellt wie Freud die Frage, ob wir so von Trieben beherrscht und für Vernunft unzugänglich sein *müssen*, ob wir uns also auch bemühen *müssen*, Bedingungen zu erfüllen, die für die Psychoanalyse und ihre Methode unpassend sind (ebd., S. XIV). Damit würden wir die Öffnung neuer Möglichkeitsräume, die »Ermöglichung des Neuen« (Picht, 2014, S. 89) wieder rückgängig machen.

➢ Da die Psychoanalyse eine subjektive Disziplin ist, kann sie keine Objektivität oder ein vereinheitlichtes Narrativ anbieten. Die Praxis des analytischen Zuhörens kann nicht durch Kodifizierung oder mit einem Handbuch therapeutischer Interventionen abgedeckt und vermittelt werden. Evidenz kann also so nicht erbracht und Beweise können so nicht geliefert werden. Und um dem von Ginsberg schon 1956 (Kohon, 2021, S. 126) beschriebenen Dilemma zu entgehen, dass sich die besten Köpfe seiner Zeit durch die Sackgassen der Wissenschaftsgläubigkeit schleppen in einer Umgebung, die im Morast der Bürokratie zu versinken droht (ebd., S. 140), sollten wir auch nicht all unsere Kräfte nur auf die sinnlose Suche nach einer »ohne Weiteres« nachvollziehbaren und so doch nicht erreichbaren Evidenz richten. Unsere Aufgabe ist es nicht, eine Simplifizierung anzubieten. Kräfte sparen können wir auch, wenn wir auf den Konkurrenzkampf mit anderen Therapieformen weitgehend verzichten.

Wir unterscheiden uns von anderen Therapieformen durch das aufwendige, persönliche, sorgfältige Studium des Subjekts. Was Analyse anbietet, ist auch ohne eine Sicherheit scheinbar verlässlicherer »objektiver Methoden« nicht nur »gut genug«, sondern mehr als das, besonders in einer Zeit, die Kommunikation dem Zuhören und dem Erreichbarsein vorzieht (Erlich, 2003, S. 2, 4).

Konkurrenz ist daher nicht nötig. Eher wäre freundliches, aber beschränktes Interesse angebracht für die therapeutischen Versuche Anderer, die mit weniger Aufwand eine in Gefahr geratene Entwicklung wieder in Bewegung zu bringen trachten. Es werden genug Fälle übrigbleiben, bei denen unser Einsatz unerlässlich ist.

Was wir ebenfalls tun könnten, wäre, eine viel konzentriertere Öffentlichkeitsarbeit anzubieten, bei der Berufsgruppen, wie sie schon Winnicott erwähnte, also vor allem diejenigen, die mit gesunden Menschen (z. B. Lehrer) oder mit Kranken befasst sind, durch ausführliche Fallgeschichten einen Einblick ins Unbewusste gewinnen können. Winnicotts Erwartungen, Entscheidungsträger müssten das Unbewusste »wirklich verstehen«, ist dabei wohl zu hoch gegriffen. Und sein Wort von der notwendigen »Schulung« von Politikern wäre vermutlich zu modifizieren: Eine schulische Methode hat meist zu viel Belehrendes, nahezu Besserwisserisches an sich. Wie in der Ausbildung von werdenden Analytikern scheinen auch für öffentlich am Gesundheitswesen Beteiligte emotional nachvollziehbare Fallgeschichten am ehesten geeignet, Interessierten eine Ahnung von unbewussten Kräften und ihrer Wirkung zu vermitteln – ein auf vielen Ebenen wertvolles Wissen, das sich allmählich bei Manchen vielleicht durch persönliche Erfahrungen und Reflexionen vertiefen könnte. Im Rahmen der so wichtigen berufspolitischen Arbeit sollten diese Pläne gefördert werden. Vielleicht käme es auch in der Öffentlichkeit zu größerer Einsicht, dass nicht nur eine Seite fordern und von »Bringschuld« sprechen sollte, sondern auch wir einige notwendige Vorbedingungen stellen müssen bei Entscheidungsträgern.

Was eine positive weitere Entwicklung der Analyse in ihren Anfängen bis heute unterstützt und gewirkt hat, ist nicht primär rationaler, sondern triebhafter Natur und zeigt sich z. B. in Form von Neugier und Wissbegierde, auch wenn beide oft gleichzeitig geleugnet oder verborgen werden. Die der Psychoanalyse innewohnende Anziehung bezieht sich auf ihre Inhalte, kann eine triebhafte Suche nach Lustbefriedigung hervorrufen und ans Leben binden.

Literatur

Abram, J. (2022). The Surviving and Non Surviving Objects (unveröffentlichter Vortrag, Wiener Psychoanalytische Vereinigung, 1. April 2022)

Balsamo, M. (2019). André Green – Il potere creativo dell' inconscio. Feltrinelli.

Botella, C. & Botella, S. (2005). The Work of Psychic Figurability. Mental States without Representation. Routledge.

Erlich, H. S. (2003). Who is responsible for what? Reciprocity. (unveröffentlichter Vortrag an der Akademie der Wissenschaften Wien).

Erlich, H. S. (2009). Das Unbehagen in der Kultur von heute. In M. Ermann (Hrsg.), Was Freud noch nicht wusste. Neues über Psychoanalyse (S. 27–57). Brandes & Apsel.

Freud, S. (1918b [1914]). Aus der Geschichte einer infantilen Neurose. GW XII, S. 27–157.

Freud, S. (1919h). Das Unheimliche. GW XII, S. 229–268.

Freud, S. (1920g). Jenseits des Lustprinzips. GW XIII, S. 1–69.

Freud, S. (1927c). Die Zukunft einer Illusion. GW XIV, S. 325–380.

Green, A. (1991). On the Constituents of the Personal Myth. In P. Hartocolis (Hrsg.), The Personal Myth in Psychoanalytic Theory (S. 63–87). International Universities Press.

Green, A. (1993). On private Madness. International Universities Press.

Green, A. (2002). Time in Psychoanalysis. Some Contradictory Aspects. Free Association Books.

Koenen, M. & Martin, R. (2013). Wege und Umwege zum Beruf des Psychotherapeuten. Entwicklungsprozesse psychotherapeutischer Identität. Psychosozial-Verlag.

Kohon, G. (1999). No Lost Certainties To Be Recovered: Sexuality, Creativity, Knowledge. Karnac.

Kohon, G. (2018). Reflexionen über die ästhetische Erfahrung. Psychoanalyse und das Unheimliche. Mandelbaum.

Kohon, G. (2021). Von der Natur der Psychoanalyse. Ihr paradoxer Charakter und die Frage der Forschung. Psychosozial-Verlag.

Löchel, E. (1996). »Jenseits des Lustprinzips«: Lesen und Wiederlesen. Psyche – Z Psychoanal, 50(8), 681–714.

Loewald, H. W. (1980). Psychoanalyse. Aufsätze aus den Jahren 1951–1979. Klett-Cotta.

Picht, J. (2014). Zur ethischen Grundlegung der Abstinenz. Jahrbuch der Psychoanalyse, 69, 77–100.

Potamianou, A. (1997). Hope. A Shield in the Economy of Borderline States. Routledge.

Richter, H.-E. (1998). Bedenken gegen Anpassung. Psychoanalyse und Politik. S. Fischer.

Ruhs, A. (2022). Unveröffentlichter Diskussionsbeitrag auf der Konferenz der Europäischen Psychoanalytischen Föderation (EPF) in Wien (15. bis 17. Juli 2022).

Schneider, V. (2022). Prüfstein der Freiheit – Psychoanalyse und Gesellschaftskritik heute. Psyche – Z Psychoanal, 76(8), 708–719.

Tichy, M. & Zwettler-Otte, S. (1999). Freud in der Presse. Rezeption Sigmund Freuds und der Psychoanalyse in Österreich 1895–1938. Sonderzahl.

Vogl, J. (2014). Über das Zaudern. diaphanes.

Weißenfels, O. (1893). Ciceros rhetorische Schriften. Auswahl für die Schule. B. G. Teubner.

Winnicott, D. W. (2012 [1945]). Denken und das Unbewußte. In ders., Der Anfang ist unsere Heimat (3. Aufl., S. 187–190). Klett-Cotta.

Winnicott, D. W. (2012 [1965]). Der Preis, den wir zahlen, wenn wir die Ergebnisse der analytischen Forschung ignorieren. In ders., *Der Anfang ist unsere Heimat* (3. Aufl., S. 190–203). Klett-Cotta.

Zwettler-Otte, S. (1999). Die Rezeption der Psychoanalyse unter den Ärzten am Beispiel zweier großer medizinischer Wochenschriften. In M. Tichy & S. Zwettler-Otte (1999), *Freud in der Presse. Rezeption Sigmund Freuds und der Psychoanalyse in Österreich 1895–1938* (S. 31–103). Sonderzahl.

Zwettler-Otte, S. (2006). Der Aspekt des Double-Bind beim Wolfsmann Oder Der Zauderrhythmus des Sergej Pankejeff. In S. Schlüter & C. Diercks (Hrsg.), *Die großen Krankengeschichten. Sigmund Freud-Vorlesungen 2006* (S. 257–268). Mandelbaum.

Zwettler-Otte, S. (2019). *Unbehagen in psychoanalytischen Institutionen. Konflikte, Krisen und Entwicklungspotenziale in Ausbildung und Berufsausübung.* Psychosozial-Verlag.

Die Autorin

Sylvia Zwettler-Otte, Mag. Dr., ist in freier Praxis in Wien als Psychoanalytikerin und Lehranalytikerin der Wiener Psychoanalytischen Vereinigung tätig, deren Präsidentin sie von 2000 bis 2004 war. Sie ist zudem Dozentin für Katathym Imaginative Psychotherapie.

Kontakt per E-Mail: sylvia@zwettler-otte.at

Klimagerechtigkeit
und Psychoanalyse

Radical ethics und Alterität

Was die Klimakrise mit unverarbeiteter Schuld, Scham und Trauer zu tun hat

Volker Münch

> »Psychoanalyse hat, ob sie es will oder nicht,
> von vornherein mit Politik zu tun.«
> *Horst-Eberhard Richter (2004, A 1405)*

Krisenzeit

Wir leben in einer irritierenden und aufwühlenden Zeit. Wir alle versuchen, emotional und reflektierend damit klarzukommen, dass alte Gewissheiten aufbrechen und dass wir uns neuen oder überwunden geglaubten Bedrohungsszenarien gegenübersehen. Pandemie, Krieg und Klimakrise bilden die Hintergrundfolie unseres Medienalltags, und wir können ihm kaum entkommen. Wir sind irritiert, auch weil wir merken, dass unsere bisherigen Konzepte sich als nicht hinreichend erweisen, um zu erfassen, was von uns gefordert wird, was dies alles zu bedeuten haben könnte. Die Einordnung in die gewohnten Kategorien funktioniert nicht mehr, und dies betrifft mehr und mehr auch die Psychoanalyse und ihre Versuche, das Leid des Einzelnen und der Gesellschaft, auch das Leid des Einzelnen an und in der Gesellschaft zu erfassen, zu verstehen und vor allem, es zunächst einmal zu bezeugen.

Jonathan Lear (2020) hat anhand des Beispiels der untergegangenen Kultur der indigenen Crow auf prägnante Weise formuliert, wie das Eingebundensein in eine Kultur das Erleben und Verhalten auf tiefste Weise prägt. Nach der Ermordung so vieler nordamerikanischer Ureinwohner und der nachfolgenden Verunmöglichung ihrer bisherigen Lebensweise (indem man sie in Reservate zwängte), äußerte sich Chief Plenty Coups dahingehend, dass es nichts mehr zu erzählen gebe. Sein Stamm, die Crow, waren wirklich an das Ende ihrer Geschichte gekommen, da ihre Welt und ihr Handeln darin, jagend und nomadisierend, rivalisierend mit anderen Stämmen ihr Auskommen zu finden, in dieser Welt unmöglich geworden, von Anderen nicht mehr gedacht werden konnte. Nicht allein der Völkermord, sondern mehr diese Weltzerstörung verstörte die Überlebenden zutiefst.

Lear spricht von »radikaler Hoffnung«, die die Crow brauchten, einer Hoffnung, die keine Alternative kennt, die nicht vom Ausgang, vom Ende der Probleme weiß, aber davon zeugt, dass der Wille vorhanden ist, sie zu überwinden. Plenty Coups hörte auf seine Träume, die ihm Hinweise gaben, wie mit dieser an sich unerträglich erscheinenden Situation umzugehen wäre. Daraus konnte er Hoffnung schöpfen, was dazu führte, dass er seinem Volk diese Hoffnung vermitteln konnte. Die Crow (oder in ihrer Sprache: die »Absarokee«) waren dann auch das einzige indigene Volk in Nordamerika, das sich früh mit den Weißen verbündete. Viele andere Stämme betrachteten sie daher als Verräter. Letztlich versuchten sie sich mit einer Situation zu arrangieren, von der sie erkannten, dass sie keinen anderen konstruktiven Ausweg bot. Wozu dieses Beispiel? Nun, mit etwas Mut können wir die Situation erfassen und zu übertragen versuchen. Auch *unsere* Zivilisation wird derzeit in ihren Grundfesten erschüttert und hinterfragt. Bewegungen wie Extinction Rebellion und die Letzte Generation zeugen von einer Jugend, die jegliche Hoffnung verloren zu haben scheint. Sind wir nun an ein Ende *unserer* Geschichte gekommen? »Wie können wir unsere Zukunft neu denken«? scheint die Frage der Stunde zu sein.

Vor einiger Zeit erst hat Papst Franziskus einen Anfang zu einem Versöhnungsprozess gemacht, indem er die Schuld der Kirche am Tod vieler Schüler der damals *residential schools* genannten Umerziehungsheime für die ihren Familien entführten Kinder der kanadischen Natives bezeugte.[1] Die Folter und Tötung so vieler Kinder erschütterte die Öffentlichkeit und wurde als ein weiteres Zeichen des Versagens der katholischen Kirche wahrgenommen. Man fragt sich, wie so viele Menschen zur Zeit des Unrechts haben wegschauen können, auch, wie so viele zu Tätern haben werden können. Hier sind auch kollektive Verdrängungsmechanismen anzunehmen. Dafür spricht auch, dass wir erst jetzt offenbar in der Lage und innerlich gewappnet sind, uns den Untaten der Vergangenheit zu stellen. Richard Wagamese hat den kanadischen Ureinwohnern in seinen autobiografisch geprägten Romanen ein Denkmal gesetzt. Der Protagonist in *Der gefrorene Himmel* (2021) schildert seinen psychischen Überlebenskampf: »Ich war innen wund. Dass mir die Wildnis und meine Leute entrissen wurden, war wie ein Riss im Fleisch in meinem Bauch. Immer, wenn ich mich bewegte oder sprechen musste, erwachte der brüllende Schmerz. Also sonderte ich mich ab« (S. 59).

Einen ähnlichen Wandel scheinen wir gewärtigen zu müssen: Die Schattenseiten unserer eigenen Kultur sind immer weniger zu verdrängen. Allabendlich

---

1 Siehe https://www.deutschlandfunkkultur.de/papst-franziskus-bittet-indigenen-vertreter -um-vergebung-100.html

werden wir in den Medien damit konfrontiert, dass etwas an unserer Kultur zu hinterfragen und so nicht weiterzuführen ist. Der Grundtenor der besorgten Jugend ist: Wenn wir nicht die Ursachen der Misere anerkennen und handeln, werden wir untergehen. Bislang zwar bedauerte, aber nicht handlungsrelevant erscheinende Phänomene wie Müllberge, Abhängigkeiten von fossiler Energie, Waldbrände, Fluten und schmelzende Gletscher in den Alpen wie in der Antarktis beunruhigen, kommen näher, sind da, bestimmen unseren Alltag, unser Denken, unser Fühlen. Ich möchte an dieser Stelle explizit anmerken, dass ich nicht Jan-Philipp Reemtsmas (2022) These folgen mag, die dieser in der *Psyche* vertritt: Ausgehend von den teils irritierenden Diskursen der Identitätspolitik (dazu interessant ist Jens Balzers Buch *Ethik der Appropriation* [2022]) und einem um sich greifenden Selbstverständnis vieler Einzelner und auch gesellschaftlicher Gruppen als Opfer, bezeichnet er das, was derzeit als Katastrophenszenarien im Rahmen der Klimaveränderung kursiert, als überzeichnet und unserer projizierten Angst vor der Vergänglichkeit geschuldet. Auch destruktive Anteile würden hier im Ergebnis ein Endzeitszenario bewirken. Ich denke, dass dies ein gutes Beispiel dafür ist, wie in restaurativer Weise Machtverhältnisse und Realitäten zementiert werden und nur wenig Offenheit für veränderte psychische Rahmenbedingungen aufkommt. Zum Ausdruck kommt auf diese Weise, wie sehr uns das Sensorium für das sechste große Artensterben der Erdgeschichte fehlt: Wer vermisst schon bestimmte Singvögel in seinem Garten? Wer befürchtet schon, dass nicht-heimische Arten in Pflanzen- und Tierreich das ökologische Gleichgewicht empfindlich stören können? Wer unternimmt schon Gletscherwanderungen und muss den Rückgang der Eisriesen mit Entsetzen zur Kenntnis nehmen? Und wie viele – auch unter uns – versuchen, die Schlussfolgerungen aus diesen Beobachtungen als Hysterie abzutun. Gesetzt den Fall, diese Skeptiker hätten jenseits aller wissenschaftlich fundierten Erkenntnis Recht: Wie anders als durch Zuspitzung und Vorausdenken soll das Neue in die Welt kommen, wie anders, also durch eine erhöhte Sensibilisierung gegenüber den bisherigen Selbstverständlichkeiten des neoliberalen Wirtschaftssystems, jenem Konglomerat aus Narzissten und Anti-Sozialen (Vogl, 2021), kann Veränderung sich ereignen?

Und noch ein weiteres Problem ergibt sich aus Reemtsmas zu kurz greifender Argumentation, die lediglich auf die bekannten psychoanalytischen Theorien der Verdrängung von Aggression und dem Todestrieb rekurriert: Sein Standpunkt nimmt uns die Chance auf eine Wiederbelebung des gesellschaftskritischen Standpunkts in der Psychoanalyse. Gerade in der Aufgabe desselben könnte eine Mitursache für den Niedergang unserer Zunft in der akademischen Welt und nun auch in der Versorgung liegen. Für die Intersubjektivistin Donna Orange besteht geradezu die Notwendigkeit, das Beschweigen der bisherigen »Normalität« gesellschaftlich-psychischen Lebens zu beenden. Sie zeichnet eine Verbindung von der Vermeidung der intersubjektiven Ebene in psychotherapeutischen Begegnungen zu den (vermiedenen) Begegnungen mit den Leidtragenden unserer Lebensweise. Auch Fromm (zit. n. Orange, 2017, S. 55) habe bereits vor Jahrzehnten implizit die enge Verzahnung der Arbeit in unserer Praxis mit den gesellschaftlichen Bedingungen betont:

> »To experience my unconscious means that I know myself as a human being, that I know that I carry within myself all that is human, that nothing human is alien to me, that I know and love the stranger, because I have ceased to be a stranger to myself.«[2]

Um es noch zuzuspitzen: Es ist zu fragen, inwieweit auch die Psychoanalyse für ihr Bild von der Psyche etwas von der Ideologie (im Sinne von Norbert Elias) der *white supremacy* inhaliert hat? Wo macht sie sich durch einseitige Individualisierung des psychischen Lebens mitschuldig? Es entsteht der Eindruck, dass wir uns zu sehr und zu sicher auf der Autonomieseite eines kollektiven Konflikts von Abhängigkeit und Autonomie gefühlt haben. Doch auch die Psychoanalyse ist gerade in ihrer Begrifflichkeit ein Kind ihrer Zeit – und diese Zeit war eine kriegerische und gleichzeitig eine enorm fortschrittsgläubige. Wissenschaft und Technik wurden die Religionen des 20. Jahrhunderts, erst langsam bildete sich ein Bewusstsein für die Gefährdungen, die aus unserer Lebensweise erwachsen (Meadows, 1972). Demnach wurde auch die Psyche als hierarchisch geordnet konzipiert, und es wurden die Erfahrungen äußerer Machtverhältnisse auf die Modellbildung für innere psychische Prozesse übernommen und übertragen. Modelle für Großgruppendynamiken und das Hinterfragen von Ideologien verfeinerten sich erst später.

Dem Individuum wurde die alleinige Verantwortung für sein Wohlergehen zugeschrieben, wie Eva Illouz in *Die Errettung der modernen Seele* (2011) anschaulich beschreibt. Kapitalistische Denkweisen wurden auf den Menschen angewandt, wie dies bereits Max Weber in seiner *protestantischen Ethik* beschrieben hatte. Damit aber wurden gesellschaftliche und politische Hintergründe nicht mehr als Gebiet der psychologischen Theoriebildung angesehen, deren Ein-

---

2   »Den Einfluss des eigenen Unbewussten zu erfahren bedeutet, dass ich mir selbst als ein menschliches Wesen bewusst werde, dass ich alles Menschliche in mir trage, dass mir nichts Menschliches fremd ist und dass ich dem Fremden neugierig und annehmend begegne, da ich mir selbst kein Fremder mehr bin« (Übersetzung V. M.).

fluss wurde immer mehr unterschätzt. Es folgte der zuletzt seit den 1980er Jahren zu beobachtende Rückzug der Psychoanalyse ins Klinische und in die Praxen, was aus heutiger Sicht strategisch ein Fehler gewesen ist. Dazu beigetragen haben dürfte auch, dass Psychotherapie in Deutschland zunehmend ins Kassensystem integriert und immer besser bezahlt wurde. Allein dies könnte Ängste vor Selbstbeschädigung durch zu deutliche Systemkritik ausgelöst haben.

Seit dem von Francis Fukuyama (1992) erstmals propagierten »Ende der Geschichte« sind nicht nur in den sozialen Medien Spaltung und Hass stark angewachsen, man kann im öffentlichen Diskurs auch ein weitgehendes Fehlen von Utopien für die weitere gesellschaftliche Entwicklung konstatieren. Die noch in den 1980er Jahren in der alternativen Szene propagierten Lebensweisen sehen sich in der Defensive und schlagen sich zuweilen einer militant anmutenden Querdenkerszene zu. Damit aber werden zum Teil wichtige Impulse für eine Bearbeitung unseres Schuld-, Scham- und Neidkomplexes abgespalten und bekämpft. Was es mit diesem Komplex auf sich hat? Kapitalistischer und wirtschaftlicher Erfolg fußt bislang immer auch auf Ungleichheit und Ausbeutung Schwächerer. Insofern benötigt Entwicklung und Veränderung im persönlichen wie auch kollektiven Sinne ein Bewusstsein um die politische Dimension individuellen Handelns. Welchen Wert hat es heute, psychisch zu funktionieren – in einer Welt, die als unmenschlich und dysfunktional erlebt werden kann? Diese Frage bewegt immer mehr Menschen. Die Aufhebung der kollektiven Verdrängung über die Missstände in der Welt durch das Aufkommen digitaler Medien erfordert auf einer neuen Ebene eine kollektive Trauerarbeit (Mitscherlich). Ohne solche Prozesse ist wohl abermals kein Fortkommen und Neues möglich.

Warum uns das Leid der Welt angeht

Der Psychoanalyse ging es immer auch um die Verteidigung der *conditio humana* gegen Ansprüche und Missbrauch des Einzelnen durch die Gesellschaft. Diese politische Botschaft ist in den zurückliegenden Jahrzehnten in den Hintergrund getreten. Ich erinnere mich noch an meine (nicht-geäußerte) Empörung auf einer meiner ersten DGPT-Tagungen, bei der eine Stellungnahme von Psychoanalytiker*innen zu 9/11 und dem daraufhin propagierten »Krieg gegen den Terror« mehrheitlich abgelehnt wurde. Diesem von der Bush-Administration erklärten Krieg fielen in Afghanistan und im Irak in der Folge viele zehntausend Zivilisten zum Opfer. Auch führten diese Entwicklungen zur Gründung des sogenannten »Islamischen Staates« (IS).

Wir müssen feststellen, dass in der Psychoanalyse als Ganzer im Schatten eines vielleicht zu individualistisch gedachten Theoriegebäudes trotz des stattgefundenen *relational turn* bislang zu wenig Anlass gesehen wurde, zu politischen Themen Stellung zu beziehen – sehen wir von wenigen Ausnahmen in unseren Reihen ab. Meist wird dies mit der Abstinenzforderung untermauert. Diese hat meines Erachtens ihre Berechtigung in der Behandlung, aber nicht im Engagement außerhalb des Behandlungsraumes. Sicherlich stellen sich in der Folge neue Fragen hinsichtlich des vielschichtigeren Bildes unserer Profession und ihrer Protagonisten in der Öffentlichkeit, das auch auf die Behandlungspraxis zurückwirken könnte.

Insgesamt fanden sich in den letzten Jahrzehnten wenig Stellungnahmen von Analytiker*innen zum Preis unseres Lebens in der westlichen Hemisphäre, zu Entwicklungen wie gesellschaftlicher Ungerechtigkeit, zum Klimawandel. Das alles waren Nischenthemen. Die kollektive Entwicklung blieb oft unbeachtet und unkommentiert, sieht man von jüngeren Überlegungen zu den Folgen gesellschaftlicher Spaltung, zu Fremdenfeindlichkeit, aber auch zu den Folgen der Digitalisierungseuphorie ab (siehe z.B. Hardt, 2019; Wirth, 2022). Das grundsätzliche Leiden an den Lebensumständen wurde zu wenig in Erwägung gezogen, ging es uns doch so viel besser als früher und als den Menschen in anderen Teilen der Welt. Einseitig wurde sowohl das Leid wie auch die Heilung in einer individualisierten Perspektive zu erfassen versucht.

Einerseits hat sich Freud intensiv mit den innerpsychischen Bedingungen des Zustandekommens zivilisierten Handelns befasst und auch mit dem teils enormen Preis, den die sich neurotisch zum Ausdruck bringenden Inhalte des persönlichen Unbewussten in ihrem Einfluss auf die Sozietät haben können. Andererseits jedoch hat es eine sich mit den gesellschaftlichen Bedingungen psychischen Leids beschäftigende Psychoanalyse immer schwer gehabt. Immer standen ihre Protagonisten wie Reich oder Fromm im Verdacht der Verallgemeinerung, der Verwässerung des Klinischen und der Übertretung ihrer fachlichen Grenzen. Vielleicht spielt Freuds Bemühung um die Anerkennung der Psychoanalyse in der Medizin hier eine wichtige Rolle. Im Zusammenhang mit entsprechenden zeitgeschichtlichen Reformbewegungen der 1960er Jahre und in deren Folge auch im Zuge der entstehenden Umweltbewegung in den 1980er Jahren konnten jedoch auch Autoren wie Erich Fromm oder Horst-Eberhard Richter Einfluss gewinnen. Die Frage »Ist das noch Psychoanalyse?« wurde in deren gesellschaftspolitischen Analysen nicht gestellt. Es wäre zu untersuchen, warum sich dies offenbar nicht durchgesetzt hat und keine breitere Strömung in der Psychoanalyse entstand, die diese Aspekte, auch im Kontext der noch zu behandelnden Gruppenanalyse, nachhaltiger eingearbeitet hätte.

Mittlerweile wird, auch im Zuge der zwar vorübergehenden, aber gravierenden äußeren Veränderungen durch Corona-Pandemie, Krieg und Umweltschäden, deutlicher, dass viele Patient*innen die gesellschaftliche Not zunehmend in die Sitzungen hineinbringen und thematisieren. Damit fordern sie uns heraus, zumindest innerlich eine Haltung dazu einzunehmen. Eine indifferente Haltung zum Schicksal der Welt und eine interessierte und annehmende unseren Patient*innen gegenüber scheinen immer weniger zusammenzupassen.

Donna Orange und ihr Engagement

»We need to see the naked faces of those suffering and dying from our carbon-drunk way of life«[3] – in diesem drastischen Satz aus der Einleitung von *Climate Crisis, Psychoanalysis and Radical Ethics* von Donna Orange ist zusammengefasst, was das Anliegen der Grand Dame des *intersubjektive turn* ist: Sie fragt, wieso wir trotz aller offensichtlich bedrohlichen Nachrichten unser Tagesgeschäft so weiterführen wie bisher auch. Was verhindert die notwendige Solidarität? Sie entwirft eine Ethik, die an der Wurzel (»radikal« im Wortsinne, *radix*) der Probleme angreifen will, um nachhaltig und handlungsleitend wirksam sein zu können. Die Ideologie des autonomen Ichs, wie sie auch von der Psychoanalyse, ausgehend von der anfangs sehr sozialkritischen Sicht immer mehr in Anlehnung an die Mantren der postmodernen, narzisstischen Ideologien zu unreflektiert vertreten wurde, hat uns offenbar unsere Sensitivität gegenüber der Wahrnehmung der Verletzlichkeit der Anderen, der Welt, gekostet, so die These, ja die Feststellung Oranges.

Wenn wir das intersubjektive Paradigma ernstnehmen (Jaenicke, 2021), das lautet, dass wir als therapeutische Dyade oder erst recht als Gruppe immer gemeinsam in einen unbewussten Rahmen eingespannt sind, der auch geteilte Erfahrungen und Affekte beinhaltet (die Voraussetzung für die Verbindung), dann können wir nicht weiter leugnen, dass wir alle identifiziert sind mit »tiefsitzenden Vorannahmen über persönlichen Besitz, über Konsum und damit verbundene Rechte« (Orange, 2017, S. 11; Übersetzung V. M.). Diese gemeinsame Unbewusstheit lässt uns auch verleugnen, dass wir von den Folgen von

---

3 »Wir sollten uns mit den leibhaftigen Angesichtern derjenigen konfrontieren, die unter unserer Kohlenstoff-trunkenen Lebensweise leiden und sterben« (Übersetzung V. M.).

»Sklaverei, Kolonialismus und Industrialisierung« profitieren, ja fast scheint es, profitieren müssen. Diese gemeinsame Verdrängung leisten Patient*innen und Therapeut*innen Tag für Tag. Doch angesichts der Negativität dieser ungeheuerlichen Geschichte und ihrer Dimensionen wird unsere Abwehr überfordert, schnell scheint uns alles zu viel. Die Klimakrise ruft uns auf, unser bisheriges Leben infrage zu stellen, seine Bedingtheiten zu erkennen und neu bewerten, dies erweckt schwierige Gefühle. Unser bisheriges Selbstbild gerät stark unter Druck. Orange beginnt mit der immer noch anzutreffenden Idealisierung von Werten der Eroberung und Durchsetzung in unserer Kultur. Dies betreffe sowohl das Privatleben wie das Wirtschaftsleben. Nach wie vor gebe es durch ungerechte Bezahlung und die Dynamik des Welthandels einen »Quasi-Kolonialismus« und damit einhergehend die Verleugnung von damit verbundener Aneignung und Ausrottung. Mit der Verleugnung des Schicksals der vom Klimawandel zuerst Betroffenen in der südlichen Hemisphäre wiederholten US-Amerikaner die Verleugnung früher begangenen Unrechts im Umgang mit den Ureinwohnern, auch im Zuge der Sklaverei, so Orange weiter (2019, S. 87ff.).

Sie mögen fragen: Was hat das mit unserer Praxis zu tun? Die Situation stellt sich sehr praktisch folgendermaßen ein: Meine People of Colour (POC)-Patient*innen sprechen über Rassismuserfahrungen, über »Critical Whiteness«, Therapeut*innen in Ausbildung über ihren Aktivismus und dessen Grenzen. Immer wieder setzt mich das unter Druck, inwieweit ich meine eigene Position verdeutlichen darf, kann, muss. Was fühle ich angesichts der nicht mehr zu verleugnenden Tatsachen? Ich muss sagen, es ist nicht leicht. Hier drängen die Fakten und Folgen unseres eigenen Lebensstils in die Praxis. Die naive Annahme, dass Therapie den Patient*innen eine bessere Anpassung an die gegebene Gesellschaft ermöglichen kann, kann nicht mehr im früheren Maß gelten, da die Gesellschaft selbst hinterfragenswert erscheint. Und auch der emotionale Bereich unsere Arbeit steht unter Verdacht: Orange sieht auch unsere Fähigkeit zum Mitgefühl aufgrund kultureller Abwehrformationen beeinträchtigt, wir nehmen die Dinge, wie sie sind, profitieren von ihnen, sehen zu wenig unsere Verstrickung und sprechen zu wenig darüber.

Scham und Reue angesichts des eigenen Überlegenheitswahns (vielleicht eine beispielhaft wichtige Frage zur Selbsterkenntnis: Was denke ich wirklich über die Ursachen der wirtschaftlichen Schwäche Afrikas?) sind die Voraussetzung für das Eintreten in einen echten Dialog mit den Anderen, die unter meinem Lebensstil leiden. Entscheidend ist, die Verluste des Anderen als *meinen eigenen* Verlust begreifen zu lernen: Trauer darüber hieße auch, die kulturellen Werte der untergegangenen, zu Deutsch: ermordeten, Völker zu internalisieren, die Welt mit ihren Augen sehen zu lernen.

Doubled-mindedness und Exzeptionalismus

Wir befänden uns in einer Art Dissoziation, einer *double-mindedness*, so Orange, wir sähen die Probleme und sähen uns doch weitgehend außerstande, uns ihnen zu stellen. Doch warum haben auch wir Psychoanalytiker*innen, die wir uns zugutehalten, viel über Verdrängung und mangelndes Bewusstsein zu wissen, so lange geschwiegen zu der kollektiven Dimension unseres Lebens? Ich vermute, dass die Angriffe auf die Psychoanalyse und der dadurch ausgelöste Verteidigungs- und Verdrängungskampf eine Sehnsucht nach Beheimatung ausgelöst haben, die die Beschäftigung mit dem kulturellen Hintergrund nachrangig haben werden lassen. Wir versuchen, uns eher nicht noch unbeliebter zu machen, indem wir Thesen zur Misere der Gesellschaft vermeiden.

Die Engländerin Sally Weintrobe (2022) beschreibt den »Exzeptionalismus«, das Denken, dass es uns schon nicht erwischen wird, was sie als einen Aspekt der Hybris einer megalomanen Entgleisung der Beziehung zwischen Mensch und Umwelt ausmacht. Der uns allen eigene Narzissmus erleichtere die Entschuldung auf Andere, »die da oben«, in die Zukunft, auf nachfolgende Generationen. Die darin zum Ausdruck kommende, die Realität verkennende Ideologie der Unachtsamkeit, der Nicht-Sorge entspringt für Orange wiederum am Versagen vor der ethischen Forderung durch die Anwesenheit des Anderen.

Die Ethiken von Levinas und Løgstrup

So versteht Orange *radical ethics*: Sie bezieht sich vor allem auf die Ethiken von Emanuel Levinas und die des dänischen Philosophen Knud Løgstrup, die, wie sie feststellt, sich in vielem ähnelten. Beide gehen von der der ethischen Forderung aus, die das Antlitz (Levinas) und das Leiden des Anderen an uns stellen. Der Andere stelle uns in eine radikale Verantwortung für ihn, die eine stille Verantwortung sei und nicht von Reziprozität ausgehe. Man könne also nicht auf eine Antwort oder gar eine Anerkennung für die eigenen guten Taten hoffen und warten. Die ethische Forderung besteht also ungeachtet ihrer in der Realität immer nur teilweise gegebenen Erfüllbarkeit. Somit steht sie auch im Widerspruch zu utilitaristischen Ethiken oder zu Ethiken der sozialen Anerkennung wie bei

Habermas oder Honneth, die stets die Gegenseitigkeit der Verantwortung für-einander herausstreichen.

Besonders Løgstrups Argumentation ist für unsere privilegierte Situation in der westlichen Hemisphäre erhellend: Er definiert unser aller Leben als ein Geschenk, das zum Geben verpflichtet und keine weiteren Bestätigungen Anderer voraussetzen oder erwarten darf. Niemand ist in unserer Schuld – wir sind dem Leben etwas schuldig:

> »[E]ine Person ist ein Schuldner und dies nicht deshalb, weil er oder sie etwas verbrochen hat, sondern einfach weil er oder sie existiert und sein oder ihr Leben als ein Geschenk erhalten hat. Die Forderung danach, sich dem Leben einer anderen Person anzunehmen, entsteht aus der puren Tatsache, dass jeder dafür verantwortlich ist, was er oder sie an verschiedenen Möglichkeiten und Talenten erhalten hat: Intelligenz, Sprache, Liebe und vieles Andere« (Løgstrup, 1997, S. 116, zit. n. Orange, 2017, S. 122, Übersetzung V. M.).

Orange setzt diese Haltung in Beziehung zu dem, was sie als Haltung in der intersubjektivistischen Praxis der Analytiker*in empfiehlt: eine größtmögliche Offenheit für das Anderssein und das Leiden des Anderen, das wiederum nur verstanden werden kann, wenn es zu eigenem Leid, zu eigener Geschichte in Beziehung gesetzt werden kann. Die Fähigkeit zur Empathie selbst gründet für sie letztlich in dieser grundlegenden Definition der menschlichen Beziehung, wie sie Levinas und Løgstrup vornehmen. Auch die sich intersubjektiv verstehende Therapeut*in lässt sich von Patient*innen führen, sich (be)nutzen: Mein Willkommen ermöglicht dem Anderen, sich zu öffnen und mich in seiner Welt willkommenzuheißen. Ein ähnliches Paradox stelle die Begegnung mit der Situation des Anderen generell dar.

Thunbergs »I want you to panic!« findet meines Erachtens seine Entsprechung in der Aufforderung, das Antlitz des Anderen zu gewärtigen und die Angst vor der Katastrophe gemeinsam auszuhalten. Wie bei Winnicott (1991 [1974]) dargelegt, ist die Katastrophe *auch* bereits passiert: am Ursprung der Entfremdung des Menschen von Natur und Umwelt. Dennoch weist etwas hoffnungsvoll in die Zukunft: Die Psychoanalyse hält das Menschenbild bereit, das die individuelle Erfahrungsbildung, die Akzeptanz des Leidens und den Glauben an die Entwicklung des Potenzials von einzigartigen Menschen wertschätzt. Orange glaubt, dass nur eine solch radikale Ethik den fundamentalen Wert jedes einzelnen menschlichen Lebens anerkennen und dass so ein wesentlicher Beitrag zur Lösung der Klimakrise geleistet werden kann.

Krankwerden *in* der Gesellschaft
als Krankwerden *an* der Gesellschaft

Die Journalistin Anna Mayr (2022) schreibt auf *ZEIT Online*:

>»Wir verdrängen, woher die Produkte kommen, die wir kaufen. Woher die Energie
>kommt, die wir verbrauchen. Verdrängen, wer daran verdient, dass wir die Produkte
>kaufen und dass unsere Enkelkinder wohl wegen dieser Produkte auf einem umge-
>kippten Planeten aufwachsen werden. Wir verdrängen auch, dass woanders Krieg
>ist, während wir durch Online-Shopping-Webseiten scrollen. Verdrängen, dass es
>irgendwo weit weg Atombomben gibt, die auf uns gerichtet sind, und dass Viren
>in der Luft schwimmen, die wir einatmen. Wir sitzen auf einem Berg kognitiver
>Dissonanz, Sashimi-essend.«

Die hier in komprimierter Weise und polemisch zugespitzt dargestellten Sach-
verhalte sind bedenkenswert, denn die kollektive Verdrängung der Bedingungen
unseres Daseins, wie auch der nun offensichtlicher werdenden Kosten derselben,
durchwirken die Psyche auch des Einzelnen – und dies kann dann auch auf dem
Boden von Vulnerabilität und biografischen Mangelerfahrungen psychische Erkrankungen mitverursachen.

   In der Praxis geht es vor allem darum, Ausflüchten zu begegnen, die von
Schuld, Scham und Neid angetrieben werden. Hier vermischen sich persönliche
und kollektive Ebenen. Die Benennung dieser Affekte kann einen Austausch ermöglichen, entlasten und ihre Akzeptanz die Notwendigkeit der Verdrängung
der Emotionen geringer werden lassen. Genauso wie ich mich mit einem Bewusstsein für die intersubjektive Begegnung, die eine therapeutische Situation
beinhaltet, in keiner Weise über oder außerhalb des Patienten stellen sollte, sollte ich dies angesichts der Menschen, von deren Leid ich Kenntnis erhalte. Diese
meist medial vermittelte Kenntnis erschwert jedoch die adäquate, direkte Reaktion. Der Affekt wird konserviert und verstärkt möglicherweise die Abwehr noch.
Zudem sind nicht Gewissensbisse handlungsleitend, sondern eher innere, emotionale Betroffenheit angesichts des Anderen, eines Gegenübers.

   Konkret kann das heißen, dass man als Therapeut entsprechende Fragen der
Patient*innen nicht nur wiederum hinterfragt, um selbst möglichst unsichtbar zu
bleiben. Meiner Erfahrung nach kann eine punktuelle Selbstenthüllung helfen,
einer real im Raum spürbaren und sowohl für Patient*in wie auch Therapeut*in
relevanten Angst und Beunruhigung Ausdruck zu verschaffen. In der Regel kann
dies die therapeutische Beziehung eher bereichern, als dass ernsthafte Auswirkun-

gen auf die Entwicklung der Übertragung festzustellen wären. Wohlgemerkt geht es hier um die Ebene der Realbeziehung zwischen zwei erwachsenen Menschen, die neben der elementaren und Schutz erfordernden Übertragungsebene immer ebenfalls Berücksichtigung finden sollte.

Es ist demnach erfreulich, wie viele Autor*innen (ja, es sind viele Frauen!) seit einiger Zeit der Psychoanalyse eine Stimme in der Klimadiskussion schenken. Sie sprechen von Demut, von Liebe, wollen ein unmittelbares Erleben der Not der Anderen, auch der Natur als großem Anderen ermöglichen. Sie sprechen auch von der Aufgabe, das Selbst und eine falsch verstandene Autonomie zurückzustellen, nachdem dies lange Zeit den Diskurs bestimmt hat. Zugegeben, es ist etwas unerwartet, dass nun auch Psychoanalytiker*innen ihre Zurückhaltung aufgeben und sich so positionieren, dass man ihre humanistisch motivierten Aussagen auch politisch verstehen kann. Manche Artikel und Vorträge wirken sehr persönlich und affektiv aufgeladen. Hier wird etwas von der Leidenschaft spürbar, die die Werte und die Arbeit von Analytikern bestimmt und die diese in ihrer täglichen Arbeit leiten. Levinas – so Orange – habe noch in seinen späten Jahren immer von dem *sortie de soi*, vom Ausstieg aus dem Selbst, als Lebensweisheit gemeint, gesprochen. Im Angesicht des Anderen zähle zunächst dieser, man sei ihm ausgesetzt, was Angst mache, was aber auch der einzige Weg zur Befreiung sei. Wenn wir uns von diesen Gedanken mehr durchdringen lassen und sie im Bewusstsein halten, sozusagen der Stimme der Mit- und Umwelt immer auch Gehör schenken, dann glaube ich an einen Beitrag, den auch wir mit unserer Tätigkeit, auch jenseits der privaten Lebensentschlüsse und Handlungen, leisten können. Selbstfindungsprozesse beinhalten immer auch die Frage nach dem eigenen Platz in der Gesellschaft. Dabei wird auch Letztere auf ihre Widersprüche und Konflikte vom kompetenten und kritischen Menschen hin befragt und gegebenenfalls als veränderungswürdig befunden werden.

Die Rolle der Gruppenanalyse

Eine Begleiterscheinung der Konzentration auf das Individuum in der Theoriebildung der Psychoanalyse schließlich ist, dass es bis heute eine nur bruchstückhafte und unvollständige Theorie der Gruppenanalyse gibt. Möglicherweise hat auch diese Einengung des Blickwinkels bislang verhindert, dass wir die Bedingtheiten psychischen Leidens (in der westlichen Welt) nur unzureichend auszudeuten in der Lage waren. Seit einiger Zeit gewinnt die Gruppentherapie jedoch wieder vermehrt Beachtung, sie wird besser honoriert und respektiert. Da sich in Gruppenprozessen noch viel deutlicher als im Einzelsetting gesellschaftliche Verwerfungen und Abwehrprozesse entfalten und zeigen können, sind die Erkenntnisse aus der Praxis der Gruppentherapie sehr wertvoll für die konzeptuelle Arbeit daran, wie das Bewusstsein der Menschen auch auf einer kollektiven Ebene eine Veränderung erfahren kann, möglicherweise ja vor allem durch den Kontakt in Gruppen.

In der Theorie der Gruppenanalyse finden Erkenntnisse der Chaos- und Systemtheorie immer mehr Beachtung. Kolleg*innen gründen Gruppen für den Austausch von Bürgern unterschiedlicher sozialer Hintergründe, weil sie etwas gegen die wahrgenommene Spaltungstendenz in der Gesellschaft tun möchten. Das Verständnis von (Groß-)Gruppenprozessen könnte sich dabei als ausschlaggebend für die Initiierung von Veränderungsprozessen in Bezug auf klimafreundliches Verhalten erweisen. In Dodds Monografie *Psychoanalysis and Ecology at the Edge of Chaos* (2011) werden diese Konzepte auf ihre Brauchbarkeit hin überprüft und auch die weitere Modernisierung der psychoanalytischen Konzepte angemahnt (Dalal, 1998). Es ist nur allzu sinnig, wenn gruppentherapeutische Konzepte nun nicht nur in der Versorgung immer mehr Beachtung finden; die dort zu beobachtenden Prozesse können auch Aufschluss über die Funktionsweise komplexer menschlicher Systeme oder das Verhältnis Mensch und Natur geben.

Zur persönlichen Verdrängung gesellt sich immer die kollektive Verdrängung. Verschieben sich nun gesellschaftliche Ideale immer mehr in Richtung Selbstoptimierung und Narzissmus, so muss es nicht verwundern, wenn immer mehr Patient*innen entsprechende Symptome und Strukturen aufweisen. Folgt man den Annahmen von Foulkes, die dieser zur Formulierung seiner Konzepte zur Gruppentherapie gemacht hat, dann steht das soziale Unbewusste im Sinne von Norbert Elias im Vordergrund seiner Reflexion. Sein prägender Einfluss wird allzu oft übersehen, da als selbstverständlich angesehen. Unser Eingebettetsein in die westliche Gesellschaft mit ihrer kolonialen und kriegerischen Vergangenheit wird vorausgesetzt und zu wenig problematisiert, schon gar nicht im Zusammenhang mit deren Niederschlag in der psychischen Entwicklung des Einzelnen. In diesem Zusammenhang kann etwa übermäßiger Konsum und suchtartiges Verhalten auch als Versuch der Verleugnung von Schuld, Scham und Trauer dienen.

Wie auch immer man dazu steht, ob es in den letzten Jahrzehnten zu einer Zunahme psychischer Auffälligkeiten gekommen ist oder nicht (Hillman & Ventura, 1999; Dornes, 2016), der Fokus auf die Inzidenz individueller Pathologie verkennt das Wesen psychischer Entwicklung, manche behaupten der Psyche selbst. Das Aufkommen des *intersubjective turn* und seiner Zwei-Personen-Psychologie stellt mittlerweile den Mainstream des psychoanalytischen Denkens dar. Dagegen hatten es die Konzeptionen der Gruppenanalytiker (Dalal, 1998) lange Zeit sehr schwer. Jenseits von monetär motivierten Versorgungsgedanken der

211

Kassen scheint die Perspektive auf Gruppen, auf Gemeinschaft, umso sinnvoller, je mehr es uns in eine »Gesellschaft der Singularitäten« (Reckwitz) hineinzutreiben scheint. Auch C. G. Jungs Konzept des objektiv Psychischen bietet die Möglichkeit, Zeitgeistphänomene in die Analyse individueller Konflikte einzubeziehen.

Während Oranges moralische Aufforderung vom verleugneten Anderen stammt, ist es in C. G. Jungs (1995) und James Hillmans (1991) Welt die Vorstellung der *anima mundi*, der »belebten Welt«, der *einen* Welt, die es verbietet, von meinem Eingebettetsein in diese absehen zu können, ohne Schaden zu verursachen und auch zu nehmen. Der Fotograf Sebastião Salgado hat dies ebenfalls in seinen Werken zum Ausdruck gebracht: »[Wir] erkannten [...], dass der Verlust unserer Verbindung zur Natur eine ernste Bedrohung für die Menschheit ist« (2013, S. 6). Wir sind *in* der Psyche, pflegte Jung zu sagen, ihm missfiel die Vorstellung des isolierten Geistes, der Seele, die sich nur im Individuum zu befinden schien. Dieses weitgehend abgewertete und missverstandene Konzept, dieses Bild einer kollektiven Verbundenheit scheint sich nun auf unerwartete und leider unangenehme Weise zu bestätigen, nämlich in den Auswirkungen der Vernachlässigung dieser Perspektive.

Literatur

Balzer, J. (2022). *Ethik der Appropriation*. Matthes & Seitz.

Dalal, F. (1998). *Taking the group seriously. Towards a Post-Foulkesian Group Analytic Theory*. Jessica Kingsley.

Dodd, J. (2011). *Psychoanalysis and Ecology at the Edge of Chaos*. Routledge.

Dornes, M. (2016). *Macht der Kapitalismus depressiv? Über seelische Gesundheit und Krankheit in modernen Gesellschaften*. S. Fischer.

Elias, N. (2021 [1976]). *Über den Prozess der Zivilisation. Soziogenetische und psychogenetische Untersuchungen*. Suhrkamp.

Fischer, N., Reifenberg, P. & Sirovátka, J. (2019). *Das Antlitz des Anderen. Zum Denken von Emmanuel Levinas*. Karl Alber.

Foulkes, S. (2017). *Gruppenanalytische Psychotherapie*. Westarp.

Fromm, E. (1976). *Haben oder Sein. Die seelischen Grundlagen einer neuen Gesellschaft*. dtv.

Fukuyama, F. (1992). *Das Ende der Geschichte. Wo stehen wir?* Kindler.

Hardt, J. (2019). Stellungnahme zum Digitalen Versorgungsgesetz (DVG). https://www.psychoanalyse-aktuell.de/artikel-/detail?tx_news_pi1%5Baction%5D=detail&tx_news_pi1%5Bcontroller%5D=News&tx_news_pi1%5Bnews%5D=183&cHash=689697e68cf8826cf556b2543e58d357

Hillman, J. (1991). *Anima. An anatomy of a Personified Notion*. Spring Publications.

Hillman, J. & Ventura, M. (1999). *Hundert Jahre Psychotherapie und der Welt geht's immer schlechter*. Patmos.

Illouz, E. (2011). *Die Errettung der modernen Seele. Therapien, Gefühle und die Kultur der Selbst-hilfe.* Suhrkamp.

Jaenicke, C. (2021). *Das Risiko der Verbundenheit. Intersubjektivitätstheorie in der Praxis.* Psychosozial-Verlag.

Jung, C. G. (1995 [1936]). Über den Archetypus: Der Animabegriff. In ders., *Gesammelte Werke 9/1* (S. 67–87). Patmos.

Lear, J. (2020). *Radikale Hoffnung. Ethik im Angesicht kultureller Zerstörung.* Suhrkamp.

Løgstrup, K. E. (1989). *Die ethische Forderung.* Mohr Siebeck.

Mayr, A. (2022) Wir machen heile. *ZEIT Online.* https://www.zeit.de/2022/18/ukraine-krieg-bilder-psyche-alltag

Meadows, D. L. (1972). *Die Grenzen des Wachstums. Bericht des Club of Rome zur Lage der Menschheit.* DVA.

Mitscherlich, A. & Mitscherlich, M. (1977). *Die Unfähigkeit zu trauern. Grundlagen kollektiven Verhaltens.* Piper.

Orange, D. M. (2017). *Climate Crisis, Psychoanalysis and Radical Ethics.* Routledge.

Orange, D. (2019). *Psychoanalysis, History and Radical Ethics.* Routledge.

Reckwitz, A. (2019). *Die Gesellschaft der Singularitäten. Zum Strukturwandel der Moderne.* Suhrkamp.

Reemtsma, J.-P. (2022). »Angst genügt heute, um sich das Gefühl zu verschaffen, up to date zu sein«. *Psyche –Z Psychoanal, 76*(7), 545–565.

Richter, H.-E. (2004). Das Unbehagen für kritische Aufklärung nutzen. Ein historischer Abriss über das ambivalente Verhältnis der Psychoanalytiker zu Gesellschaft und Politik. *Dtsch Arztebl, 101*(20), A 1405–1408.

Richter, H.-E. (2012 [1979]). *Der Gotteskomplex.* Psychosozial-Verlag.

Salgado, S. (2013). *Genesis.* Taschen.

Vogl, J. (2021). *Kapital und Ressentiment. Eine kurze Theorie der Gegenwart.* C. H. Beck.

Wagamese, R. (2021). *Der gefrorene Himmel.* Blessing.

Weber, M. (2017 [1904/1905]). *Die protestantische Ethik und der »Geist« des Kapitalismus.* Reclam.

Weintrobe, S. (2022). Liebe und ihr Überleben in unerträglichen Zeiten. *Psyche –Z Psychoanal, 76*(12), 1108–1130.

Winnicott, D. W. (1991 [1974]). Die Angst vor dem Zusammenbruch. *Psyche –Z Psychoanal, 45*(12), 1116–1126

Wirth, H.-J. (2022). *Gefühle machen Politik. Populismus, Ressentiments und die Chancen der Verletzlichkeit.* Psychosozial-Verlag.

Der Autor

Volker Münch, Jahrgang 1964, ist Dipl. Psychologe, Psychoanalytiker in eigener Praxis in München seit 2005, Einzel- und Gruppentherapie, Balintgruppenleiter, Dozent MAP München, Lehranalytiker und Supervisor. Seine Interessenschwerpunkte liegen in den Bereichen Intersubjektivität, Archetypen, Gesellschaft und Kultur.

Kontakt: Volker Münch, Fritz-Baer-Str. 9, 81476 München; E-Mail: volkermunch@aol.com

»Hans im Glück«: Ein Schwankmärchen oder die Anleitung zu Degrowth?

Barbara Meerwein

Einleitung

In den letzten Jahren engagieren sich psychodynamische Kolleg*innen zunehmend angesichts der Klimakrise und bedrohlicher Zukunftsszenarien (Habibi-Kohlen, 2013, 2019, 2020; Krimmer, 2022; Meerwein, 2020; Orange, 2017; Weintrobe, 2013, 2021). Um dem komplexen Thema der Erderhitzung gerecht werden zu können, ist eine interdisziplinäre Herangehensweise erforderlich (Göpel, 2022), die eine Herausforderung darstellt, die ich mit meinem Beitrag nur begrenzt umsetzen kann. Dennoch möchte ich hier – natürlich mit dem Schwerpunkt der psychodynamischen Sicht auf das Märchen »Hans im Glück« – die Verschränkung individueller und kollektiver Prozesse in der Entstehung und Verarbeitung der Klimakrise sichtbar machen und darüber hinaus Bewältigungs- und Handlungsperspektiven eröffnen. So widme ich zwei Abschnitte der Reflexion historischer und wirtschaftlicher Prozesse, die eine Rolle bei einem vertieften Verständnis dieses Märchens spielen, erarbeite danach die psychoanalytisch-symbolische Sicht auf das Märchen, um schließlich die Ebenen zusammenzuführen und sie hinsichtlich der Aufgaben unserer Profession zu reflektieren.

Einleitend möchte ich meinen persönlichen Bezug zum Märchen »Hans im Glück« aufzeigen, das mich seit Langem beschäftigt. Zur Erinnerung zunächst eine kurze Zusammenfassung: Hans hat sieben Jahre in der Fremde gearbeitet und will nun zurück zu seiner Mutter. Als Lohn für die sieben Jahre Arbeit erhält er von seinem Herrn einen großen Klumpen Gold. Mit dem Klumpen Gold macht er sich auf den Heimweg, und es passieren einige Dinge, bei denen es ihm nicht gutgeht: Am Anfang ist der Goldklumpen schwer und drückt, weswegen er ihn mit einem Reiter gegen ein Pferd eintauscht. Kurz darauf fällt Hans vom Pferd, tauscht das Pferd mit einem Bauern gegen eine Kuh, bekommt aber beim Melken der Kuh einen Tritt von ihr an den Kopf, weswegen er sie mit einem Metzger gegen ein Schwein tauscht. Kurz danach wird Hans von einem Burschen weisgemacht, dass das Schwein gestohlen ist, und er bekommt Angst als Schweinedieb festgenommen zu werden, weswegen er das Schwein gegen eine Gans tauscht. Diese wiederum tauscht er mit einem Scherenschleifer gegen schwere Schleifsteine, die er am Ende auch noch verliert, als er sie versehentlich in einen Brunnen stößt. Nach jeder Episode freut sich Hans aber und sagt am Ende: »›So glücklich wie ich gibt es keinen Menschen unter der Sonne.‹ Mit leichtem Herzen und frei von aller Last sprang er nun fort, bis er daheim bei seiner Mutter war« (Zielen, 1987, S. 15).

Als Kind fand ich den »Hans« witzig, aber die Geschichte etwas verwirrend, da die Leute, denen Hans auf dem Weg begegnet, irgendwie nicht nett zu ihm waren. Und ich fand es schade, dass Hans am Ende gar nichts übrigblieb. Andererseits erleichterte mich, dass Hans immer neue Lösungen für seine schwierigen Erlebnisse suchte und am Ende jeder Etappe wieder glücklich war.

Je älter ich wurde und je mehr ich verstand, was die anderen Menschen mit Hans gemacht hatten, desto mehr ärgerte ich mich über sie: So war die Geschichte, wie toll die Kuh sein sollte, vermutlich nicht wahr, da Hans sie nicht melken konnte. Es gab zwar den Herrn, bei dem Hans sieben Jahre gedient hatte, und Hans' Mutter, die sich freuen würde, ihn zu sehen – zwei Menschen, die ihm wohlgesonnen waren – aber die anderen Menschen, mit denen Hans zu tun hatte, nutzten ihn aus.

1995 erlebte ich als Erwachsene bei der Aufführung eines zeitgenössischen Chorprojektes von Matthias Schwabe, das verschiedene Märchentexte verarbeitet hatte, die Texte von Hans im Glück als »Ohrwürmer«, die mich im Alltag begleiteten. In dieser Zeit nahm meine Verwirrung an anderer Stelle Fahrt auf. Das Gold fand ich inzwischen wichtiger als früher. Schließlich wusste ich jetzt, was es kostete, z. B. Wohnung und Lebensmittel zu bezahlen sowie andere materielle Bedürfnisse zu befriedigen. Ich dachte leicht ärgerlich und verständnislos: Wieso hat Hans sich so über den Tisch ziehen lassen?! Etwas wehmütig dachte ich aber auch: Eigentlich ist der Ansatz von Hans faszinierend, sich von Besitz zu befreien oder befreit zu werden, und dabei erleichtert zu sein, frei, um sich auf andere, wesentlichere Dinge im Leben zu konzentrieren. Aber wie ist diese Einstellung vereinbar mit dem realen Leben und auch Wünschen z. B. eine Familie zu gründen? Ein besitzloses Leben geht doch nur im Kloster oder als Einsiedler!

Diese Gedanken machten mich traurig und etwas hilflos. Kurze Zeit danach begegnete mir in der Literatur über Märcheninterpretationen die Auffassung, dass das Märchen »Hans im Glück« erstens kein richtiges Volksmärchen sei, sondern eine erfundene Geschichte, um sich über Hans lustig zu machen, und daher zweitens auch die zugrundeliegende Botschaft nicht ernstgemeint sei bzw. es an sich gar keine tiefere Botschaft gebe. Es sei eben eine Geschichte, die zur Erheiterung über den dummen Hans verfasst worden sei. Ich trauerte innerlich um meine Sympathie mit diesem seltsamen Protagonisten und war vollends ratlos. Vielleicht stimmte sogar etwas mit mir nicht, dass ich das Märchen ernstgenommen hatte?

2017 folgte erneut eine Auseinandersetzung mit Hans, als sich meine Tochter im schulischen Rahmen mit dem Thema Glück und ebenfalls mit dem Märchen befasste. Ich entdeckte in dieser Zeit eine Veröffentlichung von Viktor Zielen (1987), einem Arzt und Psychotherapeuten aus Frankfurt am Main, der Hans sehr ernstnahm, ihn sogar als »Vorbild für höchste Lebensweisheit« (ebd., Klappentext) deutete, was mich freute. Hier erhielt ich wieder Bestätigung für meine Sympathie für Hans. Hans halte einer »Gesellschaft, die an Besitz und Leistung orientiert ist, [...] lachend einen Spiegel vor« (ebd.). Viktor Zielen nahm zwar keinerlei Bezug auf die Entstehungsgeschichte des Märchens und die Frage, ob es überhaupt ein »echtes« Märchen sei. Auch vertiefte er nicht die ökonomischen Fragen, die entstehen, wenn wir unser materielles Verhältnis zur Welt nach Hans' Maximen in unserer Realität umsetzen wollen. Aber er interpretierte die Geschichte tiefenhermeneutisch und entdeckte dadurch ganz andere Aspekte. Allen angesprochenen Fragen möchte ich nun auf den Grund gehen.

Die Entstehungsgeschichte als Schwank: Der dumme Hans

Wie Heinz Rölleke (2019) aufzeigt, wurde das Märchen »Hans im Glück« bekannt durch seine Aufnahme in die Grimm'sche Märchensammlung ab der zweiten Auflage von 1819. Es war jedoch kein Volksmärchen, das sich dadurch auszeichnet, alt und von anonymer Herkunft zu sein, sondern – wie die Brüder Grimm vermerken – als »Schwank« von Friedrich August Wernicke unter dem Titel »Hans Wohlgemuth« ersonnen und 1818 in der Zeitschrift *Wünschelrute* veröffentlicht. Wernicke wiederum habe die Schwankerzählung »aus dem Munde des Volkes« gehört.[1]

---

1 Wie Rölleke (2019) feststellt, gab es im 13. Jahrhundert in der damals berühmten Helmbrecht-Dichtung eine Textpassage, in der eine Gans gegen ein geraubtes Pferd getauscht wird, die ebenfalls eine mögliche Grundlage für Hans Wohlgemuth gewesen sein könnte.

Laut Duden handelt es sich beim »Schwank« um eine in der Literaturwissenschaft »kurze launige, oft derbkomische Erzählung in Prosa oder Versen«, »ein lustiges Schauspiel mit Situations- und Typenkomik«, oder in Alltagserzählungen um eine »lustige, komische Begebenheit«, einen »Streich«, wie z. B. im Kontext der Wendung »einen Schwank aus meiner Jugend erzählen«.[2]

Die Definition von »lernhelfer« ergänzt noch weitere Aspekte:

➢ »Begebenheit aus dem Leben unterer Volksschichten, der Bauern, Fahrenden«;

➢ Aufeinandertreffen gegensätzlicher Figuren, wobei die scheinbar Unterlegene triumphiert, indem sie Wortwitz und Situationskomik, aber auch List und Gewalt für sich nutzt (bestimmte Rollenmuster wiederholen sich: der geizige Bauer, die untreue Ehefrau, der scheinheilige Pfaffe).[3]

Rölleke (2019) sieht eine Kunstfertigkeit der Erzählung Wernickes, die an sich nicht zu Schwänken passt: »Die Erzählung Wernickes zeigt jedenfalls durchaus künstlerische Züge, wie sich allein schon im durchdachten Aufbau zeigt.« Weiter führt Rölleke aus, dass »Hans im Glück« auch in einem weiteren Sinne kein Märchen sei, da ihm das typische Element eines Wunders fehle. Ein märchenähnliches Element der Geschichte sei zwar die Heldenerzählung, dass Hans in der Fremde sein Glück sucht und findet. Aber er genieße das Glück nicht dort, sondern wolle zu seiner Mutter zurückkehren und verliere dabei alles Erarbeitete. In dieser Lesart scheitere Hans also letztlich – was der ursprünglichen Absicht Wernickes entspricht.

Literarisch ist die Erzählung also schwer einzuordnen: Sie ist weder ein Volksmärchen, noch ein Märchen im weiteren Sinne, noch ein echter Schwank.

Wirtschaftswachstum und Homo oeconomicus stultus

Interessant ist der historische Hintergrund der Entstehungsgeschichte der Erzählung zu Beginn des 19. Jahrhunderts. In dieser Zeit verändert sich die westliche Welt durch die Industrialisierung, die auch als Ausgangspunkt für die menschengemachte Erderhitzung betrachtet werden kann. Was zuvor mit Aufklärung und Säkularisierung an gesellschaftlichem »Fortschritt« begonnen hatte, fand seine Zuspitzung im Wirtschaftsleben. Wie Maja Göpel (2020) beschreibt, gelten in den

---

2 Siehe dazu https://www.duden.de/rechtschreibung/Schwank.

3 Siehe dazu https://www.lernhelfer.de/schuelerlexikon/deutsch-abitur/artikel/schwank.

ökonomischen Wissenschaften bis heute Grundannahmen, die vor etwa 250 Jahren von Adam Smith, vor ungefähr 200 Jahren von David Ricardo und später von Charles Darwin und in der Folge von Herbert Spencer festgehalten wurden:

> »Nach Adam Smith bringt jeder Mensch durch Arbeit das hervor, was er am besten kann. So entstehen unterschiedliche Produkte, die auf dem freien Markt gehandelt werden, wobei Angebot und Nachfrage die Preise bestimmen. Auf die Weise führt der Eigennutz des Einzelnen marktlogisch gesehen zu Vorteilen für alle – und zwar [...] wie durch eine ›unsichtbare Hand‹« (ebd., S. 59f.).

Der Handel sollte möglichst frei von Einflüssen der damals königlichen Regierungen in England und Rest-Europa nach Marktregeln ablaufen. Die Freiheit war deswegen wichtig, weil Königshäuser oder der Adel Gewinne nur abschöpften und damit notwendige Entwicklungen bremsten (ebd., S. 84). Damals bot sich »in einer leeren Welt mit wenig Menschen, geringem materiellen Wohlstand und viel Natur [...] die Annahme ja durchaus an, dass viel mehr zu produzieren auch viel positiven Nutzen stiftet«. Zu denken, dass mehr Produktion mehr Nutzen bedeutet, ist bei Menschen mit sehr wenig oder gar keinem materiellen Wohlstand damals wie heute gut nachvollziehbar (ebd., S. 80).

David Ricardo

> »formulierte ein Modell des Außenhandels, nach dem es für jeden Staat von Vorteil ist, Handel mit einem anderen zu beginnen, ganz egal, ob die Waren, die er anbietet, in einem anderen Staat ebenfalls und womöglich sogar zu niedrigeren Kosten zu haben sind.«

Dabei entstehe ein »komparativer Vorteil«, nach dem bis heute der internationale Handel begründet werde (ebd., S. 60).

Der Naturforscher Charles Darwin regte den Philosophen und Soziologen Herbert Spencer dazu an, den Überlebenskampf auf die Ökonomie zu übertragen: So gehe es in der Wirtschaft nicht darum, die Arbeitsteilung der Menschen sinnvoll zu organisieren und entsprechend Güter zu produzieren, sondern es herrsche »ein Kampf von jedem gegen jeden. Ein Kampf, bei dem nur die Stärksten überleben« (ebd., S. 61). Somit lieferte Herbert Spencer Ideen, die später als Sozialdarwinismus weiter ausgearbeitet wurden.

Wie Maja Göpel kritisch anmerkt, wurden zentrale Ideen von Smith, Ricardo oder Darwin allerdings »aus ihrem Kontext genommen und [...] zu vermeintlich universellen Gesetzmäßigkeiten ›der‹ Ökonomie hochstilisiert« (ebd., S. 65).

Passend zu diesen Maximen dominierte als Menschenbild der Homo oeconomicus – ein Egoist, der in jeder Situation darauf bedacht ist, kühl den eigenen Vorteil zu kalkulieren:

> »Als Konsument [wird er] immer das wählen, was ihm den größten Nutzen bringt, und als Produzent für das entscheiden, was ihm den höchsten Gewinn verspricht. Gefühle spielen keine Rolle, weder die eigenen noch die der anderen, hier entscheidet nur die Vernunft« (ebd., S. 56).

Psychoanalytiker*innen muss man nicht erklären, dass dieses Menschenbild fragwürdig ist. Mein Hintergrund der Individualpsychologie spricht jedenfalls dafür, Nähebedürfnisse als wesentliche anthropologische Grundannahme und die Entwicklung eines Gemeinschaftsgefühls als Zeichen seelischer Gesundheit anzusehen. Bindungstheorien und Babybeobachtungen kämen auch zu anderen Ergebnissen als die Wirtschaft. Neurologisch wären z. B. noch die Spiegelneuronen als Argument gegen den Homo oeconomicus ins Feld zu führen. Wie auch immer wir argumentieren wollen und wie gut auch immer unsere Argumente gegen das Konzept des Homo oeconomicus aufgestellt sind, es ist im Anthropozän dennoch sehr ernst zu nehmen: »Niemand wird als homo oeconomicus geboren, aber man kann Menschen als soziale Wesen durchaus in diese Richtung erziehen, wenn man sie in einem System aufwachsen lässt, in dem ständig belohnt wird, sich wie ein homo oeconomicus zu verhalten« (ebd., S. 67).

Spannend an Göpels Ausführungen ist ihre konsequente Argumentation, dass diese ökonomischen Prinzipien ihren Geltungsbereich und ihre Anwendungszeit längst hinter sich gelassen haben. Die bessere Versorgung von Menschen mit Gütern und Dienstleistungen, die sie wirklich brauchen, ist nicht mehr das Ziel (ebd., S. 81). Zur Unterfütterung ihrer Argumentation schildert sie eine Studie von Easterlin: Er untersuchte Wirtschaftsdaten von 19 Ländern aus einem Zeitraum von 25 Jahren und brachte sie in Zusammenhang mit Daten zur Lebenszufriedenheit. »Er stellte fest, dass ab einem gewissen durchschnittlichen Einkommen pro Kopf die durchschnittliche Zufriedenheit der Menschen nicht mehr anstieg, wenn sich das Einkommen weiter erhöhte« (ebd., S. 61f.) – das sogenannte »Easterlin-Paradox«. Andere Annahmen wie der »Trickle-down-Effekt«, wenn also »oben« genug ist und Nicht-Benötigtes nach unten weitergereicht wird, haben sich nicht bestätigt.

Abschließend stellt Göpel das Wachstumsdenken grundlegend infrage und zeichnet neue Wege der Kreislaufwirtschaft, Verteilungsgerechtigkeit und Obergrenzen auf (ebd., S. 174ff.). Aktuell erwähnt Göpel auch Degrowth als Bestands Konzeptes, materielle Produktion zurückzufahren und entsprechend Ressourcen zu verbrauchen.[4] Sie beschreibt Möglichkeiten, *Wachstum lefinieren* und neben ökonomischem Kapital auch Naturkapital, Humankapital und Sozialkapital als Vermögensbestände einer Gesellschaft anzuerkennen (Göpel, 2022, S. 170f.).

In der WWF-Studie »Ökonomien der Transformation« (Zwiers, Hackfort & Büttner, 2021), werden neben einer *circular economy* (Kreislaufwirtschaft) mit der Green Economy, der Bio- und Digital-Ökonomie drei andere Wirtschaftskonzepte beschrieben und kritisch diskutiert. Diese hier zu vertiefen, würde allerdings den Rahmen des Beitrages übersteigen. Durch Göpels Ausführungen bin ich sehr skeptisch, ob wir ohne ein Degrowth materieller Produktion auskommen können, und sehe es als Herausforderung, emotional und sozial zu wachsen, auch um die verschiedenen Ökonomie-Konzepte in Austausch zu bringen und reflektiert abzuwägen.

Um die Verbindung von ökonomischen Überlegungen und dem Märchen »Hans im Glück« herzustellen, kann der Text *Geld im Sack und nimmer Not! Betrachtungen zum literarischen Homo oeconomicus* herangezogen werden (Wunderlich, 2007): Der Germanist und Mediävist Wunderlich analysiert, wie sich in der Literatur Protagonisten wie z. B. das Milchmädchen, Eulenspiegel, die Schildbürger, Dagobert Duck und eben auch Hans im Glück in wirtschaftlicher Hinsicht prototypisch verschieden verhalten, ohne Berücksichtigung psychoanalytisch-tiefenhermeneutischer Perspektiven oder literarisch-historischer Realitäten. Wie andere auch, sieht er Hans als den Dummen, bezeichnet ihn als *Homo oeconomicus stultus*. Konkretistisch interpretiert Wunderlich, Hans hätte den Klumpen Gold ja zur Bank bringen können (ebd., S. 155). Die sieben Jahre Arbeit stellten ein »vorzeitiges Ausscheiden aus dem Erwerbsleben« dar und die Intention von Hans, »offenbar ein ehedem verwöhntes Einzelkind« (ebd., S. 147), von seiner alten Mutter ausgehalten zu werden (ebd., S. 156), dass er ein »Schmarotzer« (ebd., S. 158) sei.

Symbolik: Der kluge Hans und seine Entwicklung

Wie ich in meiner Einleitung schon andeutete, war ich froh, Anregungen zu finden, in denen Hans besser wegkommt als in der ausschließlich literarischen Schwank-Erzählung oder als Homo oeconomicus stultus.

---

4   Siehe dazu auch https://re-publica.com/de/session/future-degrowth.

Trotz der literarischen Kunstform sagt »Hans im Glück« aus meiner Sicht viel über das individuelle und gesellschaftliche Unbewusste aus. Nicht umsonst haben die Brüder Grimm die Erzählung in ihre Sammlung aufgenommen und als Märchen eingeführt, das seither zu den bekannteren der Sammlung zählt. Sie kommentieren schon in ihrer Vorrede: »Die weltliche Klugheit wird gedemüthigt und der Dummling, von allen verlacht und hintangesetzt, aber reinen Herzens, gewinnt allein das Glück« (zit. n. Rölleke, 2019). Die Erzählung thematisiert die Ambivalenzen gegenüber Besitz und Wohlstand, weswegen es in Diskussionen häufig zu Polarisierungen oder sogar starken Affekten gegenüber der Figur des Hans kommt. Rölleke (2019) und Zielen (1987) vergleichen die Haltung von Hans mit der von Franz von Assisi, und sehen eine religiöse Ausrichtung, zumal Hans am Ende kniend und mit Tränen in den Augen Gott dankt. Bevor ich den Faden der ökonomischen Überlegungen wieder aufgreife, möchte ich zunächst symbolische Aspekte ausleuchten.

Hans' Absicht liegt darin, zur Mutter zurückzukehren. Hier liegt es psychoanalytisch nahe, eine »regressive Tendenz« zu deuten. Hans strebt zu dem Ort, »von wo das Leben einst seinen Ausgang nahm« (ebd., S. 30). Dennoch lässt sich der Wunsch nach der Nähe zur Mutter noch anderweitig verstehen, im Sinne einer Suche nach sozialen Beziehungen in ihrer ureigensten Form. Offensichtlich hat Hans gute Erfahrungen mit der Mutter gemacht, sodass es ihm die Mühsal wert ist, zu ihr zurückzukehren.

Zielen versteht die sieben Jahre der Arbeit als Symbol des Abschlusses eines Werkes (ebd., S. 22). Er interpretiert den Goldklumpen in der Größe des Kopfes als Symbol für Geisteskraft, die Hans in den sieben Jahren gewonnen hat (ebd., S. 24f.). Das Gold steht aber auch für die Macht und den Einfluss von Idealen (ebd., S. 37), die uns in zu großer Strenge belasten können und von denen sich Hans trennen möchte.

Alle Tiere stehen zunächst für mütterlich-versorgende Aspekte (ebd., S. 104): das Pferd, das trägt, wie eine Mutter ein Baby trägt und wiegt (ebd., S. 45), die Kuh, die wie die Mutter nährt (ebd., S. 56f.), das Schwein und die Gans, die ebenfalls der Nahrungsaufnahme dienen (ebd., S. 93), wobei die Gans bzw. deren Federn als Kopfkissen auch noch für guten Schlaf sorgen sollen (ebd.). Die Tiere des Märchens erfüllen aber nicht die in sie gesetzten Hoffnungen. Wenn wir so wollen, stellt sich Hans im Laufe der Entwicklung auf die eigenen Füße und wird autonomer, unabhängiger von den mütterlich versorgenden Tierfiguren.

Weitere symbolische Aspekte können wir darin sehen, dass das Pferd der Fortbewegung und Autonomie dienen soll. Hier vermerkt schon Zielen kritisch, dass Wünsche nach Schnelligkeit und Bequemlichkeit mit Unterstützung des forschenden Intellekts eine von Hektik erfüllte rationale Welt schaffen:

»In uns allen steckt eine Entwicklung, welche nicht nur Hans, als er hopp hopp ruft, zu Fall bringt. Es scheint mir, als seien wir und die Welt von einem Absturz bedroht, falls wir nicht aufhören, dem Fortschritt und seinen Erfolgen nachzurennen. Wünsche können nicht nur Voraussetzungen für das Glück, sondern ebenso auch für unser Unglück sein« (ebd., S. 45f.).

Das Schwein symbolisiert per se Glück, daneben Gesundheit, männliche Sexualität, Fruchtbarkeit, aber auch Dreck (ebd., S. 78f.). Die Gans gilt in vielen Kulturen als heilig und zur Orakel-Vorhersage geeignet (ebd., S. 91), aber auch als wachsam (ebd., S. 104).

Die Symbolik des Brunnens könnte ähnlich wie im Märchen vom Froschkönig eine Symbolik der weiblichen Vagina und Sexualität anklingen lassen.

Spannend ist auch, wie Hans sich von einem Aspekt zum nächsten bewegt. Er orientiert sich immer an seinen aktuellen Bedürfnissen. Auch hier könnten wir psychoanalytisch sagen: Er verhält sich sehr regressiv. Aber Hans verliert nie sein Ziel aus den Augen. Insofern wäre Hans in seiner Bedürfniswahrnehmung eher regressiv im Dienst der Progression oder auch als Vorreiter der Awareness-Bewegung zu betrachten. Oder wie Zielen schreibt: »Hans [lebt] in Übereinstimmung mit sich selbst« (ebd., S. 63). Daneben verfügt er über eine ausgeprägte Frustrationstoleranz und schafft es quasi perfekt, im positiven Denken, in jedem Unglück die glückliche Seite zu entdecken (ebd., S. 69ff.).

Mag sein, dass es Hans an echter Voraussicht und Durchhaltevermögen fehlt – er hätte nach dem Herunterfallen vom Pferd auch reiten lernen können. Auch war er zeitweise unachtsam, z. B. beim Ablegen des Schleifsteins, und blind im Vertrauen auf die Aussagen der Menschen.

Wenn wir uns die Menschen, die Hans auf seinem Weg begegnen, genauer in ihrem Verhalten anschauen, wird schnell deutlich, dass sie ihren eigenen materiellen Vorteil im Blick haben und dafür Hans übervorteilen. Auch Hans erhofft sich materielle Sicherheit vor allem im letzten Schritt, dem Tausch der Gans gegen die Schleifsteine. Er malt sich aus, wie leicht es wäre, das verdiente Geld durch die Arbeit als Schleifer immer verfügbar zu haben: »›[...] habe ich Geld, sooft ich in die Tasche greife, was brauche ich da länger zu sorgen?‹« (ebd., S. 14). Das wäre paradoxerweise der Zustand, den Hans zu Beginn des Märchens als Ausgangspunkt hatte. Die orale Thematik des Versorgungswunsches stellt einen Teil unseres Lebens dar. Sie kann aber dysfunktional werden als Kaufsucht, um in einer perversen Kultur unerwünschte Gefühle von Hilflosigkeit, Orientierungslosigkeit und Schuldgefühle abzuwehren (Habibi-Kohlen, 2019, S. 208). Suchtverhalten oder Gier sind Ausdruck des Konsumschemas der Moderne, in der der Mensch entfremdet ist von seiner inneren und äußeren Natur (Ruf, 2019, S. 126ff.). Im Märchen stehen die Figuren des Reiters, Bauern, Metzgers, Burschen und zuletzt des Scherenschleifers für dieses Prinzip, die eigenen Vorteile anzustreben ohne Rücksichtnahme auf ihr Gegenüber. Neben einer »perversen Kultur« könnte man auch von einer »Suchtkultur« (Meerwein, 2020, S. 276) und »fossiler Abhängigkeit« sprechen. Auch scheint es einen inneren Konsumdruck zu geben, trotz ausreichender Hinweise auf ökologische Gefahren und häufig vorhandener Alternativen, nicht auf selbstschädigenden Konsum fossiler Energie oder Produkte mit großem CO_2-Fußabdruck verzichten zu können.

Zurück zum Märchen: Eine ganz andere Sicht hat mich ebenfalls sehr beeindruckt, die alle vorigen Überlegungen auf den Kopf stellt. Winfried Freund (2007) deutet, dass die Rückkehr zur Mutter keine regressive Bewegung, sondern eine Rückkehr in die nicht-materielle Welt darstellt, dass das Ende des Tages das Jenseits, den Tod symbolisiert (ebd., S. 174). Dazu würde passen, dass wir die sieben Jahre als Symbol für ein langes und jetzt abgeschlossenes Leben verstehen.

Die Interpretation, dass sich Hans auf dem Weg zum Tod befindet, bedeutet ebenfalls eine Umwertung von materiellem Besitz. Ins Grab können wir keine materiellen Güter mitnehmen, daher sind letztlich die unmittelbaren Bedürfnisse ausschlaggebend. Hans ist in der Lage, sich mit seinem bevorstehenden Tod zu arrangieren und dabei sogar glücklich zu sein – im intuitiven Wissen um seine innere Verbindung mit dem Tod. Welche psychoanalytische Behandlung ist vollständig ohne die Bearbeitung der Todesangst?

Unbewusstes und Homo beatus

Wenn wir uns die Entstehungsgeschichte des Märchens »Hans im Glück« vergegenwärtigen, verfasst zu Beginn des 19. Jahrhunderts mit der Absicht, sich über einen so unökonomischen Menschen wie Hans lustig zu machen, ist erstaunlich, wie stark er Ende des 20., am Anfang des 21. Jahrhunderts Menschen anspricht, die in ihm einen Homo beatus, einen glücklichen Menschen sehen, als Vorbild für ein Leben nach anderen Maßstäben als denen der Ökonomie. Wenn wir so wollen, hat Wernicke genau das Gegenteil seiner ursprünglichen Intention erreicht – als quasi Freud'sche Fehlleistung. Wernickes Unbewusstes, sein Wissen um andere als materielle Werte, hat sich inzwischen 200 Jahre lang in Form des Märchens »Hans im Glück« durchgesetzt. So könnten wir Hans als regressiv im Dienste der Progression, als Vertreter der Awareness-Bewegung und des positiven Denkens oder als bewusst im Angesicht des bevorstehenden Todes verstehen.

Heute fragen wir uns angesichts von Erderhitzung und Umweltzerstörung, wohin uns Dauer-Progression und ungebremstes Wachstum geführt haben und welche Ursachen der Entwicklung zugrunde liegen. Hans bietet hier als Homo beatus eine Perspektive für die anstehende Persönlichkeitsentwicklung inmitten notwendiger Wachstumsverringerung (Degrowth): Er lernt, mit der jeweiligen Situation umzugehen, und beweist eine ungebrochene Lebensfreude und Resilienz. Und wie die Brüder Grimm feststellten: Die weltliche Klugheit ist gedemütigt ...

Schlussfolgerungen

Um es noch einmal zu betonen: Es geht mir nicht darum, »Hans im Glück« nur konkretistisch zu deuten als Botschaft, dass wir alle anspruchslos und vollkommen mittellos glücklich sein sollten wie Mönche, Nonnen oder Einsiedler*innen. Selbst wenn wir diese konkretistische Deutungsebene verfolgen, denke ich an die Untersuchungen im Kontext des »Easterlin-Paradoxes«: Es benötigt eine ausreichend gute materielle Grundlage, um sich zufrieden und sicher zu fühlen. Das ist ein berechtigter Anspruch aller Menschen vor allem in prekären Lebenssituationen im globalen Süden. Ab einem gewissen Punkt aber spielt Geld keine Rolle mehr. Die emotionalen, sozialen und ökologischen Grundlagen hingegen sind unabdingbar notwendig für die körperliche und seelische Gesundheit und für das Überleben der Menschheit als Ganzer. Wenn die gesellschaftliche »Höher, schneller, weiter«-Maxime in Nordamerika und Westeuropa nicht ins Verhältnis gesetzt wird zu den notwendigen Grundlagen und den Auswirkungen auf Menschen im globalen Süden oder zukünftige Menschen, ist ein friedliches Zusammenleben nicht möglich. Stärker als im Märchen können wir die Figuren des Reiters, Bauern, Metzgers, Schweineverkäufers und Scherenschleifers als eigensüchtig und für die Gemeinschaft schädlich kritisieren. Hier setzt eine mögliche Vorbildfunktion von Hans an: Er repräsentiert in Extremform eine Unmittelbarkeit in der Wahrnehmung seiner Bedürfnisse, ein Vertrauen in die Welt und die Kritik an materieller Gier. Wenn wir die Deutung tiefergehend vornehmen und »Hans im Glück« als Geschichte zur Rückkehr in den Mutterschoß, zur »Mutter Natur« oder als Weg zum Tod verstehen, kommen wir zu einem ähnlichen Ergebnis: Das Streben nach Bewegt- und Versorgtwerden sowie nach materieller Sicherheit wird am Ende immer scheitern, da wir sterben werden. Insofern relativieren sich unsere Ziele im Leben angesichts des Memento mori. Auch hier verliert materielle Sicherheit – ab einem gewissen Punkt – ihre Relevanz.

Abschließend möchte ich Paul Parin (1978) heranziehen:

>»Wir verlieren [...] die Illusion, daß wir zu brennenden Fragen der Zeit schon
> zureichend Stellung nehmen, wenn wir lediglich ihren schädlichen Folgen im See-
> lenleben unserer Analysanden begegnen. Dort finden wir sie vor. Wir können
> jedoch nicht viel gegen sie unternehmen, solange wir die gesellschaftliche Realität
> nicht anschauen dürfen und sie mit unserer Kritik verschonen« (S. 398).

Es geht mir darum, der Notwendigkeit gesellschaftlicher Perspektiven Ausdruck
zu verleihen. Im Englischen ist dies leichter auszudrücken: Es geht nicht um *must*,
eine Über-Ich-Forderung als Pflicht oder Moral, sondern um *need*, eine Ich-Leis-
tung und Einsicht in Realitäten, die Handlungskonsequenzen nach sich zieht. In
unserer Profession als psychodynamische Psychotherapeut*innen können wir dazu beitragen, nicht nur individuelles Leid zu lindern, sondern politisch Stellung
zu beziehen und aktiv zu handeln.

Die gesellschaftlich notwendige Transformation verlangt hohe individuelle und gesellschaftliche Veränderungsbereitschaft und Veränderungsfähigkeit.
Wenn das Wort »Degrowth« im Sinne von »Verzicht« verstanden wird, löst
es in der Regel zunächst Abwehr aus. Wir fühlen uns bedroht in unseren Re-
gressionsgewohnheiten, aber letztlich auch in unserer Identität. Der drohende
Identitätsverlust als konsumierender Mensch ist das hartnäckigste Hindernis
der Veränderung. Zur Bewältigung könnten wir Psychoanalytiker*innen, psychodynamische Therapeut*innen und gerade auch Gruppentherapeut*innen mit
unserer Expertise im Explorieren intra- und interpsychischer Vorgänge beitragen. Wir sind fasziniert von der Innenwelt des Unbewussten, zu der Freud
uns mit seiner *Traumdeutung* und der Methode der freien Assoziation Wege
aufzeigte. Jung und seine Anhänger*innen verschafften uns Perspektiven auf kollektives Unbewusstes und bereicherten uns mit den Erzählungen von Archetypen
und Märcheninterpretation. Adler beleuchtete das Gemeinschaftsgefühl als reife
menschliche Eigenschaft, dem bereits in der Kindheit ein Bedürfnis nach Zärtlichkeit zugrunde liegt, und vermittelte mit dem Konzept der schöpferischen
Kraft ein großes Potenzial zur Verwirklichung des Lebensstils und zur Einleitung von Veränderungsprozessen. Foulkes nutzte und erforschte in Gruppen die
freie Kommunikation zur Entwicklung von Potenzialen. Yalom inspirierte uns
durch fachliche Publikationen, erreichte aber auch ein breites Laienpublikum
mit seinen Romanen und Erzählungen. Neuere psychodynamische Autor*innen
können und werden Weiteres dazu beitragen, den Menschen in seiner Vielfalt
auszuleuchten.

Wenn wir alle diese Ansätze zusammentragen und den Zauber ihrer Faszination weitertragen, können wir neue Narrative und Erzählungen zur Lösung der aktuell drängenden Menschheitsprobleme formulieren.

Literatur

Freund, W. (2007). *Deutsche Märchen. Eine Einführung.* Wilhelm Fink.

Göpel, M. (2020). *Unsere Welt neu denken. Eine Einladung.* Ullstein.

Göpel, M. (2022). *Wir können auch anders. Aufbruch in die Welt von morgen.* Ullstein.

Habibi-Kohlen, D. (2013). »Klimawandel« und wieso man sich als Psychoanalytiker damit beschäftigen kann. *Psychoanalyse Aktuell – Online-Zeitung der DPV.* https://www.psy choanalyse-aktuell.de/artikel-/detail?tx_news_pi1%5Baction%5D=detail&tx_news_pi 1%5Bcontroller%5D=News&tx_news_pi1%5Bnews%5D=134&cHash=14b90ede8de6 4839b2f268dd60266595

Habibi-Kohlen, D. (2019). Nach uns die Sintflut. Oder kommt sie schon vorher? Zum Problem des Klimawandels als kollektive Perversion. *Gruppenpsychotherapie und Gruppendynamik. Zeitschrift für Theorie und Praxis der Gruppenanalyse, 55*(3), 206–223.

Habibi-Kohlen, D. (2020). Fünf nach zwölf? Psychoanalytische Überlegungen zur Klimakrise, alten Gewohnheiten und Schwierigkeiten, Neues zu denken. *Psychoanalyse im Widerspruch, 63*(1), 33–40.

Krimmer, M. (2022). Bio-psycho-soziales-Umwelt-Modell der psychischen Gesundheit. Wie könnte dies aussehen und wie kommen wir dahin? In K. van Bronswijk & C. M. Hausmann (Hrsg.), *Climate Emotions. Klimakrise und psychische Gesundheit* (S. 31–42). Psychosozial-Verlag.

Meerwein, B. (2020). Übertragungsraum »Mutter Natur«. Ein Beitrag zur Bewältigung der Klimakrise. *Zeitschrift für Individualpsychologie, 45*(4), 364–379.

Orange, D. M. (2017). *Climate Crisis, Psychoanalysis and Radical Ethics.* Routledge.

Rölleke, H. (2019). Hans im Glück? Zwiespältige Deutungen eines weltberühmten Textes. https://www.musenblaetter.de/artikel.php?aid=24501

Ruf, S. (2019). *Klimapsychologie. Atmosphärisches Bewusstsein als Weg aus der Klimakrise.* Info 3.

Schwabe, M. (1995). Wege zum Glück. https://www.matthiasschwabe.com/ex-tempore/ performances/

Weintrobe, S. (Hrsg.). (2013). *Engaging with climate change. Psychoanalytic and interdisciplinary perspectives.* Routledge.

Weintrobe, S. (2021). *Psychological roots of the climate crisis. Neoliberal exceptionalism and the culture of uncare.* Bloomsbury Academic.

Wunderlich, W. (2007). *Geld im Sack und nimmer Not. Betrachtungen zum literarischen Homo oeconomicus.* Versus.

Zielen, V. (1987). *Hans im Glück. Lebenslust statt Lebenslast.* Kreuz.

Zwiers, J., Hackfort, S. & Büttner, L. (2021). *Ökonomien der Transformation. Ansätze zukunftsfähigen Wachsens.* WWF.

Die Autorin

Barbara Meerwein, Dipl.-Psych., ist Psychoanalytikerin und tiefenpsychologisch fundierte Psychotherapeutin sowie systemische Psychotherapeutin. Sie ist nach langjähriger Tätigkeit in Kliniken inzwischen niedergelassen in eigener Praxis in Berlin und tätig als Dozentin, Supervisorin und Lehranalytikerin (DGIP, DGPT) am Institut der Alfred-Adler-Gesellschaft Berlin. Seit 2019 engagiert sie sich ehrenamtlich in verschiedenen Klimagruppen.

Kontakt per E-Mail: b.meerwein@posteo.de

Generativität, Kreativität und Klimaresilienz

Christine Bauriedl-Schmidt & Markus Fellner

Der Fakt der menschengemachten Klimakrise kann heute nicht mehr geleugnet werden. Der IPCC[1]-Bericht von 2022 rückt die wechselseitige Abhängigkeit von Klima, Ökosystemen, Biodiversität und Gesellschaft in den Vordergrund. Die Krise des Klimas, das Erschöpfen der Ressourcen von Land und Ozeanen, Artensterben und menschliches Massensterben sind Symptome eines zerstörerischen Prozesses. Die Veränderungen stehen in komplexen Zusammenhängen, sie sind exponentiell, können unwiderrufliche Kipppunkte erreichen (Rockström et al., 2009; Hoggett, 2019; Neubauer & Ulrich, 2021). Der menschengemachte Klimawandel umfasst häufigere und intensivere extreme Klimaereignisse, hat weitreichende aversive Folgen und zieht damit verbundene Verluste und Zerstörungen gegenüber Menschen und Natur nach sich, die über die normative Klimavariabilität und das Potenzial zur Adaptation hinausgehen. So gehen etwa die derzeit auftretenden Wetter- und Klimaextreme bereits jetzt über das bewältigbare Maß hinaus (IPCC-Report, 2022). Die WHO (2021) führt die Klimakrise als einen der global wirksamen Schlüsselfaktoren an, die ein Risiko darstellen für die mentale Gesundheit in einer Gesellschaft. Die Klimakrise hat das Potenzial, die Resilienz nicht nur von Menschen, sondern von deren gesamter Lebensumwelt zu überfordern. Kann Klimaresilienz nicht ausreichend erzielt werden, dann wird dies massive aversive Auswirkungen auf die nachfolgenden Generationen und deren Lebensbedingungen haben.

Die Menschen aus den reichen Industrienationen gelten als die Verursacher*innen der Klimakrise, sie reagieren spät, denn zunächst scheinen nicht sie diejenigen zu sein, die betroffen sind. Am meisten betroffen von den Klimapathologien aber sind die Regionen, Ökosysteme und Bevölkerungsschichten, die ohnehin als am stärksten vulnerabel gelten. Damit zeigt sich die uns bekannte so-

---

1 Intergovernmental Panel on Climate Change (Nachfolgeorganisation des 1988 gegründeten UN-Weltklimarats).

ziale Ungerechtigkeit als Klimaungerechtigkeit. Trotz des intellektuellen Wissens darum ist die wirkungsvolle emotionale Auseinandersetzung mit der Klimakrise für den Menschen schwierig. Die Bedrohlichkeit ruft eine starke Abwehr hervor (Orange, 2017; Weintrobe, 2021; Habibi-Kohlen, 2020; van Bronswijk, 2022; Dohm & Schulze, 2022), die sich gegen das Bewusstwerden negativer Gefühle richtet. Anders als akute Bedrohungen – wie beispielsweise die Pandemie – können Menschen den Klimawandel kognitiv nur schwer fassen, da er sich nicht direkt und unmittelbar vermittelt (Nikendei et al., 2020). Dies führt dazu, dass die Bedeutung der Klimaphänomene für die Lebensbedingungen auf der Erde und für die gesellschaftliche Organisation des Zusammenlebens nicht angemessen berücksichtigt wird. Sich von einer Bedrohung abzuwenden, anstatt sich ihr zuzuwenden, verhindert jedoch die angemessene Suche nach wirksamen, kreativen Lösungen. Damit wird deutlich, dass Resilienz, Generativität und Kreativität in einem nicht voneinander trennbaren Zusammenspiel betrachtet werden müssen – auf individueller wie auf sozialpsychologischer Ebene.

In der Klimakrise begegnen uns Verletzlichkeit, Endlichkeit und Tod als wichtige Themen von Generativität. Im weiteren Sinne können wir behaupten, dass Freud die Erkenntnis der Verletzbarkeit als eine Wurzel für ethisches Denken und Verhalten, also auch für generative Sorge betrachtet (Freud, 1915b). Generativität geht über die reine Fortpflanzung hinaus und kann erweitert werden auf zum einen die Sorge und Fürsorge für die eigenen Nachkommen, und zum anderen in einem erweiterten gesellschaftlich-kulturellen Sinne verstanden werden, als Herstellung und Aufrechterhaltung von »Ermöglichungsbedingungen des Aufwachsens der Nachkommen« (King, 2020, S. 14).

Generativität

Die Kulturtheorie Freuds verwendet bekanntermaßen den Ödipus-Mythos als Grundlage für das generative Geschehen – und im Konfliktgeschehen des Ödipuskomplexes geht es Loewald (1980) folgend darum, dass die Kinder den Eltern die Autorität abringen und die Eltern als libidinöse Objekte zerstören.

Die damit verbundenen Schuldgefühle unterliegen im günstigen Fall einer Transformation und Metamorphose, mit Begleiterscheinungen von Trauer und Versöhnung, hin zu einem reifen Über-Ich und nicht-inzestuösen Objektbeziehungen. Die Jugendlichen sind herausgefordert, zunächst ein Anerkennungsvakuum durchlaufen zu müssen, d. h. zunächst einmal auf die Anerkennung derjenigen zu verzichten, die sie bislang am meisten brauchten (King, 2020). Die junge

Generation benötigt die Unterstützung der Erwachsenen für diese oftmals beängstigende Entwicklungsaufgabe. Doch viele Jugendliche sind jetzt beschäftigt mit einer existenziellen Bedrohung, wenn sie für das Klima kämpfen.

Heute umfasst die junge Generation 1,2 Milliarden junger Menschen, die zwischen zehn und 24 Jahren alt sind. Dies ist die größte junge Generation in der Geschichte des Menschen, die durch die digitalen Möglichkeiten miteinander vernetzt sind wie nie zuvor (United Nations Department of Economic and Social Affairs, 2018). Die weltweit an 10.000 jungen Menschen (16 bis 25 Jahre) durchgeführte Klima-Angst-Studie von Carolin Hickman und Kolleg*innen (2021) zeigt die mentale Belastung dieser Personengruppe: Die Mehrheit zeigte sich besorgt über den Klimawandel (59 Prozent sind sehr oder extrem besorgt; 84 Prozent sind mindestens moderat besorgt) und berichtet über Gefühle von Trauer, Angst, Ärger, Ohnmacht, Hilflosigkeit und Schuld. Die Belastung wird ganz besonders damit begründet, dass sie sich im Angesicht der Bedrohung durch die Klimakrise von den Erwachsenen und der Politik alleingelassen fühlen (ebd., S. 863). Hier werden Lücken in der generativen Verantwortungsübernahme der Erwachsenen sichtbar.

Die Kulturtheorie des ödipalen Vatermordes hat einen gewissen heuristischen Wert für das Verständnis, wie soziale Prozesse in intrapsychische Repräsentanzen transformiert werden und wie tief deren Ursprünge im Verborgenen liegen – vorborgen in den Tiefen der Menschheitsgeschichte als Metapher für die Tiefen des Unbewussten. Doch vielleicht muss der Vater nicht gleich ermordet werden (auch nicht »nur« psychisch), um sich von ihm individuieren und sich von der durch ihn verkörperten Autorität emanzipieren zu können. Und Fridays for Future führt uns gerade vor: Die Elterngeneration wird entidealisiert – aber nicht das Leben der Eltern wird dadurch von den Kindern bedroht (Vatermord), sondern – nun leider wirklich ganz konkret – das der Kinder durch die Folgen elterlicher Unvernunft (Klimakatastrophe). Würde man im Sinne des makabren Humors trotzdem in den alten heuristischen Kategorien des »Mordes« argumentieren wollen, müsste man mittlerweile statt vom »Vatermord« leider vom »Kindermord« (Laios-Komplex; Morbitzer, 2020) sprechen.

Das Bild von Kindheit und Jugend in unserer Industriegesellschaft hat sich gewandelt, vom Infans ohne Stimme, vom Bild des verantwortungslosen Jugendlichen, hin zum jungen Menschen, der Verantwortung übernimmt und übernehmen will (Novick, 2021), und der als Verhandlungspartner auch ernstgenommen wird (Honneth, 2020 [2015]). Ebenso hat sich das Bild des Erwachsenen gewandelt, vom autoritären Erzieher hin zu einem Kooperationspartner, der offen ist für eine zielkorrigierende Partnerschaft (als Begriff aus der Bindungsforschung). Vor dem Hintergrund der durch die Jugend vokalisierten Klimakrise zeichnet sich die dunkle Seite des modernen Erwachsenen ab, der von einer ewigen Steigerungslogik (Rosa, 2019) angetrieben wird, der mit den Kindern um die Jugend konkurriert und dem es schwerfällt, die Endlichkeit zu akzeptieren (King, 2011).

Die Anerkennung der Endlichkeit und das Aushalten von Ambivalenz sind es, die das Aufrechterhalten des Generationenvertrags (Ambivalenz), aber auch den Bruch mit der vorherigen Generation (Endlichkeit) ausmachen (King, 2020). Für die generative Haltung der Erwachsenen ist es besonders wichtig, die Ambivalenz nicht destruktiv zu gestalten, beispielsweise wenn die Verantwortung der Eltern zu früh auf die Kindergeneration übertragen wird und es zu einer Parentifizierung kommt (King, 2020), oder wenn die Generationenunterschiede nivelliert werden (Morbitzer, 2020). Die mahnende Stimme der Jugend kann personifiziert werden, kann zum Sinnbild des heroischen Menschen werden, kann die Stelle des autoritären Oberhaupts einnehmen und so den Abwehrprozess »Idealisierung versus Entwertung« hervorrufen. Beide Bewegungen sind bereits im generativen Spiel der Moderne diagnostiziert worden (z. B. King, 2011), und zwar dann, wenn die Erwachsenen ihre Position nicht aufgeben wollen. Dies ist einerseits beim Festhalten an »ewiger Jugend« der Fall, die das Fürsorgebedürfnis der aufbegehrenden Jugend nicht anerkennt. Dies ist auch dann der Fall, wenn die zu erwartende Aggression gegen das Neue nicht anerkennt, dass die Aggression der Jugend auch die Liebe für das Alte beinhaltet. Und es ist auch dann der Fall, wenn die Aggression der Erwachsenen sich destruktiv gegen die Jugend richtet. In diesem letzten Fall kann es dann zu destruktiven Phänomenen wie dem Bashing von charismatischen Umweltaktivist*innen im Internet – oder sogar noch drastischeren Bedrohungen – kommen.

Im besten Fall sind die Nachkommen in der Lage, im Erwachsenen die generative Sorge hervorzubringen (King, 2020). In Bezug auf die Klimakrise können wir das so verstehen, dass der Spiegel der jungen Generation in den Erwachsenen die Offenheit gegenüber der Wahrnehmung von Angst und Empörung aktiviert, aus der dann die unhintergehbare Erkenntnis der Notwendigkeit zu Handlung, d. h. der Ansporn für ökologisches Denken und Handeln (Magnenat, 2022, S. 71) erwächst. Aus der Fridays-for-Future-Bewegung haben sich 2019 flankierende Organisationen von Erwachsenen entwickelt, z. B. All for Future, Together for Future, Parents for Future, Psychologists for Future, Health for Future, Scientists for Future und viele mehr. Hier haben sich die diversen erwachsenen Generationen von den Aussagen der Jugendlichen angesprochen gefühlt – und signalisieren, dass sie bereit sind, eine Antwort zu geben.

Im Rahmen sorgender Generativität kann durch Kreativität zu neuen Lösungen gelangt werden. Der Rolle von Kreativität im Vorzeichen der Klimakrise und ihre Bedeutung im Generationenspiel wenden wir uns im folgenden Abschnitt zu.

Kreativität

Die psychoanalytische Theorie der Generativität umfasst neben den entwicklungspsychologischen Modellen auch Schnittstellen zu den psychoanalytischen Theorien der subjektbildenden Dimensionen von Kultur, des gesellschaftlichen Diskurses und der Ideologie – welche verbunden werden können mit psychoanalytischen Konzepten der Kreativität und Theorien zum künstlerischen Prozess. Für den Umgang mit der Klimakrise können damit Fragen in die Richtung gestellt werden, welche Rolle kreative, künstlerische und kulturelle Prozesse für eine reflexive, kritische und emanzipative Praxis im Verhältnis von Individuum und Gesellschaft spielen können. Deshalb soll im Folgenden kurz skizziert werden, welche wesentlichen Konzepte die Psychoanalyse für das Verständnis von Kreativität und Kunst bisher entwickelt hat und wie sich daraus gesellschaftstheoretische und kritische Perspektiven ableiten lassen.

Primärprozess und Sekundärprozess

Hier handelt es sich um zwei verschiedene psychische Verarbeitungsmodi, die Freud ursprünglich konzipierte, um verstehen zu können, wie das Denken den Wunsch nach Triebabfuhr so hemmen kann, dass es die Wege der Triebenergie steuern kann, ohne dabei von ihr mitgerissen zu werden. Der Primärvorgang ist das psychisch Wilde, und der Sekundärvorgang bringt in alles Ordnung hinein. Für kreative Prozesse spielt eine ausgewogene Balance der beiden psychischen Modi eine besonders wichtige Rolle. Der Primärprozess bringt die Power, das Chaos und die Freiheit, Dinge ganz neu miteinander zu verbinden. Der Sekundärprozess bringt den Überblick, die Gestalt, den Schliff, letztlich die Schönheit und die Kontinuität – die Möglichkeit, dass das Neue anschlussfähig an das Alte ist.

Sublimierung

Eines der ersten psychoanalytischen Konzepte der Kreativität und des Kunstschaffens ist das der Sublimierung. Sigmund Freud verwendete diesen Begriff erstmals explizit in den *Drei Abhandlungen zur Sexualtheorie* (1905d) zur Beschreibung der Fähigkeit, Triebenergie von sexuellen Zielen ohne Intensitätsverlust auf andere Ziele zu verschieben: z. B. auf Ziele im Bereich Arbeit, Wissenschaft, Kunst und Kultur.

Sigmund Freuds Gedanken einer Verschiebung von Triebenergie arbeitet Anna Freud dann ich-psychologisch genauer aus, indem sie die Sublimierung als einen Abwehrmechanismus und psychogenetisch reife Leistung des Ichs konzipiert, welche die »Kenntnis« von »höheren sozialen Wertungen« voraussetzt (A. Freud, 1936, S. 42).

»Regression im Dienste des Ichs«

Das für eine Theorie der Kreativität vielleicht interessanteste ich-psychologische Konzept ist das der »Regression im Dienste des Ichs« (Kris, 1977 [1952]). Es basiert auf Heinz Hartmanns (1937) Begriff einer konfliktfreien Zone des Ichs, die durch eine Neutralisierung libidinöser und aggressiver Triebenergien entsteht, wodurch das Ich einerseits mit jenen Energien versorgt und andererseits von ihnen unabhängig wird, da dieser Prozess unumkehrbar sei. Ernst Kris formuliert dies so: Die »Verschiebung zwischen den psychischen Ebenen« bezieht sich auf »die organisatorische Funktion des Ichs, auf seine Fähigkeit, die Regression selbst zu regulieren, und vor allem auf seine Macht, den Primärvorgang zu beherrschen« (Kris, 1977 [1952], S. 25f.). Das Ich braucht die Regression, »um hernach seine Herrschaft gefestigt wiederzugewinnen« (ebd., S. 187). Man kann sich das in etwa so vorstellen: Die Herrschaft des Ichs wird durch aufgestaute Triebwünsche bedroht, doch dieses ist clever: Im feuerfesten Schutzanzug zündet es die geballte Ladung, lässt die freiwerdende Energie jedoch nicht verpuffen, sondern assimiliert sie in das eigene System, um dadurch noch mächtiger und widerstandsfähiger zu werden. Und so entstehen u. a. Symbole und Kunstwerke, die von der Urkraft der Triebe und der Stärke des Ichs zeugen. In der dadurch geschaffenen »ästhetischen Illusion« (Kris, 1977 [1952]) können Künstler*innen sowie Betrachter*innen konfliktfrei Gefühle zulassen, die in realen Bezügen zu bedrohlich wären. Kunst bietet also eine institutionalisierte und sozial konforme Möglichkeit, konflikthafte Gefühlslagen in Verbindung mit neuen und kritischen Sichtweisen zu artikulieren (ebd., S. 47f.).

Kris' Verdienst besteht darin, den Begriff der Regression als ein produktives, kreatives Moment der seelischen Entwicklung zu etablieren und ihn dadurch aus der Pathologie herauszuführen, aber er bleibt auch an den Konstrukten einer radikalen Ich-Psychologie hängen, in denen das Ich letztlich an das alte autonome Subjekt aus jenen Zeiten erinnert, als man noch dachte, dass das Ich Herr im eigenen Haus sei. Das Unbewusste wäre in der radikalen Ich-Psychologie nicht mehr als der Lieferant psychischer Rohstoffe.

Die intersubjektive Dimension des *potential space*

Eine neuere Art, das Ich ins Zentrum der psychoanalytischen Theorie zu stellen, ohne dabei jedoch die Reichweite des Unbewussten zu verharmlosen, zeigt Christopher Bollas auf. Er greift zum einen auf den schon von Freud formulierten Gedanken zurück, dass das Ich zum großen Teil selbst unbewusst ist, und zum anderen entwirft er das Ich weniger als eine Instanz, sondern mehr als einen Prozess. Das unbewusste Ich ist nach Bollas das ungedachte Bekannte *(unthought known)*, das sich bereits in den lebensgeschichtlich allerfrühesten Beziehungserfahrungen herausbildet und in einem dialektischen Prozess mit den konstitutionellen Eigenheiten des Individuums korrespondiert. Er spricht hierbei von einem »Idiom des Ichs« (Bollas, 1997 [1987]) – einer Sprechweise des Ichs. Dieses Idiom ist etwas zutiefst Individuelles, Subjektives und existiert gleichzeitig nur in Beziehung zu Anderen, also im intersubjektiven Raum. Es bildet die psychisch tiefste Grundlage von ästhetischem Empfinden und Denken und damit auch die Basis von Kreativität. In Bollas' Theorie geht es insgesamt mehr um die Formen von psychischen Funktionen, weniger um Inhalte. Die Psyche erscheint darin so radikal individuell wie auch offen nach außen. Zentrale Referenzen seiner Theorie sind neben der Objektbeziehungstheorie und Selbstpsychologie insbesondere Winnicotts Konzepte der Umweltmutter und des psychischen Übergangsraums.

Winnicotts (1990 [1971]) Übergangsraum *(potential space)* bildet einen psychischen Raum für eine die Subjektivität von Beziehungspartnern vermittelnde und intrapsychisch verinnerlichte Entität – die auch in psychologischen Kunsttheorien als ein sogenanntes »Drittes« benannt wird. Winnicott beschäftigte sich bekanntermaßen intensiv mit der tiefen Bezogenheit zwischen Kind und Mutter – so sehr, dass er behauptete, dass das Kind bzw. das Subjekt ohne ein anderes Subjekt bzw. die Mutter gar nicht gedacht werden kann. Er beschrieb dabei ausgehend von seinem Konzept der primären Mütterlichkeit und des Holdings, wie das Kind einen innerpsychischen Übergangsraum betritt. In diesem Übergangsraum koexistieren das Erleben von Mächtigkeit, Hingabe, Konflikt, Versöhnung, Anerkennung und Differenz. Das Kind »erfindet« in diesem psychischen Raum gewissermaßen die Mutter und erlebt dabei erste Formen von Wirkmächtigkeit – und Kreativität. Der Übergangsraum, oder auch »intermediärer Raum« genannt, ist eines der faszinierendsten psychoanalytischen Konzepte. Das Subjekt befindet sich hier in einem Zustand, der metaphorisch als ein Zwischenraum beschrieben werden kann – zwischen Subjekt und Objekt, zwischen Innen und Außen, zwischen Fantasie und Realität.

Gesellschaftskritisches Potenzial der Kreativität:
Die Psychoanalyse in den Cultural Studies

Entscheidend für die Bedeutung der psychoanalytischen Theorie für eine Psychologie der Klimagerechtigkeit ist nun, wie sich aus der intersubjektiven Perspektive zur Kreativität auch eine gesellschaftstheoretische Perspektive gewinnen lässt. Wie kann eine psychologische Theorie der Kreativität bzw. der Kunst ihre soziale Wirksamkeit und ihr emanzipatorisches Potenzial erklären? Zur Klärung dieser Frage sind die psychoanalytische Sozialpsychologie und insbesondere die Cultural Studies bis hin zu den in der Klimabewegung stark rezipierten Konzepten des politischen Framings hilfreich.

Die psychoanalytische Sozialpsychologie ist inhärent und stark mit der Tradition der Kritischen Theorie (Frankfurter Schule) verbunden. Zentral sind dabei die Fragen allgemein nach den gesellschaftlichen, ideologischen Formen der Subjektbildung (Busch, 2001) und speziell danach, wie es möglich ist, dass Menschen den gesellschaftlichen Bedingungen zustimmen, die ihnen letztlich schaden. Quer zu dieser Tradition der Kritischen Theorie werden in der neueren psychoanalytischen Sozialpsychologie auch die theoretischen Perspektiven des Poststrukturalismus verwendet. Subjektivität wird hier in einer radikalen Form als das Ergebnis von sprachvermittelten gesellschaftlichen Prozessen verstanden. Der Diskurs rückt ins Zentrum des Interesses (Foucault, 1991 [1971]).

Die Synthese dieser unterschiedlichen Theorietraditionen ermöglichte ab Mitte des 20. Jahrhunderts eine neue Form der Kulturwissenschaft, in deren Mittelpunkt das Verhältnis von Individuum, Gesellschaft und Kultur stehen: die Cultural Studies. Es handelt sich hier um eine Kulturwissenschaft, bei der der gesellschaftliche Kampf um Bedeutungen den zentralen Gegenstand bildet.

Vor einem kognitionspsychologischen Hintergrund wird dieser Kampf um Bedeutungen aktuell auch in den von der Klimagerechtigkeitsbewegung stark rezipierten Modellen zum sogenannten »Framing« (Wehling, 2018; Oswald, 2022) konzeptualisiert. Im politischen Theorieprojekt der Cultural Studies (Hall, 2000) wird darüber hinaus neben der kognitiven Psychologie auch die Psychoanalyse genutzt, um den gesellschaftlichen Diskurs in den Tiefen des Subjekts auffinden zu können. Wir befinden uns dabei einerseits in der Tradition der marxistisch inspirierten Ideologiekritik und gleichzeitig auf dem diskursanalytischen Feld des Strukturalismus und der Semiotik (Hörning & Winter, 1999). Eine besondere Rolle, und hier unterscheiden sich die Cultural Studies von der (alten) Kritischen Theorie der Frankfurter Schule, spielen dabei popkulturelle Phänomene – und zwar nicht nur als Gegenstand der Ideologiekritik, sondern insbesondere als ein Bereich, in dem kreative, emanzipatorische Perspektiven generiert werden können. Diese politisch innovative, mächtige und kritische Potenz der Popkultur zeigt sich auch in der Klimagerechtigkeitsbewegung bei Fridays for Future und zum Teil auch bei Extinction Rebellion (hier allerdings etwas mehr im Sinne elaborierter Kunst; z. B. in Form der »roten Brigaden«). Fridays for Future greift für eine kritische, politische Bewegung neben ihren rationalen naturwissenschaftlichen und politischen Analysen auch in einer auffallend unverkrampften, witzigen Weise in den popkulturellen Diskurs ein, nutzt seine Inhalte und Wirkmächtigkeiten und scheut sich dabei auch nicht, Formen des etablierten kulturellen Mainstreams zu verwenden.[2] Und anders herum greift der popkulturelle Diskurs auch Impulse von Friday for Future auf, wie am Beispiel des Rap-Songs »Clans for Future« des Satirikers Klaas Heufer-Umlauf zu erkennen ist:[3] Der Songtext und seine Inszenierung im Videoclip passen nicht so ganz zu den etablierten Codes der früheren Umweltschutzbewegungen; »Clans for Future« spielt mit medial gängigen Ästhetisierungen von Gewaltdarstellungen (Zitaten) und mixt sie mit grünen Ideen. Aber weit gefehlt, wer hier an eine Preisgabe der programmatisch verankerten Gewaltlosigkeit von Fridays for Future denkt. Der Song ist ein Crossover aus Klimaschutz und Gangster-Rap. Ein Mädchen in gelbem Regenmantel (gemeint ist natürlich Greta Thunberg) wird von harten, bewaffneten Jungs, die in der Elektro-Limousine vorfahren, flankiert. Und auf ihre eigene Weise machen die Gangster-Umweltsünder*innen klar, was richtig und falsch ist. Die Darstellung von Gewalt kann man vielleicht nicht ganz so witzig finden – wenn man sie ernstnehmen würde. Im Prinzip sehen wir hier eine Form des jugendlichen »Rumblödelns« eingesetzt als Stilmittel, das es möglich macht, etwas schwierig zu Benennendem einen Ausdruck zu verleihen. Blöd, aber genial. Dem *ZEIT*-Redakteur Bernd Ulrich frei folgend, sieht man in Heufer-Umlaufs Videoclip die »Kritik, die aus dem Kinderzimmer kommt« (Ulrich, 2019, S. 54) – und zwar so, dass man sie nicht mehr wegloben kann. Der Song ist witzig und er ist radikal – so radikal wie (frei nach Hannah Arendt) nur das Gute sein kann. Der Song macht Laune und verwirrt gleichermaßen, ohne oberflächlich oder zynisch zu sein. Das Mädchen im Regenmantel steht für die »Generation Peak« (ebd., S. 56), die einen Generationenkonflikt aufmacht, »der 68 wie einen Kindergeburtstag erscheinen lassen wird« (ebd.).

---

2   Siehe z. B. das Intro-Video mit klassischen Comic-Superhelden zum virtuellen Streik am 19.03.2021 (https://fridaysforfuture.de/allefuer1komma5/).

3   Siehe dazu https://www.youtube.com/watch?v=h2VNNfbqGAw

Die junge Klimagerechtigkeitsbewegung beherrscht die Mittel der Medien und spielt ohne Vorbehalt mit kulturellen Codes. »Diese Kinder und Jugendlichen haben einfach viel, viel weniger Angst als wir in ihrem Alter, sie fürchten keinen Widerspruch, keine öffentlichen Auftritte, keine Autoritäten. Und sie fürchten eines gewiss nicht: uns« (ebd.). Diese Angstfreiheit vor den politisch-ideologischen Machstrukturen geht dabei einher mit der Anerkennung der realitätsbezogenen Angst vor den Folgen der Klimakrise. Die Angstfreiheit auf der einen Seite bei gleichzeitiger Anerkennung der Angst auf der anderen Seite stellt eine psychodynamisch gesehen reife, souveräne Form im Umgang mit Angst dar, die ohne Verleugnung, ohne Angst vor der Angst und ohne Unterwerfung auskommt. Diese Angstfreiheit schafft den Raum für Kreativität und Humor. Und die Kreativität, die eingebunden ist in kollektive Arbeit, schafft wiederum den psychischen Raum, in dem Angst ausgehalten und in produktive Handlung umgesetzt werden kann – womit wir beim Thema Resilienz angekommen sind.

Resilienz

Der Begriff der Resilienz kann aus individual- und aus sozialpsychologischer Perspektive betrachtet werden. Wir werden beide Aspekte beleuchten und wenden uns zunächst der Definition von Resilienz zu.

Der Resilienz-Begriff stammt ursprünglich aus den exakten Wissenschaften und bezeichnet die Fähigkeit eines Stoffes, seine ursprüngliche Form nach einer Deformation wiederzuerlangen (Malgarim et al., 2018). Im psychologischen Sinne ist Resilienz die Fähigkeit eines Individuums oder einer Gruppe, sich weiterhin normal zu entwickeln und optimistisch in die Zukunft zu blicken, trotz schwieriger, destabilisierender Ereignisse und Lebensbedingungen (Tychey et al., 2012). Resilienz wird gerade dann beobachtbar, wenn die optimalen Bedingungen bedroht oder zusammengebrochen sind, d. h. in Krisensituationen oder wenn die individuellen Voraussetzungen infrage gestellt sind, es sich etwa um besonders vulnerable Gruppen handelt. In der psychodynamischen Literatur wird der Begriff nicht einheitlich verwendet (Malgarim et al., 2018).

Freud hat den Resilienzbegriff selbst nicht benutzt, doch seine Erkenntnis, dass ein traumatisches Ereignis nicht unmittelbar zu einer pathologischen Entwicklung führt, sondern diese das Ergebnis eines inneren Verarbeitungsprozesses ist, beinhaltet die wichtigen Grundgedanken der Resilienz. So kann auf Basis der Dynamik des psychischen Apparats zwischen Lust-, Abwehr- und Realitätsprinzip ein psychoanalytischer Resilienzbegriff entwickelt werden. Ein Gleichgewicht zwischen Lust-, Abwehr- und Realitätsprinzip muss erhalten bleiben, damit vom Ich die Abwehrfunktionen im Dienste der Realität und nicht im Sinne der Abkehr von der Realität zur Unbewusstmachung eingesetzt werden (Freud, 1920g). Dazu bietet der psychische Apparat eine gewisse Geschmeidigkeit durch die Fähigkeit zur Libidoverschiebung (Freud, 1930a [1929]). Das Leid an der Realität kann erträglicher gemacht werden, d. h., Menschen haben das Vermögen, dem Lustprinzip folgend die Realität etwas ausblenden, in dem sie das Begehren von einem Objekt auf ein anderes verschieben. Die Fähigkeit zur Modifizierung von Wünschen hinsichtlich Inhalt, Adressat oder Zeitpunkt der Erfüllung wird von Kindheit an trainiert. Die erste Reaktion darauf ist Unlust, doch in der Regel stellt sich – freilich in etwas weniger starkem Ausmaße als ursprünglich – die Lust im Spiel mit der Realität wieder ein. Wichtig ist, dass der Bezug zur inneren und äußeren Realität erhalten bleibt, sonst kommt es zu Phänomenen wie der im Kontext der Klimakrise vielfach zu beobachtenden Verleugnung der Bedrohung, die auf individueller wie auch gesellschaftlicher Ebene zu einem »Immer weiter so wie bisher« führt. Ab den 1920er Jahren und unter dem Eindruck des Grauens des Ersten Weltkriegs hat Freud auf das Zusammenspiel von Progression und rückwärtsgewandten Todestrieben hingewiesen. Letztere sind auf den Selbsterhalt gerichtet, sind also lebens- und entwicklungsfeindlich und verhindern notwendige Anpassungsleistungen. Hier wird deutlich, dass ein zu physikalisch betrachteter Resilienzbegriff, der lediglich auf die Wiederherstellung der alten Zustände fokussiert, zu kurz greifen würde.

Im Hinblick auf die Resilienz nimmt die Fähigkeit zur Sublimation, zum kreativen Schaffen durch Kunst, Wissenschaft, anderem Gestalten – oder auch Humor – eine besondere Rolle ein. Hierbei handelt es sich um die sogenannten »mächtigen« Ablenkungen. Für diejenigen Menschen, die nicht selbst gestaltend tätig sind, gibt es die Ersatzbefriedigungen. Deren Linderungsmittel ist dann der Genuss, die Rezeption von etwas Schönem wie der Kunst. Die Fantasie ersetzt die Realität durch ein wenig Illusion. Das Individuum ist bei der Rezeption zwar auch etwas aktiv, doch wird es auf diese Weise einen weniger starken Lustgewinn erzielen (ebd.). Die Resilienz wird beim kreativen Schaffen – und im geringeren Ausmaß auch durch die Rezeption von Kultur – durch den Bezug zu den Affekten gestärkt und bietet so gerade auch der Aggression gemäßigte Möglichkeiten zur Abfuhr, sodass sie sich nicht im Individuum staut (ebd.). Freud beschreibt eine Dynamik des Schuldgefühls, die durch die Unterdrückung von Aggression und dem damit verbundenen schlechten Gewissen in Gang gesetzt wird, und die dazu führt, dass das Über-Ich (als Wohnort des schlechten Gewissens) mit jeder Aggressionsunterdrückung unnachgiebiger wird – ganz nach dem Vorbild des archaischen Urvaters (ebd.). Kreatives Schaffen kann dem Individuum zu einem etwas gewährenderen Über-Ich verhelfen, welches eigene Lösungen zulässt, selbst wenn diese abweichend sind von den Forderungen der Elterngeneration (Freud, 1927d). In der Kunst (Literatur, Schauspiel) kann dem Tod begegnet werden, dem Sterben und dem Töten. Wir identifizieren uns hier mit sterbenden Helden, doch gleichzeitig überleben wir ihn. In der »Klimasprache« ausgedrückt: Kreatives Schaffen ermöglicht und erlaubt – im Sinne eines milderen Überichs (ebd.) – den Kontakt mit der Endlichkeit und den Klimagefühlen, und das ist die notwendige Basis für sinnvolles Klimahandeln. Im oben zitierten »Clans-for-Future«-Video begegnen wir der Ambivalenz von Gefühlen, der Gangster-Rap zieht an, und gleichzeitig kann sich die Zuschauer:in von der Gewaltdarstellung abgestoßen fühlen. Aus Perspektive der Ich-Psychologie betrachtet, erfährt das Ich des Individuums eine Stärkung durch den freieren Zugang zu den Gefühlen im kreativen Prozess und der Auseinandersetzung mit der Ambivalenztoleranz, d. h., das Ich kann Resilienz erwerben bzw. aufrechterhalten, durch die Begegnung mit dem Stress, der hervorgerufen wird durch interne (z. B. strenges Über-Ich) oder externe (z. B. Klimakrise) Bedingungen.

Wir kommen nochmal auf die Fähigkeit zur Regression im Dienste des Ichs (Kris) und Winnicotts Konzept des Übergangsraums zurück. Das Subjekt ist in der Übergangssituation überfordert. Anstatt einer bloßen Anpassungsreaktion in dieser krisenhaften Situation kommt es temporär zu einem Rückfall hinter die bereits erreichten kulturellen Errungenschaften, um zu eigenen, kreativen und geeigneten Lösungen zu gelangen. Durch diese temporäre, regressive Entmächtigung können Trost und Hoffnung gefunden werden (Lesart von Honneth, 2010 [2008]). Wir können sagen, dass diese Regressionsfreiheit eine wichtige Zutat zur Resilienz ist, auch wenn damit eine vorübergehende Destabilisierung eintritt, in der Primärprozesse wirken können, bis dann die Sekundärprozesse wiedereinsetzen, um emotional und kreativ gestärkt realitätsangemessene Lösungen umzusetzen. Aus den Erkenntnissen von psychoanalytischer Entwicklungstheorie, Säuglings- und Bindungsforschung sowie Neurophysiologie wissen wir, dass die Resilienz eines Subjekts intersubjektiv erworben und erhalten wird (z. B. Bowlby, 1969). Die Kreativität zur intersubjektiven Lösungsfindung im Angesicht von aversiven Bedingungen ist Ausdruck und Ergebnis von Resilienz. Sie kann Menschen dazu verhelfen, die Affekte, die mit der (antizipierten) Erfahrung von (potenziell) traumatisierenden Situationen einhergehen, zu bewältigen, auch wenn diese noch in der Zukunft liegen (Beebe et al., 2020) – was im Hinblick auf deren zu erwartenden katastrophalen Auswirkungen für die Klimakrise der Fall ist. Für die Regulation des Subjekts in bedrohlichen Situationen ist – wie gerade dargestellt – der Zugang zur psychischen Innenwelt, aber auch der kommunikative Dialog mit dem relevanten Anderen gleichermaßen wichtig – zumindest so lange, bis der innere Dialog wiederaufgenommen werden kann.

Damit haben wir die Fähigkeit zur Selbstregulation auf den Plan gerufen, die für Novick und Novick (2012) eine Fähigkeit des sogenannten »offenen Systems« ist. Das offene System ist durch Freude, Kompetenz und Kreativität gekennzeichnet, auf die das Subjekt als seine tragfähige, realitätsverbundene Basis von Selbstregulierung und Transformation zurückgreifen kann. Arbeitet das Ich des Menschen im offenen System, dann kann das Verhältnis zwischen Lust- und Realitätsprinzip angemessen transformiert werden (ebd., S. 243). Diese Transformation ist eine Entwicklungsaufgabe von Jugendlichen, aber auch von Erwachsenen, die sich auch immer wieder vor Veränderungssituationen gestellt sehen, die sie herausfordern, realitätsangemessene kreative Lösungen zu finden – oder wie Freud schreibt: Die Fähigkeit zu Arbeit, Liebe und Kreativität muss erhalten bleiben bzw. immer wieder neu gefunden werden. Die Jugendlichen der Fridays-for-Future-Bewegung operieren gemeinsam im offenen System, sie weisen auf die Gefahren hin, die die Erwachsenen leugnen und nicht wahrhaben wollen. Hier zeigt sich das Potenzial der Jugend, die realitätsabgewandten Formen, vielleicht sogar »pathologisch« zu nennenden Varianten der Normalität der Erwachsenen infrage zu stellen.

Damit kommen wir zum sozialpsychologisch geprägten Begriff der Klimaresilienz. Der IPCC-Report (2022) definiert »Klimaresilienz« als die Kapazität von sozialen, ökonomischen und ökologischen Systemen, die klimabedingten Störungen in einer Weise zu bewältigen, durch die die essenziellen Funktionen, Identität oder Struktur genauso erhalten bleiben wie die Kapazität zur Anpassung, zum Lernen und zur Transformation.

Die Klimaresilienz von Menschen in besonders vulnerablen Regionen ist schon heute sehr bedroht, diese leiden besonders und besonders früh unter den Auswirkungen der Klimakrise. So zeigt sich die Klimaungerechtigkeit als Pathologie des Sozialen (Honneth, 2020 [2004]) auch im Hinblick auf die Klimaresilienz. Der Begriff der Pathologie des Sozialen stammt aus der oben benannten Kapitalismus- (heute können wir hinzufügen: Neoliberalismus-)kritischen Denkrichtung der Frankfurter Schule. Analog zur Krankheit des Individuums kann von einer »Pathologie des Sozialen« dann gesprochen werden, wenn die Reflexionsfähigkeit von Menschen einer Gesellschaft systematisch so eingeschränkt ist, dass dadurch Verhältnisse von Ungleichheit, Unfreiheit und Ungerechtigkeit geschaffen, aufrechterhalten und gleichermaßen dethematisiert werden. Drei

Psychoanalytikerinnen greifen diesen Aspekt der Klimakrise besonders auf und fordern von Menschen der reichen Industrienationen das Bewusstwerden über und die Verantwortungsübernahme für die destruktiven Auswirkungen ihres ignorierenden, konsumistischen Lebenswandels: Die Objektbeziehungstheoretikerin Sally Weintrobe (2021) stellt die Konzepte der Kultur der Sorge einer Kultur der Sorglosigkeit gegenüber. Letztere dominiere das Leben der Menschen in reichen Industrienationen, das geprägt sei durch einen vernachlässigenden, verachtungsvollen Lebensstil und durch gesellschaftliche Abwehrprozesse, in denen Exzeptionalismus, Isolationismus und narzisstisches Allmachtsdenken vorherrschen. Aus intersubjektivistischer Sicht argumentiert Donna Orange (2017) dafür, die Verantwortung zu übernehmen für diejenigen, die unter den Auswirkungen unseres privilegierten westlichen Lebensstils am meisten leiden. Im Rückbezug auf den Sozialphilosophen Levinas äußert sie den ethischen Anspruch, der Hüter des Anderen sein zu müssen. Der von Orange geprägte Begriff des historischen Unbewussten verweist auf das systematisch eingeschränkte Reflexionsvermögen von Menschen reicher Industrienationen, die historisch keine Verantwortung für den von ihnen ausgeübten Rassismus, Kolonialismus und andere Ideologien übernehmen, solange es keine Kläger gibt. Judith Butler (2020) greift einen ähnlichen Aspekt auf, wenn sie – orientiert am Kriterium der gleichen Betrauerbarkeit – für eine Solidarität plädiert, die vor dem Anderen, dem Fremden, keinen Halt macht, sondern diesen mitdenkt. Dem Fremdem gebühre der gleiche Anspruch auf Betrauerbarkeit wie unserem Nächsten, den wir als ähnlich erleben, mit dessen Leid wir uns im empathischen Sinne identifizieren (z. B. im Zusammenhang mit der Flutkatastrophe im Ahrtal 2021). Wenn nur der Verlust der als gleich betrachteten anderen Menschen betrauert wird, dann komme es zu einer passiven Form der Gewalt, die – anders als die aktive Gewaltanwendung – Leiden und Sterben ignoriert und geschehen lässt (siehe dazu die Hitzewellen in Pakistan und Indien 2022). Wir möchten noch eine dritte Form der Gewalt benennen, die der Klimawissenschaftler Michael Mann (2021) aufdeckt, mit Blick auf die absichtsvollen ideologischen Taktiken der Industrie. Eine dieser Taktiken ist beispielsweise das inflationär-fälschliche Etikettieren als »Bio«, »Fair«, »Grün«. Den Verbraucher*innen der reichen Industrienationen fällt es dadurch leicht, auf einem Auge blind zu werden (John Steiner, 1999, im Rückgriff auf Bion) und den vernachlässigenden Lebensstil fortzusetzen, an den sie sich schon gewöhnt haben (Habibi-Kohlen, 2023). Die darin implizierte Spaltung und die daraus resultierende Gewalt werden verkleidet und unsichtbar gemacht. Durch diese Falschzuschreibungen kann kritisches Denken unterwandert und sinnvolles Handeln intentional, aktiv und bewusst gelähmt werden. Diese Aspekte der dethematisierten, sorglosen oder intentional-untergründigen Gewalt und der betäubten Klimagefühle greift das »Clans-for-Future«-Video auf, führt sie uns vor Augen. Klimaresilienz kann nur vor dem Hintergrund von radikaler Anerkennung des Anspruchs des Anderen, d. h. von Sorge, Verantwortungsübernahme, Solidarität greifen kann. Wenn wir den Gedanken von Butler (2020) folgen, dann bedarf es zu echter Solidarität nicht unbedingt einer wechselseitigen Liebe, aber unbedingt der Aufrechterhaltung der irritierenden, ambivalenten Beziehungen zu den Anderen.

Die junge Klimaaktivistin Luisa Neubauer hat aus ihren Kontakten mit Aktivistinnen aus Klimahotspots (den sogenannten *most affected people and areas*) gelernt, dass für diese »die Klimagerechtigkeit kein moralischer Imperativ, sondern eine Lebensnotwendigkeit« sei (Neubauer & Ulrich, 2021, S. 144). Junge Menschen weltweit wollen einen Beitrag leisten zur Steigerung der Resilienz ihrer Umwelt, ob nun fokussiert auf regionale Projekte oder global, wie es das Ziel der Fridays-for-Future-Bewegung ist. Beispiele für das Engagement junger Aktivist*innen für das Klima, die Gerechtigkeit und die Demokratie finden sich im Netflix-Film *Dear Future Children*. Unter der Perspektive des Paradigmas der sozialen Kipppunkte haben Klima-Expert:innen vergleichsweise kleine Interventionen identifiziert, von denen eine große Hebelwirkung für die notwendigen Veränderung anzunehmen ist (Otto & Herrmann, 2021). Im kürzlich erschienenen Bericht expliziert und fordert der Club of Rome (2022) fundamentale Kehrtwenden, zu denen die Beseitigung von Armut, eklatanter Ungerechtigkeit sowie der Übergang zu sauberer Energie, eines für Menschen und Ökosysteme gesunden Nahrungsmittelsystems gehören. Das Individuum ist vielfach überfordert mit der Aufgabe der Bewältigung der Vorstellung von der Klimakatastrophe, deswegen ist der Schutz des Klimas (gleichermaßen gilt: Schutz der Biodiversität, des Wassers usw.) eine Gemeinschaftsarbeit. Auch das unweigerliche Erleben von Klimagefühlen, wie der Scham bei Bewusstwerden des eigenen nachlässigen Lebenswandels oder der Trauer um den Verlust des Bekannten, vielleicht können wir sogar sagen: wie der Trauer um den Verlust der Kultur – dies alles kann nur gemeinschaftlich transformiert werden, sodass sich alternative Ich-Ideale entwickeln können (Lear, 2007).

Wir, die vielfach entscheidungsmächtigen erwachsenen Generationen, müssen in unserer vernetzten Welt den Begriff der Klimaresilienz global, im Hinblick auf Klimagerechtigkeit denken und im Angedenken der Anderen (Generationen, Bevölkerungsschichten, Menschen anderer Herkunft), die unter Umständen sehr unter unserem zynischen, selbstbezogenen, ignorierenden Lebensstil (Richter, 2020) leiden. Die Menschen aus den reichen Industrienationen sind gefordert, sich der Aussicht zu stellen, dass sie dem Planeten gegebenenfalls bleibende Schäden zugefügt haben und dass die sich heute abzeichnenden Klimaphänomene schon jetzt über das bewältigbare Maß hinausgehen. Für diese Verwundung müssen sie Verantwortung übernehmen. Der Blick auf die Zukunft des »unsterblichen Kindes« als »Problem aller Probleme« (Du Bois, 2004 [1920], S. 193), welches es unbedingt zu lösen gilt, birgt eine Macht, die Position des »Hüters des (generativ) Anderen« (Orange, 2017; King, 2022) einzunehmen, d. h. sich für mehr Klimagerechtigkeit zu engagieren, die Verführungen des gewohnten Lebensstils kritisch zu hinterfragen und zu verzichten. Damit sind wir beim bekannten Gedanken der Psychoanalyse als subversiver Kraft mit unendlich aufklärerisch-emanzipatorischem Potenzial für Subjekt und Gesellschaft angelangt.

Literatur

Beebe, B., Christina, W. H., Kaitz, M., Steele, M., Musa, G., Margolis, A., Ewing, J., Sossin, M. K., Lee, S. H. (2020). Urgent engagement in 9/11 pregnant widows and their infants: Transmission of trauma. *Infancy, 25*(2), 165–189. https://doi.org/10.1111%2Finfa.12323

Bollas, C. (1997 [1987]). *Der Schatten des Objekts. Das ungedachte Bekannte. Zur Psychoanalyse der frühen Entwicklung.* Klett-Cotta.

Bowlby, J. (1969). *Attachment and loss. Vol. I: Attachment.* Hogarth Press.

van Bronswijk, K. (2022). *Klima im Kopf. Angst, Wut, Hoffnung: Was die ökologische Krise mit uns macht.* Oekom.

Busch, H.-J. (2001). *Subjektivität in der spätmodernen Gesellschaft.* Velbrück Wissenschaft.

Butler, J. (2020). *Die Macht der Gewaltlosigkeit.* Suhrkamp.

Club of Rome (Hrsg.). (2022). *Earth for All. Ein Survivalguide für unseren Planeten.* Oekom.

Dohm, L. & Schulze, M. (2022). *Klimagefühle. Wie wir an der Umweltkrise wachsen, statt zu verzweifeln.* Knaur.

Du Bois, W. E. B. (2004 [1920]). The Immortal Child. In ders., *Darkwater: Voices from Within the Veil* (S. 151–170). Washington Square Press.

Foucault, M. (1991 [1971]). *Die Ordnung des Diskurses.* S. Fischer.

Freud, A. (1936). *Das Ich und die Abwehrmechanismen.* Internationaler Psychoanalytischer Verlag.

Freud, S. (1905d). *Drei Abhandlungen zur Sexualtheorie. GW V,* S. 27, 33–145.

Freud, S. (1915b). Zeitgemäßes über Krieg und Tod. *GW X,* S. 324–355.

Freud, S. (1920g). *Jenseits des Lustprinzips. GW XIII,* S. 1–69.

Freud, S. (1927d). Humor. *GW XIV,* S. 383–389.

Freud, S. (1930a [1929]). *Das Unbehagen in der Kultur. GW XIV,* S. 419–505.

Habibi-Kohlen, D. (2020). Fünf nach Zwölf? Psychoanalytische Überlegungen zur Klimakrise, alten Gewohnheiten und der Schwierigkeit, Neues zu denken. *Psychoanalyse im Widerspruch, 63*(1), 9–32.

Habibi-Kohlen, D. (2023). Das Leben in der Dauerkrise und die Erschütterung der Ordnung: Klimakrise, Pandemie und Krieg. In C. Bauriedl-Schmidt, M. Fellner, K. Hörter & I. Schelhas (Hrsg.), *Das Unbewusste und die Klimakrise. Jahrbuch für klinische und interdisziplinäre Psychoanalyse, Band I* (S. 61–70). Brandes & Apsel.

Hall, S. (2000). *Cultural Studies. Ein politisches Theorieprojekt. Ausgewählte Schriften 3.* Argument.

Hartmann, H. (1937). Ich-Psychologie und Anpassungsproblem. *Psyche – Z Psychoanal, 14*(2), 83–163.

Hickman, C., Mark, E., Pihkala, P., Clayton, S., Lewandowski, R. E., Mayall, E. E., Wray, B., Mellor, C. & van Susteren, L. (2021). Young people's voices on climate anxiety, government betrayal and moral injury: a global phenomenon. *Lancet Preprint.* https://papers.ssrn.com/sol3/Delivery.cfm/edda27cd-a891-47c3-902c-334ddfdf7f84-MECA.pdf?abstractid=3918955&mirid=1

Hörning, K. H. & Winter, R. (Hrsg.). (1999). *Widerspenstige Kulturen. Cultural Studies als Herausforderung.* Suhrkamp.

Hoggett, P. (2019). Introduction. In ders. (Hrsg.), *Climate Psychology. On Indifference to Disaster* (S. 1–19). Palgrave Macmillan.

Honneth, A. (2010 [2008]). Entmächtigungen der Realität. Säkulare Formen des Trostes. In ders., *Das Ich im Wir. Studien zur Anerkennungstheorie* (S. 298–306). Suhrkamp.

Honneth, A. (2020 [2004]). Eine soziale Pathologie der Vernunft. Zur intellektuellen Erbschaft der Kritischen Theorie. In ders., *Pathologien der Vernunft. Geschichte und Gegenwart der Kritischen Theorie* (S. 28–56). Suhrkamp.

Honneth, A. (2020 [2015]). Kindheit. Unstimmigkeit unserer liberalen Vorstellungswelt. In ders., *Die Armut unserer Freiheit. Aufsätze 2012–2019* (S. 234–264). Suhrkamp.

IPCC (Intergovernmental Panel on Climate Change) (2022). Climate Change 2022 – Impacts, Adaptation and Vulnerability. Summary for Policymakers. https://report.ipcc.ch/ar6wg2/pdf/IPCC_AR6_WGII_SummaryForPolicymakers.pdf

King, V. (2011). Beschleunigte Lebensführung – ewiger Aufbruch. Neue kulturelle Muster der Verarbeitung und Abwehr von Vergänglichkeit und Generationenbeziehungen. *Psyche – Z Psychoanal, 65*(11), 1061–1088.

King, V. (2020). Generativität und die Zukunft der Nachkommen. Krisen in der Weitergabe in Generationenbeziehungen. In I. Moeslein-Teising, G. Schäfer & R. Martin (Hrsg.), *Generativität* (S. 13–28). Psychosozial-Verlag.

King, V. (2022). Generative Verantwortung im Anthropozän – Perspektiven psychoanalytischer Aufklärung. *Psyche – Z Psychoanal, 76*(12), 1132–1156.

Kris, E. (1977 [1952]). *Die ästhetische Illusion. Phänomene der Kunst in der Sicht der Psychoanalyse.* Suhrkamp.

Lear, J. (2007). Den Untergang einer Kultur durcharbeiten. *Psyche – Z Psychoanal, 61*(4), 345–367.

Loewald, H. W. (1980). *Papers on Psychoanalysis.* Yale University Press.

Magnenat, L. (2022). »Denk' wie ein Berg« – »An Ödipus denken«. Ein psychoanalytischer Beitrag zur Umweltethik. In K. Münch (Hrsg.), *Internationale Psychoanalyse. Band 17: Staying alive – Einbrüche in die Realität* (S. 65–94). Psychosozial-Verlag.

Malgarim, B. G., Santana, M. R. M., Machado, A. P., Bastos, A. G. & Freitas, L. H. (2018). Resilience and psychoanalysis: a systematic review. *Psico (Porto Alegre), 49*(2), 206–212.

Mann, M. (2021). *The New Climate War. The Fight to Take Back Our Planet*. Scribe Publications, Public Affairs.

Morbitzer, L. (2020). Darth Vader, der Laios-Komplex und die dunkle Seite der Macht. In I. Moeslein-Teising, G. Schäfer & R. Martin (Hrsg.), *Generativität* (S. 44–62). Psychosozial-Verlag.

Neubauer, L. & Ulrich, B. (2021). *Noch haben wir die Wahl. Ein Gespräch über Freiheit, Ökologie und den Konflikt der Generationen*. Tropen.

Nikendei, C., Bugaj, T.J., Nikendei, F., Kühl, S.J. & Kühl, M. (2020). Klimawandel: Ursachen, Folgen, Lösungsansätze und Implikationen für das Gesundheitswesen. *Bildung im Gesundheitswesen, 156*, 59–67. https://doi.org/10.1016/j.zefq.2020.07.008

Novick, K.-K. (2021). Development in the Midst of Crisis. *Psychoanalytic Inquiry, 41*(6), 432–437.

Novick, J. & Novick, K.-K. (2012). Transformationen im Jugendalter und in der Psychoanalyse der Adoleszenz. In P. Bründl & V. King (Hrsg.), *Adoleszenz. Gelingende und misslingende Transformationen. Jahrbuch der Kinder- und Jugendlichen-Psychoanalyse* (S. 231–246). Brandes & Apsel.

Orange, D. (2017). *Climate Crisis, Psychoanalysis, and Radical Ethics*. Routledge.

Oswald, M. (2022). *Strategisches Framing. Eine Einführung*. Springer.

Otto, I.M. & Herrmann, M. (2021). Soziale Kipppunkte – Ein neues Prinzip zum Verständnis transformativen Wandels. In C. Traidl-Hoffmann, C. Schulz, M. Herrmann & B. Simon (Hrsg.), *Planetary Health – Klima, Umwelt, Gesundheit im Anthropozän* (S. 299–301). Medizinisch-Wissenschaftliche Verlagsgesellschaft.

Richter, M. (2020). Kritik unserer zynischen Lebensweise. Warum handeln wir wider besseres Wissen. *Psychoanalyse im Widerspruch, 63*(1), 47–64.

Rockström, J., Steffen, W., Noone, K., Persson, Å., Stuart III Chapin, F., Lambin, E., Lenton, T., Scheffer, M., Folke, C., Schellnhuber, H., Nykvist, B., De Wit, C., Hughes, T., van der Leeuw, S., Rodhe, H., Sörlin, S., Snyder, P., Costanza, R., Svedin, U. & Foley, J. (2009). Planetary Boundaries: Exploring the Safe Operating Space for Humanity. *Ecology and Society, 14*(2), Art. 32.

Rosa, H. (2019). *Resonanz. Eine Soziologie der Weltbeziehung*. Suhrkamp.

Steiner, J. (1999). *Orte des seelischen Rückzugs*. Klett-Cotta.

de Tychey, C., Lighezzolo-Alnot, J., Claudon, P., Garnier, S. & Demogeot, N. (2012). Resilience, Mentalization, and the Development Tutor. *Rorschachiana, 33*(1), 49–77.

Ulrich, B. (2019). *Alles wird anders. Das Zeitalter der Ökologie*. Kiepenheuer & Witsch.

United Nations Department of Economic and Social Affairs (2018). World Youth Report. https://social.desa.un.org/sites/default/files/migrated/21/2018/12/WorldYouth Report-2030Agenda.pdf

Wehling, E. (2018). *Politisches Framing. Wie eine Nation sich ihr Denken einredet – und daraus Politik macht*. Herbert von Halem.

Weintrobe, S. (2021). *Psychological roots of the climate crisis. Neoliberal exceptionalism and the culture of uncare*. Bloomsbury Academic.

WHO (2021). On climate and health. https://cdn.who.int/media/docs/default-source/climate -change/fast-facts-on-climate-and-health.pdf?sfvrsn=157ecd81_5

Winnicott, D.W. (1990 [1971]). *Vom Spiel zur Kreativität*. Klett-Cotta.

Die Autor*innen

Christine Bauriedl-Schmidt, Dr. biol. hum. Dipl.-Psych., ist Psychologische Psychotherapeutin, Psychoanalytikerin (DGPT) sowie Gruppentherapeutin bzw. -analytikerin in eigener Praxis. Darüber hinaus ist sie Mitglied des Vorstands und Dozentin der Münchner Arbeitsgemeinschaft für Psychoanalyse (MAP), Sprecherin des Netzwerk Freie Institute (NFIP) und Mitherausgeberin des *Jahrbuchs für klinische und interdisziplinäre Psychoanalyse* (Brandes & Apsel).

Kontakt: Dr. Christine Bauriedl-Schmidt, Nymphenburger Str. 90e, 80636 München; E-Mail: christine@bauriedl-schmidt.de

Markus Fellner, Dr. phil., Dipl.-Psych., ist Psychologischer Psychotherapeut, Kinder- und Jugendlichen-Psychotherapeut, Psychoanalytiker (DGPT), Familientherapeut (DGSF) sowie Dozent der Münchner Arbeitsgemeinschaft für Psychoanalyse (MAP). Darüber hinaus ist er Mitglied der PsychologistsForFuture (Psy4F) und Mitherausgeber des *Jahrbuchs für klinische und interdisziplinäre Psychoanalyse* (Brandes & Apsel).

Kontakt: Dr. Markus Fellner, Landsberger Straße 482, 81241 München; E-Mail: mail@markus -fellner.de

Entwicklung und Veränderung
in kulturellen Werken

Mozarts *Zauberflöte* als Entwicklungsdrama zwischen Symbiose und Individuation

Kamyar Nowidi

Einführung in die Welt der *Zauberflöte*

Seit ihrer Uraufführung am 30. September 1791 im Freihaustheater zu Wien hat Mozarts *Zauberflöte* zu einer Legion von Interpretationen angeregt, die bis heute nicht zum Abschluss gekommen sind (Assmann, 2005, S. 33f.). Die *Zauberflöte* scheint ein Werk der *Opera perennis* zu sein. Ähnlich wie die *Philosophia perennis* zeitüberdauernde Themen in philosophischer Hinsicht wachhält, indem sie diese *mutatis mutandis* in unterschiedlichen Zeitläuften virulent werden lässt oder gar selbst den Hegel'schen Zeitgeist verkörpert und damit in Politik, Philosophie und Gesellschaft tonangebend wird, so soll die *Opera perennis* in der Lesart des Autors ein musikalisches Werk darstellen, das Menschen jedweder Epoche anspricht und in einer ganz besonderen Weise unbewusst tangiert. Das biblische *Noli me tangere* scheint hier außer Kraft gesetzt zu sein. Die *Zauberflöte* berührt, und zwar, wie in diesem Artikel zu zeigen sein wird, auf unterschiedlichen Modusebenen der Seinserfahrung (Ogden, 1995, S. 10f.). Der Artikel vermag nicht sämtliche Modi dieser Erfahrung durch die Jahrhunderte nachzeichnen zu können, sondern beschränkt sich auf einige entwicklungspsychologische Aspekte des vielschichtigen Werkes, das Mozart und Schikaneder virtuos der Welt vermachten. Für Mozart war es in der Tat ein wirkliches Vermächtnis, da er einige Monate nach der Uraufführung verstarb. Die *Zauberflöte* stellt ein multidimensionales Werk dar, das sehr heterogene Themen miteinander verwebt: das spannungsreiche Geschlechterverhältnis, die Entwicklungsgeschichte der Protagonisten und die Bedeutung der Freimaurer im Zeitalter der Aufklärung, um nur einige an dieser Stelle anzudeuten (Casampi & Holland, 1988, S. 44f.). Der folgende Artikel versucht anhand der Aspekte Symbiose und Individuation, eine entwicklungspsychologische Deutung von Mozarts *Zauberflöte* vor dem Hintergrund der Freud'schen Triebtheorie, der Strukturalen Psychoanalyse und der analytischen Psychologie C. G. Jungs freizulegen.

Das dritte große Rätsel der Menschheit

Der Literaturwissenschaftler Peter von Matt lässt die *Zauberflöte* als das dritte große Rätsel der Menschheit figurieren (von Matt, 2001, S. 36f.). Shakespeares *Hamlet* und Leonardo da Vincis *Mona Lisa* stellen seiner Einschätzung nach die ersten zwei Rätsel dar. *Hamlet* ist ein Werk, dass durch die vielschichtige Sprache Shakespeares fasziniert und innerhalb des Sagbaren verheißungsvolle Lücken aufweist, die nur unbewusst erahnt werden können. *Hamlet* lebt von den Zwischentönen einer unaufgelösten Vater-Sohn Dynamik, die den Protagonisten in den Tod führt. Das Werk der *Mona Lisa* ist eine visuelle Sphinx, die viele Geheimnisse zu bergen scheint, angefangen von der eigentlichen Identität der Dargestellten bis hin zu ihrem mysteriösen Lächeln. Die *Zauberflöte* ist ein Rätsel, das sowohl auf der sprachlichen als auch auf der musikalischen Ebene operiert. Viele Kritiker vermögen das Libretto kaum mit der Musik Mozarts in Einklang zu bringen, zu disparat scheinen diese aufeinander bezogen zu sein (Casampi & Holland, 1988, S. 58). Es wirkt in vielerlei Hinsicht nicht stimmig und weist Brüche auf. Ist die *Zauberflöte* eine Märchenoper, eine ägyptische Oper, eine Einführung in die Mysterien der Freimaurer, ist sie alles zugleich oder doch nur Parodie derselben, da die Musik sich weit über diese Ebenen hinweg zu schwingen scheint und die Bühne für eine veritable Entwicklungskrise eines Adoleszenten freigibt, der sich zunächst finden muss, bevor er sich verlieben darf (Assmann, 2005, S. 23f.)? Musikphilosophisch geht es dabei um die Sprache des Unsagbaren (Emrich, 2015, S. 17f.). Gedanken der späten Ingeborg Bachmann kreisen um die Frage der Unsagbarkeit in der Lyrik und in der Philosophie. Musik ist eine Sprache *sui generis* und vermag von etwas zu erzählen, das kaum in eine andere Sprache transponiert oder übersetzt werden kann, ohne dass entscheidende Elemente dabei verlorengehen (ebd., S. 19). Über Musik zu schreiben, sich ihr beschreibend anzunähern, ist somit nur eine Behelfskonstruktion, die getrost abgelegt werden kann, sobald man sich dem musikalischen Ereignis *per se* zuwendet und in den Kosmos der *Zauberflöte* affektiv eintaucht.

Die manifeste Handlungsebene von Mozarts *Zauberflöte*

Die Handlung der *Zauberflöte* setzt mit dem Jüngling Tamino ein, der von einer Schlange verfolgt wird, dabei zu straucheln beginnt und in Ohnmacht fällt. Als Paminas Vater verstarb, hatte er seine Macht an Sarastro und die Eingeweihten übergeben. Gleichzeitig unterstellte er seine Frau, die Königin der Nacht und seine Tochter, Pamina, der Obhut und Führung der Priester um Sarastro. Die Königin der Nacht verweigerte sich dem Ratschluss ihres verstorbenen Mannes, woraufhin die Einheit des Reiches zerfiel und zwei polare Kraftfelder entstanden: der Wirkungsbereich der Königin der Nacht auf der einen und derjenige der Eingeweihten um Sarastro auf der anderen Seite. Aufgrund der fortwährenden Weigerung der Königin der Nacht, Sarastro als neuen Herrscher anzuerkennen, lässt er die Tochter entführen, was die Königin der Nacht auf Rache sinnen und verzweifelt einen Weg suchen lässt, um sie zurückzugewinnen. Parallel zur Entführung Paminas gelangt Tamino in das Reich der Königin der Nacht. Auf Geheiß der Königin der Nacht macht sich Tamino und der Vogelfänger Papageno auf, Pamina zu suchen und sie ihrer Mutter rechtmäßig zurückzubringen. Tamino erhält hierfür eine Zauberflöte und Papageno ein silbernes Glockenspiel als Geleit. Ehe aber Tamino seine Vorhaben umsetzen kann, wird er von Sarastro aufgeklärt, dass die Königin der Nacht verdorben sei und lediglich manipulative Machtspiele betreibe. Sarastro bietet Tamino eine Einweihung in die geheimen Mysterien der Isis an und lässt verlauten, dass er Pamina der Mutter nur deshalb entrissen habe, weil es der Götter Vorsehung gewesen sei. Pamina sei für Tamino von Ewigkeit her bestimmt gewesen. Tamino wird am Ende von Mozarts Oper nicht nur Pamina gewinnen, sondern auch der Weisheit eines Eingeweihten zuteilwerden, das Paar wird die Nachfolge Sarastros und der Königin der Nacht antreten und beide Reiche werden für immer vereint sein (Jungeblodt, 1993, S. 44f.).

Wie bereits in dieser Skizzierung der Handlung ersichtlich, birgt die *Zauberflöte* völlig Unerwartetes. Die manifeste Handlung ist binär strukturiert: Einerseits geht es um den Befreiungsversuch Paminas aus den Händen ihres Entführers Sarastro, andererseits um die Einweihung oder Initiation Taminos in die Mysterien der Isis. Die handelnden Protagonisten sind allesamt in unauflösliche, innere Ambivalenzen verstrickt; die Königin der Nacht wird zunächst als trauernde Mutter vorgestellt und entpuppt sich im weiteren Verlauf der Oper als eine rachsüchtige Figur, die mutwillig bereit wäre, die Tochter ihrem eigenen Machtstreben unterzuordnen und zu opfern. Sarastro erfährt eine ähnliche Verwandlung, nur ins Gegenteile verkehrt, aus einem ruchlosen Entführer, der Unrecht getan hat, wird ein zutiefst weiser und gerechter Herrscher, der Attribute des Sonnenreiches symbolisiert. Wer ist für dieses glücksumspannende Ende der Oper verantwortlich? Das harmonische Ende geht mitnichten von den handelnden Personen aus. Zu sehr verstrickt wirken die *Dramatis Personae* der Zauberflöte. Es ist am ehesten mit dem Kunstgriff eines *Deus ex machina* vergleichbar, dass die Oper so all-harmonisch zu glücken scheint. Der letzte Vorhang schließt mit mindestens ebenso vielen Rätseln, wie er sich zu Anfang des ersten Aktes geöffnet hat. Nicht nur Tamino und Pamina haben sich gefunden, sondern auch beide Reiche, zunächst in polare Gegensätze und Kraftfelder zerstoben, haben sich auf wundersame Weise vereint. Der synchrone Akt – dargestellt durch die Vereinigung Taminos und Paminas, Sonne und Mond, Priester und Herrscher – wird auf einen diachronen Akt zurückgeführt, ganz so, als sei die aktuelle Vereinigung von jeher in den alten Mysterien begründet gewesen oder als seien diese die Stiftungsurkunde für ein neu anbrechendes Reich aus Tag und Nacht, aus Sonne und Mond (Perl, 2006, S. 67f.).

In »Füsslis Nachtmahr oder die Entdeckung des rezeptionsästhetischen Unbewussten« (Nowidi, 2020) führte der Autor dieses Artikels eine weitere dimensionale Kategorie des Unbewussten neben den von Gödde und Buchholz dargelegten Dimensionen ein (Gödde & Buchholz, 2011). Die letztgenannten Autoren lassen das Unbewusste in den Dimensionen Vertikalität und Horizontalität aufscheinen. Der erstgenannte Prozess dient der Verdrängung, das zweite Phänomen kann als Resonanzraum zwischen Analytiker und Analysand aufgefasst werden. In »Füsslis Nachtmahr« wurde neben der Rezeption (dem Hören) und der Repression (dem Fühlen) auf die vernachlässigte Ebene des Sehsinns zur Erfassung unbewusster, rezeptionsästhetischer Prozesse hingewiesen. In diesem Artikel sollen nun die Dimensionen des Hörens und des Sehens anhand Mozarts *Zauberflöte* als unmittelbare rezeptionsästhetische Prozesse gleichermaßen zur Geltung gelangen. Rezeptionsästhetik wird in diesem Kontext als ein interdependenter Prozess zwischen Betrachter und Kunstwerk (diachron) und Kunstwerk und Künstler (synchron) betrachtet, wobei die intraindividuelle und interindividuelle sowie die historische Ebene eine neue Dimension des Unbewussten auffächert. Der britische Psychoanalytiker Thomas Ogden hat in seinen Schriften die klinisch-therapeutische Arbeit durch neue Aspekte des Erlebens bereichert. Er hat die bekannten entwicklungspsychologischen Konzeptionen Melanie Kleins – die paranoide und depressive Position – um die autistisch-berührende Position erweitert. Ogden zufolge sei der früheste Erfahrungsmodus der autistisch-berührende. Letzterer bilde die Basis für vorsymbolische Erfahrungen. Man fühle, was sich an der Oberfläche der Haut abspiele, berührt wird man nicht nur durch Vorgänge im Raum, sondern auch in der Zeit (Ogden, 1995, S. 12f.). Man bekommt ein Gefühl für rhythmische Vorgänge, für Worte und Klänge, und mit diesen Aspekten wären wir erneut bei Mozarts *Zauberflöte*, die ihre Faszinationskraft womöglich dieser vorsymbolischen Erfahrungswelt und dieser uns alle zutiefst anrührenden, unter die Haut gehenden Musik verdankt.

Die Ursprünge der *Zauberflöte* zwischen Märchenoper und Freimaurertum

Der ursprüngliche Entwurf des Textbuches war eine Märchenoper, in der einer guten Fee die Tochter von einem bösen Zauberer geraubt wurde. Dabei orientierte sich Schikaneder an August Jacob Liebeskinds Märchen »Lulu oder Die Zauberflöte«, an Paul Wranitzkys Oper *Oberon, König der Elfen* (1789) oder exotischen Opern wie *Osiride* (1781) und *Das Sonnenfest des Brahminen* (1790) (Meinhold, 2001, S. 21f.). Dazu mischte er Riten und Prüfungen. Die ägyptische Mythologie und die immer wieder auftauchende magische Zahl Drei (*drei* Prüfungen, *drei* Knaben, *drei* Damen) entlehnte er dem Gedankengut der Freimaurer, zu deren Loge Mozart und er laut einigen Quellen gehörten. Zusätzlich verwandte er alle Effekte, die das Publikum beeindruckten: schnelle Bühnen- und Lichtwechsel, Spuk und Zauberei und das plötzliche Auftauchen oder Verschwinden von Personen. Das Libretto erntete viel Kritik, besonders der Bruch zwischen erstem und zweitem Akt, bei dem sich die um ihre Tochter besorgte, edle Königin der Nacht plötzlich in eine machtbesessene Intrigantin verwandelt, während aus dem furchteinflößenden Sarastro ein Weisheitsfürst wird. Ursprünglich waren die Charaktere der Königin der Nacht und des Sarastro von Schikaneder durchgängig im Sinne von Gut und Böse angelegt. Da aber nach der Vollendung des ersten Aktes im Leopoldstadt-Theater ein Stück mit ähnlichem Stoff aufgeführt wurde, änderte Schikaneder seinen ursprünglichen Text, sodass die Ähnlichkeit nicht zu auffällig war (ebd., S. 26f.). Die Handlung spielt auf drei Ebenen, die durch die Personen miteinander verflochten sind: Die unterirdische Welt wird repräsentiert durch die Königin der Nacht und den Monostatos, für die Welt des einfachen Menschen stehen Papageno und Papagena, und Sarastro und seine Priester stehen für die weise, abgeklärte Welt. Tamino und Pamina müssen alle drei Welten durchschreiten, bevor sie in den Kreis der Eingeweihten aufgenommen werden können (Assmann, 2005, S. 52f.).

Handelt es sich bei der *Zauberflöte* somit um eine Freimaurer-Oper? Helmut Perl verteidigte diese monodimensionale These in seinem 2006 Jahre erschienenen Werk. Darin argumentierte er, dass die *Zauberflöte* in einer Geheimsprache verfasst sei, welche Weisheiten und Erkenntnisse des Freimaurertums sowie geschichtliche Zusammenhänge vermitteln würden, die nur Eingeweihte verstehen würden. Inhalt und Personen der Handlung seien allesamt allegorisch zu verstehen: Die Königin der Nacht sei eine Allegorie auf die katholische Kirche, wobei Papageno beispielsweise die Stufe der Unmündigkeit in religiöser Hinsicht darstellte (Perl, 2006, S. 73f.). Perl stützt seine akribischen Funde lediglich auf das

Libretto, die Musik Mozarts lässt er dabei vollkommen außer Acht. Seit der Uraufführung fühlten sich die Zuschauer allerdings nicht vom Libretto oder von
den politisch-freimaurerischen Ränkespiele des Wiens im ausgehenden 18. Jahrhunderts fasziniert, sondern vielmehr von der unerschöpflichen Musik Mozarts.
Es ist die Musik, die dem Text eine ungeahnte Weite und Fülle gibt, ihn akzentuiert und deutet, indem sie eine wirkmächtige, affektive Ebene mit ins Spiel
bringt. Die Musik der *Zauberflöte* spricht eine unbewusste Erlebnisebene an, die
im Hörer lebensgeschichtliche Erfahrungen wiederbelebt, an die er sich willentlich kaum mehr zu erinnern vermag. Perl schreibt diesbezüglich sehr hellsichtig,

> »dass wir mit dem Libretto der Zauberflöte bisher allzu leichtfertig umgegangen
> sind und dass wir dabei übersehen haben, dass diesem merkwürdigen Gespann Mo-
> zart/Schikaneder möglicherweise ein geniales Werk gelungen ist, das seinen Erfolg
> vielleicht auch der Tatsache verdankt, dass das Publikum die Diskrepanz zwischen
> der angebotenen Deutung und einem geahnten, aber verborgenen Inhalt verspürt«
> (ebd., S. 33).

Die *Zauberflöte* als Entwicklungsdrama

Es ist die unerschöpfliche Musik Mozarts und nicht das Libretto Schikaneders,
das uns *nolens volens* in eine lebensgeschichtliche Entwicklungsdramatik hinein-
zieht, die von einer hohen psychologischen Wahrheit erfüllt ist. Einige Autoren
postulieren in diesem Zusammenhang, dass zum intuitiven Verständnis der Oper
kein zeit- und geistesgeschichtliches Wissen vonnöten sei, da in ihr wirkmächtige
entwicklungspsychologische Problemkonstellationen obwalten, die ein jeder Zuschauer bereits an sich selbst im Laufe seiner je eigenen Entwicklung erfahren hat
(Oberhoff, 2006, S. 23). Die *Zauberflöte* ist nicht nur die meistgespielte Oper
im deutschsprachigen Raum, sondern ein zutiefst symbolisches Werk, indem entwicklungspsychologische Wahrheiten verborgen sind. Eine jede Deutung ist – um
es mathematisch zu formulieren – lediglich eine Asymptote, eine weitere Annäherung, niemals allerdings ein abzuschließendes Werk, da jede Zeitepoche ihre ganz
eigene Wahrnehmung auf die *Zauberflöte* zu entfalten und zu entwickeln hat. So
disparat und brüchig Libretto und Musik zueinander auch bezogen sein mögen,
als entwicklungspsychologisches Drama eines Adoleszenten ist die *Zauberflöte*
mehr als stimmig. Die Zauberflöte ist im Sinne Winnicotts ein Möglichkeitsraum, eine Entfaltungsmöglichkeit eines zutiefst verängstigten Jugendlichen, dem
eine konstante Vaterfigur abgängig ist und der noch stark in einer mütterlichen

Dyade verflochten zu sein scheint (Frullini, 2006, S. 16f.). Nur so erscheint die Hörigkeit zur Königin der Nacht in der Anfangsszene psychologisch glaubhaft. Die *Zauberflöte* ist ein Märchen des Übergangs, eine *Coming-of-Age*-Geschichte, sie beschreibt die Transition eines pubertierenden Teenagers, der zum Manne reifen soll. Für diesen Reifungsprozess stehen symbolisch die Einweihungen der Isis. Ähnlich soll es Pamina ergehen, aus einem jungen Mädchen, das in einer unaufgelösten Mutterdynamik verstrickt ist, soll eine Frau werden, die lieben kann und ihre elterlichen Abhängigkeiten hinter sich lässt. Die *Zauberflöte* – so gelesen und gehört – bedeutet einen veritablen Erkenntnisgewinn, der sich aber nicht nur rational-kognitiv auswirkt, sondern vor allem affektiv-somatisch.

Zwischen Triebtheorie, Strukturaler Psychoanalyse und Individuation

Im Folgenden soll die von Freud triebtheoretisch-konzeptualisierte Entwicklungspsychologie kurz skizziert werden. Dies soll zum größeren Verständnis der *Zauberflöte* als Entwicklungsdrama dienen. Freud beschrieb in seiner Arbeit *Hemmung, Symptom und Angst* (1926d [1925]) drei psychische Strukturen: Die erste Struktur, das *Es*, ist vollständig unbewusst und enthält analog dem System Unbewusst im topischen Modell das Reservoir der sexuellen und aggressiven Triebe. Die zweite Struktur, das *Über-Ich*, basiert auf Internalisierungen der elterlichen Normen und Wertvorstellungen und enthält deren organisierte psychische Repräsentanz. Diese Wahrnehmungen sind durch altersspezifische Fantasien geprägt, die sich mit der äußeren Realität vermischen. Das *Über-Ich* wird zum Träger der Gesetze und der Ideale einer Kultur. Die dritte Struktur ist das *Ich*, das jenen Teil der Persönlichkeit bezeichnet, die eine Person als sein Selbst betrachtet, weil sie ihre bewusste Selbstreflexion einschließt. Seine wichtigste Funktion besteht nach Freud darin, zwischen den Instanzen *Es* und *Über-Ich* zu vermitteln. Die Ansprüche der Normen der Außenwelt werden mit jenen der psychischen Realität in Verbindung gebracht. Das gesunde *Ich* werde durch eine kohärente Struktur, Flexibilität und Entwicklungsfähigkeit gekennzeichnet (Nauenheim, 2016, S. 28f.). Freud postulierte, dass das *Ich* aus der Frustration von Triebwünschen hervorgeht. Die Triebwünsche sind zunächst auf ein Objekt bezogen. Falls das Kind dieses Objekt aufgibt, beispielsweise die Mutter, anerkennt es die Mutter als teilweise unabhängig von der Befriedigung oraler Triebwünsche. In der Folge identifiziert es sich mit der Mutter. Der Verzicht auf die Triebbefriedigung ist nach Freud nur möglich, weil die an die Mutter gerichtete Energie auf ein inneres Bild von ihr übertragen wurde, eine Repräsentanz, mit der sich das Kind identifiziert. Der Aufbau der inneren Repräsentanzen wird gleichgesetzt mit der Entwicklung des *Ich*. Das *Ich* geht in dieser Konzeptualisierung aus Frustrationen seiner Triebwünsche hervor und erhält durch die Identifikation mit dem entsagenden Objekt Züge dieser ursprünglich begehrten Person (Freud, 1926d [1925], S. 167f.). Der ödipale Grundkonflikt wird in der heutigen Psychoanalyse als ubiquitäre Entwicklungsphase angesehen, in der das Kleinkind mit elterlichen Dreieckssituationen beschäftigt ist (Rupprecht-Schampera, 1996, S. 58f.). Durch ausreichend gute korrigierende Erfahrungen in realen Beziehungsmustern zu beiden Eltern ist das Kind in der Lage, die archaische Qualität der ödipalen Triebwünsche psychisch zu integrieren und später im Leben adäquat mit Erfahrungen von Rivalitäten und Eifersucht umzugehen (Nauenheim, 2016, S. 23f.).

Tamino wird zwar als Jüngling oder Pubertierender beschrieben, aber im Grunde ist er tief in ödipale Konfliktfelder verstrickt. Die Mutter wirkt übermächtig-bedrohlich, wohingegen der Vater abwesend ist und kaum innerlich repräsentiert. Die *Zauberflöte* ist die Beschreibung seiner Ich-Entwicklung und damit einhergehend die Darstellung, wie Tamino auf unmittelbare Triebbefriedigung zu verzichten lernt.

Das Gegenübertragungserleben der *Zauberflöte*

Nach der Analyse von Oberhoff beginnt die Ouvertüre »mit drei hellen Tutti-Akkorden, die je durch eine Pause mit Fermate voneinander abgesetzt sind. Die Akkorde stehen wie Säulen und lassen Assoziationen an ägyptische Tempel aufkommen« (Oberhoff, 2006, S. 21). Gleich zu Beginn der *Zauberflöte* werden die Hörer durch die ersten 15 Takte der Ouvertüre mit zwei Lebensprinzipien konfrontiert: Drei Takte sind dem Männlichen gewidmet und zwölf Takte dem Weiblichen. Das Kindlich-Naive findet seinen Ausdruck in dem in Takt 16 beginnenden Fugenthema, das durch alle vier Stimmen wandert. Das Thema wird luftig-leicht und deutet auf den quirligen Papageno hin. Das Fugenthema beschreibt mittels Tonwiederholungen zwei Ebenen: eine untere und eine obere. Man könnte die *Zauberflöte* als ein beständiges Oszillieren zwischen unterer, unbewusst-frühkindlicher und oberer, bewusstseinsnaher Ebene auffassen (Horcicka, 2005, S. 65f.). Nach der Ouvertüre beginnt die Verfolgungsszene von Tamino durch die Schlange. Von alters her war die Schlange Begleiterin weiblicher Gottheiten, speziell der Großen Mutter. Sie besitzt alle Attribute des Geheimnisvollen, Rätselhaften und Intuitiven (Frietsch, 2017, S. 25f.). Erich Neumann, ein Schüler C. G. Jungs, beleuchtet in seinem Werk *Die Große Mutter* die Erscheinungsformen des Weiblichen in der Mythologie vom alten Ägypten bis nach Südamerika: »Die Verbindung der weiblichen Gottheit mit der Schlange reicht von Kreta über Eleusis und Demeter-Ceres bis zur Athene, deren Abkunft von der vorgriechischen-kretischen Götterwelt auch durch ihre Begleitschlange bekräftigt wird« (Neumann, 1985, S. 78f.). Somit wird durch diese Szene bereits angedeutet, dass sich Tamino im Machtbereich der Königin der Nacht befindet. Die *Ohn-Macht* Taminos ist symbolisch in dem Sinne zu verstehen, dass seine Männlichkeit noch nicht den dominierenden Kräften der mütterlichen Matrix widerstehen kann, um erste Autonomieschritte zu wagen.

Diese Interpretation deckt sich mit der manifesten Handlung der Oper, da Tamino im weiteren Verlauf ein Initiationsritual zur Erlangung männlicher Standhaftigkeit zu bestehen hat. Die Schlange ist somit von hoher Symbolkraft für den Beginn der *Zauberflöte* als ein sich entfaltendes Entwicklungsdrama. Sie steht für tiefere Wahrheiten und kann als Führerin zu einer verborgenen Sinnebene gedeutet werden. Das Gegenübertragungserleben spielt als psychoanalytisches Erkenntnisinstrument bei dieser Oper ebenfalls eine zentrale Rolle, da es um die gefühlsmäßige Resonanz der Musik als wichtigen Deutungsrahmen gehen soll. Die Dramatik der Anfangsszene besitzt eine hohe affektive Erregung, fast so als erschrickt hier ein Kleinkind im Sinne eines *Pavor nocturnus*, aber nicht ein spät-adoleszenter Jugendlicher. Die Oper öffnet den Vorhang im ersten Akt mit der Vorstellung eines Ablösungsdramas eines Jugendlichen vom Elternhaus, im inneren Erleben geht es allerdings um das emotionale Ausgeliefertsein in der symbiotischen Mutter-Kind-Dyade. Das Ineinandergreifen der beiden Problemfelder (äußere Ablösung, inneres Ausgeliefertsein) kommt einer hohen psychologischen Wahrheit gleich, da in der Pubertät sowohl prä-ödipale als auch ödipale Konfliktpole wachgerufen werden. Aus der Entwicklungspsychologie ist bekannt, dass u. a. eine positive Triangulierung eine Ablösung aus der zu eng umklammernden Dyade ermöglicht, welches die Frage nach dem gänzlich *abwesenden* Vater von Tamino aufwirft.

Tamino erwacht an dieser Stelle aus seiner Ohnmacht und scheint darüber erstaunt zu sein, dass er noch lebt. Man könnte psychoanalytisch formulieren, dass er aus seiner Regression ins Frühkindliche wieder in das manifeste Handlungsgeschehen zurückgekehrt sei. Im Folgenden lässt die Oper sinnigerweise den Vogelmenschen Papageno auftreten. Seinen Lebensunterhalt verdingt er sich damit, Vögel für die Königin der Nacht zu fangen, was ihn direkt ihrem Einflussbereich unterstellt. Nach einer im musikalischen Gegenübertragungserleben gefühlten frühkindlicher Separationsproblematik scheint sich die Handlung wieder zu beruhigen. Im Rahmen der Shakespeare'schen Tragödien wurde in einem solchen Zusammenhang der Begriff *comic relief* geprägt. Nach einer dramatischen Szene tritt in der Regel ein Schalk auf und erheitert das Publikum vom gerade schreckhaft Dargebotenen. So wirkt Papageno als stimmungsaufhellendes Antidot einer zunehmenden melancholisch-düsteren Apathie entgegen. Papageno lebt im Hier und Jetzt und erfreut sich am Trällern von Kinderliedern. Er steht somit für die Verkörperung von rein sinnlichen Genüssen, verdeckt dabei aber innere Entwicklungsimpulse und evoziert Bilder an das ewig-selige Schlaraffenland. Einer Weiterentwicklung zu einem verantwortungsbewussten Mann scheint er noch fern zu sein oder steht diesem sogar aversiv gegenüber. Ob dieser Aspekt etwas von Mozarts ambivalentem Vaterverhältnis preisgibt, muss an dieser Stelle offengelassen werden und stellt ein Desiderat für weiterführende Forschungen dar. In anderer Lesart stellt die Oper mit der dramatischen Verfolgung Taminos durch die Schlange und dem Auftreten Papagenos »eine abgewehrte psychische Situation vor dessen Bewusstwerdung« (Oberhoff, 2006, S. 23) dar. Wenn Tamino seine wahren Gefühle der als bedrohlich erlebten Mutterfigur nicht zulässt, bleibt er ein Verdränger und auf der Stufe eines oral-libidinösen Papagenos stehen. Der Opernbesuch erfüllte dann die Funktion eines *ungedeuteten* Traumes.

Als Tamino im weiteren Verlauf der Oper das Bildnis Paminas gereicht wird, verliebt er sich sogleich beim ersten Anblick desselben. In der sich anschließenden Bildnis-Arie vollzieht sich – musikalisch betrachtet – ein Sextsprung in der Singstimme. Die Sexte übersteigt den normalen Ambitus einer Quinte, und dieses übermäßige Intervall kann durchaus symbolisch für die Erweiterung des kindlichen Horizontes aufgefasst werden (Horcicka, 2005, S. 34). Die Imago einer Geliebten symbolisiert den Aufbruch in eine neue Realität. Aus einem strauchelnden Jüngling wird ein sexuell-begehrender Mann. Die Szene verdichtet unterschiedliche Ebenen miteinander: Auf der einen Seite wird das inzestuöse Geflecht zwischen Mutter und Sohn vor Auflösung der ödipalen Konfliktsituation wachgerufen, auf der anderen Seite wird unmissverständlich kenntlich gemacht, wie sehr die neue Geliebte von der Mutter geprägt ist, denn immerhin ist es die Königin der Nacht, die Tamino das Bildnis Paminas überbringen lässt. Die Mutter hat sie auserwählt. Durch die Ansprache Taminos als »Mein lieber Sohn« wird deutlich, in welchem Beziehungsgefüge Tamino und die Königin der Nacht miteinander stehen. Die Königin der Nacht figuriert als archetypisch-mächtige Muttergottheit. Es ist das thronende Bild einer sehr frühen Mutter vor dem Aufkommen jeglicher Ambivalenz. Was Tamino oder Pamina innerlich bewegt, interessiert diese Mutter nicht, doch immerhin werden Tamino und

Papageno noch Flöte und ein Glockenspiel zur Befreiung Paminas mitgegeben, Symbole des Musischen und Kreativen, unmissverständlicher Ausdruck des Urvertrauen nach Erik Erikson. Nach Erikson ist die Verschmolzenheit mit dem Urbild der Mutter für das künstlerische Schaffen als symbiotische Beziehung zu einer höheren Macht aufzufassen, ähnlich wie das Konzept der nährenden Universität als *Alma Mater* (Erikson, 1971 [1957], S. 58).

Die im weiteren Verlauf auftretenden drei Knaben stehen für drei Eigenschaften: Urvertrauen, Instinkthaftigkeit und gefestigtes Selbst. Sie treten stets dann auf, wenn Gefahr im Verzug ist, und können somit als gute innere Objekte verstanden werden. Der schwarze Mohr, Monostatos, ist mit dem gütigen Sarastro als dessen Pendant und komplementäres *Alter Ego* assoziiert (Frietsch, 2017, S. 47f.). Monostatos hat sich Paminas bemächtigt und hegt Vergewaltigungs- und Mordfantasien. Die Szene ist bedeutsam als Krisensituation des heranwachsenden Mannes, der sein sexuelles Begehren gegenüber einer Frau neu auszudrücken lernen muss; dabei sind natürlich die Aspekte Aggression und Sexualität aufs Engste miteinander verknüpft. Entwicklungspsychologisch betrachtet, geht es um die Aspekte Triebspannung und Triebkontrolle. Eine positiv besetzte triangulierende Vaterfigur ist zur Regulierung dieser Pole elementar. Nach dieser sexuell dicht aufgeladenen Szene wird im Duett von Papageno und Monostatos ein musikalischer Rettungsversuch unternommen, der durch Regression auf die Stufe des Vorsexuellen geprägt ist. Gefahren der männlich-genitalen Sexualität sollen durch das kindlich-wirkende Duett kurzfristig gebannt werden. Mit dem Aufkommen Sarastros wird ein neuer Bereich kenntlich gemacht: der philosophisch-freimaurerische in Zusammenhang mit einer ethischen Gesinnungslehre. Diese freimaurerische Dogmatik im zweiten Akt wurde von vielen Kritikern als Bruch im Libretto erlebt. In psychoanalytischer Lesart muss dies nicht zwingend so erlebt werden. Mit Sarastro erfährt Tamino eine väterliche Figur, die ihm bei der Ablösung vom destruktiv Mütterlichen zu helfen vermag. Die Königin der Nacht indes ist nicht bereit, die Tochter und den Sohn aus der Mutter-Kind-Dyade freiwillig ziehen zu lassen; gegen den Vater als männlichen Dritten wird unbändiger Hass geschürt. Die berühmteste Arie der Operngeschichte »Der Hölle Rache kocht in mir« bringt diese Situation musikalisch beredt zum Ausdruck. So gesehen ist Mozart – zumindest musikalisch betrachtet – an die frühe Mutter, welche archaisch, großartig und gewaltig in Szene gesetzt wird, emotional-affektiv stark gebunden geblieben. Er beabsichtigte keineswegs, den Wandel von einer guten zu einer destruktiv-dominierenden Mutter musikalisch Ausdruck zu verleihen, sondern blieb ganz im Bannkreis der Königin der Nacht. Was dies für Mozarts persönliches Leben bedeutet haben mag, darüber kann an dieser Stelle nur spekuliert werden. Aber nicht nur Tamino ist einem dramatischen Wandlungsprozess unterworfen, sondern auch Pamina und Papageno. Letztere durchlaufen in Trennungssituationen Phasen der Suizid- und Todesfantasien. Die Prüfungsrituale im zweiten Akt sollen das fragile Selbst der genannten Protagonisten bestärken und so eine gelingende Beziehungsaufnahme zum jeweiligen Liebespartner ermöglichen.

Die *Zauberflöte* wird im Folgenden auch im Rahmen der Strukturalen Psychoanalyse nach Lacan einer näheren Betrachtung unterzogen (Meyer zum Wischen, 2017, S. 13f.). Lacan zufolge sind das *Imaginäre*, das *Symbolische* und das *Reale* drei grundlegende Dimensionen, in denen sich ein Mensch bewegt. Die imaginäre Dimension ist unsere direkt erlebte Erfahrung, aber auch Träume und Alpträume sind dieser Dimension zuzurechnen. Es ist der Bereich des Scheins, die Art und Weise, wie Dinge uns erscheinen. Die symbolische Dimension ist das, was Lacan den *großen Anderen* nennt, die unsichtbare Ordnung, die unsere Erfahrung der Realität strukturiert. Lacan zufolge kann die symbolische Ordnung als ein komplexes Geflecht von Gesetzen und Bedeutungen betrachtet werden, die uns sehen lassen, was wir sehen, insbesondere auf die Art, wie wir es sehen, und was wir nicht sehen auf die Art, wie wir es nicht sehen (ebd., S. 20f.). Das *Reale* ist nicht einfach die uns umgebende externe Realität. Es ist der Konzeptualisierung Lacans zufolge etwas, das weder direkt erfahrbar ist, noch symbolisiert werden kann. Es entspricht somit eher einem Trauma, das ein ganzes Bedeutungsuniversum mit einem Male zu destabilisieren vermag. Das *Reale* kann nur in seinen Auswirkungen oder seinem Nachbeben erkannt werden. Auf die *Zauberflöte* übertragen, kommt Tamino zunächst vom *Imaginären*, er lebt im Reich des Scheins, der Betrachtung. Für Lacan kommt es in dieser Dimension zu einem entscheidenden Selbstmissverständnis. Gemäß des Spiegelstadiums, in dem ein Kleinkind in einer *geste jubilatoire* sein eigenes Spiegelbild betrachtet, verkennt es sich in der bloßen Reflexion desselben. Mit dem ersten Blick auf das Ich als Ganzes konstituiert sich nach Lacan die psychische Funktion des Ichs. Erst durch das im Spiegel erblickte Selbstbild entwickelt das Kind ein Bewusstsein von sich selbst. War es zuvor noch symbiotisch mit seiner Außenwelt – vor allem in Form der Mutter(brust) – verbunden, beginnen sich nun, Ich und Nicht-Ich voneinander zu trennen. Das Kind erfährt sich zum ersten Mal als autonomes, kohärentes und vollständiges Lebewesen (ebd.). Weil das Ich, das im Spiegelstadium entsteht, auf einem Bild basiert, konstituiert es nach Lacan eine ganze Sphäre des Bildhaften innerhalb des Psychischen, die Lacan mit dem einflussreich gewordenen Begriff des *Imaginären* bezeichnet. Das Imaginäre ist jene Existenzweise des Subjekts, die auf dem Blick und der Identifikation beruht, und in der das Selbstbewusstsein angesiedelt ist.

Die Begegnung Taminos mit dem Bildnis Paminas kann innerhalb der *Zauberflöte* als Höhe- und Wendepunkt des *Imaginären* aufgefasst werden. Das neue Reich des Sarastro steht für das *Symbolische* als ein Geflecht von strukturierenden Ordnungen, die vorher keine Geltung für den strauchelnden Jüngling beanspruchen konnten. Das *Reale* ereignet sich durch die Einweihung in die Mysterien der Isis, was einer Erschütterung der Psyche gleichkommt, die in allen Auswirkungen erst in der Nachträglichkeit verstanden werden kann. Der Heldenweg Taminos ist durch die Konzeptualisierungen Lacans als ein Übergang vom *Imaginären* zum *Symbolischen* zu verstehen, wobei das entscheidende Kriterium der Wandlung in der Dimension des *Realen* angesiedelt ist.

Die Individuation des Tamino

Fassen wir den Heldenweg als Individuation auf, so ergibt sich nach C. G. Jung folgender Verlauf, der mit Blick auf die Struktur der *Zauberflöte* auf bedeutsame Weise anschlussfähig ist. Jung konzipierte Individuation durch einen bestimmten phasenhaften Verlauf, der durch folgende Aspekte charakterisiert ist:

➢ Reduktion der Bedeutung der *Persona*,
➢ *Schatten*integration,
➢ Integration von *Anima* bzw. *Animus* und
➢ Aufbau einer stabilen Ich-Selbst-Achse (Neumann, 1999 [1963], S. 43f.).

Als *Persona* versteht Jung einen »institutionalisierten Kompromiss« zwischen dem Individuum auf der einen Seite und der sozialen Umwelt auf der anderen Seite über das, was oder wer man vorgibt zu sein, also dasjenige, was wir der Welt nach außen von uns zeigen und was uns bewusst ist (Vogel, 2008, S. 36f.). Den Gegenpart zur *Persona* spielt der *Schatten* – ein Konzept, das klinisch und religionspsychologisch relevant ist. Der *Schatten* ist für Jung ein Erklärungszugang zu moralischen Problemfeldern (Jung, 1995b, S. 234). Es ist die dunkle Seite in uns, die individuelles und kollektives Unbewusstes überbrückt. Es enthält sowohl Verdrängtes im Freud'schen Sinne als auch archetypisches Material, das wir uns nicht bewusst machen können (Vogel, 2008, S. 42f.): »Letztlich kann alles, was wir nicht oder noch nicht akzeptieren können, zum Schatten werden« (Kast, 2007, S. 24). Bei der Konzeptualisierung von *Anima* bzw. *Animus* geht es um Objektivation statt Projektion und um die Aufforderung, sich gerade denjenigen unbewussten Anteilen zu stellen, die etwa im Traum durch »gegengeschlechtliche Personen« repräsentiert sind (ebd., S. 32). Dies kann eine wertvolle Hilfestellung auf dem Weg zur Integration abgespaltener Seelenanteile sein. Mit *Anima* verbinden sich Weiblichkeit, Dunkelheit, Emotionen, das Empfangende, das Feuchte usw.; mit *Animus* werden Männlichkeit, Helligkeit, Intellektualität, das Gebende, das Trockene usw. assoziiert (ebd., S. 34f.). Diese archetypischen Inhalte können so lange autonom walten, bis wir uns ihrer bewusst werden. Jung eröffnet eine neue Ebene der Betrachtung, wenn er psychische Störungen als Folge eines ins Stocken geratenen Entwicklungsprozesses beschreibt, der auf Ganzheit abzielt und beinhaltet, zuvor abgespaltene projizierte oder nicht als zugehörig angesehene Anteile der Psyche zu integrieren (Vogel, 2008, S. 46f.). Die Individuation stellt für Jung ein intrapsychisches Geschehen dar. Die Ganzwerdung, der Individuationsprozess als solcher, beinhaltet allerdings sowohl die Integration intrapsychisch-abgespaltener Anteile als auch reale Beziehungsvorgänge im Außen. Seelische Gesundheit und spirituelle Erkenntnis sind in dieser Konzeptualisierung als maßgeblich anzusehen.

»Die Welt entsteht, wenn der Mensch sie entdeckt, er entdeckt sie, wenn er sein Verhüllt-Sein in der Urmutter, nämlich den anfänglichen, unbewussten Zustand opfert« (Jung, 1995b, S. 123). Den Wunsch nach Regression zur Mutter interpretiert Jung nicht mehr als Rückkehr in den Mutterleib, sondern als existenzielle Bedrohung. Am sogenannten »Heldenweg«, den der Mythenforscher Campbell als Urmuster jeden Mythos begriffen hat, ist nachvollziehbar, wie eine Individuation verlaufen kann. Helden sind Projektionsflächen, die Generationen von Menschen in ihren Bann ziehen: das Epos um Gilgamesch, Herakles, Siegfried, Parzival, Faust, Batman oder jüngst Harry Potter. Alle diese Figuren machen Wandlungsprozesse durch, reifen in ihrer Persönlichkeit und müssen dabei allerlei Gefahren widerstehen, vor allem müssen sie sich dem eigenen Unbewussten stellen. Tamino ist kein klassischer Held wie Odysseus oder Herakles – und doch macht er eine Wandlung durch: Ein von Ängsten und Selbstzweifel geprägter Spät-Adoleszenter entwickelt sich zu einem Mann, der sich zu seiner Liebe bekennt und mit Pamina ein neues Reich zu begründen vermag. Papagenos Initiation ermöglicht erst die Gemeinschaft mit Papagena. Es geht um die Aufhebung des Machtbereichs der Königin der Nacht symbolisiert durch die Bereiche Wasser und Mond, des Machtbereichs des Unbewussten und die Durchdringung derselben mittels Initiation und klarer Bewusstwerdung, welches symbolisch durch die Sonne gekennzeichnet ist. Es geht also um eine Vereinigung der Gegensätze (Frietsch, 2017, S. 65). Der Individuationsprozess lebt von der Loslösung der Vorstellung, man könnte ausschließlich mit dem Intellekt alles »verstehen« und »ergründen«. Um dem veritablen Ruf der Selbstwerdung zu folgen, muss man sich der Träume bewusstwerden, d.h. die Sprache des Unbewussten neu zu verstehen lernen. Der zentrale Begriff der Psychologie C.G. Jungs ist das *Selbst*. Es ist ein hochambivalenter Begriff, der für Einheit und Ganzheit der Gesamtpersönlichkeit steht und gleichsam Erfahrenes und Unerfahrbares bzw. Noch-Nicht-Erfahrenes umfasst (Jung, 1995a, S. 512f.). Es bezeichnet eine Erfahrungswirklichkeit, die Bewusstsein und Unbewusstes miteinander zu vereinen scheint. Konzeptualisierungen des Selbst sind Figuren und Bilder wie der alte Weise, der König, der Prophet, das Kind, die Sonne, der Berg und dergleichen mehr. Steht Sarastro also im Rahmen der *Zauberflöte* für dieses *Selbst*? Sarastro ist mit Monostatos auf das Engste verbunden, der ja für das Abgründige, Dunkle, Irrationale und Sexuell-Lüsterne steht. Monostatos ist Sarastro unterstellt, somit weiß Sarastro um all diese dunklen Aspekte. Er greift indes nicht ein, sondern scheint sie geradewegs zu tolerieren. In Jungianischer Hinsicht könnte man davon sprechen, dass Sarastro seine Schattenaspekte abgespalten und diese in Richtung Monostatos delegiert hat. Die Königin der Nacht hingegen trägt noch alle Schattenseiten in sich. Hier hat noch keine Abspaltung stattgefunden. Sarastro steht naturgemäß für eine erhabene Logos-Figur, die allerdings noch in der Verdrängung begriffen ist und abspalten muss. Es fehlt Sarastro die Integration auf der Ebene von *Anima* und *Animus*. Die offizielle Aufgabe Taminos ist es, Pamina zurückzubringen, dabei lernt er seine eigenen Schattenseiten kennen, kommt in Kontakt mit seiner *Anima*, also seinem inneren Bild des Weiblichen, wobei die verfolgende Schlange für die triebhafte Natur einerseits und den einläutenden Wandlungsprozess andererseits steht. Die Königin der Nacht ist eine archetypische Mutterimago. Der Mond markiert ihr Reich: das Unbewusste. Papageno steht für das animalische *Alter Ego* von Tamino. Strenggenommen scheint Taminos Auftrag gescheitert zu sein, denn er bringt weder Pamina zu ihrer Mutter zurück, noch tötet er Sarastro. Aber gerade in der Verweigerung dieser Aufgaben gelangt er zur eigenen Größe und kann seinen genuinen Entwicklungsauftrag im Sinne der Individuation erfüllen.

Selbstwerdung und Alchemie in Mozarts *Zauberflöte*

Es war C.G. Jung, der als Erstes einen Konnex zwischen der psychologischen Deutung eines Individuationsprozesses und der Alchemie als einem Wandlungsprozess herausarbeitete. Alchemie und Individuation korrespondieren miteinander. Jung betrachtete die minutiöse Analyse von Träumen als einen Prozess der Selbstwerdung und begann diese anhand eines alchemistischen Vokabulars zu deuten, das neue Erkenntnisse innerhalb der Entwicklungspsychologie zutage brachte. Die Alchemie wurde zu einem neuen Instrument der Deutung verborgener Trauminhalte (Frietsch, 2017, S. 87f.). Jung weist in einer ausführlich gedeuteten Traumserie in seinem Werk *Psychologie und Alchemie* nach, dass die Alchemie eine große Relevanz für den modernen Menschen innehat. Die dabei untersuchten Träume stammen von Wolfgang Pauli, einem bedeutenden Physiker und Nobelpreisträger.

Ausgangsmaterial der Umwandlung im alchemischen Prozess ist die Urmaterie oder die sogenannte *Prima materia*. Letztere entspricht dem Chaos. Die wichtigsten Farbaspekte der Alchemie sind Schwarz, Weiß und Rot. Der Ausgangszustand, *Nigredo*, ist voller Schwärze und Dunkelheit – ein Zustand vor jeder Initiation. Der symbolische Tod, in der *Zauberflöte* durch die Ohnmacht Taminos dargestellt, ist ein psychologischer Zustand des Unbewussten. Die Königin der Nacht steht für das Zustandsbild des *Nigredo*. Der Schwärzung folgt die Weißung, die *Albedo*. »Weiß« bedeutet im Kontext der Alchemie Reinigung und Läuterung. Erst in diesem Zustand hat der Mensch die Voraussetzung, frei zu sein. Der Weißung folgt die Rötung, was als das eigentliche Ziel alchemischer Wandlung angesehen werden kann. Die *Rubedo* steht symbolisch für Kraft, Macht, Feuer und letztlich für Unsterblichkeit (ebd., S. 84). *Albedo* ist ein Zustand der Kontemplation und inneren Versenkung, die *Rubedo* steht für Initiation und Handlung. Im Schlussakt der Oper stehen Tamino und Pamino als Verkörperung einer Person für die chymische Vereinigung, die sogenannte *Coniunctio*. Auf die Oper als Ganzes angewendet, ließe sich sagen, dass der Machtbereich der Königin der Nacht die *Nigredo* symbolisiert. Die Loslösung mittels Vernunft steht für den Zustandsbereich der *Albedo*. Die *Rubedo* wird durch die Vereinigung der Gegensätze, Tamino und Pamina, eingeläutet und verheißt eine neue Bewusstseinsebene. Diese Einheit am Ende der Oper steht allerdings auch für ein weiteres Rätsel. Individuation als ein Prozess scheint nie zu einem Ende zu kommen. Auch das strahlende Königspaar ist nicht als das Ende anzusehen, sondern eher als der Beginn einer neuen Bewusstseinsebene zu betrachten.

Schluss

Wie in diesem Artikel aufgezeigt, liegt der Mythos der *Zauberflöte* in sehr unterschiedlichen Ebenen aufgefächert: in der faszinierenden, unerschöpflichen Musik Mozarts, in einem zunächst als brüchig aufgefassten Libretto Schikaneders, in der Kombination der beiden, in der Darstellung eines spät-adoleszenten Entwicklungsdramas, das zugleich auf eine prä-ödipale Separationsproblematik verweist und mit ihr verwoben ist. Unter Zuhilfenahme von Lacans Konzeptualisierung der Strukturalen Psychoanalyse als auch unter C. G. Jungs Verständnis der Individuation lassen sich gänzlich neue Bedeutungsebenen der *Zauberflöte* eröffnen. Die Bedeutung der *Zauberflöte* muss jede Generation neu für sich erschließen, einerlei ob man sich dabei eher affektiv-intuitiv von der Musik her leiten lässt oder rational-kognitiv tief in die Mysterienwelt alt-ägyptischer Rituale eintaucht. In jedem Falle wird ein innerer Prozess angestoßen, der uns tief in unsere eigene Entwicklungsgeschichte zurückblicken und gleichsam etwas erahnen lässt. Die *Zauberflöte* ist nicht nur eine Oper aus dem ausgehenden 18. Jahrhundert, die uns mit allen Sinnesmodalitäten zu erfassen trachtet, sondern stellt zugleich einen inneren Kompass für unseren weiteren Entwicklungsweg dar – ganz gleich ob wir ihn als Gralssuche, Pilgerweg, Schatzsuche, Heldenweg oder einfach als Reise zu uns selbst konzipieren.

Literatur

Assmann, J. (2005). *Die Zauberflöte. Oper und Mysterium.* Carl Hanser.

Casampi, A. & Holland, D. (1988). *W. A. Mozart: Die Zauberflöte. Texte, Materialien, Kommentare.* Rowohlt.

Emrich, H. M. (2015). *Sagen des Unsagbaren. Zur Musikalisierung des Lebens.* BoD – Books on demand.

Erikson, E. H. (1971 [1957]). *Kindheit und Gesellschaft.* Pan-Verlag.

Freud, S. (1926d [1925]). *Hemmung, Symptom und Angst.* GW XIV, S. 111–205.

Frietsch, W. (2017). *Die Traumfahrt der Zauberflöte. Individuation und Archetypus. Mozarts Zauberflöte aus der Sicht der Psychologie C. G. Jungs.* scientia nova – Verlag Neue Wissenschaft.

Frullini, A. L. (2006). *Mozart und der Vatermord. Das Trauma der Nachfolge.* Brill.

Gödde, G. & Buchholz, M. B. (2011). *Unbewusstes.* Psychosozial-Verlag.

Horcicka, G. (2005). *Vom Zauber der Zauberflöte. Für Kenner und künftige Freunde Mozarts.* Neumann.

Jung, C. G. (1995a). *Psychologische Typen* (Gesammelte Werke [Sonderauflage], Band 6). Walter.

Jung, C. G. (1995b). *Die Archetypen und das kollektive Unbewußte* (Gesammelte Werke [Sonderauflage], Band 9). Walter.

Jungeblodt, U. (1993). *Die Königin der Nacht. Schöpfungsprozesse zwischen Kunst und Therapie.* Kore.

Kast, V. (2007). *Die Tiefenpsychologie nach C. G. Jung. Eine praktische Orientierungshilfe.* Kreuz.

von Matt, P. (2001). *Literaturwissenschaft und Psychoanalyse.* Reclam.

Meinhold, G. (2001). *»Zauberflöte« und »Zauberflöten«-Rezeption. Studien zu Emanuel Schikaneders Libretto »Die Zauberflöte« und seiner literarischen Rezeption.* Peter Lang.

Meyer zum Wischen, B. (2017). Das Glück der Ruhe opfern. In P. Kuwert & M. Meyer zum Wischen (Hrsg.), *Jacques Lacan. Eine Einführung für die therapeutische Praxis* (S. 13–16). Kohlhammer.

Nauenheim, S. (2016). *Das Drama des kompetenten Säuglings. Zur Dynamik erlebter und gelebter seelischer Strukturen in der frühesten Kindheit.* Psychosozial-Verlag.

Neumann, E. (1985). *Die große Mutter. Eine Phänomenologie der Weiblichen Gestaltung des Unbewußten.* Walter.

Neumann, E. (1999 [1963]). *Das Kind. Struktur und Dynamik der werdenden Persönlichkeit.* S. Fischer.

Nowidi, K. (2020). Füsslis Nachtmahr oder die Entdeckung des rezeptionästhetischen Unbewußten In D. Sollberger, E. Boehlke & Kobbé, U. (Hrsg.), *Leiden – Pathos – Ausdruck* (S. 40–54). Pabst.

Oberhoff, B. (2006). *Wolfgang A. Mozart: Die Zauberflöte. Ein psychoanalytischer Opernführer* (2. Aufl.). Psychosozial-Verlag.

Ogden, T. (1995). *Frühe Formen des Erlebens.* Springer.

Perl, H. (2006). *Der Fall »Zauberflöte« – Mozart und die Illuminaten.* Atlantis.

Rupprecht-Schampera, U. (1996). Hysterie – eine klassische psychoanalytische Theorie? In G. H. Seidler (Hrsg.), *Hysterie heute. Metamorphosen eines Paradiesvogels* (S. 56–74). Enke.

Vogel, R. T. (2008). *C. G. Jung für die Praxis. Zur Integration jungianischer Methoden in psychotherapeutische Behandlungen.* Kohlhammer.

Der Autor

Kamyar Nowidi, Dr. med., M. A., ist Facharzt für Psychiatrie und Psychotherapie, Lehranalytiker und Supervisor (DGPT). Er ist u. a. in eigener ärztlich-psychotherapeutischer Praxis, als Dozent an verschiedentlichen psychodynamischen Instituten sowie als Referent über verschiedentliche Themen der klinischen Psychopathologie, psychiatrischen Krankheitsbilder, Ideengeschichte und Psychoanalyse sowie Philosophie tätig.

Kontakt per E-Mail: info@dr-nowidi-psychotherapie.de

Entwicklung jenseits von funktionalen Familienstrukturen

Barry Jenkins' Film *Moonlight* (2016)

Dirk Blothner

Entwicklung und Veränderung

Manche Filme lassen sich als Untersuchungen zu Grundfragen des menschlichen Lebens verstehen. Dann lohnt es sich, genau hinzusehen und herauszufinden, was sie uns Psychotherapeuten und Psychoanalytikern zu sagen haben. Als solch eine psychologisch interessante filmische »Untersuchung« verstehe ich *Moonlight* von Barry Jenkins. Er wurde 2017 mit einer beachtlichen Reihe von Preisen ausgezeichnet, darunter auch dem Oscar für den besten Film des Jahres. Ich möchte an dieser Stelle darlegen, was wir von *Moonlight* über die Entwicklungsprobleme von jungen Menschen in einem Umfeld jenseits von funktionierenden Familienstrukturen lernen können.

Dabei kann ich nicht ohne einen Hinweis auf einen anderen Coming-of-Age-Film beginnen, nämlich *Boyhood* (USA 2014) von Richard Linklater. In einer Kombination von Dokumentation und Fiktion zeichnete er, wenige Jahre bevor *Moonlight* herauskam, die Entwicklung eines Jungen von dessen siebten bis zu seinem 19. Lebensjahr nach. Entwicklungen im Rahmen einer solch großen Zeitspanne zu erzählen, ist für das Kino nicht ungewöhnlich. Das Besondere an *Boyhood* ist, dass seine Drehzeit zwölf Jahre umfasste. Es war das Konzept Linklaters, die äußeren Veränderungen, die Menschen im Laufe ihrer Entwicklung durchmachen, an dem Älterwerden der die Rollen seines Films verkörpernden Schauspieler authentisch sichtbar zu machen. Während es im Filmgeschäft üblich ist, den alles verändernden Lauf der Zeit mit der Kunst von Kostüm- und Maskenbildnern oder auch mit Schauspielern verschiedenen Alters einzufangen, stellte Linklater ein Ensemble zusammen, das er in regelmäßigen Abständen immer wieder vor seiner Kamera zusammenführte, um die zwölfjährige Entwicklung der im Zentrum der Story stehenden Familie weiterzuerzählen. Das Skript wurde praktisch zu jedem Dreh aktualisiert und an die inzwischen passierten Ereignisse im Leben der Darsteller angepasst. Der Film verfolgte also das Konzept, an der Entwicklung einer Gruppe von Menschen authentisch aufzuzeigen, wie sie sich im Laufe der Begebenheiten ihres Lebens *sichtbar* verändern.

Moonlight verfolgt ein anderes künstlerisches Konzept. Obwohl er weitestgehend an Originalschauplätzen gedreht wurde, hat der Film dennoch nicht den Anspruch, seine Authentizität mit quasi-dokumentarischen Mitteln zu unterstreichen. Chiron und Kevin, die männlichen Protagonisten, werden jeweils von drei Schauspielern unterschiedlichen Alters verkörpert. Trotzdem hat man als Zuschauer das Gefühl, dass die einzelnen Teile zusammen ein Ganzes bilden. *Moonlight* sucht dies mit einer *zugespitzten Bildgestaltung* im Erleben der Zuschauer ausdrücklich zu erzeugen. Er gießt die insgesamt siebzehn von ihm porträtierten Lebensjahre des Protagonisten Chiron in ein Triptychon von drei Episoden, die wie markante »Bilder« wuchtig ineinander umschwingen. Damit hebt er etwas heraus, was ein naturgetreues Nachzeichnen des Kontinuums verdecken würde. Mit seinem eindringlichen dreiteiligen Aufbau zeigt er, dass im Rahmen einer jahrelangen Entwicklung unterschiedliche, bildähnliche Lebensordnungen zugleich auseinander hervorgehen und einander ablösen. Damit richtet sich der Blick *Moonlights* weniger auf äußere Veränderungen als *Boyhood*; er hebt an dem Phänomen der Entwicklung die Metamorphose von psychischen Lebensbildern heraus – im Sinne von *ganzheitlichen Ordnungen*, die die Einzelheiten übergreifen.

Der Film spielt in den 1980er Jahren am Rande von Miami in einer Siedlung des sozialen Brennpunktes. Alle Rollen sind mit dunkelhäutigen Schauspielern besetzt. In Teil I ist Chiron neun Jahre alt. Er hat keinen Vater und wird von seiner häufig abwesenden Mutter vernachlässigt. Durch Zufall lernt er Juan, einen muskulösen Drogendealer kennen, der sich seiner rührend annimmt. Am Ende des ersten Teils findet Chiron heraus, weshalb seine Mutter so launisch und unzuverlässig ist, warum sie ihn häufig anschreit und ihm ihre Empathie verweigert. Damit ist für ihn eine äußert schmerzhafte Enttäuschung verbunden. Der 16-jährige Chiron in Teil II hat die Unterstützung Juans verloren, da dieser inzwischen verstorben ist. Er lehnt sich an Kevin, einen Freund aus Kinderjahren, an und wird von ihm sexuell verführt. Gleichzeitig sieht sich Chiron einem brutalen Mobbing durch Mitschüler ausgesetzt, in das auch sein Freund Kevin einbezogen ist. Nach einem demütigenden und äußert schmerzhaften Übergriff setzt sich Chiron mit einem überraschend gezielten Wutausbruch zur Wehr. Der zweite Teil endet mit Chirons Verhaftung. Zwischen Teil II und Teil III sind etwa zehn Jahre vergangen. Chiron nennt sich »Black« und hat sich körperlich Juan, seinem Vorbild aus Teil I, angeglichen. Er lebt und dealt nun in Atlanta, Georgia.

Kevin, sein Freund aus Kinder- und Jugendtagen, meldet sich bei ihm – und das, obwohl er es war, der in Teil II den schweren Übergriff auf Chiron auf Geheiß eines Anderen ausgeführt hatte. Chiron macht sich auf den Weg nach Miami, um Kevin zu treffen. Obwohl es ihm schwerfällt und er am liebsten ausweichen würde, lässt er sich auf die Wiederbegegnung mit dem Mann ein, der nicht nur seine sexuelle Veranlagung, sondern auch den Verlauf seines Lebens geprägt hat.

Zerstörte Familienstrukturen

Sigmund Freud verstand Familie als »Keimzelle der Kultur« (1930a [1929], S. 473). Er hatte dabei ein Gefüge im Blick, das im Wesentlichen durch die Anwesenheit von Mutter, Vater, Geschwistern und Großeltern bestimmt ist. Innerhalb dieses mehr oder weniger stabilen Rahmens suchen Heranwachsende nach Lösungen für die Grundkonflikte der psychischen Entwicklung, finden ihren individuellen Lebensweg, lernen die Umgangsformen, Werte und Weltanschauung der jeweiligen Gesellschaftsform kennen und werden allmählich zu selbstständigen Mitgliedern der Gesellschaft.

Doch wie verläuft Entwicklung, wenn das traditionelle Familienensemble nicht gegeben ist oder schon früh zerbricht? Was bedeutet es für Kinder, wenn die Funktionsträger der Familie ihre Aufgaben nicht »gut genug« (Winnicott, 1974 [1965], S. 189), sondern lückenhaft und unzuverlässig erfüllen? Welche Formen der Selbst-Behütung muss das beginnende Seelenleben aktivieren, wenn es nicht auf eine psychische Versorgung im Rahmen eines stabilen Gesamtgefüges zurückgreifen kann? Das sind Fragen, auf die der Film *Moonlight* mit seiner bildgewaltigen Erzählform explizit einzugehen scheint. Barry Jenkins, Drehbuchautor und Regisseur des Films, erklärt im Audio-Kommentar zur DVD, ihn habe bei der Vorbereitung des Films die Frage geleitet, wie ein Mensch in dem vom Film porträtierten Milieu sich zu demjenigen entwickle, der er ist.

Ein erster Überblick zeigt, dass das üblicherweise als gegeben angenommene Familienmodell in der Welt von *Moonlight* kaum Geltung hat. Wenn er aus der Schule kommt, findet Chiron kein verlässlich versorgendes Zuhause vor. Ein Mann, der die Rolle des Vaters übernimmt, fehlt vollkommen. Meistens ist seine Mutter nicht da oder sie ist in einer irritierenden psychischen Verfassung. Der Fernseher, mit dem er ihre Abwesenheiten zu überbrücken gelernt hat, verschwindet ohne Ankündigung. Es gibt keine Großmutter, die die Unzuverlässigkeit der Mutter kompensiert. Auch Geschwister fehlen, mit denen er sich verbünden und über die Lücken in der Versorgung hinwegtrösten könnte. Niemand steht ihm bei beängstigenden Übergriffen in der Schule und auf der Straße zur Seite. Niemand in der Familie bringt ihm das Schwimmen bei oder hilft ihm, für drängende sexuelle Erregungen angemessene Formen zu finden. Bei der Ausbildung einer nachhaltigen Lebensform in einem zugleich durch Verwahrlosung und rigide Milieuregeln, durch Obsessionen und abstrakte Anpassungserwartungen bestimmten Umfeld steht dem Heranwachsenden die Familie als förderlicher Entwicklungsrahmen so gut wie nicht zur Verfügung.

Zelle für Keimendes

Der Blick auf die für die individuelle Entwicklung ausschlaggebenden Strukturierungen innerhalb der Kernfamilie hat sich in den vergangenen Jahrzehnten erheblich erweitert. Heute wissen wir, dass die »Erziehung« der Kinder durch die Eltern nicht das ganze Bild der entwicklungsförderlichen Strukturen ausmacht. Wir wissen auch, dass wir mit einer genauen Beschreibung der Mutter-Kind-Beziehung nicht alle für die individuelle Entwicklung bedeutsamen Faktoren zu fassen bekommen.

Es ist ein komplexes Netz von scheinbaren »Nichtigkeiten«, das ausschlaggebend ist, etwa das Aushalten von Spannungen beim Aufkommen von Konflikten und Kollisionen sowie dabei tolerierte Schweigephasen, spiegelnde Laute und sprachliche Bemerkungen bei alltäglichen Begegnungen, die Übersetzung von diffus verspürten Spannungen in artikulierte Beschreibungen, das gemeinsame Sich-Vertiefen von Eltern und Kindern mit Blick auf die Herstellung einer Sache, ein gemeinsames Spiel, die anerkennenden oder missbilligenden Blicke des Vaters beim Nach-Hause-Kommen oder aufschließende Fragen im Gespräch. Den Forschern Bollas (1997 [1987]) sowie Fonagy und Target (2006 [2003]) kommt das Verdienst zu, auf solche lange übersehenen, aber für die individuelle Entwicklung entscheidenden Formanhalte aufmerksam gemacht zu haben. Die tiefenpsychologische Alltagsforschung (Salber, 1989) hat zudem gezeigt, dass »Alltagsformen« bestimmend sind bei der Ausbildung von tragenden Kultivierungsprozessen. Daher formen die Entwicklung der Kinder auch solche Dinge mit wie die Ästhetik des Frühstückstischs, die Badezimmerordnung, geteilte Umgangsformen oder die Ritualisierung des Tagesablaufs. Dem Essen der Familie am Tisch und den Gesprächen dabei kommt ebenfalls eine wichtige Bedeutung zu. Hier werden gemeinsam und doch getrennt die gleichen Materialien zu sich genommen. Sitzordnung und Tischgedeck strukturieren die gemeinsam verbrachte Zeit. Es besteht die Möglichkeit, Erlebtes, Spannungen im sprachlichen Austausch zu teilen, zu bearbeiten und zu verdauen. Die psychohygienische Funktion besonders dieser Alltagsform wird oft übersehen. Da ist es interessant, zu sehen, dass *Moonlight* dem gemeinsamen Mahl (siehe dazu den »Wirtshausmythos« unten) in Teil III einen, die Entwicklung der Protagonisten ausformenden Platz einräumt.

Fehlt das Netz solcher Strukturierungen oder weist es spürbare Lücken auf, sind die Suchbewegungen des sich entwickelnden Seelischen in stärkerem Maße als sonst auf rigide Abwehrmechanismen oder andere Formen der »Selbstbehandlung« angewiesen. Für Chiron in *Moonlight* bedeutet das: Er kann auf einen solchen Formanhalt nicht zurückgreifen und muss seinen Weg durch die spannungsvolle Wirklichkeit weitgehend auf sich gestellt finden. Im Sinne einer heute gerne verwendeten Formulierung könnte man sagen: Er muss sich jeden Tag aufs Neue selbst erfinden. Hat sich eine psychische Lebensform aber erst einmal herausgebildet, sucht sie ihren Erhalt notwendig sicherzustellen. Soweit es ihr möglich ist, wird sie Übergriffe abwehren und Verführungen zur Selbstaufgabe widerstehen. Das ist eine schwierige und Aufwand erfordernde Aufgabe. Wenn die oben erwähnten »Nichtigkeiten« fest etabliert sind und relativ störungsfrei funktionieren, wird die Dramatik dieses Überlebenskampfes kaum bewusst erlebt. Wenn jedoch solche Strukturen nicht bereitstehen, tritt sie von Ängsten begleitet heraus. Man kann den psychischen Druck eines Kindes, das nicht auf kontinuierlich zur Verfügung stehende Strukturierungsangebote zurückgreifen kann, kaum eindrücklicher darstellen, als es *Moonlight* mit seiner Anfangssequenz tut. Für uns Zuschauer macht er damit etwas erfahrbar, was unbewusst immer mitwirkt, aber in eine ausdifferenzierte Alltagsmatrix eingebettet ist.

Die Zuschauer geraten in ein prekäres Milieu und werden in die Fluchtbewegung eines kleinen Jungen (Chiron) hineingezogen. Er wird von Gleichaltrigen durch ein Viertel mit abbruchbereiten Wohnhäusern gejagt. Der Junge flüchtet sich in eines der Gebäude und verbarrikadiert sich. Atemlos lässt er sich auf dem Fußboden nieder und vergräbt den Kopf ängstlich zwischen seinen Knien. Draußen lärmen die ihn verfolgenden Kinder und werfen Steine gegen das Fenster. Was im Alltag unbewusst immer wirksam ist – der Kampf einer jeden psychischen Form um ihren Bestand, ihr Weiterleben –, übersetzt *Moonlight* in eine Actionsequenz mit Kindern, in der es darum geht, dass ein bedrohtes Kind Schutz sucht in einem bergenden Raum. Die filmisch zugespitzte sichtbare Handlung macht im Gesamtkontext des Films auf einen unbewussten Gestaltungszug des psychischen Lebens aufmerksam.

Die Familie erfüllt als »Keimzelle der Kultur« auch deshalb ihre Aufgabe, weil sich die Menschen mit ihr inmitten einer vielstimmigen und sich schnell verändernden Welt auf ein gewisses Maß an Kontinuität, Verlässlichkeit und auch

Loyalität stützen können. Die Menschen erwarten von ihren Familien, dass sie zusammenhalten, dass deren Mitglieder aufeinander achten und ihre sexuellen und aggressiven Impulse zum Wohle aller kontrollieren und unterdrücken. Sie rechnen auch damit, dass gesellschaftliche Forderungen und Einflüsse ihre Unversehrtheit und ihren Zusammenhalt nicht beeinträchtigen. So gesehen, bilden funktionierende Familien tatsächlich so etwas wie abgegrenzte »Zellen« innerhalb eines sie übergreifenden Gesellschaftskörpers.

Diese relative Geschlossenheit ist die Grundlage dafür, dass sich innerhalb der Familiengrenzen »Keime« des Lebens, der Kultur – also junge Menschen – entwickeln können. Ist dieser Rahmen gegeben, steht Heranwachsenden ein Erfahrungs- und Experimentierfeld zur Verfügung, das gerade aufgrund seiner begrenzenden Regeln eine Offenheit in der Entfaltung von Entwicklung erlaubt. Denn für Kinder und Jugendliche bedeutet es eine Entlastung, wenn sie sich auf eine gewisse Konstanz und Konsistenz von Bindungen und Umgangsformen verlassen können. Sie bilden das Gefühl aus, dass sie von ihren Eltern weder heftige Übergriffe noch eine über die Stränge schlagende Unzuverlässigkeit zu befürchten haben. Es gibt in jeder Kultur so etwas wie ein Bild der »intakten und verlässlichen Familie«, das für die Entwicklung junger Menschen ein förderliches Versprechen bedeutet – auch dann, wenn sich die Erwartungen schließlich – z. B. im Rahmen einer Trennung der Eltern – als falsch erweisen. Förderlich ist, wenn sich die Heranwachsenden im schützenden Rahmen dieses Bildes den anstehenden Entwicklungsaufgaben widmen können.

Familienzelle ohne »Membran«

Mit einer als erschütternd erlebten Drehung gegen Ende von Teil I gelingt es *Moonlight*, den Wert dieser Abgrenzung der Familie vor dem wechselhaften Hintergrund des realen gesellschaftlichen Lebens erfahrbar zu machen. Ich will im Folgenden die Vorbereitung dieser filmischen Volte und anschließend sie selbst skizzieren. In Hinblick auf das Thema Entwicklung wird an dieser Stelle des Films eindringlich deutlich, welch einen enormen Unterschied es macht, ob eine funktionale oder ob eine dysfunktionale Familie den Rahmen für die Entwicklung eines Kindes bildet.

Dem neunjährigen Chiron fehlt ein Vater, der den Ausfall seiner Mutter kompensieren und ihn vor den Übergriffen anderer Kinder in einem zur Verwahrlosung neigenden Milieu schützen könnte. Daher lässt er sich – zunächst mit großem Vorbehalt – auf den kräftigen Mann ein, der ihn in dem Versteck, in das er sich auf der Flucht vor den Gleichaltrigen verbarrikadiert hat (s. o.), entdeckt und sich seiner annimmt. Es bedarf vieler vorsichtiger Zwischenschritte, bevor sich die Sehnsucht des Jungen nach einem stabilen Anhalt tatsächlich an dem Mann zu verwirklichen traut. Schließlich aber gibt Chiron seine Skepsis auf und nimmt die Angebote Juans an.

Barry Jenkins hat für die psychische Funktion, die Juan dem Jungen bereitstellt, ein häufig zitiertes Symbol gefunden: Mit anrührender Empathie zeigt der muskulöse Mann dem Jungen, dass das Wasser des Ozeans ihn zu tragen vermag. Dafür geht er mit Chiron ins Meer, legt seine prankenartigen Hände unter dessen zarten Rücken und hindert ihn auf diese Weise daran, unter die Wasseroberfläche abzutauchen. Er hält ihn wiederholt zu Schwimmbewegungen an und freut sich, wenn Chiron bemerkt, dass das Wasser ihn zu tragen beginnt. Die Szene ist so gefilmt, dass dabei nur die Weite des Ozeans zu sehen ist. Kein Strand, kein anderer Gegenstand brechen diesen, vom Musikscore anrührend unterlegten Moment von Halten und Gehaltenwerden. Als Zuschauer erfährt man nicht nur, was für eine bedeutsame Wendung in der Entwicklung Chirons sich damit vollzieht. Man verändert selbst die Einstellung zu der Figur, die man als Drogendealer kennengelernt hat. Der Halt, den Chiron in seiner zerbrochenen Familie nicht erfährt, wird ihm von einem Kriminellen in einer so überzeugenden Weise angeboten, dass man nicht anders kann, als ihm zu vertrauen. Es ist, als würde das vermisste Bild der funktionalen Familie nun doch etabliert.

Szenen wie die zuletzt geschilderte lassen also Juan nicht nur im Leben Chirons, sondern auch im Erleben der Zuschauer die Position eines »Vaters« einnehmen. Das ist die emotionale Grundlage dafür, dass der Film nun mit einer als hart erlebten Desillusionierung offensichtlich werden lässt, welche Konsequenzen mit dem Fehlen der funktionalen Familie verknüpft sind. Denn nur kurze Zeit später nimmt der Film die Zuschauer mit auf Juans Rundgang durch das Ghetto ähnliche Milieu. Dabei lässt er ihn auf Chirons Mutter Paula treffen, die sich in den Szenen zuvor auf unverständliche Weise abwesend, unzuverlässig und schlecht gelaunt gezeigt hat. Sie entpuppt sich als eine Abnehmerin von Juans Drogen. Die Zuschauer werden auf diese Weise mit einer fatalen Koinzidenz konfrontiert: Der Mann, der sich so liebevoll um den vernachlässigten Chiron kümmert, ist in einem anderen Zusammenhang selbst daran beteiligt, dessen Halt zu zerstören. Denn mit jeder Dosis Rauschgift, die er Paula verkauft, verstärkt er deren Drogenabhängigkeit und zerstört ihre Fähigkeit, sich gegenüber ihrem Sohn als Mutter zu verhalten. Als Chiron auf diese fatale Verwicklung der Erwachsenen aufmerksam wird, konfrontiert er seinen Ersatzvater mit seinem Wissen. Der erste Teil des filmischen Triptychons bricht damit ab und überlässt es den Zuschauern, die Implikationen dieser Entdeckung zu ergänzen und zu verdauen. Sie haben sich von Juans väterlichen Umgang mit Chiron dazu verführen lassen, an das gewünschte Bild von Familie zu glauben und werden nun durch den Fortgang der Ereignisse darin bitter enttäuscht.

Entwicklung jenseits von funktionalen Familienstrukturen

Mit einem Modell, das er »Schöpfungsspirale« oder auch »Kultivierungsspirale« nannte, hat Salber (2002, S. 96ff., 2008, S. 77ff.) nachgezeichnet, wie gestalthafte Zusammenhänge, man kann auch sagen seelische »Bilder«, in der Zeit auseinander hervorgehen und die Einzelheiten dabei jeweils anders ausrichten. Dieses Konzept ist im Kontext von *Moonlight* insofern interessant, als es Entwicklung mehr als einen spontanen und weniger als einen durch funktionale Elternfiguren geführten Vorgang beschreibt. Wenn nämlich in einem Milieu diejenigen Institutionen an Bedeutung verlieren, die der Entwicklung Heranwachsender entwicklungsförderliche Strukturen bereitstellen, übernehmen solche spontanen, man kann auch sagen »unbewussten«, Regulierungen die Führung. Sich selbst überlassen und nicht geleitet von einer funktionalen »Keimzelle der Kultur«, sucht sich dann die Entwicklung aus inneren Notwendigkeiten heraus ihren Weg. Das Konzept Salbers beschreibt, welche typischen Wendungen dabei zustande kommen. Indem Salber zwölf Wendungen festhält, erhebt er keinen Anspruch auf Vollständigkeit, sondern möchte prototypisch aufzeigen, in welchem Bewegungsrahmen sich die Entwicklung eines Lebensganzen überhaupt vollziehen kann. Die ersten vier der zwölf Wendungen vollziehen ein Entwicklungsmuster, das im Kontext der hier durchgeführten Untersuchung von Interesse ist: In der ersten Wendung des Modells geht es um die Fassung der Es-haften *Unruhe* des Seelischen in *traumähnlichen Zuständen.* Der zweite Schritt führt aus dem damit verbundenen Gleiten heraus, indem er den Fluss der Ereignisse in einfachen *Ritualen,* festen Handlungsmustern ausrichtet. Dagegen bauen sich in einer dritten Wendung Zustände von *Besessenheit* auf, die allein die Kraft haben, inzwischen zum Zwang gewordene Formen wieder zu sprengen. Die Entwicklung kann aber auch hier nicht stehenbleiben. In einem vierten Schritt bietet sich ein Weiterkommen in Form eines *Fremdwerdens* solcher alles einfärbenden Durchsetzungsgestalten an. Denn nur über eine Distanzierung davon kann die Entwicklung weitergehen.

Im zweiten Teil von *Moonlight* – er zeigt Chiron als Jugendlichen – erfährt dieser Viererschritt der Kultivierungsspirale eine filmische Darstellung. Ich möchte ihn im Folgenden am Beispiel einiger Filmszenen darstellen.

Traumähnliche Zustände und eingrenzende Rituale

Man kann in der hier vorgelegten Argumentation die Schule in *Moonlight*, den Unterricht und die in ihnen geltenden Regeln als eine ritualisierte Form verstehen, die dazu dient, das traumnahe Gleiten der zum Teil verwahrlosten Jugendlichen einzuschränken und auf die Bildungsanforderungen der Gesellschaft hin auszurichten. Das Zentrum in diesem Teil des Films bildet ein Klassenraum, in dem die Jugendlichen in dem Sinne zusammenwirken sollen. Das Volatile dieser Konstellation ist zu spüren, z. B. in aus dem Nichts entstehenden Anwürfen Terrels gegen den nun hochgewachsenen und schlaksigen, etwa 16-jährigen Chiron. Das Geschehen kann sich im Rahmen einer solchen Organisationsform auch von jetzt auf gleich in einen hemmungslosen Koitus wenden. Das zeigt die Erzählung, die – ebenfalls zu Beginn von Teil II – Kevin, der Freund aus Kindertagen, vor dem sichtlich überforderten Chiron ausbreitet: Er sei im Treppenhaus der Schule beim Sex mit einer Mitschülerin erwischt worden und müsse deshalb Nachsitzen. Wie im Traum kann das Geschehen jederzeit eine drastische Wendung nehmen. Hieraus ergibt sich eine nicht minder traumähnliche Folge von Ereignissen, die mehr durch Zufälle und Beliebigkeiten, weniger aber durch eine intentionale Richtung bestimmt wird. Auf der Suche nach Schutz zieht Chiron ziellos durch das weitläufige Miami. Er lässt sich mal hier und mal dort nieder, findet aber nicht den Ort, an dem er eine ungefähre Sicherheit, eine die Situation verändernde Richtung aufgreifen könnte. Am nächtlichen Strand trifft er wieder auf Kevin. Er raucht mit ihm Haschisch und gerät darüber in einen sexuellen Kontakt mit dem jungen Mann, der seine im Keimen befindliche Homosexualität bestimmen wird.

Eben diese zärtliche Hand Kevins fügt später, in einem von Terrel initiierten Umhau-Ritual, dem schmächtigen Chiron auf dem Schulhof schmerzhafte und blutige Verletzungen zu (siehe dazu die zweite Wendung der Kultivierungsspirale). Solche Rituale haben strenge Regeln, die sich niemand zu brechen traut, auch nicht Kevin, der wie gebannt die Anordnungen Terrels, die festgelegten Regeln des Spiels gegen denjenigen ausführt, mit dem er in der Nacht zuvor sexuell verbunden war. Diese für die Zuschauer schwer hinzunehmende Bedeutungsänderung der Hand Kevins entspricht der Umdeutung von Juans Händen in Teil I. Im Rahmen eines traumartig organisierten Alltags, der nicht durch funktionale Strukturen, die das Zusammensein der Menschen regulieren, ausgerichtet wird, wandeln Einzelheiten beliebig ihre Stellung im Ganzen. Im Kontext des traumähnlichen Zerfließens bedeuten die Hände Kevins Halt und Zärtlichkeit. Doch wenn dieselben im Zusammenhang eines Rituals auftreten, bringen sie Angst, Zerstörung und Schmerzen.

Befreiung durch Wut-Besessenheit und Sich-Fremdwerden

Chirons im Umhau-Ritual erlittenen Schmerzen und Verwundungen markieren den oben angesprochenen Moment, in dem eine obsessive Selbstbehauptung das bemächtigende und nicht auf die Situation abgestimmte Ritual zu sprengen sucht (siehe dazu Salbers dritte Wendung). Als sich die Schulleiterin nicht dazu in der Lage sieht, Chiron bei der Verarbeitung der Traumatisierung zu helfen, beginnt sich – filmisch imposant inszeniert – eine »Wut-Besessenheit« (Blothner, 2021) aufzubauen. Als Zuschauer kann man die Genugtuung erleben, die mit dieser sich anbahnenden Gegenwehr verbunden ist. Aber man hofft zugleich, dass sich der Junge noch eines Besseren besinnt und seinem Peiniger Terrel, ebenso wie sich selbst, die wahrscheinlich folgenschwere Gewalt nicht antun wird. Zwischen ungebremster Getriebenheit und Ansätzen, diese zu unterbrechen, setzt sich die Besessenheit mit jeder Tür in der Schule, die Chiron in seiner ungestümen Entschlossenheit aufreißt, zusammen. Da sich Filme im Kino nicht anhalten lassen, werden die Zuschauer unweigerlich in jenen spektakulär explosiven Ausbruch von Zerstörungswut hineingezogen, in dem Chiron dem ahnungslosen Terrel vor den Augen der Mitschüler und des Lehrers einen Stuhl über den Rücken schlägt, sodass dieser regungslos auf dem Boden des Klassenzimmers liegen bleibt. Bezogen auf das hier verfolgte Thema ist entscheidend, dass Chirons Wut-Besessenheit im zweiten Teil des Films zwangsläufig und unaufhaltbar aus dem Muster des ritualisierten Mobbings herausschwingt und die Entwicklung damit folgenschwer neu ausrichtet. Zwar behauptet sich der Junge auf diese Weise gegenüber seinem Peiniger, aber er gerät darüber zugleich ins gesellschaftliche Abseits und wird schließlich zu einem Gefängnisaufenthalt verurteilt.

Funktionale familiäre Strukturen können nicht immer verhindern, dass Jugendliche in der Schule, in dem die Familie umgebenden Milieu, bedroht und geschlagen werden. Aber sie stellen einen Rahmen bereit, in dem sie Orientierung im Umgang mit solchen Erlebnissen »auf der Straße« bekommen. Ähnlich wie im Rahmen einer Psychotherapie können sich obsessive Formen der Spannungsregulation im »Familien-Container« daher »fremd« und zum Gegenstand der Betrachtung werden. Im Nachwirken-Lassen der Ereignisse, im Rat-Suchen bei den Eltern, im klärenden und lösungsorientierten Gespräch mit der Familie können folgenschwere Eskalationen auch oft vermieden werden. Ein funktionierendes Netzwerk von Strukturierungen hätte Chiron andere Selbstbehandlungsformen bereitstellen können. Der folgenschwere Wutausbruch hätte sich in diesem Rahmen nicht zwangsläufig derart gewaltig gegen das Mobbing-Ritual aufbauen müssen. Steht ein solcher Strukturierungsrahmen jedoch nicht zur Verfügung, werden Jugendliche von sich spontan ergebenden Wendungen der »Kultivierungsspirale« unausweichlich mitgerissen.

Moonlight zeigt es nicht, aber es ist anzunehmen, dass sich bei Chiron ein »Sich-Fremdwerden« in der Jahre umspannenden Erzählungslücke zwischen Teil II und Teil III des Films ereignet. Über die gesellschaftlichen Sanktionen, die er nach seinem Gewaltausbruch erfahren hat, wird er seinen Zustand der Raserei schließlich reflektiert und behelfsmäßig verdaut haben (siehe dazu die vierte Wendung).

Eine andere Verfassung für die psychische Unruhe

Im dritten Teil des Films hat der vorher hagere Chiron die Gestalt von Juan angenommen, seinem muskulösen Förderer aus dem ersten Teil. Er lebt jetzt in Atlanta, Georgia, und fährt – wie damals Juan – einen großen Wagen. Er kleidet sich im Gangster-Stil und trägt »Grills«, nicht-medizinische, golden-glitzernde Zahnspangen. Seine Identifikation geht so weit, dass er so wie sein Vorbild als Drogendealer arbeitet und die jungen Männer, die für ihn den begehrten Stoff verkaufen, mit ähnlich herzlicher Strenge auf das Leben auf der Straße vorbereitet. Sein Leben nimmt seinen ungestörten Gang, bis eines Nachts der ebenfalls älter gewordene Kevin anruft. Die Zuschauer haben nicht vergessen, dass er es war, der Chiron sowohl das erste sexuelle Erlebnis beschert, als er ihn auch auf Geheiß Terrels bei dem brutalen Umhau-Ritual blutig geschlagen hat. Teils aus schlechtem Gewissen, teils aus echtem Interesse für den weiteren Lebensweg seines Jugendfreundes hat sich Kevin offenbar getraut, Chiron zu kontaktieren.

Dass sich in Teil III die psychischen Prozesse in Chirons Alltag nicht mehr als riskante Anlehnung an eine als stark erscheinende männliche Figur und auch nicht mehr als traumähnliche Verfassung mit heftigen Wendungen von Bedrohung, Ritual und obsessiver Gegenwehr vollziehen, macht der Film mit seiner Erzählform deutlich. Die Konflikte zwischen den Figuren werden nicht physisch, sondern über sprachlich vermittelte Austauschformen ausgetragen. Rituale und sich aufdrängende Obsessionen spielen eine untergeordnete Rolle. Die Filmhandlung wird mehr durch erklärte Ziele und Absichten ausgerichtet: Kevin möchte Kontakt mit Chiron aufnehmen, Chiron will Kevin treffen. Chirons Mutter Paula möchte ihrem erwachsenen Sohn endlich die Liebe entgegenbringen, die er als Kind und Jugendlicher so sehr vermisste.

Mit dieser anderen Gangart macht der Film in seinem letzten Teil den Zuschauern erfahrbar, wie sich eine differenzierte Matrix für zwischenmenschliche seelische Prozesse anfühlt. Sie ähnelt dem Wirkungszusammenhang, auf den Kinder, die in funktionalen Familien aufwachsen, zurückgreifen und den sie für ihre Entwicklung nutzen können. Menschen hingegen, die ohne funktionale Familienstrukturen leben, müssen sie über körperliche Schmerzen, traumatisierende Erfahrungen und über gesellschaftliche Sanktionen im Rahmen der spontan sich entfaltenden Kultivierungsspirale erst herausbilden. *Moonlight* macht mit seinem eigentümlichen Triptychon-Aufbau sichtbar und erfahrbar, welch einen jahrelangen Aufwand es benötigt, um eine förderliche Matrix herauszubilden, wenn diese von der Familie als »Keimzelle der Kultur« nicht bereitgestellt wird.

Um die besondere, psychische Verfassung von Teil III kenntlich zu machen, möchte ich auf den letzten Seiten dieses Artikels meine eigenen Erlebnisse beim Ansehen der Sequenzen stärker herausheben. Dieser Ansatz im Rahmen der Filmpsychoanalyse, der – wie auch in der Behandlungssituation – das Selbst des Psychoanalytikers als ein Erkenntnisinstrument einsetzt, um den Film – oder den Fall – zu verstehen, ist in den letzten Jahren des Öfteren beschrieben worden. So versteht zum Beispiel Hamburger (2019) den Film nicht nur als ein zu analysierendes Werk der Filmkunst, sondern auch als einen »Analytiker«, der die Zuschauer »auf die Couch legt« und unbewusste oder unartikulierte Prozesse zur Entfaltung bringt. Zwiebel (2019, S. 131ff.) sieht den Film als »ungeträumten Traum des Zuschauers«, der ihn zur Selbstbeobachtung und Selbstreflexion anregt. Beide Ansatzpunkte gehen darauf ein, dass wir als Zuschauer durch Filme in Wirkungsprozesse einbezogen werden, die uns auf einer emotionalen Ebene verspüren lassen, was der Film speziell uns zu sagen hat. Wenn wir dieses Verspüren einer methodischen Analyse unterziehen, können wir nicht nur auf unbewusste Produktionen unseres eigenen Lebens stoßen, sondern auch den Film von seiner Wirkung her verstehen. In diesem Sinne sollen nun Momente meines eigenen Filmerlebens dazu beitragen, die ganz andere psychische Verfassung von Teil III zu beschreiben.

Die zauberhafte Matrix des entwickelten Seelischen

Als er sich auf den Weg von Atlanta nach Miami macht, fährt Chiron zunächst bei seiner Mutter vorbei. Sie hat inzwischen Arbeit in einer Einrichtung für Drogenabhängige gefunden, in der sie selbst behandelt wurde. Sie setzen sich im Garten zusammen und führen ein Gespräch. Erst sieht es so aus, als wolle Chiron einer Nähe mit ihr ausweichen, doch dann ist er doch bereit, ihre späte Liebesbekundung anzunehmen. Die Tränen im Gesicht des mit Muskeln gepanzerten Mannes sind ein Zeichen dafür. Nach dem Besuch fährt Chiron weiter Richtung Miami. Der Song *Cucurrucucú paloma* und Bilder von in der Brandung spielenden Kinder im Mondlicht lassen erahnen, wie schön das Leben sein kann. Ich verspüre eine entlastende Weitung meiner Rezeptionsverfassung. Am Abend kommt Chiron schließlich bei dem Restaurant an, aus dem Kevin ein paar Tage zuvor angerufen hatte. Die letzten Schritte vor dem Lokal bauen eine Spannung auf. Wird Chiron Kevin verzeihen können? Werden sie sich prügeln? Ich frage mich: Wird die Nähe zwischen ihnen erträglich ausfallen? Ein kleines Glöckchen, das immer dann erklingt, wenn ein Gast das Lokal betritt oder verlässt, hebt der Film in einer Nahaufnahme heraus und macht damit deutlich, dass sich nun eine zauberhafte Matrix entwickelten Seelenlebens eröffnet.

Es ist spät am Abend. Das Restaurant ist spärlich besucht und wird zu dieser Zeit von Kevin ganz allein geführt. Es gibt einen älteren Stammkunden, zwei Paare an den Tischen. Aus der Jukebox klingt langsame, melodische Soul-Musik, *One Step Ahead* von Aretha Franklin. Das ist ein verhaltener, aber lebendiger Rhythmus des Lebens, den ich anziehend finde. Chiron sieht sich um und erkennt Kevin sofort. Der ist in seine Tätigkeit vertieft und nimmt den späten Gast daher noch nicht genauer in den Blick. Erst als er ihm schließlich gegenübersteht und seine Bestellung aufnehmen möchte, wird ihm klar, dass der kräftige Gangster-Typ tatsächlich der Mann ist, mit dem er vor vielen Jahren ein sexuelles Erlebnis hatte und ihn wenig später auf Geheiß des Mitschülers Terrel niederschlug. Die Szene ist in einer Art und Weise gefilmt, dass der ganze Komplex, der zwischen den beiden Männern noch keinerlei Bearbeitung gefunden hat, in dem Moment des Wiedererkennens gegenwärtig ist. Es ist, als würden ihre Blicke nicht nur sich, sondern auch das, was unsichtbar zwischen ihnen steht, abtasten. Hinzukommt, dass es Kevin zunächst kaum zu gelingen scheint, die bullige Gestalt des erwachsenen Chiron mit den Erinnerungen in Einklang zu bringen, die er von dem einst schmächtigen Jungen hat. Der Gast ist ihm fremd und vertraut zugleich. »Das bist du nicht!« nimmt eine Erzählung Juans aus Teil I über einen schwarzen Jungen im Mondlicht wieder auf. Eine ältere Frau hatte ihm gesagt, dass schwarze Jungs im Mondlicht blau erschienen. Darauf, welches Licht auf einen falle, komme es im Leben aber nicht an. Jeder müsse selbst entscheiden, wer er sein möchte, hat Juan gegenüber dem neunjährigen Chiron betont. So wie Kevin habe auch ich als Zuschauer den Eindruck, dass sich Chiron in seiner offensichtlichen Angleichung an Juan und dessen Milieu selbst fremd geworden ist. Er hat sich »blau« gemacht, obwohl er doch eigentlich »schwarz« ist. Diesen kleinen, unscheinbaren Moment des Films empfinde ich befremdlich und erhellend zugleich.

Die nicht körperlich, sondern psychisch wuchtige Kollision des Wiedererkennens ist in einer ruhigen Art und Weise gefilmt, dass sie mir als Zuschauer erlaubt, frühere Passagen des Films zu erinnern und in die aktuellen Wirkungsprozesse einzuweben. Das ganze Drama der durch Introjektion geprägten Entwicklung Chirons kann sich an den ungläubigen und erstaunten Blicken Kevins entfalten. Es ist ein komplexer und dichter Moment entstanden, wie ich ihn aus gelungenen Behandlungsstunden kenne. Der geschlossene Rahmen des Restaurants hält den Moment zusammen. Er wird entfaltet in dem Angebot des Kochs, seinem früheren Freund in der Küche die »Empfehlung des Hauses« zuzubereiten. Als dieser das Angebot annimmt, kann sich die entstandene Unruhe erst einmal in einem breit gezeigten Umgang mit dem Material verströmen, das sich unter meinen Blicken in ein exotisch anmutendes Tellergericht verwandelt. Nachdem Kevin es auf den Tisch gestellt hat, holt er eine Flasche Wein und besteht darauf, dass sie beide davon trinken. Als Zuschauer bemerke ich, dass ich dieses Angebot unterstütze. Denn ich stelle mir vor, dass sich mit einem großen Schluck Wein die aufgetürmte Komplexität ein wenig »verflüssigen« könnte.

Im Restaurant kehrt das spannungsgeladene Klassenzimmer aus Teil II wieder. Es hat sich in ein »Gasthaus« verwandelt. Auch hier kommen verschiedene Menschen zusammen. Aber sie bedrängen und bedrohen einander nicht. Der ruhige und weite Raum wird genutzt, um gemeinsam zu speisen und dabei miteinander in Austausch zu kommen. Niemand tut dem Anderen Gewalt an. Der uralte, für das Zusammenleben der Menschen so wichtige »Wirtshaus-Mythos« (Salber, 2015, S. 89) hält das Spannungsfeld zusammen. Die Menschen lassen sich auf einen Regelrahmen ein, nähren sich mit den Stoffen dieser Welt und hören einander zu. Die »Waffen« haben sie am Eingang – gewissermaßen vor dem Klingeln der Glocke – abgegeben. Nach den geballten Zuständen, die ich in den anderen beiden Teilen erlebt habe, wirken diese Momente auf mich fast wie ein Aufenthalt »im Himmel«. Zwischendurch ist bei Chiron zwar eine Fluchttendenz zu beobachten. Aber er hält sie in Schach, bleibt sitzen und stellt sich den Fragen Kevins und der Nähe, die zwischen ihnen entsteht. Der Song von Barbara Lewis *Hello Stranger* verrückt die Spannungen in ein kleines, berührendes Musikwerk. Die Blicke, die ausgetauscht werden, und der Song mischen sich zu einem Moment wacher, ausdifferenzierter Verbundenheit. Mir, als Heterosexuellem, ist das ein wenig unangenehm, aber ich kann es zugleich gut annehmen. Mit dem erneuten Klingeln der Glocke löst sich der Zauber dieser kunst- oder psychoanalyseähnlichen Verfassung für seelische Prozesse wieder auf.

Mit dieser späten Szene, die sich so viel anders anfühlt als die bisher beschriebenen, hat sich die vom Film gestaltete Entwicklung in der Kultivierungsspirale einige Wendungen weitergedreht. Es ist eine Verfassung entstanden, die in einem zur sozialen Verwahrlosung neigenden Milieu offenbar eine sehr lange Zeit braucht, bevor sie sich im Alltag der Menschen verankert. *Moonlight* hat Chiron und seine Mutter bisher nicht einmal gemeinsam an einem Tisch sitzend gezeigt. Erst in Teil III bildet sich im Rahmen eines spontanen, nicht von funktionalen Familien geleiteten Entwicklungsprozesses endlich ein gemeinsames Mahl der nun erwachsen gewordenen Männer heraus. Als Kultivierungsprozess gesehen, bedeutet das eine enorme Veränderung: Der tief in der Kultur verankerte »Wirtshaus-Mythos« hat schließlich den fehlenden »Mittagstisch« in Chirons Familie ersetzt.

Entwicklung und Veränderung im Kino

Der erste Teil von *Moonlight* bricht ab und geht in ein Schwarzbild über, als das Unvereinbare (der haltende und zugleich zerstörende Mann) zutage tritt. Der zweite Teil wendet das Unvereinbare (die Liebe gebende und zugleich zerstörende Hand) in ein obsessives Agieren. Der dritte Teil hingegen hält Spannungen und Ambivalenzen aus, hält sie in durchgliederten Räumen – erst im Gespräch mit der Mutter im Garten der Klinik, dann im Restaurant. Die Flucht in ein verengendes Agieren findet nicht statt. Die Wiederbegegnung zwischen Chiron und Kevin entfaltet sich in ihrer ganzen Komplexität. Im Alltag ist es gar nicht so einfach, solchen Momenten volle Aufmerksamkeit zu schenken. Man tendiert dazu, sie als Banalitäten, als Nichtigkeiten abzutun. Aber indem der Film in seinem dritten Teil den Mut aufbringt, gerade solch scheinbar »kleinen« Momente »groß« herauszustellen, überführt er das Filmerleben schließlich in eine entwickelte Form seelischen Existierens. Ein anderer Entwicklungsstand bildet sich aus dem getriebenen Chaos des Ghettos heraus. Chiron sucht den Halt nicht mehr im Schutz eines starken Mannes. Er muss sich weder in einen Schutzraum zurückziehen noch sein Überleben mit martialischer Gewalt sicherstellen. Er und ich als Zuschauer finden Halt in dem von Kevin geführten, geerdeten »Wirtshaus«, in nährendem Material der Erde, in banalen Dingen und Tätigkeiten des Alltags und im Aushalten der Unruhe des Lebens.

Man kann es fast als einen Trend bezeichnen, dass vielbeachtete Filme der vergangenen Jahre auf ähnliche Weise wie *Moonlight* zugleich grundlegende und banale Entwicklungen und Veränderungen zum Gegenstand machten. Zu denken ist etwa an *Gravity* (Blothner, 2015), *Nebraska* (Blothner, 2017) oder *Three Billboards Outside Ebbing, Missouri* (Blothner, 2021). Vielleicht ist dieser Trend eine Reflexion auf die oben angesprochenen, neueren Konzepte der Entwicklungspsychologie, die zunehmend im Verborgenen wirkende, strukturbildende Beziehungsmomente herausstellen. Und doch verwundert es, dass in unserer Zeit einerseits Milliarden in die Entwicklung neuer Kommunikationstechnologien investiert werden und sich auf der anderen Seite Filme von herausragenden Künstlern mit der Entwicklung einer basalen Matrix für menschliche Beziehungen befassen. Wie kommt die Filmkunst dazu, uns gerade heute auf banale und einfache Grundlagen des psychischen Lebens aufmerksam zu machen? Könnte es sein, dass wir das Versprechen der psychischen Entwicklung mehr und mehr auf die Gegenstände verschieben? Noch mehr ausgeklügelte Autos, noch mehr technische Steuerung von Alltagstätigkeiten und noch mehr Kommunikationskanäle über das Internet versprechen steten »Fortschritt«. Was es aber heißt, den spannungsvollen Alltag zu gestalten, mit Anderen im Gespräch zu bleiben und Kindern einen, ihre Entwicklung fördernden Rahmen bereitzustellen – all diese Aufgaben des Lebens können uns die Wunderdinge der Technik am Ende doch nicht abnehmen.

Literatur

Blothner, D. (2015). The poor ego's adventures in outer space – Gravity by Alfonso Cuarón. *Int J Psychoanal, 96*(1), 211–223.

Blothner, D. (2017). »Nebraska« oder die Kultivierung der menschlichen Psyche. *Psyche – Z Psychoanal, 71*(4), 330–345.

Blothner, D. (2021). Wut-Besessenheiten im Prozess – Eine Filmwirkungsanalyse von Three Billboards Outside Ebbing, Missouri (USA 2021). *Organisationsberatung, Supervision, Coaching, 28*(4), 591–603.

Bollas, C. (1997 [1987]). *Der Schatten des Objekts. Das ungedachte Bekannte. Zur Psychoanalyse der frühen Entwicklung.* Klett-Cotta.

Fonagy, P. & Target, M. (2006 [2003]). *Psychoanalyse und die Psychopathologie der Entwicklung.* Klett-Cotta.

Freud, S. (1930a [1929]). *Das Unbehagen in der Kultur. GW XIV*, S. 419–506.

Hamburger, A. (2019). *Filmpsychoanalyse. Das Unbewusste im Kino – das Kino im Unbewussten.* Psychosozial-Verlag.

Salber, W. (1989). *Der Alltag ist nicht grau.* Bouvier.

Salber, W. (2002). *Psychästhetik.* Verlag der Buchhandlung Walter König.

Salber, W. (2008). *Die eine und die andere Seite. Reise in ein Verzauber-Land.* Bouvier.

Salber, W. (2015). *Seele macht Filme. Filme machen Seele.* HPB University Press.

Winnicott, D. W. (1974 [1965]). Ich-Verzerrung in Form des wahren und des falschen Selbst. In ders., *Reifungsprozesse und fördernde Umwelt* (S. 182–199). Kindler.

Zwiebel, R. (2019). *Die innere Couch. Psychoanalytisches Denken in Klinik und Kultur.* Psychosozial-Verlag.

Der Autor

Dirk Blothner, Prof. Dr. phil., ist apl. Professor für Psychologie an der Universität zu Köln und niedergelassener Psychoanalytiker, Lehranalytiker der DGPT. Sein Interesse am Film konzentriert sich seit den 1980er Jahren auf die Analyse der mit ihm verbundenen Wirkungsprozesse. Er hat zahlreiche Arbeiten auf diesem Gebiet veröffentlicht.

Kontakt per E-Mail: dirk@blothner.de

Geschichtliche Entwicklungen und aktuelle Herausforderungen der Psychoanalyse

Sozio- und Psychodynamik der Geschichte der Psychoanalyse

Ein Schwanken zwischen Innovation und Verleugnung

Ludwig Janus

Einleitung

Die Geschichte der Psychoanalyse stellt sich mir im Rückblick als ein intensives gruppendynamisches Geschehen dar. Da die Erfassung seelischer Zusammenhänge immer aus einer persönlichen Perspektive erfolgt, spiegelt sich diese auch unmittelbar in der Charakteristik der Beobachtungen und Schlussfolgerungen wider. Dabei ist jedoch nicht nur die persönliche Eigenart bedeutsam, sondern ebenso auch der sich wandelnde Zeit- und Wissenshorizont (Köhler, Reulecke & Straub, 2011, S. 269). Es geht also nicht nur um die *personengebundene*, sondern auch um die *zeitgebundene* Seite des Wissens. Da in der Anfangszeit der Psychoanalyse durch die Protagonisten grundlegende, noch heute bedeutsame Perspektiven formuliert wurden, lohnt ein Rückblick, der die personengebundene und zeitgebundene Charakteristik dieser Perspektiven und ihrer letztlich erstaunlichen Überlebenskraft zeigt. Diese beruht meines Erachtens darauf, dass objektiv relevante Wirklichkeitsaspekte der frühen menschlichen Entwicklung und ihrer Repräsentanz in der späteren Entwicklung erfasst wurden.

Ausgangspunkt der Schulenbildungen

Dabei ist die Differenz zwischen Sigmund Freud und Alfred Adler der paradigmatische Ausgangspunkt (Lehmkuhl, 2009). Was damals vornehmlich als persönlicher Konflikt erschien, erweist sich im Nachhinein als Differenz der Erfassung verschiedener Dimensionen seelischer Wirklichkeit, einerseits der ödipalen Problematik und andererseits der Problematik früher Beziehungs- und Selbstwertkonstitution. Diese Erfassung innerer seelischer Wirklichkeit war einerseits ein aus der Dynamik der Aufklärung erfolgender Schritt in der Bewusstseinsevolution (Obrist, 1988, 2013), der es ermöglichte, dass nicht nur äußere und innere Wirklichkeit auf der gesellschaftlichen Ebene getrennt wahrgenommen werden konnten, die früher in der Trance religiöser Weltanschauung miteinander vermischt waren, sondern eben auch die innere Wirklichkeit der persönlichen Entwicklung und der äußeren Wirklichkeit der sozialen Eltern-Kind-Beziehung getrennt und in ihrer Wechselwirkung erfasst wurden. Dies geschah aber noch unter den äußeren Rahmenbedingungen der Autoritätsbezüge tradierter Kaiserreiche, in denen es immer darum ging, wer recht hat und wer die Autorität darstellt, der man sich unterordnen musste, in deren Abhängigkeit man dann aber auch einen sichernden Schutzraum hatte, was Freud einmal den »Vaterschutz« genannt hat (Freud, 1937c). Dies hatte zur Folge, dass die jeweilig begrenzten Einsichten trotz aller Bemühungen um eine Vermittlung eines wechselseitigen Verständnisses letztlich dann doch als »Wahrheiten« von einzelnen Personen formuliert wurden. Das entsprach »einfach« der damaligen autoritätshaften Mentalitätsstruktur, die ja erst in den 1930er Jahren durch das Frankfurter Institut für Sozialforschung von Horkheimer, Adorno und Fromm genauer reflektiert wurde (Adorno & Horkheimer, 1995), und konkret in Bezug auf die Struktur der nationalsozialistischen Mentalität von Wilhelm Reich (2020 [1933]).

Das Problem der Begrenztheiten der Konzepte

Wegen dieser zeitbedingten Autoritätsstrukturen konnten eben die Begrenzungen der jeweiligen Einsichten nicht reflektiert werden, sondern sie wurden in der äußeren Abgrenzung agiert. Erst im Rückblick können wir die Begrenzungen eindeutiger bestimmen: Bei Freud war das im Rückblick auf die damals noch ganz neue Evolutionstheorie von Darwin der Bezug auf das »animalische Erbe«, indem er eigentlich entwicklungspsychologisch bedingte Verhaltensweisen wie paradigmatisch Masochismus und Sadismus als »Triebe« einordnete. Bei Adler (1965 [1907]) war es die Bestimmung des Bedingungshintergrunds für neurotische Störungen im Gefühl der »Minderwertigkeit« als einem generalisierenden Ordnungsschema, das ebenfalls in seinem entwicklungspsychologischen Hintergrund in traumatischen Belastungen der frühen vorgeburtlichen und nachgeburtlichen Zeit in der Reduzierung auf die Organminderwertigkeit nur ahnungshaft erfasst war.

Das Problem der frühen Mutterbeziehung

Letztlich ging es um die Erfassung der dynamischen Bedeutung der frühen Mutterbeziehung, die aus der patriarchalen Tradition eben mentalitätsgeschichtlich und gesellschaftsgeschichtlich verleugnet war (Meier-Seethaler, 1993) und wegen dieser kollektivpsychologischen Verleugnung nur in einer ersten Annäherung und bruchstückhaft erfasst werden konnte. Die Bedeutung der Frau in persönlichen Liebesbeziehungen war erst in der Romantik und dann in der Literatur des 19. Jahrhunderts ein beherrschendes Thema geworden (Luhmann, 2003). Freud sah ja einen Aspekt der Psychoanalyse wesentlich darin, dass die in der literarischen Darstellung gewonnenen Einsichten in die Dynamik von Liebesbeziehungen nun auch hinsichtlich der persönlichen Dynamik und deren Hintergrund im Kontext kindlicher Erfahrungen reflektiert werden konnten. Dabei stand für Freud der Vater-Sohn-Konflikt, wie er ja auch in den gesellschaftlichen Strukturen beherrschend war, ganz im Vordergrund. Wegen dieser Einseitigkeit war es nicht verwunderlich, dass seine Schüler unisono die Bedeutung der frühen Mutter thematisierten: Bei Adler war das die Mangelmutter, die gewissermaßen ihre gesellschaftliche »Minderwertigkeit« an das Kind weitergab, konkretistisch verkürzt als »Organminderwertigkeit«, und eine daraus resultierende misstrauisch-aggressive Beziehungs- und Lebenseinstellung mit dem daraus folgenden kompensierenden Macht- und Dominanzstreben. Im Freud'schen Konzept war die Mutterbeziehung nur in den vorpersonalen Abstrahierungen der oralen, analen und phallischen Triebe und den Abstrahierungen des Nirvanaprinzips, der Libido, des Masochismus, des Sadismus usw. präsent (Janus, 1989, 2022c).

Gerade wegen der Evidenz und Logik der Beobachtungen Adlers, die Freud in den Diskussionen der Mittwochsgesellschaft auch mehrfach bestätigte, wobei er aber gleichzeitig immer seine »Fremdheit« und gefühlsmäßige Ablehnung formulierte (Nunberg & Federn, 1976), wurde es für Freud nötig, sein Theoriegebäude in einer systematischen Weise um eine explizitere Einbeziehung der frühmütterlichen Wirklichkeit zu erweitern, wie er das dann in der Arbeit »Zur Einführung des Narzissmus« (1914c) tat, indem er eine primärnarzisstische pränatale Phase, wo Ich und Trieb noch ungetrennt beieinander waren, von einer sekundärnarzisstischen Phase nach der Geburt unterschied. Auch hier wurden wieder Elemente aus der frühen Mutterbeziehung als abstrahierende Prinzipien isoliert herausgearbeitet, um den elementaren Beziehungscharakter im frühen Mutter-Kind-Verhältnis ausblenden zu können. Diese Erweiterung der Theorie sollte den Evidenzen der Beobachtungen Adlers und auch Jungs Paroli bieten.

Damit wurde aber letztlich die Differenz nur auf eine neue Ebene gehoben: Die libidinöse idealisierende Abstrahierung der Mutter wurde durch eine abstrahierende Idealisierung der vorgeburtlichen primärnarzisstischen Einheit und der damit verbundenen Verleugnung vorgeburtlicher Belastungen abgelöst.

Auf einer allgemeineren Ebene könnte man es so sehen, dass es letztlich um eine Spaltung in der Wahrnehmung zwischen »guter Mutter« (Freud) und »böser Mutter« (Adler) ging. Paradigmatisch hat Rank dazu festgestellt: »Die ›schlechte‹ Mutter hat Freud nie gesehen« (Rank, 1927, S. 44) – darum auch die Verleugnung des Beziehungscharakters im frühen Mutter-Kind-Verhältnis, wie Rank es dann später herausgearbeitet hat (Rank, 2006 [1926/1929/1931]). Das war eben in der immer noch patriarchalen Struktur der Zeit zwischen einer Idealisierung der Frau als unerreichbarer und immer ersehnter Madonna und der abgewerteten »Femme fatale« und Hexe begründet, die die Männer ins Unglück stürzt und vernichtet. 1920 kulminierte diese Spaltung zwischen positiv-weiblichen und negativ-weiblichen Aspekten in der Gegenüberstellung von Eros und Thanatos (Freud, 1920g). Die negativen Aspekte primärmütterlicher Wirklichkeit wurden im Konzept des Todestriebes mythologisiert und verabsolutiert (Janus, 2016). Wie weit Freud damit von der entwicklungspsychologischen Wirklichkeit entfernt war, zeigt der darauf folgende Artikel von Sandor Ferenczi »Der Todestrieb des unwillkommenen Kindes« (Ferenczi, 1929), der damit indirekt auch die Abwehrdynamik im Freud'schen Konzept aufzeigte. Es ist eben nicht die Problematik eines »Todestriebes«, der sich wie ein Schatten über das Leben eines Kindes legen kann, sondern die Tatsache, dass es »nicht willkommen« war, und all das, was daraus an negativen Einflüssen folgte, insbesondere das Fehlen einer identitätssichernden Verbundenheit mit der Mutter (Matejcek, 1987; Dyttrich et al., 1988; Häsing & Janus, 1994; Levend & Janus, 2000, 2011).

Wichtig scheint mir die Feststellung, dass Adler die von ihm beobachtete Negativität in den Beziehungen seiner Patienten zu sich und ihrer Umwelt in Anlehnung an die Terminologie Freuds als »Aggressionstrieb« bezeichnete und damit gewissermaßen die Verleugnung des entwicklungspsychologischen Hintergrundes von Freud übernahm, um die Gemeinsamkeit in der Mittwochsgruppe zu bewahren, wie umgekehrt Freud formuliert hatte, dass »was Adler Aggression heiße, sei ja eigentlich unsere Libido« (Nunberg & Federn, 1976, S. 383). In der Beschreibung des »Aggressionstriebs« formuliert Adler aber ganz psychologische Aspekte und keineswegs eine biologische Reduzierung, wie es im Ausdruck »Trieb« zum Tragen kommt. Es ist hier hilfreich, Adler mit seiner Stellungnahme von 1931 genau zu zitieren:

»Im Jahre 1908 kam ich auf den Gedanken, dass sich jedes Individuum eigentlich stets in einem Zustand der Aggression befindet, und unvorsichtigerweise habe ich diese Stellungnahme Aggressionstrieb genannt. Wenn man diese Arbeit zur Hand nimmt, wird man darin die Grundlage jener psychologischen Schule finden, die sich später als Triebpsychologie entwickelte. Bald erkannte ich jedoch, dass es sich dabei gar nicht um einen Trieb handelte, sondern um eine teils bewusste, teils unverstandene Stellungnahme den Aufgaben des Lebens gegenüber, und ich gelangte auf diese Weise zum Verständnis des sozialen Einschlags in die Persönlichkeit, dessen Grad immer nach Maßgabe seiner Meinung über die Tatsachen und Schwierigkeiten des Lebens ausgestaltet ist. Nicht die Tatsache also, als Ding an sich, ein bestehendes ›Realitätsprinzip‹ also, sondern was ein Individuum von den Forderungen der Außenwelt ›meint‹, und was es von seiner Fähigkeit sie zu erfüllen, ›meint‹, zeigt sich in seiner Stellungnahme« (zit. n. G. Lehmkuhl & U. Lehmkuhl, 1994, S. 46).

Das Problem der Triebtheorie

In einer gewissen Naivität und Vereinfachung wurde in der psychoanalytischen Tradition die »Triebtheorie« ganz biologisch verstanden, während Freud selbst es zwar einerseits so formulierte, andererseits aber auch in Bezug auf die »Triebtheorie« von »unserer Mythologie« sprach: »Die Trieblehre ist also unsere Mythologie. Die Triebe sind mythische Wesen, großartig in Unbestimmbarkeit« (Freud, 1933a [1932], S. 101). An sich ist damit eigentlich direkt der eigentlich psychologische Charakter dieser Theorie benannt, indem sich in ihr eben frühkindliches Erleben spiegelt (Janus, 2022c).

Die Unreife bei der Geburt

Die beschriebene Relativierung der Triebtheorie ermöglicht Freud dann auch später, die anfängliche Differenz zwischen einem primären und sekundären Narzissmus entwicklungspsychologisch genauer zu begründen, indem er vor dem Hintergrund der Auseinandersetzung mit Rank das eigentliche Problem der frühkindlichen Entwicklung in der »Vorzeitigkeit« der Geburt und der damit gegebenen »Unreife« sieht (Freud, 1926d [1925], S. 169). Damit nahm er die biologische Entdeckung der »physiologischen Frühgeburtlichkeit« (Portmann, 1969; siehe dazu auch Gould, 1982; Haeusler et al., 2021) vorweg, deren psychologische Implikationen erst im Rahmen der Pränatalen Psychologie reflektiert

werden konnten (Janus, 2018a, 2021a). Freud hatte dazu einen ersten Ansatz gemacht, indem er als eine dieser Implikationen eine »vorzeitige Ichentwicklung«
konstatierte, die eine Kompensation der fötalen Situation durch die Mutterbeziehung erfordere, was er so formulierte: »Die Mutter muss das fötale Objekt
ersetzen« (Freud, 1926d [1925], S. 169). In heutiger Formulierung: Die Mutter
muss die neurologische und psychomotorische Unreife durch eine kompensie-
rende emotionale Koregulation ausgleichen. Wenn dies nicht erfolgt, kommt es
zu den gravierenden Dysregulationen in der Affektsteuerung, die zu den späteren
dissozialen, psychosomatischen und neurotischen Störungen führen. Die davor
liegende Weichenstellung in der vorgeburtlichen Zeit wurde erst durch Nandor
Fodor (1949) in der Beschreibung des »pränatalen Traumas« konkret erfasst,
was Adler schon in der Beschreibung der Organminderwertigkeit und der existenziellen Schwächung durch Belastungen der Mutter vor der Geburt beschrieben
hatte, wodurch schon eine normale Geburt zu einer Überforderung werden könne.

Trennung und Spaltung statt Konflikt und Erweiterung

Ich bin jetzt in meinen Ausführungen und Überlegungen schon ein Stück weit
fortgeschritten und kehre deshalb zu der Situation in der frühen psychoanalytischen Gruppe zurück. Der Konflikt zwischen Freud und Adler konnte eben
aus der damaligen autoritätsbezogenen Mentalität heraus nicht gelöst werden.
Damals war eben nur die Lösung durch Gewalt im öffentlichen Bewusstsein verfügbar: Entweder hat der eine recht oder der andere – und notfalls muss das durch
Gewalt wie im »Duell« oder eben durch Ausgrenzung und Trennung gelöst
werden. Was fehlte war die Möglichkeit, einer Konfliktlösung durch wechselsei-
tiges Verstehen, was auch die Fähigkeit zu einer inneren Transformation erfordert
hätte, um eine Einfühlung in die unterschiedliche Meinung oder Position des
Anderen zu erreichen. Möglicherweise konnte C. G. Jung, der ja auch diesen Konflikt zwischen Freud und Adler intensiv miterlebt hatte, weil er nicht unmittelbar
verwickelt war, die Richtigkeit und gleichzeitige Begrenztheit beider Positionen
anerkennen, was er so ausdrückte: »Einige Fälle funktionieren nach Freud, andere Fälle wiederum nach Adler.« Damit war die Frage gestellt, ob es einen inneren
Bezug gibt, um beiden Gesichtspunkten gerecht werden zu können. Das setzt
eben, wie oben erwähnt, die Fähigkeit zu einer inneren Transformation voraus,
also einer inneren »Wandlung«. Darum hat es eine Logik, dass Jung genau dieses
Thema am Beispiel der Analyse psychotischen Erlebens in seinem Buch *Symbole*

der Wandlung (1952 [1912]) artikulierte. Im psychotischen Erleben können Veränderung und Wandlung nur auf einer symbolisch-traumartigen Ebene erfolgen und stellen sich so dar, wie Jung dies auch erkannte, ohne dass jedoch daraus die Kraft zu einer wirklichen existenziellen Veränderung und Wandlung gewonnen werden konnte. Diese existenzielle Dimension von Wandlung wurde dann erst von Otto Rank in seiner Beschreibung der Transformationsdynamik der Geburt und deren psychotraumatischer Aspekte in seinem Buch *Das Trauma der Geburt* (1997 [1924]) beschrieben und damit sichtbar und reflektierbar gemacht. Es erwies sich jedoch, dass wegen der damit verbundenen traumatischen Elemente und der Verhaftung an die tradierte Autoritätsstruktur eine wirkliche Rezeption und Reflexion nicht möglich waren, sondern es kam wieder zu der »Lösung durch Gewalt« in Form einer Ausgrenzung und sozialen Verdammung, wie sie dann im Nachruf auf Rank in der *New York Times* mit den Worten »krank, krank, krank« (Lieberman, 1985) ausgeführt wurde, was schon von Ernest Jones in seiner Biografie Freuds vorformuliert worden war.

Es ist dabei wichtig, zu bemerken, dass die beschriebene Dichotomie zwischen Freud und Adler unmittelbar zu Schulenbildungen oder Errichtung von eigenen »Königreichen« führte, dann auch mit einiger Verzögerung bei Jung, während die Abgrenzung in Bezug auf Rank und Ferenczi den schon demokratischen Rahmenbedingungen entsprechend nicht mehr zu den eigentlich überholten Autoritätsstrukturen von »Schulen« führte, sondern bei Rank zu individuellen Weiterführungen im Rahmen der sogenannten »Humanistischen Psychologie«, die keine »Schule« mehr war, sondern eine locker organisierte Gruppe von kreativen Therapeuten.

Der Übergang in die Humanistische Psychologie

Eine besondere Bedeutung gewann dabei Carl Rogers, der unmittelbar die elementare Bedeutung der Beziehung im therapeutischen Feld von Rank übernommen hatte, wie dies der Rank-Experte Robert Kramer (2018) recherchiert hat, jedoch unter Aussparung der eigentlichen entwicklungspsychologischen Aspekte der vorgeburtlichen Lebenszeit und der Geburt. Diese wurden dann, wiederum dissoziiert erst nach dem Zweiten Weltkrieg und der damit verbundenen Ernüchterung in Bezug auf ideologische Sicherheiten im Rahmen der »Humanistischen Psychologie« von Arthur Janov (1984), Stanislav Grof (1983), William Emerson (2020) und anderen, weiter erforscht. Die hier erkannte Erlebnis- und Verhaltensbedeutung von Erfahrungen vor und während der Geburt berührte traumatische

293

Elemente aus der vorgeburtlichen Beziehung und der Geburt so sehr, dass diese Forschung im Rahmen der etablierten Psychotherapien nicht nur nicht wahrgenommen, sondern aktiv verleugnet und ausgegrenzt wurde (Hollweg, 1995, 1998; Hollweg & Rätz, 1993; Djordjevic & Egloff, 2020).[1] Im Rahmen der sogenannten »Erstattungspsychotherapie«, die sich mit Bezug auf die »Humanistische Psychologie« in den 1980er und 1990er Jahre vielgestaltig entwickelt hatte, fand jedoch eine breite Rezeption der oben genannten Entwicklungen in der »Humanistischen Psychologie« statt. Im Rahmen der sogenannten »Nachqualifizierung« im Zusammenhang mit dem Psychotherapeutengesetz im Jahre 1999 traten diese Aspekte wieder in den Hintergrund, womit eigentlich ein Stück in die »Humanistische« ausgewanderte psychoanalytische Aspekte (die von Rank erschlossene primärmütterliche Dimension, die szenischen Aspekte frühen Erlebens im Psychodrama, die kulturpsychologische Bedeutung frühesten Erlebens, wie sie Lloyd deMause in seiner Psychohistorie [2000] erschlossen hatte, und anderes) erneut ausgeschlossen wurden.

Die Entwicklung in der Mainstream-Tradition

Im Rahmen der etablierten Psychoanalyse konnte nach dem Tode Freuds die offensichtliche Verleugnung der Erlebnisbedeutung von Erfahrungen in der frühen Mutterbeziehung über die »Psychoanalyse Melanie Kleins« überwunden werden. Dabei waren die eigentlichen Anregungen von Rank zur Bedeutung der frühen Mutterbeziehung übernommen worden, wie dies Phyllis Grosskurth (1993) in ihrer Biografie von Melanie Klein erläutert hat. Doch erfolgte diese Übernahme wesentlich nur in Bezug auf die nachgeburtliche, über das Stillen vermittelte Beziehung zur Mutter, und wiederum in der überkommenen Spaltung zwischen »guter Mutter« und »böser Mutter«, wie sie sich in den Konflikten der frühen Psychoanalyse formiert hatte. Aus Loyalität zu Freud wurde der Todestrieb zu einem entwicklungspsychologischen Paradigma in der Klein'schen Psychoanalyse. Die Problematik einer ungelösten Verquickung mit den Basisproblemen der Freud'schen Analyse spiegelte sich in den problematischen Behandlungsverläufen, wie sie Gerd Rudolf (2008) evident machte, indem er aufzeigte, dass die frühen vorsprachlichen Erfahrungen und deren Folgewirkungen eben durch Deutungen nicht erreichbar und auch nicht auflösbar waren.

---

1 Siehe allgemein zur Pränatalen Psychologie https://mattes.de/ sowie das *International journal of prenatal and perinatal psychology and medicine*, 1991–2012.

Wegen der immer noch autoritätsbezogenen Strukturen in den Gruppen der etablierten Psychoanalyse konnten die jeweils beachtlichen, aber doch auch segmentalen Einsichten Melanie Kleins, Wilfred Bions, Donald Winnicotts und einiger anderer nicht konstruktiv aufeinander bezogen werden, sondern führten zu auf die verschiedenen Autoritäten bezogenen ideologisch geprägten Gruppenbildungen. Eine wirkliche Auseinandersetzung mit der inneren Psychodynamik der Entwicklungsgeschichte der Psychoanalyse als einem gruppendynamischen Prozess konnte wegen der Verabsolutierungen der jeweiligen Teileinsichten nicht stattfinden.

Die in Bezug auf die Behandlungspraxis problematischen Folgen führten in den letzten Jahren zur Entwicklung der sogenannten »Relationalen Psychoanalyse« (Mitchell, 1988), die sicherlich in Bezug auf die Behandlungspraxis im Sinne einer »Humanisierung« der therapeutischen Situation und der wechselseitigen Anerkennung und Achtung der Verschiedenheit ein beachtlicher Fortschritt, aber in ihrem Potenzial unvollständig war, weil sie in Loyalität zur Mainstream-Tradition die Erlebnisbedeutung der vorgeburtlichen und geburtlichen Erfahrungen nicht berücksichtigte.

Deshalb blieb die im Konflikt zwischen Freud und Adler aufgeworfene Dichotomie einer Unverbundenheit zwischen positiven und negativen Erfahrungen mit der Mutter und deren Folgeerscheinungen verdeckt und harrt immer noch einer Diskussion und reflektierenden Wahrnehmung. Es geht eben gerade darum, die elementaren Todesängste, die aus Nahtoderfahrungen in der vorgeburtlichen, geburtlichen und nachgeburtlichen Beziehung resultieren, anzuerkennen (siehe dazu z. B. Ferenczi, 1929; Gareis & Wiesnet, 1974; Hollweg, 1995, 1998; Emerson, 2000; Levend & Janus, 2011), und damit aus deren komplexen Verleugnungen, wie sie die Geschichte der Psychoanalyse prägen, herauszuwachsen, die eigentlich schon Alfred Adler mit seinen Ausführungen zu den Folgewirkungen von elementaren Schwächungen und Beschädigungen durch vorgeburtliche Belastungen und Depriviertheiten der Mutter und den daraus folgenden Überforderungen durch die Dramatik der Geburt und die wiederum daran anschließenden Ohnmachts- und Angstgefühle der Mutter gegenüber im Grunde erfasst hatte. Die Folgewirkungen bestanden ganz allgemein in einer verbreiteten Einschränkung der Beziehungsmöglichkeiten im Rahmen der patriarchalen Mentalität und der entsprechenden gesellschaftlichen Strukturen, wie dies von Johanna Haarer in ihrem Buch *Die deutsche Mutter und ihr erstes Kind* (1940) paradigmatisch ausgeführt wurde, das ja bis in die 1970er Jahre deutschlandweit verbreitet war und damit die gesamtgesellschaftliche Bedeutung dieser Problematik sichtbar machte. Doch wurde dieser Zusammenhang verleugnet, indem man einseitig nationalsozialistische Ideologien hierfür verantwortlich machte und damit nicht erkannte, dass Johanna Haarer unwissentlich ja gerade den entwicklungspsychologischen Hintergrund dieser nationalsozialistischen Mentalitäten und Ideologien offengelegt hatte. Darum wurde auch die Lehre Adlers von den Nazis als absolut »toxisch« eingeschätzt, weil sie in einer Art unbewussten Hellsichtigkeit deren Richtigkeit erkannten, während es sich bei Freud nur um »Schweinkram« handele.

So konnte Adler (1972 [1912], S. 12) formulieren, er kenne keinen Neurotiker, der »nicht von der elementaren Angst vor dem überlegenen Weibe angenagt sei«. Und – so könnte man hinzufügen – das gilt nicht nur für Neurotiker, sondern in unserer Geschichte für einen Großteil der Bevölkerung und für eine beachtliche Minderheit heute immer noch. Das ist der Hintergrund für die von Adler beschriebenen Machttriebe und den »männlichen Protest«, wie er das politische Leben weithin und natürlich besonders problematisch in der russischen Gesellschaft prägt (Ihanus, 2015; Janus, 2022b) und natürlich auch in vielen anderen Gesellschaften, wie paradigmatisch in Afghanistan (Janus, 2021b). Gerade mit diesen Einsichten in tiefste vorsprachlich gespeicherte Ängste wurde Adler deshalb zum ersten Dissidenten in der Geschichte der Psychoanalyse, wobei anzumerken ist, dass Freud – wie gesagt – intellektuell die Evidenz seiner Einsichten durchaus anerkannt hat, nur waren sie ihm, weil sie eigene frühe Nöte triggerten, eben »fremd« und unerträglich (Janus, 2016).

Auf der politischen Ebene könnten wir die frühen Traumatisierungen als Wurzel für destruktives und gewalttätiges Verhalten erkennen oder eben als Fortleben dysfunktionaler frühester vorsprachlicher Affekte, wie dies die Soziologen Balthasar Gareis und Eugen Wiesnet (1974) in ihren »Interviews mit Müttern von Mördern« so augenscheinlich und unmittelbar zugänglich gemacht haben (siehe dazu auch z. B. Dyttrich et al., 1988; Raine, 1997; Brekhman & Freybergh, 2005; Häsing & Janus, 1994; Levend & Janus, 2011; Zöller, 1999).

Probleme in der Behandlungspraxis

Freud konnte die Aspekte Adlers indirekt anerkennen, indem er das Scheitern in der psychoanalytischen Praxis u. a. mit den »Adlerschen Ich-Verrenkungen« begründete (Freud, 1937c). Das führte dann in der Psychoanalyse in den 1930er Jahren zu dem heute ganz vergessenen »therapeutischen Nihilismus«, was wiederum nach dem Tode Freuds zu den segmentalen Erweiterungen in Bezug auf die frühe Mutterbeziehung von Klein, Bion, Winnicott und einigen anderen führte. In den 1980er und 1990er Jahren erfolgte dann ein weiterer

Schritt in den Narzissmustheorien von Kohut und Kernberg, in denen der szenische Charakter der Vergegenwärtigung früher vorsprachlicher Erfahrungen konzeptuell berücksichtigt war, aber wieder in der merkwürdig unreflektierten Dichotomie von Erfahrungen »guter nach-geburtlicher Mutter« bei Kohut und »negativer nachgeburtlicher Mutter« bei Kernberg, die in gewisser Weise die Dichotomie zwischen Freud und Adler auf einer neuen Ebene wiederholte. Aus dem offensichtlich unvollständigen und unbefriedigenden Charakter dieser Konzepte erfolgte dann – wie gesagt – die Entwicklung zur »Relationalen Psychoanalyse«.

Die Adler'schen Einsichten wiederholten sich in einem neuen Rahmen, zunächst bei Karen Horney (2014 [1937]) mit ihrer Betonung einer »Grundangst« als Hintergrund für neurotische Entwicklungen. Sie wurde deshalb auch als »Adler« der 1940er Jahre bezeichnet. In diesem Sinne könnte man auch Kernberg als »Adler der 1980er Jahre« bezeichnen. All das unterstreicht in seiner fast desolat erscheinenden Widersprüchlichkeit die Notwendigkeit einer Erfassung der psychodynamischen Aspekte der Geschichte der psychoanalytischen Forschung, eben als einem konfliktreichen, aber auch gleichzeitig konstruktiven gruppendynamischen Prozess im Rahmen eines krisenhaften Übergangs von einem ebenfalls krisenhaften bzw. mehr als krisenhaften Prozess der beiden Weltkriege, von absolut autoritätshaften Strukturen eines Kaiserreichs zu den demokratischen Strukturen in der westlichen Welt (Janus, 2018c, 2022b).

Die Bedeutung der »Lakune« in Freuds Denken

Es ist vielleicht an dieser Stelle noch eine grundsätzliche Ergänzung zum Kristallisationspunkt der auch wieder überraschenden Vielfalt von Spaltungsprozessen in der Geschichte der Psychoanalyse notwendig. Das hängt meines Erachtens mit der Ausblendung der lebensgeschichtlichen Bedeutung der frühesten Mutter-Kind-Beziehung bei Freud zusammen, was der amerikanische Analytiker Whitebook (2018, S. 409) als »Lakune« in Freuds Wahrnehmung der frühen Mutterbeziehung diagnostizierte. Das war natürlich nicht nur ein persönliches Problem bei Freud, sondern aus der patriarchalen Geschichte heraus ein Signum der Zeit. Deshalb ist es eigentlich keine an sich merkwürdige Tatsache, dass nicht bemerkt wurde, dass Freud in seinen Rückgriffen auf das psychologische Wissen, das in den Mythen enthalten ist, die frühen, auf die Mutter bezogenen Elemente offen und krass ausblendete, so im Ödipus-Mythos die massive vorgeburtliche und nachgeburtliche Schädigung des Helden, die der Hintergrund für sein mörderisches Verhalten ist, und in der Narzissmythe die vorgeburtliche Beziehungsschädigung durch eine Vergewaltigung, die der Hintergrund für die Beziehungsunfähigkeit des Helden ist (Janus, 2015). Diese Ausblendung und Verleugnung der Bedeutung frühmütterlicher Lebenswirklichkeit stand eben in Resonanz mit derselben Verleugnung im öffentlichen Bewusstsein und wurde deshalb nicht bemerkt und konnte darum auch nicht reflektiert werden.

Die Herausforderung in der heutigen Situation

Nun könnte man fragen: Wo stehen wir jetzt? Darauf möchte ich antworten: Die jetzige Situation einer über 100-jährigen Entwicklung der Psychoanalyse und der Psychodynamischen Psychotherapie ermöglicht die Erkenntnis und Anerkennung der persönlichen Begrenzungen der einzelnen Theorien und Annahmen der Protagonisten, die der Hintergrund des dissoziativen Gruppenprozesses der psychoanalytischen Forschung sind. Das wiederum würde es ermöglichen, die innere Wahrnehmung der Relevanz der einzelnen Aspekte und ihrer Wechselbezüge zu realisieren und damit eine Zusammenführung auch in der Behandlungspraxis. Konkret wäre das die Einsicht, dass die Psychoanalyse im Bereich von Störungen auf der Ebene der Sprachfähigkeit und der inneren Reife eines etwa dreijährigen Kindes, das Konfliktkonstellationen und Beziehungen innerlich abbilden kann, hilfreich sein kann. Wiederholungen von Erfahrungen aus dieser Zeit können sich also in der Beziehung als Übertragung und Gegenübertragung abbilden und dadurch einer nachträglichen Bearbeitung zugänglich werden. Darüber hinaus gilt aber, dass sich vorsprachliche Erfahrungen szenisch vergegenwärtigen und dass deshalb das therapeutische Setting so gestaltet werden muss, dass einerseits die Vergegenwärtigung möglich ist und gleichzeitig eine innere Wahrnehmung und Beobachtung dieser Vergegenwärtigung. Dieser Anforderung wurden in Ansätzen das Psychodrama, gestalttherapeutische Techniken, Rollenspiele, Verwendung des Mediums künstlerischer Gestaltung, Aufstellungen, körperbezogene regressionstherapeutische Settings und andere Methoden wie etwa EMDR und Tipi (Nicon, 2011) gerecht. Es ist ja sogar so, dass wir im Moment die Situation haben, dass die Verhaltenstherapie ein Setting hat, in dem die frühen vorsprachlichen Ängste und Blockierungen zwar im Zentrum der therapeutischen Situation stehen, aber unter Ausblendung des entwicklungspsychologischen Bezuges gewissermaßen dissoziiert durch eine begleitete Desensibilisierung und Übungsanregungen gemildert werden können. Wegen der Ausblendung der pränatalen und perinatalen Aspekte muss das Setting aber fragmentarisch bleiben. Eine Einbeziehung der pränatalen und perinatalen Erlebnisaspekte hätte das Potenzial, die zurzeit bestehende bizarre Dichotomie zwischen psychodynamischer Psychotherapie und Verhaltenstherapie zu überwinden (Janus, 2018b).

Diese Dichotomie hat über den entwicklungspsychologischen und mentalitätsgeschichtlichen Aspekt hinaus noch einen biopsychologischen Aspekt, nämlich den, dass die verschiedenen Bereiche des Gehirns aus verschiedenen Evolutionsperioden stammen, wie das der amerikanische Hirnforscher Paul MacLean (1990) in seiner Theorie des »Triune Brain« erfasst hat. Das hat die Folge, dass wegen der Unreife bei der Geburt die anfängliche Lebenszeit noch von den Modalitäten der stammesgeschichtlichen alten Teile, dem amphibischen Stammhirn und dem Mittelhirn aus der Säugetierzeit bestimmt ist und eine Integration der unterschiedlichen Modalitäten erst mit etwa fünf Jahren in der Fähigkeit zu einer *theory of mind* erreicht wird.

Es wird also in der Zukunft darum gehen, den entwicklungspsychologischen und entwicklungsbiologischen Gegebenheiten therapeutisch gerecht zu werden und die tradierte psychotherapeutische Situation methodenintegrativ zu erweitern, wie dies Renate Hochauf (2007, 2014) in besonderer Weise ausgearbeitet hat, wie ebenso die Arbeitsgruppe »Pränatal fundierte Psychotherapie und Psychosomatik« (Klippel-Heidekrüger & Janus, 2022; siehe dazu auch Janus, 2018a, 2021a, 2021c, 2022c).

Abschließende Bemerkungen

Da die Psychoanalyse sich in ihrer Anfangszeit in patriarchal geprägten gesellschaftlichen Strukturen entwickelte, und später auch noch in deren Nachklang, waren und sind hierarchische und autoritätsbezogene Strukturen in erheblichem Ausmaß prägend, was natürlich seit einigen Jahren zurückgeht. Trotzdem gibt es vielfach noch relativ unhinterfragte Gruppierungen als »Schulen« der Freudianer, der Adlerianer, der Jungianer, der Kleinianer, der Bionianer usw. Da all diese Gruppierungen dann für ihre Mitglieder auch so etwas wie »Heimaten« und »Sozialisationsgemeinschaften« sind und das auch seinen praktischen Sinn hat, käme es vor allem darauf an, dass man die weibliche Evolutionsstrategie der »Vernetzung« (Hrdy, 2010) und wechselseitigen Kommunikation nutzt und nicht mehr die der männlichen *splendid isolation* und dem damit verbundenen »Game of Thrones« wie in früheren Zeiten.

Es ist nun so, dass all diesen »Schulen« und »Gruppierungen«, dem immer noch patriarchalen Zeitgeist entsprechend, die Ausblendung der Erlebnisbedeutung der vorgeburtlichen Zeit und der Geburt und den damit verbundenen traumatischen Aspekten gemeinsam ist, wenn diese Aspekte in der letzten Zeit auch zumindest ahnungsweise in die Wahrnehmung gelangen. Damit könnte man an die Einsicht Ranks wieder anschließen, dass die Erfahrungen vor, während und nach der Geburt »nie bewusst« waren (Ferenczi & Rank, 1996 [1924], S. 26), sie waren reine Ereignisse, die eins zu eins im prozeduralen Gedächtnis gespeichert wurden und darum nicht direkt »erinnert« werden, sondern nur über Vergegenwärtigung zugänglich werden können.

Das führte mich zu der Einsicht, dass nur eine Reintegration des in die »Humanistische Psychologie« ausgewanderten Themas der Erlebnisbedeutung vorgeburtlicher, geburtlicher und nachgeburtlicher Erfahrungen und die damit verbundene Überwindung der irrationalen Ausgrenzungen den so dringlichen wechselseitigen Austausch ermöglichen kann. Sonst würden die so häufigen ewigen Wiederholungen gleichartiger Positionen und deren fruchtlose Geltungskämpfe perseverieren. Das Leben ist in sich ein transformativer Prozess, und es geht darum, dies auch im Rahmen der Psychoanalyse und psychodynamischen Psychotherapie innerlich zu realisieren. In diesem Sinne könnte man das Buch von Sebastian Leikert *Das körperliche Unbewusste in der psychoanalytischen Behandlungstechnik* (2022) als einen Schritt in einen solchen transformativen Prozess im Rahmen der Psychoanalyse verstehen, indem es in den einzelnen Beiträgen um die Präsenz frühester vor sprachlicher Erfahrungen geht.

Darüber hinaus scheint mir noch der Blick auf die Bedeutung der kollektivpsychologischen Entwicklung wichtig, insofern sich die gesellschaftlichen Bedingungen so rasch verändern, dass jede neue Generation sich nur bedingt auf Wissen der Elterngeneration beziehen kann, sondern vor der Herausforderung einer Transformation steht, zu einem neuen Selbst- und Weltverständnis zu gelangen. Diese Herausforderung zu einer Transformation ergibt sich auch, weil das Moment der Zeitlichkeit ein wesentliches Moment in der Mentalität der Moderne ist. Das Herauswachsen aus der Zeitlosigkeit religiöser mittelalterlicher Mentalität ermöglichte auf der gesellschaftlichen Ebene die Geschichtswissenschaften, dann auf der persönlichen Ebene, über die Entwicklungsromane des 19. Jahrhunderts der Zeitlichkeit im eigenen Leben inne zu werden. Dann wurde auf der wissenschaftlichen Ebene der Biologie mit der Evolutionstheorie die Bedeutung der Zeit entdeckt, und weiter wurde in der modernen Physik mit der Ablösung des statischen Newton'schen Modells die Einbeziehung der Zeit in der Relativitätstheorie Einsteins die entscheidende Neuerung. Das erste Modell der Psychoanalyse mit dem Konzept eines psychischen Apparates hat auch noch einen statischen Charakter, demgegenüber die späteren Theorieentwicklungen den Entwicklungsgesichtspunkt mehr im Vordergrund haben. Der Begriff der Entwicklung unter

Einbeziehung der Zeitlichkeit hat in den modernen Wissenschaften letztlich vielleicht, an die Evolutionstheorie Darwins anschließend, eine fast paradigmatische Bedeutung: in der Biologie mit der »Evolutionären Erkenntnistheorie« von Konrad Lorenz (1973), Rupert Riedl (1982) und anderen, der biologisch orientierten Entwicklungsforschung der Epidemiologie unter den Titeln *The Fetal Matrix* und *Developmental Origins of Health and Disease* von Peter Gluckman and Marc Hanson (2004, 2006), der »Soziogenetischen Theorie der Entwicklung der menschlichen Gesellschaften« von Georg Oesterdieckhoff (2013a, 2013b), der »Kulturellen Mentalitätsentwicklung« wie sie der Kulturwissenschaftler Jean Gebser (1949) beschrieben hat, der »Europäischen Kulturgeschichte« von Peter Dinzelbacher (1993), der »Matriarchatsforschung« von Marija Gimbutas (1996), Carola Meier-Seethaler (1993), Heide Göttner-Abendroth (2019) und anderen, der »Bewusstseinsevolution« von Willy Obrist (1988), der Erforschung der geschichtlichen Transformationen der Gottesvorstellung von Jack Miles (1995) und von Rudolf Kaufmann (2015), der »Psychologie der Mentalitätsentwicklung – vom archaischen zum modernen Bewusstsein« (Janus, 2013), der »Evolution der Menschlichkeit« von Peter Gowin und Nana Walzer (2017), usw.

Dabei kommt dem Moment der »Unfertigkeit« eine besondere Bedeutung zu, der schon Sigmund Freud (1926d [1925], S. 169) in Bezug auf die Unreife des neugeborenen Kindes eine zentrale Bedeutung für die Besonderheit des Homo sapiens zugewiesen hatte, die durch die Fürsorge und Beziehungsfähigkeit der Eltern kompensiert werden muss. Dies geschah in der Menschheitsentwicklung nur unvollkommen und fragmentarisch, was ein Hintergrund für das Leiden der Kinder in der Geschichte ist, durch die diese zum »Albtraum wurde, aus dem wir gerade erst erwachen« (deMause, 1979; siehe dazu auch Djordjevic & Egloff, 2020). Gleichzeitig ist diese Besonderheit der Hintergrund für die zivilisatorische und kulturelle Entwicklung, indem die »zu früh« geborenen Menschen die Welt zu einer Art Ersatzmutter umgestalteten (Janus, 2018a, 2021a, 2022d). Otto Rank formulierte verschiedentlich zusammenfassend und bündig: »Der Mensch ist Schöpfer und Geschöpf zugleich.« Das begründet auch dessen genuine Kreativität, wie dies Rank in seinem Grundlagenwerk *Kunst und Künstler* (2000 [1932]) im Einzelnen darstellte und erläuterte. Das bedeutet eben auch, dass die Menschen ihre »Evolution« selbst in die Hand nehmen müssen. Rupert Riedl hatte gesprächsweise formuliert: »Wir sind die erste Generation, die der Evolution zusehen kann.« Wegen der zurzeit noch bestehenden Naturwüchsigkeit dieser »Evolution« geht es in Zukunft darum, dass wir in die Lage kommen, dafür Verantwortung übernehmen zu können, wofür die Psychohistorie eine große Ressource ist (deMause 2000, 2005, Janus et al., 2019).

Literatur

Adler, A. (1965 [1907]). *Studie über die Minderwertigkeit von Organen.* Wissenschaftliche Buchgemeinschaft.

Adler, A. (1972 [1912]). *Über den nervösen Charakter.* S. Fischer.

Adorno, T. W. & Horkheimer M. (1995). *Studien zum autoritären Charakter.* Suhrkamp.

Brekhman, G. & Fedor-Freybergh, P. (Hrsg.). (2005). *The Phenomen of Violence.* https://www.ludwig-janus.de/downloads-in-english.html.

deMause, L. (1979). *Hört ihr die Kinder weinen?* Suhrkamp.

deMause, L. (2000). *Was ist Psychohistorie?* Eine Grundlegung. Psychosozial-Verlag.

deMause, L. (2005). Die Wiederaufführung früher Traumata in Krieg und sozialer Gewalt. In ders., *Das emotionale Leben der Nationen* (S. 47–64). Drava.

Dinzelbacher, P. (1993). *Europäische Mentalitätsgeschichte.* Kröner.

Djordjevic, D. & Egloff, G. (Hrsg.). (2020). *Pre- and Postnatal Psychology and Medicine.* Nova.

Dyttrich, Z., David, H. P., Matejcek, Z. & Schüller, Z. (1988). *Born Unwanted.* Springer.

Egloff, G. (Hrsg.). (2017). *Child-Rearing. Attitudes, Practices and Cultural Difference.* Nova.

Emerson, W. (2000). Das verletzliche Ungeborene: Behandlungstechniken und Forschungsergebnisse. Prä- und Perinatale Traumata bei Kindern. In T. Harms (Hrsg.), *Auf die Welt gekommen. Die neuen Babytherapien* (S. 39–52). Leutner.

Emerson, W. (2020). *Das Geburtstrauma. Die Auswirkungen der modernen Geburtshilfe auf die Psyche des Menschen.* Mattes.

Ferenczi, S. (1929). Der Todestrieb des unwillkommenen Kindes. *Int Z Psychoanal, XV*(2–3), 150–158.

Ferenczi, S. & Rank, O. (1996 [1924]). *Entwicklungsziele der Psychoanalyse. Zur Wechselbeziehung von Theorie und Praxis.* turia & kant.

Fodor, N. (1949). *The search for the beloved. A clinical investigation of the trauma of birth and the prenatal condition.* University Books.

Freud, S. (1914c). Zur Einführung des Narzissmus. *GW X*, S. 137–170.

Freud, S. (1920g). *Jenseits des Lustprinzips. GW XIII*, S. 1–69.

Freud, S. (1926d [1925]). *Hemmung, Symptom und Angst. GW XIV*, S. 111–205.

Freud, S. (1933a [1932]). *Neue Folge zur Einführung in die Psychoanalyse. GW XV.*

Freud, S. (1937c). Die endliche und die unendliche Analyse. *GW XVI*, S. 59–99.

Gareis, B. & Wiesnet, E. (1974). *Frühkindheit und Kriminalität.* Goldmann.

Gebser, J. (1949). *Ursprung und Gegenwart.* Europäische Verlagsanstalt.

Gimbutas, M. (1996). *Die Zivilisation der Göttin.* Zweitausendeins.

Gluckman, P. & Hanson, M. (Hrsg.). (2004). *The Fetal Matrix. Evolution, Development and Disease.* Cambridge University Press.

Gluckman, P. & Hanson, M. (Hrsg.). (2006). *Developmental Origins of Health and Disease.* Cambridge University Press.

Göttner-Abendroth, H. (2019). *Geschichte matriarchaler Gesellschaften und Entstehung des Patriarchats. Band III. Westasien und Europa.* Kohlhammer.

Gould, S. (1982). Human Babys as Embryos. In ders., *In the Beginning* (S. 9–14). Columbia University Press.

Gowin, P. & Walzer, N. (Hrsg.). (2017). *Evolution der Menschlichkeit. Wege zu einer Gesellschaft von Morgen*. Braumüller.

Grof, S. (1983). *Topographie des Unbewussten*. Klett-Cotta.

Grosskurth, P. (1993). *Melanie Klein. Ihre Welt und ihr Werk*. Klett-Cotta.

Haarer, J. (1940). *Die Deutsche Mutter und ihr erstes Kind*. Lehmann.

Häsing, H. & Janus, L. (Hrsg.). (1994). *Ungewollte Kinder*. Rowohlt.

Heusler, M., Grunstra, N., Martin, R., Krenn, V. & Fornai, C. (2021). The obstetrical dilemma hypothesis: there's life in the old dog yet. *Biol Rev, 96*(5), 2031–2057.

Hochauf, R. (2007). *Frühes Trauma und Strukturdefizit – ein psychoanalytisch-imaginativ orientierter Ansatz zur Bearbeitung früher und komplexer Traumatisierungen*. Asanger.

Hochauf, R. (2014). Der Zugang analytischer Psychotherapie zu frühen Traumatisierungen. In K. Evertz, L. Janus & R. Linder (Hrsg.), *Lehrbuch der Pränatalen Psychologie* (S. 383–424). Mattes.

Hollweg, W. H. (1995). *Von der Wahrheit, die frei macht*. Mattes.

Hollweg, W. H. (1998). Der überlebte Abtreibungsversuch. *Int J Prenatal Perinatal Psychol Med, 10*(2), 256–262.

Hollweg, W. H. & Rätz, B. (1993). Pränatale und perinatale Wahrnehmungen und ihre Folgen für gesunde und pathologische Entwicklungen des Kindes. *Int J Prenatal Perinatal Psychol Med, 5,* 527–553.

Horney, K. (2014 [1937]). *Der neurotische Mensch unserer Zeit* (2. Aufl.). Psychosozial-Verlag.

Hrdy, S. H. (2010). *Mutter Natur. Die weibliche Seite der Evolution*. Berlin Verlag.

Ihanus, J. (2015). Specialties of emotionality in Russia. In L. Janus, W. Kurth, H. Reiss & G. Egloff (Hrsg.), *Verantwortung für unsere Gefühle* (S. 361–387). Mattes.

Janov, A. (1984). *Frühe Prägungen*. S. Fischer.

Janus, L. (1989). Erscheinungsformen der frühen Mutterimago im Werk Freuds. In H. V. Werthmann (Hrsg.), *Unbewußte Phantasien* (S. 108–122). Pfeiffer.

Janus, L. (Hrsg.). (2004). *Pränatale Psychologie und Psychotherapie*. Mattes.

Janus, L. (Hrsg.). (2013). *Die Psychologie der Mentalitätsentwicklung – vom archaischen zum modernen Bewusstsein*. LIT.

Janus, L. (2014). Otto Rank: Der Mensch als Künstler – Kreativität als Wesenskern des Menschen. In G. Gödde & J. Zirfaß (Hrsg.), *Lebenskunst im 20. Jahrhundert – Stimmen von Philosophen, Künstlern und Therapeuten* (S. 303–320). Wilhelm Fink.

Janus, L. (2015). Die Freud-Rank-Kontroverse – Konsequenzen für die Theorie und Praxis der Psychoanalyse. *Psychoanalyse im Widerspruch, 53*(1), 83–94.

Janus, L. (2016). Freud und die pränatale Dimension des Erlebens. *Forum der Psychoanalyse, 19,* 285–298.

Janus, L. (2018a). *Homo foetalis et sapiens. Das Wechselspiel zwischen dem fötalen Erleben mit den Primateninstinkten und dem Verstand als Wesenskern des Menschen*. Mattes.

Janus, L. (2018b). Pränatale Psychologie als Ressource für die Psychotherapie mit Kindern und Jugendlichen. *Zeitschrift für Verhaltenstherapie mit Kindern und Jugendlichen, 14*(1–2), 9–15.

Janus, L. (2018c). Psychohistorische Überlegungen zur Herausentwicklung aus dem »Schlachthaus der Geschichte«. In H. Knoch, W. Kurth & H. Reiß (Hrsg.), *Gewalt und Trauma* (S. 253–280). Mattes.

Janus, L. (2021a). *Mundus foetalis – Die Widerspiegelung der Struktur der fötalen Lebenswelt in der gesellschaftlichen und kulturellen Lebenswelt.* Mattes.

Janus, L. (2021b). Psychologische Aspekte im politischen Geschehen in Afghanistan. https://www.ludwig-janus.de/images/Downloads/Afghanistan_Gowin_KOrr.pdf

Janus, L. (2021c). Möglichkeiten der Erneuerung der Psychoanalyse durch Vervollständigung der theoretischen und praktischen Grundlagen. *Zeitschrift für Individualpsychologie, 46*(3), 201–223.

Janus, L. (2022a). Warum Krieg? https://www.ypsilon-psychoanalyse.de/tribuene/84-warum-krieg

Janus, L. (2022b). Putin als Wiedergänger von Dr. Jekyll und Mr. Hyde. In H. Reiß, L. Janus & W. Kurth (Hrsg.), *Erziehung der Angst – Transgenerationale Weitergabe einer kinderfeindlichen Haltung* (S. 231–254). Mattes.

Janus, L. (2022c). Problemzonen der Psychoanalyse. https://www.ludwig-janus.de

Janus, L. (2022d). Anthropologische Basisbedeutung der »physiologischen Frühgeburtlichkeit«. https://www.ludwig-janus.de

Janus, L., Egloff, G., Reiss, H. & Kurth, W. (Hrsg.). (2019). *Die weiblich-mütterliche und die kindheitliche Dimension im individuellen Leben und im Laufe der Menschheitsgeschichte.* Mattes.

Jung, C. G. (1952 [1912]). *Symbole der Wandlung.* Rascher.

Kaufmann, R. (2015). *Monotheismus – Entstehung, Zerfall, Wandlung.* opus-magnum.

Klippel-Heidekrüger, M. & Janus, L. (Hrsg.). (2022). *Vielfältige Zugänge zum vorgeburtlichen und geburtlichen Erleben.* Mattes.

Köhler, L., Reulecke, J. & Straub, J. (Hrsg.). (2011). *Kulturelle Evolution und Bewusstseinswandel. Hans Kilians historische Psychologie und integrative Anthropologie.* Psychosozial-Verlag.

Kramer, R. (2018). *The Birth of Relationship Psychotherapy. Carl Rogers meets Otto Rank.* Psychosozial-Verlag.

Lehmkuhl, G. (2009). Zwischen Macht und Lust. Die Adler-Freud Kontroverse. In P. Wahl, H. Sasse & U. Lehmkuhl (Hrsg.), *Macht und Lust* (S. 242–271). Vandenhoeck & Ruprecht.

Lehmkuhl, G. & Lehmkuhl, U. (1994). Aggressionstrieb und Zärtlichkeitsbedürfnis. Zur Dialektik früher individualpsychologischer Konstrukte. In J. Wiesse (Hrsg.), *Aggression am Ende des Jahrhunderts* (S. 43–62). Vandenhoeck & Ruprecht.

Leikert, S. (Hrsg.). (2022). *Das körperliche Unbewusste in der psychoanalytischen Behandlungstechnik.* Brandes & Apsel.

Levend, H. & Janus, L. (Hrsg.). (2000). *Drum hab ich kein Gesicht.* Echter.

Levend, H. & Janus, L. (Hrsg.). (2011). *Bindung beginnt vor der Geburt.* Mattes.

Lieberman, E. J. (1985). *Otto Rank. Leben und Werk.* Psychosozial-Verlag.

Lorenz, K. (1973). *Die Rückseite des Spiegels.* Piper.

Luhmann, N. (2003). *Liebe als Passion.* Suhrkamp.

MacLean, P. (1990). *The Triune Brain in Evolution.* Plenum Publishing.

Matejcek, Z. (1987). Kinder aus unerwünschter Schwangerschaft geboren: Longitudinale Studie über 20 Jahre. In P. Fedor-Freybergh (Hrsg.), *Begegnung mit dem Ungeborenen* (S. 77–92). Mattes.

Meier-Seethaler, C. (1993). *Von der göttlichen Löwin zum Wahrzeichen männlicher Macht. Ursprung und Wandel großer Symbole.* Kreuz.

Miles, J. (1995). *Die Biografie Gottes*. Carl Hanser.

Mitchell, S. A. (1988). *Relational Concepts in Psychoanalysis. An Integration*. Harvard University Press.

Nicon, L. (2011). *Befreit von alten Mustern*. Arbor.

Nunberg, H. & Federn, E. (1976). *Die Protokolle der Wiener Psychoanalytischen Vereinigung. Band 1: 1906–1908*. S. Fischer.

Obrist, W. (1988). *Die Mutation des Bewusstseins*. Peter Lang.

Obrist, W. (2013). Der Wandel in der Konzeption der Welt und der Konzeption des Menschen im Laufe der modernen Zeit, aus der Perspektive der Mentalitätsevolution gesehen. In L. Janus (Hrsg.), *Die Psychologie der Evolution der Mentalitäten – vom archaischen zum modernen Bewusstsein* (S. 11–24). LIT.

Oesterdiekhoff, G. W. (2013a). *Die Entwicklung der Menschheit von der Kindheitsphase zur Erwachsenenreife*. Springer VS.

Oesterdiekhoff, G. W. (2013b). Psycho- und Soziogenese der Menschheit. In L. Janus (Hrsg.), *Die Psychologie der Mentalitätsentwicklung – vom archaischen zum modernen Bewusstsein* (S. 25–52). LIT.

Portmann, A. (1969). *Biologische Fragmente zu einer Lehre vom Menschen*. Schwabe.

Raine, A. (1997). *Criminal Behaviour as Social Disorder*. Elsevier.

Rank, O. (1927). *Grundzüge der Genetischen Psychologie. I. Teil. Auf Grund der Psychoanalyse der Ichstruktur*. Deuticke.

Rank, O. (1997 [1924]). *Das Trauma der Geburt*. Psychosozial-Verlag.

Rank, O. (2006 [1926/1927/1931]). *Technik der Psychoanalyse*. Gießen: Psychosozial 2006.

Rank, O. (2000 [1932]). *Kunst und Künstler*. Psychosozial-Verlag.

Reich, W. (2020 [1933]). *Massenpsychologie des Faschismus*. Psychosozial-Verlag.

Riedl, R. (1982). *Evolution und Erkenntnis*. Piper.

Rudolf, G. (2008). *Strukturbezogene Psychotherapie*. Schattauer.

Whitebook, J. (2018). *Freud. Sein Leben und Werk*. Klett-Cotta.

Zöller, A. (1999). Pränatale Psychologie und Gewalt. *Int J Prenatal and Perinatal Psychol Med, 11*(2), 231–248.

Der Autor

Ludwig Janus, Jahrgang 1939, Dr. med., ist Psychotherapeut in eigener Praxis in Dossenheim bei Heidelberg. Er veröffentlicht zur Pränatalen Psychologie und zur Psychohistorie. Janus ist Mitglied der International Society for Prenatal and Perinatal Psychology and Medicine (ISPPM), der Deutschen Gesellschaft für Psychohistorische Forschung und politische Psychologie (DGPPP) und des Vereins für Bindungsanalyse nach Hidas und Raffai, sowie Leiter des Instituts für Pränatale Psychologie und Medizin in Heidelberg.

Kontakt: Dr. med. Ludwig Janus, Jahnstr. 46, 69221 Dossenheim; E-Mail: janus.ludwig@gmail.com; Homepage: www.ludwig-janus.de

»Der Gotteskomplex« der Kalten Krieger

Horst-Eberhard Richter
und die westdeutsche Friedensbewegung

Jens Elberfeld

Angesichts des brutalen Überfalls Russlands auf die Ukraine im Februar 2022 wurde und wird in Deutschland erbittert um die angemessene Reaktion gestritten.[1] Auf der einen Seite warnt die reaktivierte Friedensbewegung vor einer militärischen Eskalation, welche die Gefahr eines Dritten Weltkrieges sowie den Einsatz von Atomwaffen heraufbeschwöre, weshalb der Fortbestand der Menschheit auf dem Spiel stehe.[2] Auf der anderen Seite werfen Kritiker*innen aus Politik, Medien und Wissenschaft Teilen der Friedensbewegung vor, irrationale Ängste in der Bevölkerung zu schüren und eigene Befindlichkeiten vor das reale Leid der kriegsgeplagten Menschen in der Ukraine zu stellen. Als Historiker kommt einem davon Vieles bekannt vor, werden doch zum Teil dieselben Auffassungen und Anschuldigungen vorgebracht wie zur letzten Hochzeit des »Kalten Krieges« Anfang der 1980er Jahre.

Ausgehend von dieser Beobachtung befasst sich der Beitrag mit der Person Horst-Eberhard Richters und seinem Wirken in der westdeutschen Friedensbewegung der 1980er Jahre. Hinter diesem relativ eng gefassten Thema verbirgt sich eine übergeordnete Fragestellung nach der Wahrnehmung und Deutung von Krieg respektive Frieden durch die Psycho-Disziplinen. Diesbezüglich gilt mein Erkenntnisinteresse vorrangig zwei Aspekten:

1. Wie und mit welchen Konzepten deutete Richter den befürchteten Atomkrieg?
2. Worauf lässt sich die enorme Popularität von Richters Schriften zurückführen?

---

1 Mit guten Gründen lässt sich der Beginn des Krieges aber auch schon einige Jahre früher ansetzen, nämlich 2014 mit der Besetzung der Krim sowie Teilen der Ostukraine.

2 Das gilt z. B. auch für die Deutsche Sektion der Internationalen Ärzt*innen für die Verhütung des Atomkrieges/Ärzt*innen in sozialer Verantwortung e. V. (IPPNW). Siehe dazu den Beitrag »Die Waffen nieder! Deeskalation jetzt!« (https://www.ippnw. de/commonFiles/pdfs/Frieden/Die_Waffen_nieder.pdf).

Der Text gliedert sich in drei Teile: Zunächst wird der historische Kontext skizziert, bevor dann Richters psychoanalytischer Erklärungsansatz im Detail betrachtet wird. Im Anschluss werden unterschiedliche Perspektiven auf den Untersuchungsgegenstand innerhalb der Zeitgeschichte erörtert sowie zwei weitere zur Diskussion gestellt. Abschließend werden die zentralen Ergebnisse zusammengefasst und ein konzises Fazit gezogen.

Der historische Kontext

Um Richters Aussagen angemessen einordnen und verstehen zu können, müssen zwei Kontexte beachtet werden: erstens der Kalte Krieg und die westdeutsche Gesellschaft um 1980, zweitens der transnationale Diskurs der Psycho-Disziplinen zum Atomkrieg seit 1945.

Im Hinblick auf Richter ist hier der sogenannte »Zweite Kalte Krieg« von etwa Ende der 1970er bis Mitte der 1980er Jahre von Relevanz (Gassert, Geiger & Wentker, 2011; Becker-Schaum et al., 2012). Geprägt war diese Phase von Debatten um atomare Aufrüstung, genauer: um den NATO-Doppelbeschluss. In einer vorhergehenden Entspannungsphase von Mitte der 1960er bis Mitte der 1970er Jahre waren mit den SALT-I-Verträgen Vereinbarungen über eine teilweise nukleare Abrüstung sowie gegenseitige Rüstungskontrolle getroffen worden. Aber schon Mitte der 1970er Jahre wurde das Vorhaben von vielen westlichen Beobachter*innen als gescheitert betrachtet. Das hing u. a. mit dem zuvor ausgeklammerten Problem der atomaren Mittelstreckenraketen zusammen, für die man zu keiner Einigung gelangte. Nachdem die Sowjetunion 1976 beschloss, ihr Arsenal zu modernisieren, sahen sich die NATO-Staaten einem zunehmenden strategischen Ungleichgewicht in Europa ausgesetzt, wovor etwa der damalige Bundeskanzler Helmut Schmidt eindringlich warnte (Geiger, 2011). Zusätzlich belastet wurden die Ost-West-Beziehungen Ende des Jahrzehnts durch den Einmarsch der Roten Armee in Afghanistan. In diesem Zusammenhang gewann – spätestens mit dem Amtsantritt Ronald Reagans – die seit Längerem in militärischen und verteidigungspolitischen Kreisen erwogene Doktrin eines begrenzbaren und gewinnbaren Atomkrieges an Einfluss. Vor dem Hintergrund dieser komplexen Gemengelage fällte die NATO auf ihrem Treffen in Brüssel Ende 1979 die Entscheidung zur Stationierung neuartiger Mittelstreckenraketen in Westeuropa, einschließlich des Gebiets der BRD. Weil sie dies ergänzte um Maßnahmen zur Rüstungskontrolle, war fortan von einem »Doppelbeschluss« die Rede. Die Sowjetunion reagierte auf ihn mit der Ankündigung, ihrerseits weitere Mittelstreckenraketen in den Warschauer Pakt-Staaten stationieren zu wollen (Wettig, 2009). Auf diese Weise schien eine gefährliche Rüstungsspirale in Gang gesetzt worden zu sein. Nicht nur in Westdeutschland führte das zu einer Renaissance der Friedensbewegung, welche die noch ausstehende Billigung des Vertrags durch die nationalen Parlamente zu verhindern suchte (Wittner, 2003; Becker-Schaum et al., 2012; Ziemann, 2008).

Trotz einer gewissen Nähe zu linken Organisationen und Gruppierungen war die westdeutsche Friedensbewegung nicht parteipolitisch gebunden. Im Gegenteil zog sie ihre Stärke daraus, weltanschauliche Gräben zu überwinden. So gehörten christliche Gruppen ebenso dazu wie Teile der Frauenbewegung, und sogar einige Konservative schlugen sich auf ihre Seite (Leif, 1990, S. 32–55; Wiechmann, 2017). Offenkundig wurde die breite gesellschaftliche Unterstützung mit zwei aufsehenerregenden Demonstrationen in Bonn 1981 und 1983, die zu den größten politischen Versammlungen zählten, die man bis dato in der BRD gesehen hatte. Die Friedensbewegung war zudem Teil der sogenannten »Neuen Sozialen Bewegungen«, was sich u. a. schon an den engen Verbindungen zur Umwelt- und besonders der Anti-Atomkraft-Bewegung sowie zur Partei der Grünen zeigte (Mende & Metzger, 2012; S. Richter, 2011). Neu war an diesen sozialen Bewegungen ihr Politikverständnis. Dessen Kern bildete das Konzept einer »Politik der ersten Person«, das Engagement wesentlich aus der individuellen Betroffenheit ableitete und basisdemokratische Arbeit vor Ort favorisierte, worauf später noch zurückgekommen wird (Balz & Friedrichs, 2012; Schregel, 2011).

Der andere, hier zu beachtende Kontext ist der transnationale Diskurs der Psycho-Disziplinen. Horst-Eberhard Richter war nämlich keineswegs der erste, der die Bedrohung durch Atomwaffen einer psychologischen Deutung unterzog. Vielmehr war diese seit den 1950er Jahren wiederholt thematisiert worden, allen voran in den USA und Großbritannien. Dabei gerieten verschiedene Aspekte in den Blick:

1. *Psychische Folgen der Atombombenabwürfe für die Überlebenden:* Hatten sich Medizin und Wissenschaft anfangs vornehmlich für die Auswirkungen der Strahlung auf den menschlichen Organismus interessiert, rückte in den 1960er Jahren die Psyche der Opfer von Hiroschima und Nagasaki in den Vordergrund (Michaels, 2022, S. 444–446). Äußerst einflussreich waren die Studien von Robert Jay Lifton, einem Begründer der Traumaforschung, die im Kontext des Vietnam-Krieges weltweit rezipiert wurden und noch der Friedensbewegung der 1980er Jahre als Referenz dienten (Lifton, 1968).

2. *Psychopathologische Dimension der Politik atomarer Abschreckung:* Berühmte Intellektuelle und Wissenschaftler, wie Bertrand Russell und Albert Ein-

stein, hatten früh den irrationalen Charakter atomarer Abschreckung betont. In den Psycho-Disziplinen begann man sich seit den späten 1950er Jahren kritisch mit dem Geisteszustand der politischen Entscheidungsträger auseinanderzusetzen und wies auf den enormen psychischen Druck hin unter dem sie stünden, was katastrophale Folgen zeitigen könne (Michaels, 2022, S. 441, Anm. 32). Öffentliche Verbreitung fand dieser Diskursstrang mittels der Populärkultur, wo die Darstellung der Psychopathologie des Atomkrieges respektive seiner Akteur*innen bisweilen ins Groteske getrieben wurde. Emblematisch hierfür stand Stanley Kubricks Spielfilm *Dr. Stangelove or: How I Learned to Stop Worrying and Love the Bomb* von 1964 (Greiner, 2014; Horn, 2014, S. 101–119).

3. *Einfluss des Bedrohungsszenarios auf die individuelle Psyche:* Infolge der Kuba-Krise 1962 hielt die Sorge vor einem Atomkrieg erstmals Einzug in den Alltag der US-Bevölkerung. Verantwortlich dafür waren nicht zuletzt Aufklärungskampagnen für den Zivil- und Selbstschutz, die Anweisungen enthielten, wie man sich auf den Ernstfall vorbereiten sollte. Das ging so weit, dass Menschen angehalten wurden, sich einen Atombunker im Garten zuzulegen (Rose, 2004). Angesichts dessen begannen sich die Psycho-Disziplinen nun für die Ängste der Bevölkerung vor einem möglichen atomaren Konflikt zu interessieren. Im Zusammenhang mit den anwachsenden Spannungen zwischen den Großmächten entstanden beispielsweise ab Mitte der 1970er Jahre mehrere großangelegte Vergleichsstudien, bei denen Schüler*innen aus »dem Osten« und »dem Westen« zu ihren Gefühlen und Erwartungen befragt wurden (Michaels, 2022, S. 443–448).

Vertreter*innen der Psycho-Disziplinen in Großbritannien und den USA beschränkten sich gleichwohl nicht auf eine wissenschaftliche Auseinandersetzung mit der nuklearen Bedrohung, vielmehr waren sie seit den 1950er Jahren, zusammen mit Angehörigen weiterer medizinischer Fachrichtungen, auch friedenspolitisch aktiv (ebd., S. 438–444). Aufbauend auf diesen Erfahrungen und den schon bestehenden Netzwerken, gründete eine zunächst kleine Gruppe von Medizinern aus den USA und der Sowjetunion 1980 die International Physicians for the Prevention of Nuclear War, kurz: IPPNW (Kemper, 2016). Mithin war es kein Zufall, dass ausgerechnet Ärzte eine der bedeutendsten blockübergreifenden Organisationen schufen, da sich Medizin und Gesundheitspolitik im Kalten Krieg zu einem Experimentierfeld für Kooperationen über den »Eisernen Vorhang« hinaus entwickelt hatten (Michaels, 2022, S. 440f., Anm. 29). In kurzer Zeit entstanden weitere nationale Sektionen, und die IPPNW wuchs zu einem globalen Akteur der Friedensbewegung mit über 14.000 Mitgliedern aus 51 Ländern heran. Nur fünf Jahre nach der Gründung wurde ihr 1985 in Oslo der Friedensnobelpreis verliehen. Allerdings belegen die gemischten Reaktionen in vielen westlichen Staaten, dass sie im Kontext der politischen Polarisierung des »Zweiten Kalten Krieges« mitunter sehr kritisch wahrgenommen wurde (Jogschies, 1986, S. 102–113; Kemper, 2016, S. 362–382; Michaels, 2022, S. 450f.).

»Seelische Krankheit Friedlosigkeit«?
Richters psychoanalytische Deutung des Kalten Krieges

Horst-Eberhard Richter war seit 1962 Professor für Psychosomatik und Psychotherapie an der Justus-Liebig-Universität Gießen. Einen Namen hatte er sich zunächst mit seinen Arbeiten zur Familientherapie gemacht, die über die Fachöffentlichkeit hinaus Resonanz fanden (H.-E. Richter, 1963, 1970). Neben seinem Mitwirken an der Psychiatriereform und der Neuausrichtung des Medizinstudiums begann er sich um 1970 zunehmend sozialpolitisch zu engagieren (H.-E. Richter, 1972, 1974). Aufgrund des Publikumserfolgs seiner Bücher und dank seiner medialen Präsenz stieg Richter rasch zu einem *public intellectual* der Bonner Republik auf. Aber erst im Kontext der zuvor skizzierten Aufrüstungsdebatten begann er sich intensiver mit Fragen von Krieg und Frieden zu befassen. Von seinen zahlreichen Publikationen sind insbesondere *Alle redeten vom Frieden* und *Zur Psychologie des Friedens* zu nennen (H.-E. Richter, 1981, 1982). Zeitgenössisch galt Richter als ein Vordenker der Friedensbewegung. Überdies wurde er selber aktiv und beteiligte sich 1982 an der Gründung der bundesdeutschen Sektion der IPPNW, in deren Sprecherrat er in den Anfangsjahren saß (Jogschies, 1986; Bastian, 1985; Kemper, 2016, S. 171–246).

Im Folgenden werden Richters Deutungsmodell im Hinblick auf Krieg und Frieden sowie dessen theoretische und therapeutische Grundlagen erörtert. Dabei konzentriere ich mich auf sein diesbezüglich wohl elaboriertestes Werk *Zur Psychologie des Friedens* von 1982. Ausgangspunkt seiner Überlegungen ist die Feststellung, die Politik der atomaren Abschreckung basiere auf einem sich selbst bestätigenden Misstrauen gegenüber dem Kontrahenten. Diesem Teufelskreis sei mit Argumenten kaum beizukommen, da er letztlich auf irrationalen Motiven beruhe (H.-E. Richter, 1982, S. 17–25, 43–44). Daher sei es zwingend erforderlich, sich mit den zugrundeliegenden psychosozialen Mechanismen zu befassen (siehe dazu auch Senghaas-Knobloch & Volmberg, 1986). Eine wesentliche Ursache für die irrationalen Motive der Abschreckungspolitik machte der ausgebildete

Psychoanalytiker Richter im Nachwirken frühkindlicher Konflikte aus. Sein Augenmerk galt primär der anal-sadistischen Phase der frühen Kindheit. Diese sei laut Freud geprägt durch Misstrauen, Trotz und Drohverhalten gegenüber der Mutter (H.-E. Richter, 1982, S. 46–49). Entscheidend für Richter war, dass diese Phase anscheinend nicht vollständig überwunden werde. Hierfür machte er kulturelle Faktoren verantwortlich, denn die moderne Gesellschaft fördere eben solches Verhalten, da Größe, Macht und Stärke ihre vorherrschenden Ideale seien, besonders bei Männern (ebd., S. 49–55). Infolgedessen scheitere jede Elterngeneration auf das Neue, ihr Kind bei der Bewältigung seiner Allmachts- und Ohnmachtsfantasien zu unterstützen. Wo lag nun die Verbindung zwischen diesen allgemeinen psychosozialen Mechanismen und der Politik der atomaren Abschreckung?

Zur Beantwortung der Frage bezog sich Richter auf Konzepte der Massenpsychologie (Freud, 1969a). Dabei folgte er erkennbar dem Beispiel Sigmund Freuds, der selbiges in seinem berühmten Briefwechsel mit Albert Einstein getan hatte, um zu erklären, warum Menschen Krieg führten (Freud, 1969b). Demnach würden sie ihr Allmachtstreben und ihre unbewältigten Aggressionen abtreten an ein Kollektiv: die Nation. Richter führte dies genauer aus anhand des Falklandkrieges zwischen Argentinien und Großbritannien (H.-E. Richter, 1982, S. 56–62). Beide Seiten würden ihre Aggressionen auf den jeweils Anderen projizieren und ihn so als Feind dämonisieren. Zugleich würden sie ihre verdrängten Aggressionen aktiv ausleben in Gestalt einer nationalistischen Kriegsbegeisterung. Bezugnehmend auf den Physiker und Protagonisten der frühen Anti-Atomwaffen-Bewegung Carl Friedrich von Weizsäcker sprach Richter deshalb auch von der »psychischen Krankheit Friedlosigkeit« (ebd., S. 28). Entscheidend für Richter war, wie man diesen psychopathologischen Zustand überwinden könne. Auf den ersten Blick überraschend, setzte er seine Hoffnungen in die Angst bzw. den richtigen Umgang mit ihr. Mit Verweis auf damalige Umfragen konstatierte er, dass es in der westdeutschen Bevölkerung weitverbreitete Ängste vor einem Atomkrieg gebe. Das eigentliche Problem bestehe darin, dass die Mehrheit sie verdränge (ebd., S. 63–77). Eine positive Ausnahme stelle hingegen die Jugend dar, die getreu der Devise des Philosophen des Atomzeitalters Günther Anders »Mut zur Angst« habe. Fest machte Richter das an einem grassierenden Pessimismus unter Jugendlichen und jungen Erwachsene, der sich in einer demonstrativen »No-Future«-Haltung manifestiere (ebd., S. 137–140). Ungeachtet dessen machte er hier mögliche Selbstheilungskräfte der Gesellschaft aus. Jetzt komme es darauf an, aus derlei passiven Ohnmachtserfahrungen herauszufinden und sich aktiv am Aufbau einer politischen Gegenmacht zu beteiligen (siehe dazu auch H.-E. Richter, 1985; Horn & Rittberger, 1987; von Hentig, 1987).

Zeitgeschichtliche Perspektiven:
»Kulturkritik« und »Selbstveränderung«

Drei analytische Perspektiven prägen die zeithistorische Forschung zum psychiatrisch-psychologischen Diskurs im Kontext der Friedensbewegung und des Kalten Krieges:

1. So ist im Anschluss an die Emotionengeschichte von einer spezifischen »Kultur der Angst« in jener Epoche die Rede, die es genauer zu untersuchen gelte (Plamper, 2015; Hitzer, 2011). Dergestalt wird die zeitgenössisch intensiv thematisierte Angst als individuelles und kollektives Gefühl ernstgenommen (Greiner, Müller & Walter, 2009; Conze, Klimke & Varon, 2017). Nicht immer eindeutig ist der Umgang mit dem schillernden Begriff der »German Angst«, der zumeist als pejorative Zuschreibung relativiert, mitunter aber immer noch als korrekte Zustandsbeschreibung essenzialisiert wird (Biess, 2019).

2. Ein anderer Ansatz befasst sich stärker mit der Verwissenschaftlichung von Gefühlen (Raphael, 1996). Dabei wird analysiert, wie im Kalten Krieg bestimmte Emotionen durch Expert*innen verschiedener wissenschaftlicher Disziplinen zum Untersuchungsgegenstand gemacht wurden (Kemper, 2016, besonders S. 70–122). Ferner wird gefragt, welche Effekte die jeweiligen Wahrnehmungen und Deutungen hatten, beispielsweise inwiefern sie seitens der Friedensbewegung als Argument herangezogen oder aber zurückgewiesen wurden.

3. Schließlich dient das Konzept der therapeutischen Kultur als ein drittes Interpretationsangebot (Illouz, 2009). Mit seiner Hilfe kann die ausgeprägte Beschäftigung mit den eigenen Gefühlen als Resultat einer fortschreitenden Therapeutisierung betrachtet und weiter befragt werden (Elberfeld, 2020). Dasselbe gilt für die Verbreitung von psychologischen und psychotherapeutischen Begriffen, nicht zuletzt in der politischen Kommunikation und zur gesellschaftlichen Selbstbeschreibung, wie im Fall Richters (Kemper, 2012; Michel, 2010). In einem Ausblick werden zwei weitere analytische Perspektivierungen zur Diskussion gestellt, die sich mit den Schlagwörtern »Kulturkritik« und »Selbstveränderung« auf den Begriff bringen lassen. Wie groß ihr Erkenntnisgewinn ist, müssen zukünftige Arbeiten erweisen.

Nach einer Phase der Reformeuphorie und der Hoffnung auf einen tiefgreifenden gesellschaftlichen Wandel wurden die Zeitdiagnosen und Zukunftserwartungen im Laufe der 1970er Jahre zunehmend pessimistischer und düsterer (siehe dazu

u. a. Jarausch, 2008; Esposito, 2016; Seefried, 2015). In diesem Zusammenhang erfuhr(en) die Kulturkritik, oder besser: kulturkritische Diskurse, einen enormen Aufschwung, auch und gerade im Alternativen Milieu und den Neuen Sozialen Bewegungen (Oberloskamp, 2017; Conze, 2010, 2017). Desgleichen waren Richters Schriften seit Mitte der 1970er Jahre von einem lauter werdenden kulturkritischen Grundrauschen durchzogen (siehe dazu allgemein Roelcke, 1999). Anhand der *Psychologie des Friedens* zeigt sich, wie er sowohl an klassische als auch an neuere Topoi der Kulturkritik anschloss. Quasi zu ihrem Kernbestand gehört das Niedergangsnarrativ. So war für Richter die »Krankheit Friedlosigkeit« kein individuelles Phänomen, vielmehr erkannte er in ihr den Ausdruck einer gesamtgesellschaftlichen Fehlentwicklung. Das dahinterstehende Modell hatte Richter schon 1979 in seinem Buch *Der Gotteskomplex* (1979) entworfen. Demzufolge habe sich der moderne Mensch dank fortschreitender Rationalisierung und Säkularisierung an die Stelle Gottes gesetzt. Richter sah darin Anzeichen für eine psychische Regression, die parallel zum technischen Fortschritt verlaufe. Daneben finden sich bei Richter Versatzstücke zeitgenössischer kulturkritischer Diskurse. Das gilt etwa für wiederkehrende Klagen über die Entfremdung des Menschen in einer verwalteten Welt, die wachsende Vereinzelung trotz – oder gerade wegen – einer Massengesellschaft oder auch die Gefahr einer Verdatung infolge der rasanten Verbreitung des Computers, die Richter zufolge auf kulturelle Bedingungen psychopathologischer Prozesse verwiesen (H.-E. Richter, 1982, S. 25–28). Dabei zeigen sich bei ihm durchaus widersprüchliche Reminiszenzen an neomarxistische Gesellschaftstheorien, konservative Kulturkritik und aufkommende Debatten um die Bedeutung der Informationstechnologien.

Kulturkritik verband sich in der Geschichte oftmals mit einem Appell zur Selbstveränderung, wie im paradigmatischen Fall der Lebensreformbewegung um und ab 1900. Neuere historische Studien weisen auf Parallelen und Anknüpfungspunkte zum Alternativen Milieu der 1970er und 1980er Jahre hin, dessen Angehörige und Sympathisanten grosso modo der Devise folgten »Wer die Welt verändern will, muss sich selbst verändern!« (Siegfried & Templin, 2019) Dasselbe traf auf die Friedensbewegung zu, was anhand von Richter und im Hinblick auf drei Ausprägungen des Diskurses veranschaulicht wird. Grundlegend für das Politikverständnis der Friedensbewegung war die enge Kopplung von Selbst und Gesellschaft, woran sich obendrein der Einfluss der Psycho-Disziplinen zeigte. Für Richter wirkten sich die politischen Verhältnisse nachhaltig auf das psychische Befinden aus. Umgekehrt könne aber die Auseinandersetzung mit dem eigenen Selbst, etwa indem man verdrängte Ängste offen ausspricht, ebenso eine politische Wirkung entfalten (Richter, 1982, S. 13–16, 63–88). Daraus abgeleitet wurde ferner der dringende Appell zu einem umfassenden Bewusstseinswandel, der im Alternativen Milieu insgesamt breite Unterstützung fand, beispielsweise in der Umwelt- oder der New-Age-Bewegung. Bei Richter bedeutete das in erster Linie die umfassende Erziehung zur Friedfertigkeit, die nicht allein Aufklärung über die Folgen eines Atomkrieges leisten dürfe, sondern durch die man allgemein humanere Formen des Zusammenlebens erlernen müsse (ebd., S. 222–228). Dabei setzte Richter größte Hoffnungen in die Friedenspädagogik, die aufgrund der Nachrüstungsdebatte Anfang der 1980er Jahre einen enormen Aufschwung erfuhr (van Dick, 1987; Kössler, 2014): »Lernen in der Friedensbewegung heißt zuerst: einander zuhören, neue Erfahrungen zulassen, nach Sinn suchen und am wichtigsten: gemeinsam handeln« (van Dick, 1984, S. 11). Schließlich vertrat die Friedensbewegung das Konzept einer »Politik der ersten Person«, bei der sich – laut Theorie – Subjektivität und Aktivismus verbanden (Warneke, 2010; Schregel, 2009). Diesbezüglich erfreute sich etwa das Ausrufen nuklearwaffenfreier Zonen großer Beliebtheit, was für eine Stadt ebenso wie für einen Betrieb oder eine Schule erfolgen konnte (Schregel, 2017). Richter favorisierte einen solchen politischen Ansatz, der auf konkretes Engagement vor Ort setzte, bereits seit Anfang der 1970er Jahre. Außerdem betonte er seit Langem die Bedeutung von Kleingruppen, nicht nur für basisdemokratisches Handeln, sondern auch für das psychische Wohlbefinden des Einzelnen (Richter, 1972).

Fazit

Es wurde gezeigt, dass Richters publizistische Interventionen vor dem Hintergrund gesellschaftlicher Konflikte um atomare Aufrüstung in der BRD Anfang der 1980er Jahre gesehen werden müssen. Des Weiteren waren sie Teil einer längeren, transnationalen Geschichte psychologisch-psychiatrischer Deutungen des Atomkrieges, die auf eine Psychologisierung respektive Psychopathologisierung des nuklearen Wettrüstens hinausliefen. Im Vergleich zur angloamerikanischen Debatte existierten indes Unterschiede. Während auf der anderen Seite des Atlantiks vornehmlich nach den psychischen *Folgen* gefragt wurde, stand bei Richter die Suche nach psychischen *Ursachen* der Abschreckungspolitik im Mittelpunkt. Zudem zielte seine Kritik auf die moderne Gesellschaft als solche ab und beschränkte sich nicht auf einzelne Problemlagen. Die Differenzen resultierten zu einem Gutteil aus dem Einfluss der Psychoanalyse auf die westdeutsche Debatte (siehe u. a. Passet & Modena, 1983). In der BRD rekrutierten sich die führenden Mitglieder der IPPNW weniger aus dem ärztlichen Mainstream, mit dem man

u. a. bezüglich der Frage der Katastrophenmedizin im Clinch lag, sondern eher aus randständigen Gruppen wie der analytischen Community (Jogschies, 1986, S. 50–66). Demgegenüber entstammten die federführenden Protagonist*innen in den USA dem medizinischen Establishment, was sich denn auch in den dominierenden Sichtweisen und Konzepten niederschlug (Michaels, 2022).

In Ergänzung zur bisherigen Forschung wurde die Rolle der Kulturkritik akzentuiert. Es war gerade ihre breite Anschlussfähigkeit, die es der Friedensbewegung ermöglichte, weltanschauliche Gräben zu überbrücken. Zugleich lag darin ein wesentlicher Grund für die Popularität Richters. Einen weiteren Grund stellte sein politisch konnotiertes Prinzip der Selbstveränderung dar. Richter verhalf damit nicht nur dem Politikverständnis der Neuen Sozialen Bewegungen zu wissenschaftlicher Legitimation, viel wichtiger war – so meine abschließende These – dass es Friedensbewegten Möglichkeiten eröffnete, im Alltag ihren Beitrag zur Verhinderung des drohenden Atomkrieges und der Auslöschung der Menschheit zu leisten.

Literatur

Balz, H. & Friedrichs, J.-H. (Hrsg.). (2012). »All We Ever Wanted«. Eine Kulturgeschichte europäischer Protestbewegungen der 1980er Jahre. Karl Dietz.

Bastian, T. (Hrsg.). (1985). Friedensnobelpreis für 14.000 Ärzte. Dokumente aus der medizinischen Friedensbewegung. Rowohlt.

Becker-Schaum, C., Gassert, P., Klimke, M., Mausbach, W. & Zepp, M. (Hrsg.). (2012). »Entrüstet Euch!« Nuklearkrise, NATO-Doppelbeschluss und Friedensbewegung. Schöningh.

Biess, F. (2019). Republik der Angst. Eine andere Geschichte der Bundesrepublik. Rowohlt.

Conze, E. (2010). Modernitätsskepsis und die Utopie der Sicherheit. NATO-Nachrüstung und Friedensbewegung in der Geschichte der Bundesrepublik. Zeithistorische Forschungen/Studies in Contemporary History, 7(2), 220–239. https://doi.org/10.14765/zzf.dok -1745

Conze, E. (2017). Missile Bases as Concentration Camps. The Role of National Socialism, the Second World War, and the Holocaust in the West German Discourse on Nuclear Armament. In ders., M. Klimke & J. Varon (Hrsg.), Nuclear Threats, Nuclear Fear and the Cold War of the 1980s (S. 79–93). Cambridge University Press.

Conze, E., Klimke, M. & Varon, J. (Hrsg.). (2017). Nuclear Threats, Nuclear Fear and the Cold War of the 1980s. Cambridge University Press.

van Dick, L. (1984). Einleitung. Das Packeis zum Schmelzen bringen. In ders. (Hrsg.), Lernen in der Friedensbewegung. Verantwortung von Pädagogen (S. 11–15). Beltz.

van Dick, L. (Hrsg.). (1987). Lernen in der Friedensbewegung. Ideen für pädagogische Friedensarbeit (2. aktualisierte und ergänzte Aufl.). Beltz.

Elberfeld, J. (2020). Anleitung zur Selbstregulation. Eine Wissensgeschichte der Therapeutisierung. Campus.

315

Esposito, F. (2016). Von no future bis Posthistoire. Der Wandel des temporalen Imaginariums nach dem Boom. In A. Doering-Manteuffel, L. Raphael & T. Schlemmer (Hrsg.), *Vorgeschichte der Gegenwart. Dimensionen des Strukturbruchs nach dem Boom* (S. 393–423). Vandenhoeck & Ruprecht.

Freud, S. (1969a). Massenpsychologie und Ich-Analyse. In ders, *Gesammelte Werke. Band 13* (3. Aufl., S. 71–161). S. Fischer.

Freud, S. (1969b). Warum Krieg? In ders., *Gesammelte Werke. Band 16* (3. Aufl., S. 11–27). S. Fischer.

Gassert, P., Geiger, T. & Wentker, H. (Hrsg.). (2011). *Zweiter Kalter Krieg und Friedensbewegung. Der NATO-Doppelbeschluss in deutsch-deutscher und internationaler Perspektive.* Oldenbourg Wissenschaftsverlag.

Geiger, T. (2011). Die Regierung Schmidt-Genscher und der NATO-Doppelbeschluss, In P. Gassert, T. Geiger & H. Wentker (Hrsg.), *Zweiter Kalter Krieg und Friedensbewegung. Der NATO-Doppelbeschluss in deutsch-deutscher und internationaler Perspektive* (S. 95–122). Oldenbourg Wissenschaftsverlag.

Greiner, B. (2014). »Simple to understand«? Wie Stanley Kubrick und Dr. Strangelove die Logik der Abschreckung unterschätzten. *Zeithistorische Forschungen/Studies in Contemporary History, 11*(1), 150–155. https://doi.org/10.14765/zzf.dok-1489

Greiner, B., Müller, C. T. & Walter, D. (Hrsg.) (2009). *Angst im Kalten Krieg.* Hamburger Edition.

von Hentig, H. (1987). *Arbeit am Frieden. Übungen im Überwinden der Resignation.* Carl Hanser.

Hitzer, B. (2011, 23. November). Emotionsgeschichte – ein Anfang mit Folgen. *H-Soz-Kult.* http://hsozkult.geschichte.hu-berlin.de/forum/2011-11-001

Horn, E. (2014). *Zukunft als Katastrophe. Fiktion und Prävention.* S. Fischer.

Horn, K. & Rittberger, V. (Hrsg.). (1987). *Mit Kriegsgefahren leben. Bedrohtsein, Bedrohungsgefühle und friedenspolitisches Engagement.* Westdeutscher Verlag.

Illouz, E. (2009). *Die Errettung der modernen Seele. Therapien, Gefühle und die Kultur der Selbsthilfe.* Suhrkamp.

Internationale Ärzt*innen für die Verhütung des Atomkrieges/Ärzt*innen in sozialer Verantwortung (2022). Die Waffen nieder! Deeskalation jetzt! https://www.ippnw.de/commonFiles/pdfs/Frieden/Die_Waffen_nieder.pdf

Jarausch, K. (Hrsg.). (2008). *Das Ende der Zuversicht? Die siebziger Jahre als Geschichte.* Vandenhoeck & Ruprecht.

Jogschies, R. (1986). *betrifft: Ärzte gegen den Atomkrieg. Ein Porträt des Friedensnobelpreisträgers.* C. H. Beck.

Kemper, C. (2012). Psychologische Abrüstung. Psychotherapeuten in der westdeutschen Friedensbewegung der frühen 1980er Jahre. In M. Tändler & U. Jensen (Hrsg.), *Das Selbst zwischen Anpassung und Befreiung. Psychowissen und Politik im 20. Jahrhundert* (S. 168–185). Wallstein.

Kemper, C. (2016). *Medizin gegen den Kalten Krieg. Ärzte in der anti-atomaren Friedensbewegung der 1980er Jahre.* Wallstein.

Kössler, T. (2014). Perspektiven einer Geschichte von Friedenspädagogik und Friedenserziehung im 19. und 20. Jahrhundert. In T. Kössler & A. J. Schwitanski (Hrsg.), *Frieden lernen. Friedenserziehung und Gesellschaftsreform im 20. Jahrhundert* (S. 19–38). Klartext.

Leif, T. (1990). *Die strategische (Ohn-)Macht der Friedensbewegung. Kommunikations- und Entscheidungsstrukturen in den achtziger Jahren.* Westdeutscher Verlag.

Lifton, R. J. (1968). *Death in Life: Survivors of Hiroshima.* Random House.

Mende, S. & Metzger, B. (2012). Ökopax. Die Umweltbewegung als Erfahrungsraum der Friedensbewegung. In C. Becker-Schaum, P. Gassert, M. Klimke, W. Mausbach & M. Zepp (Hrsg.), *»Entrüstet Euch!« Nuklearkrise, NATO-Doppelbeschluss und Friedensbewegung* (S. 118–134). Schöningh.

Michaels, P. A. (2022). »Wars begin in the minds of men«: Psychiatry and the Cold War Antinuclear Movement. *Journal of Contemporary History, 57*(2), 433–454.

Michel, J. (2010). »Richtige« und »falsche« Angst in der westdeutschen Debatte um den NATO-Doppelbeschluss. In P. Bormann, T. Freiberger & J. Michel (Hrsg.), *Angst in den internationalen Beziehungen* (S. 251–272). Vandenhoeck & Ruprecht.

Oberloskamp, E. (2017). Zwischen Apokalyptik und alternativen Gesellschaftsentwürfen. Anti-Atomkraft und Friedensbewegungen in den 1970er und 1980er Jahren. In E. Conze, M. Klimke & J. Varon (Hrsg.), *Nuclear Threats, Nuclear Fear and the Cold War of the 1980s* (S. 321–340). Cambridge University Press.

Passet, P. & Modena, E. (Hrsg.). (1983). *Krieg und Frieden aus psychoanalytischer Sicht.* Stroemfeld/Roter Stern.

Plamper, J. (2015). *The History of Emotions. An Introduction.* Oxford University Press.

Raphael, L. (1996). Die Verwissenschaftlichung des Sozialen als methodische und konzeptionelle Herausforderung für eine Sozialgeschichte des 20. Jahrhunderts. *Geschichte und Gesellschaft, 22,* 165–193.

Richter, H.-E. (1963). *Eltern, Kind und Neurose. Zur Psychoanalyse der kindlichen Rolle.* Klett-Cotta.

Richter, H.-E. (1970). *Patient Familie.* Rowohlt.

Richter, H.-E. (1972). *Die Gruppe. Hoffnung auf einen neuen Weg, sich selbst und andere zu befreien. Psychoanalyse in Kooperation mit Gruppeninitiativen.* Rowohlt.

Richter, H.-E. (1974). *Lernziel Solidarität.* Rowohlt.

Richter, H.-E. (1979). *Der Gotteskomplex. Die Geburt und die Krise des Glaubens an die Allmacht des Menschen.* Rowohlt.

Richter, H.-E. (1981). *Alle redeten vom Frieden. Versuch einer paradoxen Intervention.* Rowohlt.

Richter, H.-E. (1982). *Zur Psychologie des Friedens.* Rowohlt.

Richter, H.-E. (1985). Angst, Hoffnung, Widerstand. In T. Bastian (Hrsg.), *Friedensnobelpreis für 14.000 Ärzte. Dokumente aus der medizinischen Friedensbewegung* (S. 141–156). Rowohlt.

Richter, S. (2011). Der Protest gegen den NATO-Doppelbeschluss und die Konsolidierung der Partei Die Grünen zwischen 1979 und 1983. In P. Gassert, T. Geiger & H. Wentker (Hrsg.), *Zweiter Kalter Krieg und Friedensbewegung. Der NATO-Doppelbeschluss in deutsch-deutscher und internationaler Perspektive* (S. 229–245). Oldenbourg Wissenschaftsverlag.

Roelcke, V. (1999). *Krankheit und Kulturkritik. Psychiatrische Gesellschaftsdeutungen im bürgerlichen Zeitalter (1790–1914).* Campus.

Rose, K. D. (2004). *One nation underground. The fallout shelter in American culture.* New York University Press.

Schregel, S. (2009). Konjunktur der Angst. »Politik der Subjektivität« und »neue Friedensbewegung«, 1979–1983. In B. Greiner, C. T. Müller & D. Walter (Hrsg.), *Angst im Kalten Krieg* (S. 495–520). Hamburger Edition.

Schregel, S. (2011). *Der Atomkrieg vor der Wohnungstür. Eine Politikgeschichte der neuen Friedensbewegung in der Bundesrepublik 1970–1985.* Campus.

Schregel, S. (2017). Global Micropolitics. Toward a Transnational History of Grassroots Nuclear-Free Zones. In E. Conze, M. Klimke & J. Varon (Hrsg.), *Nuclear Threats, Nuclear Fear and the Cold War of the 1980s* (S. 206–226). Cambridge University Press.

Seefried, E. (2015). *Zukünfte. Aufstieg und Krise der Zukunftsforschung 1945–1980.* De Gruyter.

Senhgas-Knobloch, E. & Volmberg, B. (1986). Zur Sozialpsychologie des Friedens. Gesellschaftliche und sozialpsychologische Mechanismen der herrschenden Rüstungs- und Sicherheitspolitik. In J. Tatz (Hrsg.), *Ist der Frieden noch zu retten? Die Abschreckung und ihre Alternativen* (S. 217–233). Athenäum.

Siegfried, D. & Templin, D. (Hrsg.). (2019). *Lebensreform um 1900 und Alternativmilieu um 1980. Kontinuitäten und Brüche in Milieus der gesellschaftlichen Selbstreflexion im frühen und späten 20. Jahrhundert.* Vandenhoeck & Ruprecht.

Warneke, T. (2010). Aktionsformen und Politikverständnis der Friedensbewegung. Radikaler Humanismus und die Pathosformel des Menschlichen. In S. Reichardt & D. Siegfried (Hrsg.), *Das alternative Milieu: Antibürgerlicher Lebensstil und linke Politik in der Bundesrepublik Deutschland und Europa 1968–1983* (S. 445–472). Wallstein.

Wettig, G. (2009). Die Sowjetunion in der Auseinandersetzung über den NATO-Doppelbeschluss 1979–1983. *Vierteljahrshefte für Zeitgeschichte, 57,* 217–259.

Wiechmann, J. O. (2017). *Sicherheit neu denken. Die christliche Friedensbewegung in der Nachrüstungsdebatte 1977–1984.* Nomos.

Wittner, L. (2003). *Toward Nuclear Abolition. A History of the World Nuclear Disarmament Movement, 1971 to the Present.* Stanford University Press.

Ziemann, B. (Hrsg.). (2008). *Peace Movements in Western Europe, Japan and the USA during the Cold War.* Klartext.

Der Autor

Jens Elberfeld, Dr. phil., ist wissenschaftlicher Mitarbeiter des Arbeitsbereichs Historische Erziehungswissenschaft am Institut für Pädagogik der Martin-Luther-Universität Halle-Wittenberg. Nach dem Studium der Geschichtswissenschaft, Pädagogik und Soziologie in Bielefeld und an der Johns-Hopkins-University war er u. a. Stipendiat der Hans-Böckler-Stiftung und Promotionsstudent der Bielefeld Graduate School in History and Sociology. Seine Dissertation *Anleitung zur Selbstregulation. Eine Wissensgeschichte der Therapeutisierung im 20. Jahrhundert* ist 2020 bei Campus erschienen. Elberfelds Interessenschwerpunkte umfassen die Geschichte der Psychotherapie, Körper- und Sexualitätsgeschichte, deutschjüdische Geschichte sowie Gesellschafts- und Sozialtheorien. Zurzeit arbeitet er an einer Geschichte »jugendlicher« Sexualität in der Moderne.

Kontakt: Dr. Jens Elberfeld, Martin-Luther-Universität Halle-Wittenberg, Institut für Pädagogik, Franckeplatz 1, Haus 5, 06110 Halle (Saale); E-Mail: jens.elberfeld@paedagogik.uni-halle.de

Entwicklungsschritte auf dem Weg zu einem psychoanalytischen Arbeitsmodell

Persönliche Erfahrungen

Ralf Zwiebel

Einleitung

Die Tagungsthematik »Entwicklung und Veränderung« will ich auf die professionelle Aufgabe des Psychoanalytiker-Seins eingrenzen: Gemeint ist die spannungsvolle Dynamik von Analytiker[1]-Werden und Analytiker-Bleiben einmal als lebenslanger Entwicklungsprozess, als Aufgabe mit jedem neuen Patienten, und schließlich als Herausforderung von Stunde zu Stunde. Bei der Fokussierung auf die Person des Analytikers frage ich nach ihren inneren und äußeren Entwicklungs- und Veränderungsmöglichkeiten und Veränderungsnotwendigkeiten. Die zentrale These lautet, dass die Aufgabe der Entwicklung eines individualisierten und persönlichen Arbeitsmodells Voraussetzung und Ausdruck dieses komplexen und immer wieder zu aktualisierenden Prozesses darstellt. Dieses Arbeitsmodell ermöglicht eine »dritte Position«, die die analytische Begegnung von einer Alltagsbeziehung unterscheidet (Tuckett et al., 2008). Dies möchte ich konkret auch an meiner eigenen Berufsbiografie nachvollziehen, in der Hoffnung, dass sich auf diese Weise manches Exemplarische zeigen lässt, ohne dass damit ein genereller und normativer Anspruch formuliert ist. Immerhin blicke ich selbst auf eine über 50-jährige Geschichte von Analytiker-Werden und Analytiker-Bleiben zurück. Aufgrund der Begrenzungen dieses Beitrags beschränke ich mich auf die für mich wesentlichen Entwicklungsschritte, wobei ich die folgenden zehn Annäherungen nicht als linearen Prozess, sondern eher in einem zirkulären Sinne verstehe.

---

[1] Bei allen Personenbezeichnungen sind im Folgenden immer alle Geschlechter mitgedacht.

Erste Annäherung: Die Bewerbung

Die ganze berufliche Geschichte beginnt spätestens mit dem bewussten *Wunsch, Analytiker zu werden.* Man vergleiche nur einmal die Situation eines jungen, begeisterten Mediziners und biochemisch forschenden Assistenten Ende der 1960er Jahre des letzten Jahrhunderts mit heutigen jungen Psychologen und Medizinern. Damals war für viele meiner Mitgenossen die psychoanalytisch orientierte Psychosomatik von großem Einfluss auf die sich entwickelnde Motivation. Die schockierende Lektüre von Mitscherlichs und Mielkes *Medizin ohne Menschlichkeit* (1960), Mitscherlichs *Krankheit als Konflikt* (1966) und Richters *Eltern, Kind und Neurose* (1970) waren auch für mich Schlüsseltexte und bahnten den Weg zu dieser wichtigen beruflichen Lebensentscheidung. Die bewusste Entscheidung zur Bewerbung ließ sich auf diese Weise relativ leicht rational begründen und wurde gestärkt durch die enorme Wertschätzung psychoanalytischen Denkens am Ende der 1960er Jahre. Manchmal ermöglichen die folgenden Bewerbungsgespräche einen überraschenden, aber auch schmerzlichen Einblick in die unbewusste Motivation der Berufswahl, und sie können einen ersten Test für die eigene Belastbarkeit darstellen. In meinem Fall erlebte ich in einem der Gespräche die gewaltige Wirkung einer Deutung, die einen Kern meiner persönlichen Problematik berührte, daher bis heute unvergessen ist und immer noch Fragen auslöst. So harrt die unbewusste Motivation dieses lebensentscheidenden Entwicklungsschrittes oft lange ihrer partiellen Entschlüsselung.

Zweite Annäherung: Die Lehranalyse

Die Erfahrung der Eigenanalyse in der *Lehranalyse* gilt bei Vielen als entscheidend im Prozess des Analytiker-Werdens. Viele kontroverse Fragen entzünden sich an dieser fraglos wichtigen Erfahrung. Hilfreich ist in diesem Zusammenhang immer wieder das berühmte Zitat von Freud von den schweren Anforderungen bei der Ausführung unserer analytischen Tätigkeit:

>»Es hat doch beinahe den Anschein, als wäre das Analysieren der dritte jener ›unmöglichen‹ Berufe, in denen man des ungenügenden Erfolgs von vornherein sicher sein kann. [...] Wo und wie soll aber der Ärmste sich jene ideale Eignung erwerben, die er in seinem Berufe brauchen wird. Die Antwort wird lauten: in der Eigenanalyse, mit der seine Vorbereitung für seine zukünftige Tätigkeit beginnt. [...] Ihre Leistung ist erfüllt, wenn sie dem Lehrling die sichere Überzeugung von der Existenz

des Unbewussten bringt, ihm die sonst unglaubwürdigen Selbstwahrnehmungen beim Auftauchen des Verdrängten vermittelt und ihm an einer ersten Probe der Technik zeigt, die sich in der analytischen Technik allein bewährt hat« (Freud, 1937c, S. 94ff.).

Die Lehranalyse gilt in diesen ironischen und vieldeutigen Bemerkungen Freuds also als Vorbereitung auf einen »unmöglichen Beruf«. Aus der Sicht meiner damaligen Erfahrungen Anfang der 1970er Jahre und den heutigen Erkenntnissen würde ich zu einer etwas anderen Formulierung kommen: Es geht in der Lehranalyse um das Erleben und Erkennen der eigenen Lebens- und Leidensgeschichte und ihre potenzielle, wenn auch begrenzte Milderung oder sogar Heilung – letzterer ein Begriff, den wir in der Regel mit Vorsicht verwenden. Beland betont in einer Arbeit über die Erfahrungen mit seinen Lehranalysanden die traumatische Genese der Charakterneurose seiner Kandidaten und als Ziel die »Heilung« der damit verknüpften Erkenntnisstörungen (Beland, 2020). Und es geht weiterhin ganz wesentlich darum, die unbewussten Quellen der Berufsmotivation intensiver zu erforschen, bis hin zu einer möglichen Revision der getroffenen Berufsentscheidung. Anders formuliert könnte man auch sagen: Der Kandidat sollte Einsicht in seine unbewusste Persönlichkeit gewinnen – oder wie es Laplanche für alle Analysanden sagt: »Wir hoffen lediglich, dass der Analysand etwas von der Beziehung zum Unbekannten beibehält und dies außerhalb der Analyse nutzen kann, dies ist das schönste Ergebnis von Analyse« (zit. n. Heenen-Wolff, 2012).

Sicher sind dies idealtypische Ziele, die oft genug nur in Annäherung erreicht werden. Auch vor dem Hintergrund meiner damaligen, aber auch späteren Erfahrungen möchte ich daher nur auf einige Gefahren und Grenzen der Lehranalyse hinweisen, die diese nachvollziehbaren Entwicklungs- und Veränderungsschritte be- oder sogar verhindern können. Man kann aus meiner Sicht zwei Dimensionen der Lehranalyse unterscheiden: eine therapeutische Dimension, in der es um den »Heilungsprozess« des Kandidaten geht, und eine didaktische Dimension, bei der der Lernprozess im Vordergrund steht. Auch wenn eine Wechselbeziehung besteht, sollte doch die therapeutische Dimension in der Lehranalyse im Vordergrund stehen und die didaktische Dimension gleichsam stumm im Hintergrund wirksam werden. Bei einer guten Passung zwischen Kandidat und Lehranalytiker gelingt dies auch, weniger jedoch bei einer »kollusiven Passung«, in der sich ein gemeinsamer Widerstand gegenüber diesem so wichtigen Entwicklungsschritt in der Ausbildung aufbaut. Ich deute dies aus der eigenen Erfahrung mit einem konkreten Beispiel an: Wenn der Lehranalytiker seinen Kandidaten in seinen eigenen beruflichen Kontext einbindet und ihn mit Aufgaben betraut, dann rückt die »didaktische Dimension« zu stark in den Vordergrund, ganz abgesehen von dem Agieren einer Übertragung-Gegenübertragungsdynamik, die dann beispielsweise zu einer vorzeitigen Beendigung der Psychoanalyse führen kann: Die Reifungsentwicklung wird forciert, der traumatische Kern der eigenen Person bleibt unberührt oder weiter abgespalten – mit erheblichen Konsequenzen für die spätere Berufspraxis. Auf der manifesten Ebene wird der Kandidat zu schnell als »Kollege« gesehen, was aus der Sicht der kindlichen Entwicklung einem Überspringen der regressiven und verletzten Seiten des Selbst entspricht – es droht eine dauerhafte Überforderung. Beim lehranalytischen Paar tritt dann der erfolgreiche Abschluss der analytischen Ausbildung in den Vordergrund und wird als Beleg für die gelungene Lehranalyse betrachtet. Allerdings muss nicht jeder Mangel in eine dauerhafte defizitäre Entwicklung führen. Lücken sind unvermeidlich und können durch Erfahrungen mit eigenen Patienten, Supervisoren, kollegialen Begegnungen und Lektüren teilweise kompensiert werden. Aus heutiger Sicht würde ich allerdings vermuten, dass zwei wesentliche Samenkörner in der Lehranalyse und der Ausbildung gesät werden müssen: die Generierung einer basalen, sicheren Verantwortlichkeit – vor allem die Unterscheidung zwischen Selbst- und Fremdverantwortung und die Toleranz für die vielen Vieldeutigkeiten und Ambivalenzen des Lebens, die in der analytischen Situation wie in einem Brennglas studierbar werden und durchgearbeitet werden können. Wenn dies gelingt, dann wird das Unterscheiden von alleiniger und geteilter Verantwortlichkeit möglich. Auch stärken dann die Erfahrungen als leidender und gleichzeitig und zunehmend kompetent behandelnder Kandidat die so wichtige »Ambiguitätstoleranz«, um hier einen heute beliebten Begriff zu erwähnen. Nicht zu erwarten ist allerdings, dass man als Kandidat in dieser Phase bereits endgültig entscheiden kann, ob man tatsächlich sein berufliches Leben »hinter der Couch« verbringen will. Es gilt, noch herauszufinden, dass dieses Leben hinter der Couch auch mit einigen Risiken verbunden ist, vor allem, wenn dieser Ort als Fluchtpunkt vor einem konfliktreichen »Draußen« des tätigen Lebens betrachtet wird. Die Folgen einer »nicht genügend guten« Lehranalyse und Ausbildung können also vielfältig sein und reichen von einer Feindseligkeit der Psychoanalyse gegenüber bis zu einer kreativen, versöhnlichen Verarbeitung der enttäuschenden und begrenzten Erfahrungen.

Dritte Annäherung: Das Ernstnehmen des Traumlebens

Seit Freuds epochalem Werk der *Traumdeutung* gelten die Träume als *Königsweg* zum Unbewussten (Freud, 1900a). Das Studium seines Werkes und der nachfolgenden Revisionen und Weiterentwicklungen sind das eine, die Übersetzung in das eigene Erleben und das kritische Überprüfen der komplexen Theorie sind das andere. Die Erfahrung des eigenen Initialtraums in den ersten Stunden meiner Lehranalyse ist mir bis heute in bleibender Erinnerung geblieben: In diesem Fall bestätigte sich die Auffassung, dass der Initialtraum gleichsam die Kernthematik und Problematik des Analysanden in verdichteter Form zum Ausdruck bringt, auch wenn dies nicht immer gleich durchsichtig wird. Das Erinnern, das Besprechen und das Verstehen der nächtlichen Träume kann als ein wichtiger Entwicklungsschritt aufgefasst werden, der auch zu einem veränderten Verhalten führen wird. Dieses besteht u. a. in einer Stärkung einer introspektiven Haltung, die für die analytische Arbeit unverzichtbar erscheint. Ich betone dies, weil der Schweizer Psychoanalytiker und Traumforscher Ulrich Moser zu Recht darauf hinweist, dass auch Psychoanalytiker eine Abwehrbewegung gegenüber der eigenen Traumtätigkeit entwickeln können, etwa durch Vergessen oder Distanzierung (Moser, 2005). In meinem Fall weckte also die Lehranalyse den Zugang zum eigenen Traumleben, was sich dann bei fortschreitender Ausbildung auch in Träumen über meine Analysanden zeigte, über die ich dann in einer ersten psychoanalytischen Arbeit berichtete. Diese Träume liegen jetzt auch fast 50 Jahre zurück und sind doch unvergessen (Zwiebel, 1977).

Im ersten Traum träumte ich von einer Patientin, die ich gynäkologisch untersuchte und beim Ertasten ihrer Vagina eine verhornte Schleimhaut feststellte. Im zweiten Traum fuhr ich mit einer anderen Analysandin im Auto eine steile Bergstraße hinab, sie selbst am Steuer und ich auf dem Hintersitz; dabei verlor sie die Kontrolle aber den Wagen und wir stürzten beide in den Abgrund, ich selbst mit dem Gefühl: »Jetzt weißt Du, wie sich das Sterben anfühlt.« Damals verstand ich diese Träume vor allem als Hinweise auf gravierende Behandlungsprobleme in der jeweiligen analytischen Beziehung, auch mit dem Verdacht, dass hier die Kompetenzzweifel des werdenden Analytikers visualisiert sind. Auch aus heutiger Sicht scheinen diese Kandidaten-Träume mit der Frage zu ringen, wie eigentlich die analytische Praxis zu verstehen ist: als eine quasi-medizinische Behandlung, die mit einer distanzierten gynäkologischen Untersuchung zu vergleichen ist (auch unter Berücksichtigung meiner medizinischen Primärsozialisation), oder aber als eine Beziehungstherapie, die außerordentliche Gefahren der Verstrickung und Verwicklung nach sich zieht, oder auch als Antizipation der Herausforderungen an den zukünftigen Analytiker, die als Versuchung und Versagung zu beschreiben wären: Sexualität und Sterblichkeit als die beiden wesentlichen Problemzonen der menschlichen Existenz, um die sich letztlich die psychoanalytische Arbeit dreht. Erst später verstand ich, dass das alleinige Freud'sche Traummodell (der Traum als

Ausdruck einer infantil-sexuellen Wunscherfüllung) eher ein Hindernis in der kollegialen Diskussion dieser sogenannten »Gegenübertragungsträume« darstellt. So könnte etwa das Traummodell von Hartmann (1998) hier bedeutsam sein: Kontextualisieren nicht beide Träume zentral die Sorge eines jungen Analytikers, ob er ein »genügend guter Analytiker« für seine Patientinnen sein oder werden kann? Die quasi-therapeutische Funktion dieser Träume würde sich dann darin zeigen, dass er sich seiner aktuellen Sorgen an dem »sicheren Ort« des Schlafes stellen und nach einer Lösung seiner Kompetenzzweifel forschen kann. Auch Ogdens Modell der »ungeträumten Träume« ist dabei relevant: Er fasst die Aufgabe des Analytikers prägnant in der Formulierung zusammen, dass der Analytiker die ungeträumten Träume des Analysanden träumt (Ogden, 2003). Es ging wohl damals nicht nur um die Deutung der Träume, sondern auch um ihre Funktion, nämlich – und dies traf vor allem auf die zweite Patientin zu – etwas zu visualisieren und dann in Worte zu fassen, also zu repräsentieren, was sich bei der massiv selbstdestruktiv agierenden Patientin als fundamental für den weiteren Fortgang der Behandlung erweisen sollte. Zusammengefasst möchte ich also feststellen, dass der Zugang zum eigenen Traumleben als ein wichtiger Entwicklungsschritt im Prozess des Analytiker-Werdens und Analytiker-Bleibens aufgefasst werden kann.

Vierte Annäherung: Die Entdeckungen des Kleinianismus

In den 1970er Jahren waren die beiden wichtigsten ausländischen Autoren in Deutschland Otto Kernberg und Heinz Kohut. Erst gegen Ende dieses Jahrzehnts kamen die englischen kleinianisch orientierten Psychoanalytiker zu Vorträgen nach Deutschland. Die Arbeiten der Post-Kleinianer und auch Bions Arbeiten waren noch weitgehend unbekannt. Daher waren diese Theorien und vor allem das Konzept der *projektiven Identifizierung* für viele jüngere Analytiker und auch für mich persönlich eine wichtige Entdeckung. Auch wenn das Konzept relativ schnell eine gewisse modische Aktualität bekam, trug es doch in meinem persönlichen Denken wesentlich dazu bei, die Bewegung von einer klassischen Ein-Personen-Psychologie zu einer post-klassischen Zwei-Personen-Psychologie zu vollziehen. Die Metapher des weitgehend neutralen Schiedsrichters am Spielfeldrand wurde abgelöst durch die Vorstellung eines involvierten, notwendigerweise verstrickten Analytikers, und die analytische Situation mitgestaltet von Phänomenen wie Agieren und Mitagieren, Enactments und teilweise massiven Gegenübertragungsphänomenen. Bions Erweiterung der projektiven Identifizierung von einem intrapsychischen Abwehrprozess zu einem interpersonellen Geschehen und die Betonung ihrer kommunikativen Funktion unterstützte das Verstehen der analytischen Situation ganz erheblich. Die idealtypischen Formulierungen der Neutralität und Abstinenz des Analytikers blieben als Orientierung wichtig, wurden aber durch die Beachtung realtypischer Ereignisse und problematischer Situationen erweitert. Der Mut wurde gestärkt, sich den wirklichen Ereignissen in der analytischen Begegnung zuzuwenden und zu untersuchen und zu beschreiben, was wirklich in den Stunden zwischen Analytiker und Analysand passiert. Als Beispiel kann ich meine Untersuchung über die Müdigkeitsreaktion des Analytikers erwähnen, die ein häufiges, aber doch auch gleichzeitig tabuiertes Phänomen aufgriff und die bis dahin häufig defensive Interpretation – beispielsweise: die versteckte Aggression des Analysanden schläfere den Analytiker immer wieder ein – kritisierte und infrage stellte (Zwiebel, 1992). Die große Resonanz dieser Untersuchung zeigte, dass es sich um ein wichtiges Problem vieler Analytiker handelt, nämlich die nicht leichte Aufgabe, in der analytischen Arbeit mit den Patienten von Stunde zu Stunde über einen ganzen Arbeitstag »wach, lebendig und gesund« zu bleiben, wie es Winnicott einmal so prägnant formulierte (Winnicott, 1962). Die Untersuchung eröffnete auch eine vertiefte Auseinandersetzung mit den schon erwähnten Phänomenen der Verantwortlichkeit und dem Umgang mit den vielen Ambiguitäten und Ambivalenzen der analytischen Begegnung. Sehr zugespitzt konnte man formulieren, dass in vielen Fällen das analytische Paar die Müdigkeitsreaktion des Analytikers generiert – dies ist die geteilte Verantwortlichkeit –, dass der verantwortliche Beitrag des Analytikers aber darin besteht, dass er aus der Ambivalenz der analytischen Situation gegenüber einen Widerstand gegen die eigene Arbeitsweise – vor allem das abwartende Zuhören in gleichschwebender Aufmerksamkeit – entwickelt. So ließe sich postulieren, dass Analytiker-Werden und Analytiker-Bleiben in jeder Sitzung von der Entwicklung einer analytisch-therapeutischen Position abhängig sind, die von vielen inneren und äußeren Faktoren und nicht nur von der spezifischen Übertragung-Gegenübertragungsdynamik bestimmt wird. Ich erwähne dies, weil es in der damaligen Zeit nicht leicht war, über diese Thematik offen zu sprechen. Ich erinnere einen Vortrag von mir, den ich in schmerzlicher Erinnerung habe: Bei der Schilderung einer analytischen Sitzung, in der ich u. a. eine heftige Müdigkeitsreaktion beschrieb und die ich in dem hier angedeuteten Zusammenhang verstand, fragte mich ein alter und renommierter Kollege im Anschluss an die Diskussion, bei wem ich denn in Analyse gewesen sei. Auf meine dementsprechende Antwort hörte ich, dass dieser doch eigentlich ein recht guter Analytiker sei. Immerhin konnte ich diese Bemerkung aber auch als einen Hinweis darauf verstehen, dass ich womöglich auch ein ungelöstes Problem aus meiner eigenen Lehranalyse oder sogar meines Lehranalytikers nachträglich bearbeitete.

Sowohl die Beschäftigung mit den Gegenübertragungsträumen als auch die Untersuchung der Müdigkeitsreaktion stellten also aus meiner Sicht einen wichtigen Entwicklungsschritt dar, der vor allem in einem wachsenden Interesse an der inneren Arbeitsweise des Analytikers in der analytischen Situation besteht. Das intensive Nachdenken über die analytisch-therapeutische Position und der wohl unvermeidlichen Ambivalenz ihr gegenüber kann daher als ein Versuch verstanden werden, die psychoanalytische Theorie, die eigenen analytischen Erfahrungen und die Arbeit mit Analysanden in eine »eigene Stimme« zu übersetzen. Im Grunde kreisen die Fragen immer wieder um das von Freud aufgestellte Paradox, einen im Prinzip »unmöglichen Beruf« trotz aller Hindernisse und Begrenzungen doch zu verwirklichen.

Fünfte Annäherung: Gleichschwebende Aufmerksamkeit und Anfänger-Geist

Aber wie geht man mit dieser widersprüchlichen Aufgabe als Analytiker um? Das Analytiker-Werden und Analytiker-Bleiben wird nicht selten in diesen widersprüchlichen Formulierungen beschrieben: etwas Unmögliches möglich zu machen (Freud), Sicherheit in der Unsicherheit gewinnen (Kittler), Abstinenz als Verhinderung von Grenzverletzung und Ermöglichen von Entwicklung praktizieren (Picht). Je mehr man sich mit der analytischen Aufgabe identifiziert, um so mehr wird man mit einem zentralen Problem konfrontiert: Es ist die Entwicklung einer ganz besonderen Form des Zuhörens, das sich ebenfalls aus einer Alltagsperspektive als ausgesprochen widersprüchlich erweist. In der idealen Form sollte sich das Zuhören nämlich als abwartend und absichtslos erweisen: ohne Erwartungen, wertfrei und grundlegend wohlwollend und akzeptierend. Dies kommt in der berühmten Beschreibung von Freud über die *gleichschwebende Aufmerksamkeit* zum Ausdruck, die Bion in seiner oft zitierten, aber nicht immer verstandenen Bemerkung radikalisiert hat:

> »Wünsche [des Analytikers; R.Z.] stören den Prozess der Urteilsbildung, in dem sie zu Geistesabwesenheit führen, wenn Beobachtung unbedingt erforderlich wäre [...]. [D]er psychoanalytischen Beobachtung geht es weder um das, was geschehen ist, noch um das, was geschehen wird, sondern um das, was tatsächlich geschieht [...]. [W]as über den Patient[en] ›bekannt‹ ist, hat weiter keine Bedeutung [...]. Wenn Patient und Analytiker es ›kennen‹, ist es obsolet [...]. Der Psychoanalytiker sollte bestrebt sein, einen Bewusstseinszustand zu erreichen, in dem er in jeder Sitzung

das Gefühl hat, den Patienten noch nie zuvor gesehen zu haben. Wenn er glaubt, er hätte ihn schon einmal gesehen, behandelt er den falschen Patienten [...]« (Bion, 1967, S. 272, Übersetzung R. Z.).

Diese herausfordernde Beschreibung über den Bewusstseinszustand des Analytikers in seiner Arbeit erinnert an die zen-buddhistischen Koans – etwa »Zeige mir Dein Gesicht vor der Geburt Deiner Eltern« – oder an den unter Buddhisten berühmten Begriff des »Anfänger-Geistes« (Suzuki, 1970), der einen bestimmten meditativen Geisteszustand zu umschreiben versucht. Dieser besteht im Fallen-Lassen aller Theorien und Konzepte und dem Zulassen einer Form von unmittelbarer Gegenwärtigkeit oder Präsenz. Bezogen auf die ursprüngliche Frage meines Vortrages – die Aufgabe, mithilfe der Entwicklung eines Arbeitsmodells Analytiker zu werden und zu bleiben – kann ich für einen Moment etwas näher beschreiben, wie ich für mich diese Aufgabe zu lösen versucht habe. Dieser von Bion und von Suzuki beschriebene Bewusstseinszustand ist als dauerhafte Einstellung natürlich utopischer Natur. Untersucht man aber genauer die innere Arbeitsweise des Analytikers in der konkreten Stunde, die von der Intention dieses »Anfänger-Geistes« inspiriert ist, dann kann man die folgenden idealisierten Entwicklungsschritte formulieren: das Zulassen der Ereignisse im Sinne der Offenheit für das gesamte Geschehen in der analytischen Begegnung, das Loslassen dieser Ereignisse, und das erneute Zulassen, das Fokussieren auf einen Punkt der sich entwickelnden affektiven Dringlichkeit, das Konzeptualisieren dieses dringlichen Momentes, das Verbalisieren und Antworten und wiederum das erneute Zulassen und Loslassen. So entsteht also ein oszillierender und zirkulierender Prozess im Selbst des Analytikers und in der analytischen Beziehung, der sich zwischen den Polen der Präsenz und der Reflexion entfaltet. Und so entstehen immer wieder Momente des »Anfänger-Geistes«, sodass man auch von einer »quasi-meditativen« Phase in der Stunde sprechen kann, in der das Zulassen und Loslassen dominieren. Das Fokussieren und Konzeptualisieren heben diesen Zustand für einen Moment auf. Aber noch eine Einsicht lässt sich an diesem Beispiel festhalten: Als Psychoanalytiker sind wir immer mit komplexen Übersetzungsaufgaben befasst; sowohl unsere persönlichen Erfahrungen in der analytischen Situation als auch die Beschreibungen von Freud und Bion zum Zuhören und zur gleichschwebenden Aufmerksamkeit muss jeder Analytiker in seine eigene Sprache, in das eigene Arbeitsmodell übersetzen. Erwähnen möchte ich aber auch, dass meine zweite Analytikerin mein Interesse für und mein Eintauchen in die fremde Kultur des Zen-Buddhismus mit wohlwollender Neutralität und Offenheit begleitete.

Sechste Annäherung: Die phobische Position

Bekanntlich ist die Couch neben ihrer konkreten Realität ein hochverdichtetes und affektiv besetztes Symbol der analytischen Situation und der Psychoanalyse überhaupt. Will man die affektive Dimension der analytischen Praxis besser verstehen, muss man nur den Umgang mit der realen und der symbolisierten Couch näher betrachten. Denken wir an einen Kandidaten auf der Suche nach Analyse-Patienten, der in seinem Behandlungsraum aber gar keine Couch stehen hat: Es wird nicht wundern, wenn es ihm schwerfällt, Patienten für die analytische Arbeit zu gewinnen, auch, weil er sich seiner Ängste nicht ausreichend bewusst ist. Ich postuliere also, dass es *Ängste gibt, Analytiker zu werden und zu bleiben,* was nicht nur für Kandidaten gilt, sondern für alle Analytiker. Unvergesslich ist mir die Bemerkung von John Klauber in einem Vortrag, dass es noch zehn Jahre nach Ende seiner Ausbildung gedauert habe, bis er ohne Angst und Schuldgefühl seinen Patienten die Analyse anbieten konnte. Vertrauter ist in der Regel die Annahme, dass die Couch für viele Patienten angsterregend ist. Es bleibt eine erhellende Einsicht, dass diese Ängste vor der Couch – also vor der analytischen Situation, die diese symbolisiert – konstitutiv für sie sind, für das analytische Paar und sogar für die allgemeine Öffentlichkeit, wie sich an den beliebten Karikaturen über Psychoanalyse, die die Ängste entschärfen, zeigen lässt. Als wichtiger Entwicklungsschritt auf dem Weg zum Analytiker-Werden und Analytiker-Bleiben kann man daher nicht etwa die Überwindung dieser Ängste, sondern die Einsicht in ihre Dynamik, das Erkennen ihrer Abkömmlinge und die zunehmende Fähigkeit zur affektiven Regulierung ansehen. Eine solch wichtige Einsicht besteht schon in der Auffassung, dass die Couch nicht nur für den Analysanden, sondern auch für den Analytiker eine Versuchungs- und Versagenssituation darstellt. In einer eigenen Untersuchung habe ich drei Dimensionen der Ängste des Analytikers zu beschreiben versucht, die aus der heutigen pluralen Sicht der Psychoanalyse erkennbar sind: Triebängste, Ängste vor einer Überlastung der mentalen Containing-Funktion im Sinne einer bedrohlichen Re-Traumatisierung und Ängste vor einem Identitäts- oder Selbstverlust – möglicherweise alles Beschreibungen einer vergleichbaren Bedrohung durch die Couchsituation in unterschiedlichem Vokabular. Es ist die Angst vor dem Verlust der analytisch-therapeutischen Position, die verhindert, dass man immer wieder den Mut aufbringt, Analytiker zu werden und zu bleiben. Mit der Beschreibung einer phobischen Position als einer Abwehr- und Vermeidungshaltung gegenüber dem Zulassen der basalen Elemente der analytischen Situation – Rahmen, freie Assoziation, abwartendes Zuhören und Deuten – lässt sich diese zentrale und emotionale Dynamik genauer umkreisen (Zwiebel, 2007). Nimmt man den Vergleich zwischen der analytischen Situation und der Meditation wirklich ernst – unser indischer Kollege Sudhir Kakar hat von der Psychoanalyse einmal als einer »Meditation zu zweit« gesprochen –, dann wird die gleichsam existenzielle Dynamik der Angst noch eindrücklicher. Eine häufige und initiale Erfahrung in der meditativen Praxis des stillen Sitzens ist das Auftauchen eines ängstlichen Gefühls, das schnell mit der aktivierten »unbewussten Denkfabrik« (Bollas, 2006) beantwortet wird. Es scheint, als ob die Versenkung in den gegenwärtigen Moment und die alleinige Beobachtung des eigenen Atems und Bewusstseinsstroms eine Bedrohung des Selbst des Meditierenden darstellt, auf das mit einem »Ich denke, also bin ich« forciert geantwortet wird. Diese Bewegung wird unmittelbar verständlich, wenn man sich die Grundaussage des japanischen Zen-Meisters Dogen zur Beschreibung der buddhistischen Meditation vergegenwärtigt: Danach besteht dieser Übungsweg im Studium des Selbst und im Vergessen des Selbst. Alle mentalen Inhalte werden also zugelassen und beobachtet, dann aber auch wieder fallen- oder losgelassen. Auf diese Weise entsteht ein Gewahrsein für den ständigen Wechsel von konstruktiven und de-konstruierenden mentalen Prozessen, eine Erfahrung der Flüchtigkeit der Selbstkonstruktion. Wenn ich dies hier nur auf den Analytiker fokussiere, dann besteht das quasi-meditative Element bei ihm in der Tat darin, sein Selbst zu studieren – nämlich alles, was er bei sich und beim Analysanden wahrnimmt, zuzulassen – und dann auch wieder zu vergessen, also sich nicht an Konzepte, Modelle oder Theorien zu klammern, sondern weiterhin dem analytischen Geschehen absichtslos und abwartend zu folgen. In einer wunderbaren Formulierung hat dies Warren Poland etwas anders beschrieben:

> »Ich schlage vor, dass es die disziplinierte Verwendung des eigenen Selbst des Analytikers ist, die im Grunde als Medium für die emotionale Selbsterkundung des Patienten dient, wodurch sich klinische Psychoanalyse von anderen Therapieformen unterscheidet« (Poland, 2012).

Der Analytiker stellt also sein Selbst als Medium in den Dienst des Patienten, das aber aus dem eben genannten Zusammenhang gerade darin besteht, das eigene Selbst sowohl ernst zu nehmen, es aber auch gleichzeitig zurückzunehmen, zu vergessen, um – metaphorisch gesprochen – dem Patienten ein aufnehmender mentaler Gastgeber zu sein. Hier ist die angedeutete existenzielle Dimension erreicht: Die Selbstzurücknahme ist unvermeidlich mit sehr basalen Ängsten behaftet, ist doch die Sorge um das eigene Selbst basaler Antrieb menschlicher Selbsterhaltung.

Siebte Annäherung: Der Bezug zur Außenwelt

Ich halte für einen Moment inne und stelle mir Ihre kritischen Fragen vor: Wo bleibt denn die Realität, die Welt der realen Ereignisse und ihr ständiger Wandel, wenn Sie sich immer tiefer und mehr und mehr mikroskopisch auf das abgeschlossene Analyse-Zimmer und ihre Prozesse fokussieren? Wenn man den Zeitraum der letzten 50 Jahre überblicken will, dann dürfen doch die Entwicklungen und Veränderungen in der Welt nicht ausgeklammert werden (Folgen des »Dritten Reiches«, Klimakrise, Tschernobyl, 9/11, Fall der Mauer und Deutsche Wiedervereinigung, Terrorismus, Flüchtlingskrise, Digitalisierung, Pandemie, Kriege usw.), von der Entwicklung der psychoanalytischen Bewegung weltweit nicht zu sprechen – hier ist an das Wachstum der internationalen Psychoanalyse, die Veränderung in Richtung einer enormen Pluralität und die Vertiefung in den vielen Anwendungsbereichen der Psychoanalyse zu denken, aber auch an aktuelle, krisenhafte Zuspitzungen (Buchholz, 2021). Auch taucht immer wieder die Vermutung auf, die Psychoanalyse sei veraltet, gehe nicht mit den Wandlungen der Zeit, die Analytiker halten an überholten Theorien fest und nehmen die empirische Wissenschaft nicht zur Kenntnis. Ein anderer Vorwurf bezieht sich auf die Feststellung, die Psychoanalyse sei eine Verführung zur ewigen Nabelschau beim einzelnen Patienten unter Ausblendung der realen Wirklichkeit. Ich selbst erinnere mich an nur ein Weltereignis in den letzten 50 Jahren, das von allen meinen damaligen Analysanden unmittelbar kommentiert wurde, nämlich der Terroranschlag auf das World Trade Center 2001. In der Tat gibt es also eine Gefahr, den Einfluss der äußeren Wirklichkeit auf unsere Arbeit zu unterschätzen, was zu einer Art Hermetik führen kann. Tatsache ist dagegen, dass sowohl wir Analytiker als auch unsere Patienten in einer sich ständig wandelnden Welt leben, wobei viele dieser Veränderungen gleichsam »still« vor sich gehen, bis sie eines Tages fast eruptiv an die Oberfläche drängen (Jullien, 2010). Wer hätte noch vor 30 Jahren gedacht, welche Veränderungen die Einführung des Computers bewirken werden. Die Pandemie ist vielleicht das eindrücklichste Beispiel und wirklich auch in den analytischen Raum massiv eingebrochen.

Ich muss mich hier auf einen Aspekt der Beziehung zwischen der analytischen Situation und der realen Welt beschränken, einen kritischen Aspekt, der sich auf die Einbettung der psychoanalytischen Arbeit in das sich auch wandelnde Gesundheitssystem mit den Krankenkassen, dem Psychotherapeutengesetz und dem Richtlinienverfahren mit seinen Regelungen und Vorgaben bezieht. Hier treffen unterschiedliche Welt- und Menschenbilder aufeinander, die nur begrenzt vereinbar scheinen, die aber die meisten Analytiker in einer Art Spagat zu überbrücken versuchen. Hinweisen möchte ich hier nur auf das Spannungsfeld zwischen dem *medizinischen Denken* und dem *psychoanalytischen Denken*, das sich darin manifestiert. Vielleicht auf die einfachste Formel gebracht, steht das medizinische Denken unter dem Motto »Eleminieren!«, das psychoanalytische Denken unter dem Motto »Zulassen!«. Das Leiden wird in dem einen Fall als eine Störung, als ein Defizit, ein Mangel aufgefasst, die möglichst schnell beseitigt werden müssen: durch Medikament, Operation, das Exponieren und De-Konditionieren. Das Leiden muss in dem anderen Fall überhaupt erst einmal in seiner ganzen Dimension entdeckt werden, darf einen Raum bekommen, stellt in sich eine Leistung oder auch Botschaft dar, die einen noch unbekannten Sinn ausdrückt und entschlüsselt werden kann. Auch hier hat Freud eine seiner genialen Formulierungen gefunden, wenn er vom Prozess des » Heilens und Forschens« sprach (Freud, 1926e). Diese Formulierung führt uns nämlich aus der fatalen Dichotomie dieser polaren Denkweisen heraus, in dem Forschen und Heilen in ihrer Bipolarität erkannt werden: Die forschende Haltung, die selbst ein möglichst umfassendes Zulassen unter klaren Rahmenbedingungen voraussetzt, stellt selbst die Grundbedingungen eines heilsamen, förderlichen Prozesses dar, der wiederum rückwirkend eine Stärkung der forschenden Haltung ermöglicht; mildert sich die Angst oder Depression, mag man sich auch wieder den eigenen Konflikten und schwierigen Lebensumständen stellen – oder wie es Bion in einer seiner treffenden Formulierungen ausgedrückt hat: Das Seelische des Menschen braucht die Wahrhaftigkeit zum Wachstum wie der Körper die konkrete Nahrung. Danach wäre die unerschütterliche Suche nach Wahrhaftigkeit (das Forschen) gleichzeitig Ausdruck eines heilenden Prozesses in Richtung reifer Abhängigkeit (Fairbairn, 1952). In dieser Auseinandersetzung mit Freuds » Heilen und Forschen« und den vielen Entwicklungen und Veränderungen im Außen entwickelte sich bei mir auch das Konzept einer multiplen Bipolarität der analytischen Arbeitsweise, das man auch als ein gegenseitiges Hervorbringen verstehen kann: Unsere Patienten bringen die äußere Welt und ihre Wirklichkeit in den analytischen Raum – das »Draußen« – und wir versuchen mit ihnen zu erforschen, wie sich diese komplexe Wechselbeziehung zwischen »Drinnen« und »Draußen« gestaltet – wie sich das »Draußen« im »Drinnen« spiegelt und umgekehrt. Dies gilt ja übrigens auch für den Analytiker selbst, der auch Realität in den analytischen Raum bringt: die Wechselfälle seines Lebens, seine Verluste, Krankheiten, Krisen, Erfolge, Altersprozesse, politischen Einstellungen usw. Leider bleibt nicht genügend Zeit, die speziellen Herausforderungen der modifizierten psychoanalytischen Psychotherapie zu besprechen. Nicht unerwähnt bleiben sollte eine andere Entwicklung: Anfang der 1960er und 1970er Jahre war die Psychoanalyse die dominierende

Form der Psychotherapie in Deutschland. Heute haben sich vielfach andere Formen entwickelt, die auch um ihre Anerkennung und wissenschaftlichen Status ringen. Die Psychoanalyse ist als Behandlungsform eine unter vielen geworden, mittlerweile spezialisiert offenbar auf »schwere Fälle« – wie es sich in vielen Falldarstellungen auch spiegelt. Ein wichtiger Gesichtspunkt scheint mir in diesem Zusammenhang zu sein, ob wir als Analytiker auch über den »Tellerrand« schauen und die Entwicklungen in anderen Therapieformen zur Kenntnis nehmen, gleichzeitig aber selbst nach »Draußen« in andere Felder außerhalb der Couchsituation gehen, um unser psychoanalytisches Denken dort zu erproben und seine Wirksamkeit zeigen. Mit einem Wort: Die immer drohende Hermetik wird durch eine Öffnung des Innenraums ins »Draußen« gebannt, setzt aber die Mitnahme und Anwendung der »inneren Couch« als Metapher für das psychoanalytische Denken auch in der Wirklichkeit der Welt voraus (Zwiebel, 2019).

Achte Annäherung: Die Entwicklung einer ethischen Position

Die Entwicklung der ethischen Frage in der Psychoanalyse ist ein gutes Beispiel für die Durchdringung auch unserer Praxis mit dem sogenannten »Zeitgeist« und der äußeren, sich wandelnden Wirklichkeit. Erst Ende der 1990er Jahre wurden in den psychoanalytischen Vereinigungen die Ethikkommissionen gegründet, weil man sich mehr und mehr der ethischen Probleme auch in unserer Profession bewusst wurde, obwohl natürlich Grenzverletzungen und Missbrauch seit vielen Jahrzehnten vorgekommen waren. Die Thematik der Irrtümer, Fehler und Fehlerkultur wurde und wird zunehmend in der Medizin beachtet, und in den letzten Jahren ist die MeToo-Debatte oder der sexuelle Missbrauch in verschiedenen Bereichen in der Öffentlichkeit allgegenwärtig. Im Zusammenhang mit dem Analytiker-Werden und Analytiker-Bleiben gehört danach auch die Reflexion der ethischen Dimension der psychoanalytischen Praxis zum wesentlichen Bestandteil eines Arbeitsmodells. Aus meiner Sicht lassen sich auch hier einige Punkte herausstellen: Zum einen gibt es einen schon erwähnten Widerspruch, der sich in der *Polarität von Vermeiden und Zulassen* beschreiben lässt; zu vermeiden sind in jedem Fall Grenzverletzungen in der analytischen Situation, zuzulassen – wenn auch nicht erwünscht – sind Irrtümer, Fehler usw. Wie schon erwähnt, hat dies Picht in Bezug auf die Abstinenz in ihrer doppelten Funktion in ähnlicher Weise beschrieben: Vermeiden von Schädigungen und Ausbeutungen des Patienten auf der einen Seite, Zulassen von Entwicklung und Veränderung auf der anderen Seite (Picht, 2014). Dies kann auch anders beschrieben werden:

Die Schaffung eines sicheren Rahmens mit klaren Grenzen und Vereinbarungen schafft und öffnet einen inneren Beziehungsraum, in dem Fehler, Irrtümer, Täuschungen, Missverständnisse usw. gleichsam konstitutiv für den analytisch-therapeutischen Prozess sind. In ähnlicher Weise gewinnt hier auch noch einmal die schon erwähnte Thematik der Verantwortlichkeit eine besondere Bedeutung: Der Analytiker trägt für die Einhaltung der Grenzen, der Abstinenz und seine gesamte professionelle Haltung die alleinige Verantwortung. Das Geschehen innerhalb der analytischen Begegnung wird aber durch die Beiträge beider Partner gestaltet und unterliegt aber damit auch einer geteilten Verantwortlichkeit. In und zwischen diesen beiden Bereichen gibt es viele Verwischungen und Unklarheiten, die ich noch einmal am Beispiel der Müdigkeitsreaktion andeuten kann: Ist das Einschlafen des Analytikers in der Sitzung eine ethische Verfehlung? Wenn man davon ausgeht, dass diese in der Regel von dem analytischen Paar gemeinsam hervorgebracht wird, dann könnte man von einer geteilten Verantwortlichkeit sprechen, was also zur Dynamik der analytischen Beziehung gehört. Vom Patienten darauf angesprochen, wird man das anerkennen, aber auch den Versuch machen, das Phänomen genauer zu erforschen. Der Patient hat allerdings eine berechtigte Erwartung an einen aufmerksamen und wachen Analytiker. Gleichzeitig ist die Art und Weise der analytischen Arbeitsweise des abwartenden und absichtslosen Zuhörens, der ständige Wechsel zwischen Sich-Einlassen und Abstandnahme als einem oszillierenden Prozess über einen ganzen Arbeitstag (Schneider, 2006), eine große Herausforderung, die von Gelingen und Scheitern unvermeidlich geprägt ist. Erst wenn das Scheitern wie bei einer chronischen Müdigkeit die Überhand gewinnt, bewegt man sich von einer behandlungspraktischen Frage hinüber in einen ethisch relevanten Bereich. Aus meiner Sicht ist das, was ich hier sehr knapp anspreche, für die alltägliche Praxis von Analytikern von großer Bedeutung. Da alle psychoanalytischen Prozesse mehr oder weniger krisenhaft verlaufen – immer sind wir mit sogenannten »unerwünschten Ereignissen« wie mangelndem Fortschritt, Suizidalität, Auftreten neuer Symptome, Abbrüchen oder Abbruchdrohungen, Stillständen usw. konfrontiert –, ist die Frage nach der Verantwortlichkeit zwingend: Was ist der Beitrag des Patienten, was ist mein eigener Beitrag, zumal auch Verantwortlichkeiten ständig übergeben werden? Eine ganz schwierige Frage eröffnet sich hier zwischen einer guten und kompetenten Praxis und den angedeuteten ethischen Fragen. Hilfreich sind die philosophisch-anthropologischen Überlegungen von Ernst Tugendhat, der das menschliche Streben nach Gut-Sein in Bezug auf die drei Bereiche des *adverbiell* Guten, des *prudentiell* Guten und des *moralisch* Guten unterscheidet (Tugendhat, 2003): Für den Analytiker übersetzt, lässt sich so fragen: Was ist gute Praxis, was ist gut für den Patienten und was ist gut für mich als Analytiker? Zuletzt spielt die in anderen Bereichen wie der Medizin oder dem Verkehrswesen zunehmend diskutierte Fehlerkultur auch in der psychoanalytischen Praxis eine bedeutsame Rolle. Dies zeigt sich insbesondere in der Art und Weise, wie Analytiker über ihre Praxis sprechen und wie sie diese darstellen, also als eine ideale Praxis, wie sie im Lehrbuch steht, oder was sie real in ihrer konkret-alltäglichen Arbeit wirklich tun.

Neunte Annäherung: Das Konzept des Arbeitsmodells

Seit mindestens 30 Jahren spricht man in der psychoanalytischen Bewegung von der »Pluralität ihrer Modelle« und fragt nach dem Common Ground als verbindende Grundlage: Was sind die Kernannahmen, die alle Psychoanalytiker teilen? Eine wegweisende Arbeit in diesem Zusammenhang war die Arbeit Sandlers, der von den »privaten Theorien« des einzelnen Psychoanalytikers sprach; hierbei handelt es sich gleichsam um die Übersetzung der vielfältigen psychoanalytischen Theorien und Modellen in ein eigenes Vokabular und eine eigene Handlungspraxis, die Entwicklung einer »eigenen Stimme« in der Vielstimmigkeit der psychoanalytischen Welt (Sandler, 1983). Diesen Grundgedanken hat David Tuckett später aufgegriffen und mit der Etablierung der sogenannten *working parties* auf den EPF-Tagungen einen ernsthaften Versuch unter Mitwirkung vieler europäischer Kollegen unternommen, diese »privaten Theorien« der einzelnen Psychoanalytiker detailliert zu erforschen (Tuckett et al., 2008). Auf diese Weise entstand ein neuer Zugang zu den wichtigen Fragen, was Psychoanalytiker wirklich und konkret in ihrer täglichen Praxis tun – als ein Schritt von der idealtypischen zur realtypischen Praxis. Diese Untersuchungen bestanden und bestehen darin, anhand genauer Stundenprotokolle und einem vorher definierten Schema die *Arbeitsweise* und das *Arbeitsmodell* des vorstellenden Analytikers minutiös zu erforschen; auf Basis der jeweiligen Interventionen lassen sich Rückschlüsse über das explizite und teilweise auch implizite Arbeitsmodell des Analytikers erzielen. Ich selbst habe diesen Ansatz mit großer Zustimmung aufgegriffen, weil ich in ihm mein lebenslanges und hier teilweise geschildertes Bemühen um eine persönliche Konzeptualisierung des psychoanalytischen Projektes erkennen konnte. Diese Art der Gruppenarbeit unter Psychoanalytikern, die sich entscheidend von der Supervision und der kasuistischen Arbeit unterscheidet, ermutigt die teilnehmenden Analytiker, verstärkt ihre eigene Arbeitsweise, die Konzeptualisierungen und Modelle und vor allem auch die teilweise latenten Grundannahmen, die bis in das eigene Welt- und Selbstbild reichen, zu erforschen. Meine eigenen Erfahrungen mit dieser Art kollegialen Zusammenarbeit lassen sich vielleicht in folgender und abschließender Weise zusammenfassen: Aufgrund der mikroskopischen Arbeit an den Ereignissen der analytischen Begegnung – manchmal diskutiert die Gruppe eine halbe Stunde, wie eine einzelne Intervention des Analytikers zu verstehen ist – erfahren alle Teilnehmer unmittelbar die enorme Komplexität unserer analytischen Arbeit und entwickeln auf diese Weise auch eine Art Demut gegenüber dieser oft als »unmöglich« erscheinenden Aufgabe. Wesentlich ist die Ermutigung, unermüdlich das eigene Arbeitsmodell zu überdenken und auch zu revidieren. Immer wieder taucht in diesen Gruppen auch die Angst mancher Analytiker auf, die als eine recht weitverbreitete »Berufskrankheit« bezeichnet werden kann: die Sorge nämlich, doch im Grunde kein richtiger Analytiker zu sein. Darin spiegeln sich die angedeuteten Widersprüche und »Unmöglichkeiten« unserer beruflichen Praxis. Viel hat aus meiner Sicht mit der Kluft zwischen den vielfältigen Denkmodellen und der realen und alltäglichen klinischen Erfahrung zu tun; die Übersetzungsaufgaben zwischen der Theorie und der klinischen Wirklichkeit sind in der Tat für den »durchschnittlich guten Analytiker« enorm und erscheinen manchmal fast unüberwindlich. Die Entwicklung und Arbeit am eigenen Arbeitsmodell als ein Zwischenschritt von Theorie und direkter Erfahrung und seine ständige Reflexion und Weiterentwicklung kann daher aus meiner Sicht ein wirksames Heilmittel gegen diese »Berufskrankheit« darstellen. Ob aber die Einsicht in ihre Gründe und Bedingungen sie wirklich heilen kann, lasse ich hier offen, intellektuelle Neugierde und die emotionale Toleranz für die Grenzen des Wissens und Verstehens halten aber die fortdauernde Arbeit am Arbeitsmodell lebendig.

Zehnte Annäherung: Beendigung der psychoanalytischen Praxis

Auch bei der Beendigung von Behandlungen entwickeln wir ein individuelles Arbeitsmodell. Bei der Frage, wann wir als Psychoanalytiker im fortschreitenden Alter unsere Praxis beenden wollen oder sollten, kann es auch keine generellen Antworten geben. Bekanntlich arbeiten manche Psychoanalytiker bis fast ins hohe Alter, andere beenden ihre Praxis selbstbestimmt zu einem früheren Zeitpunkt. Auch diese Frage der Beendigung ist ein Entwicklungs- und Veränderungsschritt, der nicht selten von der Suche nach dem »richtigen« Zeitpunkt geprägt ist. Wenn dieser verpasst wird, drohen teilweise gravierende ethische Folgen, wie die Erfahrungen der Ethikkommissionen in den letzten Jahren belegen. Hier kann ich zum Abschluss nicht diese ganze Thematik aufrollen, sondern möchte entsprechend meiner bisherigen Ausführungen kurz meine persönliche Ansicht zusammenfassen. Geht man von dem Arbeitsmodell aus, dass das Selbst des Psychoanalytikers das entscheidende Arbeitsinstrument unserer Praxis ist und dieses Selbst sich durch unterschiedliche Basiskompetenzen charakterisieren lässt (abwartendes Zuhören, Selbstrücknahme im Dienste des Patienten, Zugang zu träumerischen Funktionen, Toleranz der widersprüchlichen psychoanalytischen Objektbeziehung, Reflektion der phobischen Position usw.), dann sind vor allem die unvermeidlichen Veränderungen und auch Einschränkungen des alternden Selbst kritisch zu bedenken. Die Selbsterforschung ist hier wohl entscheidend und kann auch manchmal misslingen, sodass es zu einer Art »Verwahrlosung« der Praxis etwa in Form von narzisstischem Missbrauch der Patienten kommen kann. Diese dienen dann mehr und mehr der Stabilisierung des alternden Selbst, das mit den seelischen und körperlichen Nöten des Alters nicht mehr alleine zurechtkommt. In meinem persönlichen Fall spielte die erneute Auseinandersetzung mit dem berühmten Freud'schen Junktim von »Heilen und Forschen« für die Beendigung der Praxis mit Mitte 70 eine wichtige Rolle: Das Altwerden erforderte vermehrte Selbstfürsorge und die bisherigen, eher vernachlässigten Interessen jenseits der Psychoanalyse drängten mehr in den Vordergrund. Oft ist es wohl die Sehnsucht nach den bislang nicht-gelebten Seiten des Selbst, die eine Entscheidung voranbringen, die allerdings nicht ohne Zweifel und Trauer zu bewältigen ist. Dies korrespondiert allerdings mit einem zentralen gleichsam universalen Entwicklungsschritt, nämlich der Auseinandersetzung mit der eigenen Endlichkeit.

Literatur

Beland, H. (2020). Die Beendigung von acht Lehranalysen. In ders., *Leidenschaftliches Zuhören bei namenloser Angst* (S. 147–165). Psychosozial-Verlag.

Bion, W. R. (1967). Notes on memory and desire. *The Psychoanalytic Forum, 2*(3), 271–280.

Bollas, C. (2006). Vom Unbewussten erarbeitete Transformationen. *Psychoanalyse in Europa, Bulletin 60*, 144–173.

Buchholz, M. (2021). Die Hütte brennt! Psychoanalyse der Zukunft der Psychoanalyse – Wiederaufnahme unter alarmierenden Bedingungen. In G. Schäfer, R. Martin & I. Moeslein-Teising (Hrsg.), *Zeitdiagnosen!? Eine Publikation der DGPT* (S. 393–416). Psychosozial-Verlag.

Fairbairn, W. R. D. (1952). *Psychoanalytic Study of the Personality*. Routledge.

Freud, S. (1900a). *Die Traumdeutung. GW II/III.*

Freud, S. (1926e). *Die Frage der Laienanalyse. GW XIV,* S. 207–286.

Freud, S. (1937c). Die endliche und die unendliche Analyse. *GW XVI,* S. 59–99.

Gabbard, G.O. & Lester, E.P. (1996). *Boundaries and Boundary Violations in Psychoanalysis.* Basic Books.

Hartmann, E. (1998). *Dreams and Nightmares. The new theory on the origin and meaning of dreams.* Perseus Books.

Heenen-Wolf, S. (2012). The concept of »general seduction« and the corresponding psychoanalytical technique in the first interview (unveröffentlichter Vortrag auf der EPF-Tagung, Paris 2012).

Jullien, F. (2010). *Die stillen Wandlungen.* Merve.

Kittler, E. (2016). [Titel unbekannt] (unveröffentlichter Vortrag auf der Lehranalytikertagung der DPV, Frankfurt, 2016).

Leuzinger-Bohleber, M. (2007). Forschende Grundhaltung als abgewehrter »common ground« von psychoanalytischen Praktikern und Forschern? *Psyche – Z Psychoanal, 61*(9–10), 966–994.

Linden, M. & Strauß, B. (2013). *Risiken und Nebenwirkungen von Psychotherapie.* Medizinisch-Wissenschaftliche Verlagsgesellschaft.

Meierhoff, J. (2017). *Ach diese Lücke, diese entsetzliche Lücke.* Kiepenheuer & Witsch.

Mertens, W. (2010). [Titel unbekannt] (unveröffentlichter Vortrag, München, 2010).

Mitscherlich, A. (1966). *Krankheit als Konflikt. Studien zur psychosomatischen Medizin.* Suhrkamp.

Mitscherlich, A. & Mielke, F. (1960). *Medizin ohne Menschlichkeit. Dokumente des Nürnberger Ärzteprozesses.* S. Fischer.

Moser, U. (2005). Traumtheorien und Traumkultur in der psychoanalytischen Praxis. In M. Leuzinger-Bohleber & I. von Zeppelin (Hrsg.), *Ulrich Moser. Psychische Mikrowelten – Neuere Aufsätze* (S. 293–339). Vandenhoeck & Ruprecht.

Moser, U. & von Zeppelin, I. (1996). *Der geträumte Traum. Wie Träume entstehen und sich verändern.* Kohlhammer.

Ogden, T.H. (2003). On not being able to dream. *Int J Psychoanal, 84*(1), 17–30.

Picht, J. (2014). Zur ethischen Grundlegung der Abstinenz. *Jahrbuch der Psychoanalyse, 69,* 77–100.

Poland, W. (2012). Die analytische Haltung. Neugierde im Dienste des Anderen (unveröffentlichter Vortrag auf der DPV-Tagung, Bad Homburg 2012).

Richter, H.E. (1970). *Eltern, Kind und Neurose. Psychoanalyse der kindlichen Rolle.* Rowohlt.

Sandler, J. (1983). Die Beziehung zwischen psychoanalytischen Konzepten und psychoanalytischer Praxis. *Psyche – Z Psychoanal, 37*(7), 577–595.

Schneider, G. (2006). Ein »unmöglicher Beruf«(Freud). Zur aporetischen Grundlegung der psychoanalytischen Behandlungstechnik und ihrer Entwicklung. *Psyche – Z Psychoanal, 60*(9–10), 900–931.

Suzuki, S. (1970). *Zen-Geist/Anfänger-Geist.* Theseus.

Tuckett, D., Basile, R., Birksted-Breen, D., Böhm, T., Denis, P., Ferro, A., Hinz, H., Jemstedt, A., Mariotti, P. & Schubert, J. (2008). *Psychoanalysis comparable and uncomparable.* Routledge.

Tugendhat, E. (2003). *Egozentrizität und Mystik. Eine anthropologische Studie.* C. H. Beck.

Winnicott, D. W. (1962). *Reifungsprozesse und fördernde Umwelt.* Kindler.

Zwiebel, R. (1977). Der Analytiker träumt von seinem Patienten. *Psyche – Z Psychoanal, 31*(1), 43–59.

Zwiebel, R. (1984). Zur Dynamik des Gegenübertragungstraums. *Psyche – Z Psychoanal, 38*(3), 193–213.

Zwiebel, R. (1992). *Der Schlaf des Analytikers.* Klett-Cotta.

Zwiebel, R. (2002). Die Träume des Analytikers. In ders. & M. Leuzinger-Bohleber, *Träume, Spielräume I. Aktuelle Traumforschung* (S. 110–132). Vandenhoeck & Ruprecht.

Zwiebel, R. (2007). *Von der Angst Psychoanalytiker zu sein. Das Durcharbeiten der phobischen Position.* Klett-Cotta.

Zwiebel, R. (2013). *Was macht einen guten Psychoanalytiker aus? Grundelemente professioneller Psychotherapie.* Klett-Cotta.

Zwiebel, R. (2017). *Vom Irrtum lernen. Behandlungsfehler und Verantwortung in der psychoanalytischen und psychotherapeutischen Praxis.* Klett-Cotta.

Zwiebel, R. (2019). *Die innere Couch. Psychoanalytisches Denken in Klinik und Kultur.* Psychosozial-Verlag.

Der Autor

Ralf Zwiebel, Prof. Dr. med., ist Arzt und Psychoanalytiker (DPV, IPA), Mitglied des Alexander-Mitscherlich-Institutes, Kassel, und hatte eine Professur an der Universität Kassel inne.

Kontakt per E-Mail: rzwiebel@web.de

Demokratie in psychoanalytischen Instituten

Silvana Buchheim

Einführung

In unseren heutigen psychoanalytischen Instituten gehen wir von einem demokratischen Selbstverständnis aus. Aber wie demokratisch sind sie tatsächlich? Was bedeutet »Demokratie«? Das Lehnwort setzt sich zusammen aus den griechischen Wörtern *demos* (»Volk«) und *kratein* (»herrschen«) und nimmt somit Bezug auf die partizipative Komponente der Herrschaft des Volkes. Basis sind freie Wahlen, d.h. jeder hat eine Stimme und kann entscheiden, ob und wen er wählt.[1] Gleich sind Wahlen, weil jede Stimme gleich viel Gewicht hat.

Und wie sieht das in unseren Instituten als eingetragenen Vereinen aus? In Verbindung mit einem demokratisch verfassten Vereinsrecht, einer Mitgliederversammlung als Souverän und einem von ihr turnusmäßig gewählten Vorstand, sind unsere Vereine gut gerüstet für die Demokratie, da sich hier Verfahrensregeln und Verhaltensweisen demokratischer Politik auf lokaler Ebene einüben lassen. Natürlich kann man sich wie Lazar (2016) fragen, ob die Vereinsstruktur am besten geeignet ist für ein psychoanalytisches Institut. In Vereinen wird das Ehrenamt großgeschrieben. Ursprünglich beruht es auf Gemeinschaftssinn und Verantwortungsbewusstsein. Doch was bedeutet es für den Fortbestand unserer Institute, wenn sich kaum noch Mitglieder finden, die bereit sind, sich ehrenamtlich zu engagieren?

Psychoanalytische Institute zeigen zudem gegenüber anderen Vereinen und Institutionen eine Besonderheit: Sie befassen sich mit der Ausbildung in Psychoanalyse, d.h. dem Konzept des Unbewussten und seinen Triebrepräsentanzen, in dessen Spannungsfeld sie sich als Aus-und Weiterbildungsstätte

---

1 Aufgrund der besseren Lesbarkeit verwende ich im Text das generische Maskulinum. Gemeint sind jedoch immer alle Geschlechter.

zugleich selbst befinden. Die Triebe, wie libidinösen Gefühlsbindungen, die durch Identifizierungsprozesse aufgrund bedeutsamer Gemeinsamkeiten entstehen, sind es, die laut Freud (1912–1913a) den Aufbau von menschlicher Gesellschaft und Kultur begünstigen. Durch die Anerkennung untereinander entstehen Zusammenhalt und Gemeinschaftssinn. Aber die Gemeinschaft ist auch Ursache des Unbehagens, weil sie die ungehinderte Abfuhr der aggressiven Triebe einschränkt und in Bahnen lenkt, die mitunter weniger lustvoll sind. Den Ursprung der Kultur leitet Freud aus der ödipalen Situation ab, der Ermordung des übermächtigen Vaters durch die Urhorde. Das schlechte Gewissen darüber führt dazu, dass der erschlagene Vater als Totemtier verehrt und zu einem mit Tabus umstellten Kult, zum Bestandteil einer Religion wird, aus dem Inzest- und Tötungsverbot resultieren und somit den Anfang der Kultur bestimmen. Fortschritt in der Kultur hat also mit Prozessen der Eindämmung und Kontrolle destruktiver und übermäßiger Begierden zu tun, die einer Vernunft weichen, um zivilisiertes Zusammenleben zu ermöglichen. Das wachsende Unbehagen in der Kultur entsteht im einzelnen Individuum durch die Einschränkung der Befriedigung vor allem aggressiver Triebe und den daraus resultierenden unbewussten Schuldgefühlen, die auf Verinnerlichung im Über-Ich beruhen.

Lilli Gast (2020) schreibt, es ist Freuds Verdienst, das Verdrängte, dieses Andere der Vernunft, das Unbewusste ins Visier genommen und damit Voraussetzungen geschaffen zu haben, um über das Nachdenken des Menschen über sich und seine konflikthaften Verstrickungen mit Anderen, im Sinne der Aufklärung zu sich selbst zu kommen und sich zu erkennen. Auf die zwischen den beiden Weltkriegen von Einstein gestellte Frage, ob die Entwicklung des Menschen so zu leiten sei, dass seine *aggressiven Neigungen* überwunden werden können, antwortet Freud, es brauche eine »Macht der Gemeinschaft« (Einstein & S. Freud, 1972, S. 28f.), und weiter sagt er: »[D]ie Einigung der Mehreren muß eine beständige, dauerhafte sein«, wobei sich die Gemeinschaft zum Schutz vor Auflehnung Gesetze und Regeln geben müsse und Instanzen benötige, die für die Einhaltung derselben sorgen, damit die Gemeinschaft dauerhaft erhalten bleibt. Freud betont: »Der ideale Zustand wäre natürlich eine Gemeinschaft von Menschen, die ihr Triebleben der Diktatur der Vernunft unterworfen haben« (ebd., S. 43), und er sieht die Voraussetzungen dafür in einem starken Intellekt, der das Triebleben beherrscht und in der Verinnerlichung der Aggressionsneigung mit all ihren vorteilhaften Folgen für die Gemeinschaft (Intoleranz gegen Krieg) und gefährlichen Folgen für das Individuum (Unbehagen in der Kultur).

Demokratie unter dem Blickwinkel
der historischen Perspektive

Erste demokratische Bedingungen wurden im fünften vorchristlichen Jahrhundert eingeführt, als griechische Stadtstaaten öffentliche Beratungen und Abstimmungen einführten, bevor sie zu für alle verbindlichen Entscheidungen gelangten. Die Teilnahme am Diskurs stand allen freien Bürgern zu. Unter diesen galt der Grundsatz der Gleichheit, d. h. jeder hatte die gleichen Rechte und Pflichten, jeder durfte an den Diskussionen über öffentliche Probleme teilnehmen und sich mit gleichem Stimmrecht an den Wahlen beteiligen und für Ämter wählen lassen. Jeder Bürger war automatisch Mitglied der Volksversammlung. So konnte eine direkte legitime öffentliche Volksherrschaft entstehen, die von allen als berechtigt anerkannt wurde (Meyer, 2009). Das Besondere lag darin, dass politische Konflikte erstmals in der Öffentlichkeit ausgetragen wurden und jeder mitverantwortlich war, damit die Demokratie funktioniert. Manko der damaligen Demokratieform war, dass sie nicht für alle galt. Sklaven, Frauen und Zugewanderte wurden ausgeschlossen. Und es gab damals noch keine Gesetze, sondern die Rechtsprechung erfolgte nach dem Rechtsempfinden der Menschen, was ziemlich willkürlich wirkt. Die Demokratie war damals direkt, also ohne gewählte Repräsentanten, die das Volk vertraten. Außerdem gab es noch keine Gewaltenteilung, d. h. voneinander unabhängige Instanzen von Legislative, Judikative und Exekutive. Die Entscheidungen wurden von der Volksversammlung getroffen. Derartige Demokratie-Defizite sind heute in westlichen Gesellschaften weitgehend ausgeräumt, aber Demokratie ist kein selbstverständlicher und schon gar nicht abgeschlossener Endzustand, sondern ein fortwährender, dynamischer Prozess, der beständig erneuert werden muss, damit die Demokratie nicht in die Gefahr gerät, beschädigt zu werden.

Die Anfänge der Organisation der Psychoanalyse, Freuds Mittwochsgesellschaft, die überging in ein Geheimkomitee, eine geschlossene Gesellschaft von Auserwählten, welche über den Gebrauch der reinen Lehre wachte, waren gewiss nicht demokratisch. So hieß es auf der Gründungsveranstaltung der Internationalen Psychoanalytischen Vereinigung (IPV) im Jahr 1910 vonseiten Ferenczis, dass Freuds psychoanalytisches Verfahren geschützt werden müsse und der Präsident deshalb alle Vollmachten zur Ernennung und Absetzung von Analytikern und der Genehmigung aller Schriften von Mitgliedern vor deren Publikation besitze. Außerdem gelte es, darauf zu achten, dass die »psychoanalytische Auffassung nicht zu demokratischer Gleichmacherei« führe und es stattdessen »eine Elite nach Art platonischer Herrschaft der Philosophie« geben solle (Jones, 1962, Band 2,

S. 90). Während der Zeit des Nationalsozialismus war Demokratie in psychoanalytischen Instituten undenkbar. Die antisemitische Gesetzgebung forderte die
Auflösung der Deutschen Psychoanalytischen Gesellschaft oder deren Arisierung,
in deren Folge es zu einem zerstörerischen Prozess der Ausgrenzung der jüdischen
Analytiker kam (Lockot, 1985). In Amerika wurden bis in die 1980er Jahre hinein aufgrund politischer Machtinteressen Psychologen für die psychoanalytische
Ausbildung nicht zugelassen. Nicht zu vergessen ist die langanhaltende Pathologi-
sierung von Homosexualität, wodurch Homosexuellen bis Anfang der neunziger
Jahre die Ausbildung an psychoanalytischen Instituten verwehrt blieb. Ende
der 1990er Jahre wurden in der Internationalen Psychoanalytischen Vereinigung
(IPV) unter Kernberg demokratische Reformen der Struktur vorgenommen. Die
zuvor zentralistische, oligarchische Verfassung wurde mit mehr Befugnissen für
die einzelnen Regionen versehen und das Leitungsgremium auf mehrere Repräsentanten verteilt. Bezogen auf psychoanalytische Institute hebt Kirsner (2009)
die eher geschlossene Natur der Institute hervor, welche die Tendenz zur Bildung autoritärer Cliquen, Machtkämpfen und Intrigen fördere. Ausführlich hat
Herrmann (2014a) die Schwierigkeit beschrieben, in unseren Institut(ion)en gedeihlich zusammenzuarbeiten – hauptsächlich aufgrund eines Klimas, das geprägt
ist von der Übertragung psychoanalytischer Herangehensweisen auf organisatorische Prozesse, Idealisierungen und Entwertungen und einer undurchschaubaren
Gruppendynamik, die Regression und paranoide Ängste begünstigt.

Das Unbehagen in psychoanalytischen Instituten der Gegenwart

Als Mitglied in verschiedenen Gremien selbst an institutionellen Prozessen beteiligt, bin ich mir der Gefahr bewusst, der ich erliege, wenn ich hier versuche,
Konflikte innerhalb psychoanalytischer Institute zu beschreiben. Ich nehme mich
nicht aus von unbewussten Projektionen, Verdrängungen und Wunschdenken,
denen ich dabei selbst unterliege – auch nicht, wenn ich mich in meiner Wahrnehmung durch Kollegen anderer Institute bestätigt sehe. Das kollektive Unbewusste
macht nicht halt vor unser aller blinden Flecken. Anmerken möchte ich, dass es
sich um Wahrnehmungen aus unterschiedlichen psychoanalytischen Instituten
Deutschlands handelt, die einen Trend markieren, welcher auch in der psychoanalytischen Literatur seit Jahren diskutiert wird. Dabei ist nicht ausgeschlossen,
dass es Abweichungen und Variationen in einzelnen psychoanalytischen Instituten geben mag.

Angesprochen sind im Text hauptsächlich Probleme auf der Mitgliederebene, welche jedoch ihren Ursprung an anderer Stelle zu haben scheinen. Denn was ist davon zu halten, wenn an dem einen oder anderen Institut das Aufflammen von destruktiver Dynamik auf Mitgliederebene u. a. mit unaufgelösten Übertragungen aus Lehranalysen in Verbindung gebracht wird?

Was hat es mit der Lehranalyse auf sich? Nach Freud soll sich »jeder, der Analyse ausführen will, vorher selbst einer Analyse bei einem Fachkundigen unterziehen«, »um das Verborgene der eigenen Person kennen zu lernen [...]« (S. Freud, 1912e, S. 382f.). Freud geht es bei der Behandlung von Kranken darum, das eigene Unbewusste als Instrument bei der Analyse zu nutzen, ohne in sich selbst Widerstände zu dulden. Dabei ermöglicht die Selbsterfahrung, eine sichere Überzeugung von der Existenz des Unbewussten zu gewinnen, verbunden mit ersten Einblicken in die analytische Technik (S. Freud, 1912e). Im Jahre 1925 wurde auf dem IPV-Kongress erstmals die dreigliedrige Ausbildung im sogenannten »Eitingon-Modell« inklusive Lehranalyse, Supervision und Seminaren verbindlich festgelegt, dem unsere heutige psychoanalytische Ausbildung in Deutschland entspricht.

Bereits 1950 hat Anna Freud aufgezeigt, welche Probleme sich durch die institutionelle Lehranalyse ergeben. Demnach begehe der Lehranalytiker Fehler, die als Kunstfehler in der Technik gelten, wenn er Personen aus seinem engeren Umfeld in Behandlung nehmen würde und mit diesen dann seine Interessen teile oder öffentlich in Gegenwart derjenigen über eigene Ansichten diskutiere oder sich diesen als Vorbild anbiete, um Identifizierungen mit der eigenen Person zu gestatten (A. Freud, 1970 [1950]). Aber in der Lehranalyse geschieht all das, wenn Analysand und Lehranalytiker in der Regel über das Institut bekannt sind und sich in vielfältiger Weise real dort begegnen. Dadurch würde eine erfolgreiche Analyse der Übertragung infrage gestellt und mit unaufgelösten Übertragungsbeziehungen verbunden bleiben (ebd.). Ermann sieht die Lehranalyse in einem unauflösbaren Dilemma, wenn die imaginäre Grenze des analytischen Raumes aufgelöst wird, und damit der Schutz für das Erleben regressiver Prozesse nicht mehr ausreichend gewährleistet ist; »Phantasie und Realität werden vermischt, Spaltungsprozesse [...] nicht erkannt, die Chance zur Analyse negativer Übertragung verpasst [...]« (Ermann, 1993, S. 135f.), weshalb anzunehmen ist, dass sie auch nach Ende der Analyse und Ausbildung bestehen bleiben. Auch wenn Ermann sich inzwischen von seiner früheren Ablehnung der institutsgebundenen Lehranalyse distanziert, so erwähnt er dennoch, welche Erschwernis damit für ihn als Lehranalytiker verbunden war: »Sie [die Lehranalyse; S. B.] gerät dann leicht in den Sog von schwierigen Institutionalisierungsprozessen, wenn ein Analysand sich in Ausbildungsprobleme verstrickt oder wenn ich selbst in Loyalitätskonflikte geriet« (Ermann, 2018, S. 307f.). Er beschreibt aber auch, dass solche Prozesse bearbeitbar gewesen sind, und verweist auf die Zufriedenheit der Kandidaten mit ihrer Lehranalyse. Das hat sich auch in empirischen Untersuchungen bestätigt, die bei einer überwiegenden Zahl der befragten Kandidaten eine große Zufriedenheit mit ihrer Lehranalyse aufzeigen (Möller, 2017).

Beland (1992) stellt zu institutionellen Lehranalysen fest, dass die stärkere Neigung zur Idealisierung und Identifizierung mit dem Lehranalytiker nicht aufgelöst werden könne, weil sie in Wechselwirkung zwischen Übertragung, Gegenübertragung, Gruppenprozessen und Institutszwängen steht. Herrmann (2014b) fragt, ob eine spezifische Super- oder Intervision helfen könnte, um diese Phänomene in Lehranalysen wahrzunehmen und analysierbar zu machen, außerdem, die damit verbundenen Gegenübertragungen und Versuchungen der Lehranalytiker offenzulegen, um diesen besser zu widerstehen und durch wechselseitige Identifizierungen nicht zu erliegen. Gleichwohl bemerkt er: »Es ist offenkundig, dass die Bedeutung, die der Identifizierung und Idealisierung durch die Ausbildungssituation zukommt, sich auch erschwerend auf die Bearbeitung der Aggressionen bzw. der negativen Übertragung in der Lehranalyse auswirken kann« (ebd., S. 1067).

Die auffällige Zufriedenheit (vieler Lehranalysanden mit ihren Lehranalysen) könnte aber auch, wie Balint bereits 1966 betonte, ein aus den beschriebenen Problemen resultierendes Anpassungsphänomen darstellen. So frage ich: Kann sich das aufklärerische Potenzial der Psychoanalyse unter diesen Bedingungen hinreichend entfalten, und können die Kandidaten tatsächlich mittels Durcharbeitung unbewusster Prozesse zu Selbsterkenntnis und Autonomie gelangen oder unterschätzen wir die unbewussten Anpassungsmechanismen aufgrund der »institutionell produzierten widersprüchlichen Strukturen der Lehranalyse« (Bruns, 2014, S. 1105)?

Wie frei und unbefangen sich Kandidaten in ihren Analysen zeigen, wenn sie nicht aus dem gleichen Institut wie der Lehranalytiker kommen, zeigt Ermann (2018) in seinen Erfahrungen als Lehranalytiker. Er begründet dies mit dem geschützten Raum, den solche Analysen haben, in dem nichts nach außen dringt – in denen auch der Lehranalytiker unbefangener sein kann, weil er nicht in Loyalitätskonflikte und die Gruppendynamik des anderen Instituts verstrickt ist.

Nach Bruns (2014) benötige der Lehranalytiker zur Auflösung der institutionell produzierten widersprüchlichen Strukturen zwei Kernkompetenzen, die der erweiterten therapeutischen Ich-Spaltung und die der institutionenbezogenen Ich-Spaltung, um »nicht nur [...] die Übertragungen des Lehranalysanden auf die Institution zu verstehen, sondern auch [...] die eigene Einbindung in die Institution reflektier[en] und die Beeinflussungen durch sie entdeck[en]« (ebd., S. 1105) zu können.

Inwieweit Übertragungen selbst nach Abschluss der Lehranalyse die Dynamik in den Instituten beeinflussen, zeigt Heenen-Wolff (2016): Sie erwähnt sogenannte »Übertragungsfamilien«, deren jeweilige Abstammung sich über die persönliche Analyse bei einem Lehranalytiker des Instituts bestimmen lasse. Derartige Übertragungsfamilien sind unumgänglich für das Verständnis der sozialen Beziehungen in unseren Instituten. Verdeckte Machtstrukturen können mithilfe dieser Genealogien entziffert werden, die geprägt sind von entsprechenden Übertragungsbewegungen und zugleich mit ihrer Tendenz zur Regression, die die eigentlichen Ziele der Institute konflikthaft zu unterlaufen drohen. Problematisch sind die verdeckten Koalitionen aus meiner Sicht auch deshalb, weil öffentlich nicht sichtbar ist, wer dazu gehört, und weil sie mit geballter Kraft viel Macht ausüben können, welche nicht mehr die Vielfalt der Mitglieder repräsentiert. In demokratischen Strukturen jedoch würde die Macht per Amt verliehen, in das man als Vertreter bestimmter Gruppen gewählt wird, um deren Interessen zu vertreten.

Aufgrund der unbewussten Abwehr der Übertragung dieser regressiven Gruppenphänomene funktionieren insbesondere psychoanalytische Gruppierungen nach einer gewissen Eigengesetzlichkeit. Beland (1983) hat in diesen Gruppenphänomene ausgemacht, welche die Gruppenidentität schützen sollen, sobald diese durch innere oder äußere Feinde bedroht wird. Um der Selbsterhaltung willen verlässt die Gruppe dann den Arbeitsmodus und agiert unter der unbewussten Kampf-Flucht-Grundannahme nach Bion (1961). Diese erfordert, die Einigkeit innerhalb der Gruppe über alles zu stellen. Persönliche oder gar abweichende Meinungen haben es dann schwer, wie Beland (1983) ausführt. Tabuverletzungen in der Gruppe können zu *irrationalen Haltungen* führen, die so affektgeladen sind, dass sie sachliche Diskussionen erschweren und *Problemlösungen verhindern*. Hier zeigt sich, dass die *psychoanalytische Gruppenidentität* »per se intolerant« ist, denn »die ›integrierte‹ Gruppe muß in der Lage sein – [...] unerträgliche *Abweichungen* eines (oder mehrerer) Mitgliedes (Mitglieder) festzustellen, zu korrigieren, notfalls zu unterdrücken, und das heißt auch, entweder zu verbieten oder den Austritt des (der) Abweichenden zu verlangen« (ebd., S. 39, zit. n. Claessens, 1977, S. 30f.). Diese unbewussten Phänomene beeinflussen das soziale Gefüge in unseren Instituten und deren Konflikt-und Handlungsfähigkeit. Und weil das so ist, kann letztendlich auch die Diskussion um die Frage der Lehranalyse nur sinnvoll geführt werden, wenn man zunächst, so Beland (1983,

S. 60) »die subjektive Bezogenheit der Argumente in die primitive Gruppenmentalität aufdeckt«.

Zukunftsfähigkeit der psychoanalytischen Institute und die Frage der Demokratie

Übertragungsbewegungen in Form von Verstrickungen und destruktiven Dynamiken können als Formen des Widerstands gegen Veränderung in unseren Instituten aufgefasst werden. Für die Zukunftsfähigkeit, insbesondere den Erhalt der Generativität innerhalb psychoanalytischer Institute, ist, wie Annemarie Dührssen es formuliert, die Anwendung psychoanalytischer Erkenntnisse auch auf die eigene Gruppe dringlich: »Man darf gewiss sein, dass eine initiale Unaufrichtigkeit durch hartnäckiges Vertuschen und Verschweigen schließlich als bedrängende Erblast der nachfolgenden Generation übertragen bleibt« (Dührssen, 1994, zit. n. Caspari et al., 2021, S. IX). Um das zu vermeiden, bedarf es des Erkennens und Durcharbeitens der individuellen und kollektiven Abwehrmuster. Die erwähnten Übertragungsfamilien (Heenen-Wolff, 2016) fördern regressive Tendenzen. Insbesondere »die Übertragungsliebe im infantilen und wahren Sinne des Wortes« (Foulkes, 1990, S. 216) führt in Gruppen dazu, sich anzupassen und dem Führer zu unterwerfen, ganz im Sinne von Freuds Urvater in *Totem und Tabu*. In seiner Arbeit *Massenpsychologie und Ich-Analyse* (1921c) beschreibt Freud, wie das Ich-Ideal dabei ersetzt wird durch das Ideal des Führers, das in der Gruppe zu einem kollektiven Ich-Ideal verschmilzt. Destruktive Prozesse können in diesem Zusammenhang als unbewusster Wunsch nach Vereinigung und Aufhebung von Unterschieden aufgefasst werden. Die Gruppenanalyse nach Foulkes (1990) wäre ein geeignetes Mittel, um ein demokratisches Bewusstsein zu entwickeln und einen Prozess einzuleiten, in dem Unterschiede bewusstwerden und Differenzierung stattfinden kann, wodurch das Anderssein des Anderen und die prinzipielle Getrenntheit wahrnehmbar werden.

Dagegen erschweren regressive Gruppenphänomene, in denen konflikthafte Unterschiede verleugnet und auf Abweichler (Beland, 1983) oder andere Gruppen außerhalb projiziert werden, den demokratischen Dialog. Aber gerade die Abweichung von der gemeinsamen Gruppennorm könnte eine Entwicklungskraft für die gesamte Gruppe darstellen und das Individuum und die Gruppe vor regressiven Entgleisungen schützen (Knauss, 2006).

Als Befreiung aus der Übertragung sieht Foulkes (2007) die Idee eines sich ständig erweiternden Kommunikationsnetzes an, bei dem der Führer bzw. Gruppenleiter seine privilegierte Position und vermeintliche Allwissenheit aufgibt. Die Bedeutungszuschreibung erfolgt stattdessen durch die freien Assoziationen der gleichberechtigten Gruppenmitglieder. Das ist das Demokratische bei Foulkes (ebd.), da er die Gruppenmitglieder zu Subjekten der Deutung des Gruppengeschehens oder auch des Analytikers macht. Durch den gruppenanalytischen Prozess hindurch wird die Ich-Struktur des Einzelnen gestärkt, indem er sich intrapsychisch und interpersonell auf die Gruppe bezieht. In der Folge wächst die emotionale Fähigkeit zu Gemeinschaft und Verantwortung füreinander.

In verschiedenen Instituten gibt es bereits regelmäßige Institutsworkshops, die von Gruppenleitern geführt werden, welche von den jeweiligen Instituten unabhängig sind. Konflikte zwischen Weiterbildungsteilnehmern und Auszubildenden oder der Mitglieder bzw. Funktionsträger untereinander werden besprochen, um destruktive Dynamiken vor dem Hintergrund regressiver Gruppenphänomene zu verstehen und Abwehrmechanismen von Verdrängung, Spaltung und Projektion usw. aufzuarbeiten. Auch wenn der gruppenanalytische Prozess in einigen Instituten erfolgreich Spannungen vermindern konnte und für die Zusammenarbeit förderlich ist, frage ich mich, ob zur Stärkung institutioneller Konflikt- und Handlungsfähigkeit allein die Bewusstmachung dieser Phänomene ausreicht – ganz zu schweigen von der Frage nach der je individuellen Bereitschaft zu dieser inneren Auseinandersetzung. Wir wissen, dass die Übertragung niemals vollständig aufgelöst werden kann, denn das Unbewusste ist laut Laplanche (1996) rätselhaft durch die unbewusste Botschaft des Anderen. Gemäß Nitzgen (2001) wiedereröffnet der analytische Prozess diese Dimension der Alterität des äußeren Anderen und des Anderen in mir (des Unbewussten) und zeigt unser begrenztes Wissen, was dazu verführt, die Andersartigkeit des Anderen zu tolerieren und zu schützen. Auf diese Weise kommt die Heterogenität der Gruppe zum Vorschein, die einem Zustand der Demokratie, d. h. einer Repräsentation der Vielfalt gleicht.

Gruppenanalyse kann dabei helfen, Machtunterschiede, Idealisierungen und Projektionen infrage zu stellen und die Zusammenarbeit auf Augenhöhe zu fördern, dies aber erst im Verlauf eines gruppenanalytischen Prozesses. Gruppenanalyse ist jedoch nicht zu verwechseln mit Vereinspolitik. Anstatt sich den Übertragungsbewegungen zu widmen, geht es in der Vereinspolitik darum, klar formulierte vereinspolitische Ziele zu erreichen und sich dabei auf die vorgegebenen Strukturen des demokratisch verfassten Vereinsrechts zu stützen. Somit begünstigt demokratische Vereinspolitik von Anfang an durch ihren vorgegebenen Rahmen die Zusammenarbeit von Individuen mit gleichen Rechten – zumindest, wenn alle Vereinsmitglieder und die Weiterbildungsteilnehmer diesen Rahmen kennen und sich ihrer Möglichkeiten darin bewusst sind.

Was ist also zu halten von einer Stärkung des Demokratischen als Möglichkeit, um den unbewussten Mechanismen unseres Handelns, wie z. B. überhöhten Vorstellungen von Machtausübung oder sich unterwerfenden Anpassungsneigungen zuvorzukommen? Würde eine Sensibilisierung für die demokratische Verfasstheit, die den Prinzipien der Gewaltenteilung verpflichtet ist und nicht etwa einer auf unbewusster Gruppenidentität basierenden Loyalität, zu Erfahrungen von mehr Gemeinschaftlichkeit und guten Formen der Zusammenarbeit führen?

Ich selbst habe erste Erfahrungen mit der Demokratie bei hiesigen Landes- oder Bundestagswahlen gemacht. Es war für mich, als im anderen Teil Deutschlands Sozialisierte, nicht selbstverständlich, tatsächlich eine Wahl unter mehreren Parteien treffen zu können. Später, in unserem psychoanalytischen Institut, beschäftigte mich erst als Kandidatenvertreterin, dann als Mitglied im Weiterbildungsausschuss, die Frage, was demokratieförderliche Einstellungen sind, die das Vertrauen aller in das Institut und seine gewählten Verantwortlichen erhöhen? Nach der modernen Demokratieforschung (Abromeit, 2008) gilt Demokratie heute als »eine Eigenschaft, die – verschiedenen – Institutionensystemen anhaften kann (oder eben auch nicht)«. Sie stellt Verfahren dar, »mit denen kollektiv verbindliche Entscheidungen zustande kommen«. »Die von den kollektiven Entscheidungen Betroffenen müssen an ihnen mitgewirkt haben können. Man nennt das Kongruenzprinzip der Demokratie« (ebd., S. 2f.). Kern und Zweck der Demokratie ist die Selbstbestimmung des Individuums, und die lässt sich ohne seine Beteiligung nicht verwirklichen: »[W]ir brauchen Demokratie, um auch im Kollektiv halbwegs leben zu können« (ebd., S. 17). Demnach reichen bloße Wahlbeteiligung und Abstimmung nicht aus, um von der Einflussnahme auf politische Entscheidungen sprechen zu können. Heute hat sich das Verhältnis zwischen Wählern und den gewählten Verantwortlichen verändert. Gemäß Thaa (2013) bedeutet »Repräsentation« »weniger eine autorisierte Stellvertretung eines Abwesenden, sondern mehr eine konflikthafte politische Beziehung«. »Sie [die Beziehung; S. B.] funktioniert im demokratischen Sinn auch nur, wenn es eine offene Beziehung zwischen den Repräsentanten und den Repräsentierten gibt, wenn letztere sich einbringen und bestimmte Dinge von den Repräsentanten fordern können« (ebd., S. 10). Das erlaubt, dass Unterschiede zwischen ihnen nicht mehr automatisch unterdrückt werden – durch den Anspruch der politischen Macht der gewählten Verantwortlichen.

Gerade die Nicht-Identität zwischen beiden erfordere ein andauerndes Aushandeln ihrer Beziehung. Das geschieht auch, weil die Verhältnisse in der Regel nicht auf Dauer angelegt sind und die Repräsentierten in regelmäßigen Abständen immer neu bestimmen, wie und durch wen sie repräsentiert werden wollen.

Dimensionen der Demokratie
und ihre institutionelle Umsetzung

Reaktivität

Grundlage ist ein dynamisches Verhältnis, bei dem das Volk (in unseren Instituten die Mitgliederversammlung) der Souverän bleibt und die Regierung (der Vorstand) die Wurzeln der eigenen Macht als Ausdruck der Interessen des Volkes (der Mitgliederversammlung) versteht (Rosanvallon, 2016). Demnach sind die Vorstände durch das Handeln der Mitglieder und die Mitglieder durch das Handeln der Vorstände zu begründen. Das erfordert auf beiden Seiten, sich gründlich miteinander zu befassen. Aber genau das ist in unseren Instituten eher schwierig. Diejenigen, die zusätzlich zu ihrer Therapeutentätigkeit überhaupt bereit sind, sich ehrenamtlich zu engagieren, möchten die Zusammenarbeit verständlicherweise so reibungslos wie möglich gestalten. Nicht selten bestimmen dabei die Vorgaben der Ministerien, Ämter und Kammern den Diskurs und engen diesen ein. Aber auch die verdeckten Koalitionen spielen eine Rolle. Das Agieren hinter den Kulissen erlaubt es, Ziele zweckmäßig, aber auch mitunter rücksichtslos und ohne Scham noch Schuld gegenüber Anderen zu verfolgen und sich gegenseitig mit Blick auf einen möglichen Machtmissbrauch zu decken. Abweichende Fragen oder gar kritische Einstellungen haben es dann schwer oder werden einfach verunglimpft, um die Gruppenidentität zu schützen (Beland, 1983). Aber wie sagte Willy Brandt: »Die Demokratie ist uns keine Frage der Zweckmäßigkeit, sondern der Sittlichkeit« (Brandt, 1989, S. 24f.). Unter einer demokratischen Perspektive liegen die wahren Mittel der Regierung nicht in den direkt sichtbaren Instrumenten der Machtausübung. Laut Rosanvallon liegen sie vielmehr in der Gemeinschaft selbst, – in ihren Interessen, Leidenschaften und Meinungen, die zusammen ihre Bedürfnisse ausmachen –, und sind von ihr nicht zu trennen (Rosanvallon, 2016).

Verantwortung

Vor dem Hintergrund einer grundlegenden Anfälligkeit der Demokratie, wird Verantwortung in der Politik als Gegenstück zur Ausübung von Macht verstanden. Sie sorgt dafür, dass die Handlungsmacht der Repräsentanten eine gewisse Grenze nicht überschreitet und regelmäßig zu ihrem Ausgangspunkt zurückkehrt (ebd.). So hätten Machtmissbrauch, Korruption[2] oder die Missachtung der Rechte der Mitgliederversammlung auch in unseren Instituten keine Chance. Damit in keinem Bereich zu viel Macht entsteht, würden die Mitgliederversammlung (Legislative), die Amtsinhaber des Vorstandes (Exekutive) wie auch die Satzung des Vereins (Judikative) nach dem Prinzip der Gewaltenteilung unabhängig voneinander sein. Es läge an der Mitgliederversammlung als oberster Kontrollgewalt, eine völlige Offenheit über die Aufgaben des Vorstandes herzustellen und deren Rechtfertigung zu erzwingen. Vor allem Misserfolge oder unerwünschte Folgen durchgeführter Maßnahmen gelte es gemeinsam zu evaluieren und zu verstehen. Hier könnten also auch Themen und Anfragen zur institutionellen Lehranalyse platziert und deren weitere Bearbeitung initiiert werden. Aber ich frage mich, ob es in manch einem Institut nicht einen Wesenswandel der Mitgliederversammlungen braucht? Hat der Einzelne auf der Mitgliederversammlung den Willen, die Wirklichkeit zu beeinflussen, oder gibt es eine Demokratieverdrossenheit, die einhergeht mit Verständigungsschwierigkeiten, innerem Rückzug und überhaupt einem Schwund an Mitgliedern, womöglich aufgrund der erwähnten unbewussten konflikthaften Dynamik? In der *Theorie des kommunikativen Handelns* plädiert der Demokratietheoretiker Habermas (2011 [1981]) für einen Diskurs, der geeignet ist, die Fallstricke der Kommunikation aufzulösen und die soziale Teilhabe jedes Einzelnen zu ermöglichen. Regeln helfen, damit jeder zwanglos und herrschaftsfrei seinen Beitrag leisten kann, und um die Ungleichheit der Einzelnen auszubalancieren. Entscheidend ist – und das finde ich bedeutsam – nicht das Ergebnis des Diskurses, sondern ob es auf vernünftigem Wege zustande kam, d. h. unter Berücksichtigung aller relevanten Argumente und vor allem täuschungsfrei. So könnten Bedingungen geschaffen werden, in denen nicht-legitime soziale Machtstrukturen kaum Chancen hätten, ihre Interessen gegen den Willen Anderer durchzusetzen oder mittels Manipulation und Drohgebärden Andere einzuschüchtern oder vom Diskurs auszuschließen. Stattdessen können Gefühle der Unzufriedenheit, des Leidens und der Empörung öffentlich und angstfrei artikuliert und interpretiert werden, um so die formell verfasste Meinungs- und Willensbildung zu beeinflussen. Am Ende würde die Wahrscheinlichkeit steigen, dass institutionell getroffene Entscheidungen tatsächlich ein allgemeines Interesse ausdrücken.

Und mit Butlers philosophischer Perspektive nehme ich noch mal Rekurs darauf, dass man das Problem der Verantwortung nicht isoliert vom Anderen be-

---

2 Erlich (2020) sieht Korruption dann vorliegen, wenn Wünsche und Begierden auf eine Weise befriedigt werden, die nicht mehr durch Konsens, ethische und moralische Normen und Werte reguliert sind.

trachten kann, »weil ein Teil dessen, was ich bin, aus den rätselhaften Spuren der anderen besteht« (Butler, 2005, S. 64). Das enthebt auch mich persönlich nicht aus der Verantwortung, sondern bewegt mich hin zu der Frage, welchen Anteil ich selbst an etwaigen Konflikten im psychoanalytischen Institut habe: Ich kann mich nicht der Verantwortung entziehen, denn dann entferne ich mich aus dem Beziehungsgefüge, welches das Problem der Verantwortung von Anfang an strukturiert: »Ein Teil von mir mag mir selbst fremd sein, doch er ist paradoxer Weise der Ursprung meiner ethischen Verbindung mit anderen« (ebd., S. 63).

Lesbarkeit

Die Umsetzung demokratischer Projekte lebt von der Offenheit innerhalb der Institution. Dazu braucht es den Zugang zu Informationen und öffentlichen Debatten. Erst die Lesbarkeit und Sichtbarkeit der Institution verhilft dazu, sie zu begreifen und auch das Verhältnis und die Mechanismen zwischen den Repräsentanten und den Repräsentierten zu verstehen. Habermas hält es für notwendig, diese Beziehungen ebenso hinterfragen zu können, wie die Erwartungen und Normen, die ihnen zugrunde liegen, um diesen nicht schutzlos ausgesetzt zu sein. Er denkt, dass erst unter diesen Voraussetzungen Menschen ein weitergehendes Interesse an der Institution entwickeln und sich engagieren (J. Habermas, 2011 [1981]). In Anbetracht dessen stellt sich mir die Frage, ob es nicht zu einem besseren Verstehen und größerem Zusammenhalt führen würde, wenn auch die Protokolle aus den Vorstandssitzungen innerhalb der Institute publiziert würden, sofern das nicht bereits schon an einigen Instituten geschieht. Die Offenlegung von Entscheidungs-und Führungssystemen könnte ein kritischeres Verständnis der realen Macht ermöglichen und weniger Undurchschaubarkeit produzieren – in Verbindung mit allen damit einhergehenden paranoiden Verschwörungstheorien (Rosanvallon, 2016; Erlich, 2020).

Rosanvallon macht zusätzlich auf einen anderen Punkt der Transparenz aufmerksam, nämlich den der Öffentlichkeit. Als Gegenpart zur »Hinterzimmerpolitik« würden unter den Augen von Zeugen Intrigen, Korruption oder Verrat weniger Chancen haben (Rosanvallon, 2016). Aber – so frage ich – wer oder was verkörpert in psychoanalytischen Instituten eigentlich die Öffentlichkeit? Kann sich eine Institution unvoreingenommen selbst kontrollieren? Ist es hinsichtlich der Transparenz und Aufklärung vor allem langanhaltender Konflikte, bei denen es um Missbrauch der Macht geht und welche die Zusammenarbeit beeinflussen, nicht ratsam, diese von einer von außen kommenden Organisation bearbeiten zu lassen? Wie kann eine Institution glaubwürdig und legitim sein, wenn sie sich unter Ausschluss der Öffentlichkeit zum Richter in eigener Sache macht? Und wäre nicht auch die Aufarbeitung der Historie der jeweiligen psychoanalytischen Bewegungen durch die Forschung von außen zu beauftragen, um bei der Beschreibung der Geschichte nicht der Gefahr der Idealisierung und Identifizierung zu erliegen, wie Rosanvallon (ebd.) schreibt?

Teilhabe

Eine wandlungsfähige Institution zeigt sich offen für neue Kräfte auch jenseits der bereits etablierten Anerkennungsverhältnisse, sodass auch jüngere Mitglieder und die Aus-und Weiterbildungsteilnehmer ihre eigene Geschichte mit einbringen. Doch das ist schwer einzusehen, und eine neue gemeinsame Kultur nicht selbstverständlich. Wie lässt sich die Vielfalt innerhalb eines Instituts repräsentieren, sodass sich jeder an seinem Platz von Anderen anerkannt fühlt und die Institute als ganzes zukunftsfähig bleiben? Könnte eine offene Kommunikations- und Konfliktkultur dazu beitragen? Neuhaus (2021) meint, eine wandlungsfähige Institution verschließe sich nicht dem Streit und damit der Frage, warum Menschen aufbegehren. Weichen Einstellungen und Werthaltungen der Menschen zu sehr von der Struktur der Institution ab, besteht für die Organisation die Gefahr, in eine Legitimitäts-und Stabilitätskrise zu geraten.

Was ist zu halten von institutsinternen Konferenzen, die dazu beitragen, offene Debatten über aktuell ausbildungsrelevante und andere Themen wie auch der institutionellen Lehranalyse zu initiieren, bei denen alle Beteiligten gleichwertig und gleichberechtigt z. B. die verschiedenen Modelle diskutieren?

Noch besser wäre die Planung einer ganzen Tagung, wie sie Habermas (dem Psychoanalytiker) zum Thema der speziellen Charakteristik und Dynamik psychoanalytischer Institute vorschwebt, bei der u. a. Erfahrungen veränderter Strukturen im Umgang mit der Lehranalyse wie in Instituten Frankreichs, Israels und anderer Länder ausgetauscht würden (T. Habermas, 2017). Auf solch einer Tagung könnte man auch das Thema der Teilhabe in Bezug auf die Ausbildungsausschüsse diskutieren, von denen die Generativität eines jeden Institutes abhängt. Heenen-Wolff (2016) etwa plädiert für eine befristete Besetzung dieses Gremiums bis zum turnusmäßigen Wechsel mit Beginn der nächsten Legislatur. Das Vorgehen würde die erwähnten Übertragungsbewegungen verdeckter Koalitionen geringhalten, ebenso die Entwicklung eingefahrener Gruppenprozesse. Außerdem würde sich die hohe Besetzung der Mitglieder des Ausbildungsausschusses unter den Ausbildungsteilnehmern reduzieren. Letztlich würde auf diese Weise eine Vielzahl von

Mitgliedern teilhaben und in eine größere Verantwortung eingebunden. Jedoch kann es sich dabei, angesichts der aktuellen Nachwuchsprobleme an vielen psychoanalytischen Instituten, vorerst nur um eine Zukunftsvision handeln.

Fazit

Mir war es wichtig, zu beschreiben, wie ein verändertes Demokratieverständnis dazu beitragen kann, gedeihlich zusammenzuarbeiten und sich eine Bereitschaft zur Mitgestaltung an der Aus-und Weiterbildung in unseren Instituten entfalten kann, im Interesse an dem Fortbestehen der psychoanalytischen Aus-und Weiterbildung und als Leistungserbringer im Interesse der Gesellschaft. Entlang des umstrittenen Themas der institutionellen Lehranalyse wurden verschiedene Positionen aufgezeigt, auch ihr potenzieller Einfluss auf die destruktive Dynamik innerhalb der Institute diskutiert, um schließlich in einem weiteren Schritt demokratische Dimensionen der Institute in diesem Zusammenhang und darüber hinaus zu erörtern. Die Gruppenanalyse wurde als geeignetes Mittel angesehen, nicht nur, um sich der Übertragungsbewegungen in Form von Verstrickungen und destruktiver Dynamik bewusst zu werden, sondern auch, um ein demokratisches Bewusstsein zu entwickeln. Ihre Etablierung in das Konzept der neuen psychoanalytischen Weiterbildung ist für psychoanalytische Institute und auch aus gesellschaftspolitischer Sicht wünschenswert, um unbewusste Machtmechanismen und Tendenzen der Unterwerfung aus der Selbsterfahrung der Gruppentherapie(-ausbildung) heraus zu verstehen und um zur Reflexion über eigene Anteile daran zu gelangen. Im gruppentherapeutischen Prozess liegt darüber hinaus das Potenzial, die emotionale Fähigkeit zur Gemeinschaft zu entwickeln. Es ist zu hoffen, dass die Ausbildungsreform, in der die Gruppentherapie nun ein wesentlicher Bestandteil ist, eine neue Generation hervorbringt, mit einem Blick für das soziale Unbewusste und die Alterität des Anderen.

Wie kommt das Gute zustande? Freud sagt, der ideale Zustand wäre eine Gemeinschaft von Menschen, die ihr Triebleben der Vernunft unterwerfen, mit all ihren vorteilhaften und gefährlichen Folgen (Einstein & S. Freud, 1972). Dieses Für und Wider im Blick, bin ich der Meinung, die demokratische Perspektive bietet eine gute Voraussetzung dafür, um sich der Realität einer modernen Gesellschaft auch in unseren Instituten zu stellen, ganz gleich wie sie sich angesichts der Pluralität von Interessen verortet. Dabei verstehe ich das Demokratische als etwas Drittes, welches sich über ein von Wechselseitigkeit geprägtes Verhältnis zwischen dem Einzelnen und der Gemeinschaft vermittelt und von gegenseitiger Verantwortung begleitet ist.

Silvana Buchheim

Literatur

Abromeit, H. (2008). Wozu braucht man Demokratie? Eröffnungsvortrag der Jahrestagung von Mehr Demokratie e.V. https://www.mehr-demokratie.de/fileadmin/pdf/ 2008-jahrestagung-vortrag-abromeit.pdf

Balint, M. (1966). Über das psychoanalytische Ausbildungssystem. In ders., *Die Urformen der Liebe und die Technik der Psychoanalyse* (S. 307–333). Klett-Cotta.

Beland, H. (1983). Was und wozu entsteht psychoanalytische Identität? *Jahrbuch der Psychoanalyse, 15*, 36–67.

Beland, H. (1992). Kritischer Kommentar zu Helmut Thomäs Aufsatz »Idee und Wirklichkeit der Lehranalyse«. *Psyche – Z Psychoanal, 46*(2), 99–114.

Beland, H. (2016). Lehranalyse und Institution. Die Progression des Verstehens ist im Rahmen des organisierten Vertrauens möglich. *Forum der Psychoanalyse, 32*(4), 413–430.

Bion, W.R. (1961). *Erfahrungen in Gruppen und andere Schriften* (3. Aufl.). Klett-Cotta.

Brandt, W. (1989). *Erinnerungen*. Propyläen.

Bruns, G.J. (2014). Die institutionenbezogene Konstruktion der Lehranalyse – Zeit, über sie nachzudenken. Diskussionsbemerkungen zu Andreas P. Hermanns »Lehranalyse und Institution – eine Paradoxie«. *Psyche – Z Psychoanal, 68*(11), 1096–1107.

Butler, J. (2005). *Gefährdetes Leben. Politische Essays*. Suhrkamp.

Caspari, P., Dill, H., Caspari, C. & Hackenschmied, G. (2021). *Irgendwann muß doch mal Ruhe sein! Institutionelles Ringen um Aufarbeitung von sexualisierter Gewalt und Machtmissbrauch an einem Institut für analytische Kinder- und Jugendlichenpsychotherapie.* Springer VS.

Claessens, D. (1977). *Gruppe und Gruppenverbände*. Wissenschaftliche Buchgesellschaft.

Dührssen, A. (1994). *Ein Jahrhundert psychoanalytische Bewegung in Deutschland. Die Psychotherapie unter dem Einfluss Freuds*. Vandenhoeck & Ruprecht.

Einstein, A. & Freud, S. (1972). *Warum Krieg? Ein Briefwechsel*. Diogenes.

Erlich, S. (2020). *Die Couch auf dem Marktplatz. Psychoanalyse und soziale Wirklichkeit*. Psychosozial-Verlag.

Ermann, M. (1993). Das Verantwortungsgefühl des Psychoanalytikers und die psychoanalytische Ausbildung. *Forum der Psychoanalyse, 9*, 132–139.

Ermann, M. (2018). Lehranalysen – Eine Bilanz. *Forum der Psychoanalyse, 34*(3), 299–311.

Foulkes, S.H. (1990). *Selected Papers: Psychoanalysis and Group Analysis*. Karnac.

Foulkes, S.H. (2007). *Gruppenanalytische Psychotherapie* (2. Aufl.). Klotz.

Freud, A. (1970 [1950]). Probleme der Lehranalyse. *Psyche – Z Psychoanal, 24*, 565–576.

Freud, S. (1912e). Ratschläge für den Arzt bei der psychoanalytischen Behandlung. *GW VIII*, S. 376–387.

Freud, S. (1912–1913a). *Totem und Tabu. GW IX*.

Freud, S. (1921c). *Massenpsychologie und Ich-Analyse*. GW XIII, S. 71–161.

Freud, S. (1930a [1929]). *Das Unbehagen in der Kultur. GW XIV*, S. 419–506.

Gast, L. (2020). Die Psychoanalyse als Erbin der Aufklärung. Einige Anmerkungen. In E. Kobylinska-Dehe, P. Dybel & L.M. Hermanns (Hrsg.), *Wiederkehr des Verdrängten? Psychoanalyse und das Erbe der Totalitarismen* (S. 39–50). Psychosozial-Verlag.

Habermas, J. (1968). *Erkenntnis und Interesse*. Suhrkamp.

Habermas, J. (2011 [1981]). *Theorie des kommunikativen Handelns* (8. Aufl.). Suhrkamp.

Habermas, T. (2017). Der Rat der Weisen. Zu Susann Heenen-Wolffs Plädoyer für eine Öffnung der Ausbildungsausschüsse. *Psyche – Z Psychoanal, 71*(1), 82–87.

Heenen-Wolff, S. (2016). Die psychoanalytische Institution. Plädoyer für eine Öffnung der Ausbildungsausschüsse. *Psyche – Z Psychoanal, 70*(11), 1077–1088.

Herrmann, A. P. (2014a). Warum es so schwierig ist, in psychoanalytischen Institut(ion)en gedeihlich zusammenzuarbeiten. *Psyche – Z Psychoanal, 68*(2), 97–121.

Herrmann, A. P. (2014b). Lehranalyse und Institution – eine Paradoxie. *Psyche – Z Psychoanal, 68*(11), 1057–1084.

Jones, E. (1962). *Das Leben und Werk von Sigmund Freud* (3 Bände). Huber.

Kirsner, D. (2009). *Unfree associations inside psychoanalytic instituts.* Jason Aronson.

Knauss, W. (2006). Die Gruppe im Unbewussten. Eine Brücke zwischen Individuum und Gesellschaft. In M. B. Buchholz & G. Gödde (Hrsg.), *Das Unbewusste in der Praxis: Erfahrungen verschiedener Professionen* (S. 77–92). Psychosozial-Verlag.

Laplanche, J. (1996). *Die unvollendete kopernikanische Revolution.* S. Fischer.

Lazar, R. (2016). Phönix aus der Asche – oder die Asche auf unser Haupt? *Forum der Psychoanalyse, 32,* 335–358.

Lockot, R. (1985). *Erinnern und Durcharbeiten. Zur Geschichte der Psychoanalyse und Psychotherapie im Nationalsozialismus.* S. Fischer.

Meyer, T. (2009). *Was ist Demokratie? Eine diskursive Einführung.* Springer VS.

Möller, H. (2017). Empirische Studie zum Kompetenzerwerb in der Ausbildung (unveröffentlichter Vortrag im Rahmen des Symposions »Psychodynamische Kompetenz«, IPU Berlin, 22.09.2017).

Neuhaus, M. (2021). Im Raum des Anderen. Elemente einer Ethik der Solidarität. In B. Heimerl (Hrsg.), *Unerhörte Stimmen. Psychoanalytische Erkundungen zu gesellschaftlichen Phänomenen* (S. 153–177). Psychosozial-Verlag.

Nitzgen, D. (2001). Training in democracy, democracy in training: Notes on group analysis and democracy. *Group Analysis, 34*(3), 331–347.

Rosanvallon, P. (2016). *Die gute Regierung.* Hamburger Edition.

Thaa, W. (2013). Bürger/innen, Repräsentation, Partizipation: Chancen für neue Demokratie-Kooperationen? Fachtagung der Heinrich-Böll-Stiftung E-Paper. https://thamypogrebinschi. files.wordpress.com/2014/10/epaper_repraesentationbeteiligung.pdf

Die Autorin

Silvana Buchheim, Dipl.-Psych., ist Psychoanalytikerin (DGPT), Gruppenanalytikerin (D3G), niedergelassen in eigener Praxis, sowie Dozentin und Mitglied im Weiterbildungsausschuss am Institut für Psychoanalyse und Psychotherapie in Düsseldorf.

Kontakt per E-Mail: buchheim.mail@t-online.de

Von der Geburt
bis zur Spätadoleszenz

Über den Umgang mit Widerstand in der Behandlung junger Erwachsener

Wieviel Widerstand ist nötig, damit die Behandlung gelingt?[1]

Renate Sannwald

In dieser Arbeit befasse ich mich mit einigen Aspekten der Widerstandsarbeit in der psychodynamischen Psychotherapie von jungen Erwachsenen und beziehe mich dabei auf meine Erfahrungen von mehr als 30 Jahren Tätigkeit in diesem Arbeitsbereich.

Zunächst behandle ich die Dimension des *äußeren Widerstandes*, also widerständige Einstellungen und widerständiges Verhalten bei jungen Erwachsenen. Dann folgen Überlegungen zum *inneren Widerstand* in der psychodynamischen Psychotherapie von jungen Erwachsenen und dem *adäquaten therapeutischen Umgang* mit Widerstand in diesem Alter.

Wenn ich von jungen Erwachsenen spreche, beziehe ich mich auf die Altersgruppe der 18- bis 25-Jährigen, so wie sie Jeffrey Jensen Arnett (2000, 2004) definiert, der sich seit den ausgehenden 1990er Jahren wissenschaftlich mit dieser Altersgruppe beschäftigt. Er ist der Ansicht, dass die Emerging Adulthood, das beginnende Erwachsenenalter, eigenen psychologischen Kriterien unterliegt und von der Adoleszenz und dem Erwachsenenalter klar abgegrenzt werden kann.

Diese psychologischen Kriterien sind
- eine vertiefte Erforschung der eigenen Identität,
- eine hohe Flexibilität,
- eine starke Selbstfokussierung, verbunden mit einer ausgeprägten Fähigkeit zur Selbstreflexion,
- das *feeling in-between* und
- die Fähigkeit zur Auswahl zwischen vielfältigen Lebensoptionen.

---

1 Dieser Beitrag basiert auf dem gleichnamigen Artikel der Autorin, erstmalig publiziert im *Forum der Psychoanalyse* 3/2021 (S. 303–316). © Abdruck mit freundlicher Genehmigung des Springer-Verlags, 2023.

Der äußere Widerstand: Widerständige Einstellungen und widerständiges Verhalten von jungen Erwachsenen

Junge Erwachsene sind über viele Epochen als Widerstandskämpfer gegen politisches und soziales Unrecht aufgetreten. Es scheint geradezu ein entwicklungspsychologisches »Privileg« dieses Alters zu sein, ohne allzu große taktische oder strategische Bedenken die empfundenen Missstände anzuklagen. Dies deutet in aller Regel auf Mut und ein gut entwickeltes Selbstbewusstsein hin und kann damit eher dem Bereich psychischer Gesundheit als psychiatrischen Erkrankungen zugeschrieben werden.

Berühmte Beispiele für den äußeren Widerstand sind die Geschwister Hans und Sophie Scholl des Widerstandskreises gegen das nationalsozialistische Regime, der den Namen »Die Weiße Rose« (Gebhardt, 2018) erhielt. Der Weg der Geschwister Scholl führte von einer Identifizierung mit dem NS-Regime in ihren Jugendjahren zu entschiedenem Widerstand gegen dasselbe, welcher letztendlich mit ihrem Tod durch Enthauptung endete. Sophie Scholl verabschiedete sich von ihrer Mutter mit den Worten: »Wir haben alles, alles auf uns genommen [...]. Das wird Wellen schlagen« (ebd., S. 291).

Auch die jugendliche Umweltaktivistin Greta Thunberg mit ihrer Fridays-for-Future-Initiative ist ein gutes Beispiel für adoleszenten Widerstand. Thunberg sagt: »Wir Kinder tun oft nicht das, was ihr Erwachsenen von uns verlangt. Aber wir ahmen euch nach. Und weil ihr Erwachsenen euch nicht für meine Zukunft interessiert, werde ich eure Regeln nicht beachten.«

Man könnte noch viele weitere Beispiele für Widerstand im jungen Erwachsenenalter finden, etwa die »Sturm und Drang«-Bewegung der Aufklärung, die 1848er-Studentenrevolte oder die Studentenbewegung der 68er.

Donald Winnicott (1971) merkt dazu an: »Unreife ist eine Kostbarkeit des Jugendalters. Sie bringt die aufregendsten Formen geistiger Kreativität, neue und unverbrauchte Gefühle und Lebenspläne mit sich. Die Gesellschaft muss von den Wünschen und Hoffnungen der Nicht-Verantwortlichen aufgerüttelt werden« (S. 165).

Der innere Widerstand in der psychodynamischen Psychotherapie von jungen Erwachsenen

Das Phänomen des Widerstandes beschrieb Sigmund Freud schon 1892 (in seinem zusammen mit Josef Breuer verfassten Werk *Studien über Hysterie*) bei

Fräulein Elisabeth von R. Er hatte die Vermutung, die Patientin »wehre unerträgliche Vorstellungen« ab: »Es war der eigentümliche Zustand des Wissens und gleichzeitigen Nichtwissens [...] vorhanden« (Breuer & Freud, 1991, S. 185). Freud postulierte eine psychische Kraft, die sich der Bewusstwerdung des pathogenen Inhaltes entgegenstelle. Er versuchte anfangs, diesen Widerstand auch »händisch« zu überwinden, indem er die Kopfdruckmethode anwandte (»Ich bediente mich [...] der Methode, durch Drücken auf den Kopf Bilder und Einfälle hervorzurufen [...]« [ebd., S. 172]). Mit der Zeit realisierte er, dass der Widerstand neben der hemmenden Funktion auch einen Informationsgehalt hat.

In der Behandlung von persönlichkeitsgestörten Patienten entdeckten verschiedene Autoren, u. a. Sandler, Dare und Holder (1973), die Schutzfunktion des Widerstandes: Widerstand schützt die narzisstische Integrität des Selbst und auch relevante Objektbeziehungen. Beide Aspekte spielen bei jungen Erwachsenen eine große Rolle.

Eine psychotherapeutische Behandlung wird von Jugendlichen und jungen Erwachsenen oft als »Rückfall in kindliche Regression« erlebt, was ihrem Wunsch nach Autonomie entgegensteht. Die psychodynamische Psychotherapie junger Erwachsener bedarf im Vergleich zur Behandlung von Jugendlichen oder von älteren Erwachsenen einiger Modifizierungen und stellt hohe Ansprüche an den Psychotherapeuten. Junge Erwachsene erwarten ein Gegenüber, von dem die Generationsgrenzen eingehalten werden, nicht einen Erwachsenen, der *forever young* sein will. Sie erwarten eine *Stellungnahme* durch den Therapeuten, weil sie sich mit dem Therapeuten identifizieren und über Identifizierung und Gegenidentifizierung ihre eigene Identität weiterentwickeln wollen. Damit tut sich die Frage des angemessenen und achtsamen therapeutischen Umgangs mit dem Widerstand in der Behandlung auf.

Widerstand aus Angst vor Abhängigkeit

Der Patient fürchtet sich vor einer fantasierten Einflussnahme durch den Therapeuten, die ihm seine Autonomie nehmen würde. Dieser Widerstand kann manchmal merkwürdige Formen annehmen, wie sich im Behandlungsbeginn der 18-jährigen Blanca zeigt, und ist sehr typisch für junge Erwachsene:
> Blanca besuchte die zwölfte Klasse eines Berliner Gymnasiums, wo sie eine gute Schülerin und Schülersprecherin war. Sie war eine hübsche, gut proportionierte, freundlich und aufgeschlossen wirkende Jugendliche in

sommerlicher Kleidung und mit einem wippenden dunklen Pferdeschwanz. Blanca wirkte sympathisch und intelligent, und schilderte in differenzierter Weise ihre Beschwerden; allenfalls ihre sehr blasse Gesichtsfarbe ließ ahnen, dass es mit ihrer Gesundheit nicht zum Besten bestellt war. Sie berichtete, seit zwei Jahren unter einer Bulimia nervosa zu leiden mit mehrfach täglichem Erbrechen. Das Erstinterview verlief problemlos, und es wurden weitere probatorische Sitzungen vereinbart. Erst im Nachhinein bemerkte ich, dass in Blancas souveräner Art der Darstellung gewissermaßen implizit die Botschaft zu liegen schien: »Ich komme schon alleine zurecht und bin auf Hilfe nicht angewiesen!«

Sehr überrascht war ich, als die Patientin zwei weitere vereinbarte Termine nicht wahrnahm und sich auch nicht entschuldigte. Angesichts der Schwere der geschilderten Symptome empfand ich zunehmende Besorgnis und beschloss, Blanca anzurufen. Dabei stellte sich heraus, dass es nicht möglich war, sie telefonisch zu erreichen, weil sie versehentlich eine unvollständige Telefonnummer angegeben hatte. Nach längerem Nachdenken entschloss ich mich dazu, die Hilfe der überweisenden Praxis in Anspruch zu nehmen, und erhielt dort die vollständige Telefonnummer der Familie. Ich erreichte Blancas Mutter und konnte einen weiteren Terminvorschlag für die Patientin machen. Auf den Vorschlag antwortete Blanca in Briefform; sie habe sich so kompromittiert, dass die die Behandlung bei einem anderen Behandler fortsetzen wolle. Dieses Ansinnen löste in mir Verwunderung und Ärger aus. Nach einigem Nachdenken unterbreitete ich der Patientin telefonisch den Vorschlag, sie könne ja für die ausgefallenen Stunden ein Ausfallhonorar zahlen. Blanca war überrascht und ließ sich nach kurzem Zögern auf diesen Vorschlag ein, womit eine sechsjährige, letztendlich erfolgreiche modifiziert analytische Behandlung begann. Viel später konnte die Patientin offenbaren, dass sie sich zu Beginn der Behandlung gewünscht hatte, von ihrer Therapeutin zu Hause abgeholt zu werden.

Widerstand aus Scham über infantile Wünsche

Dabei kann es sich um Wünsche handeln, die früher nicht erfüllt wurden, oder um Wünsche, die übermäßig erfüllt wurden. In solchen Konstellationen ist der Therapeut für die Patienten ein Repräsentant der Erwachsenenrealität. Sie befürchten, dass ihre Impulskontrolle versagen und die Frustrationstoleranz für einen Triebaufschub nicht ausreichen könnte und sie sich damit dem Therapeuten gegenüber als kindlich, unentwickelt und nicht lebensfähig zeigen könnten. Beschämungs- und Versagensängste spielen eine große Rolle.

Der 19-jährige schizophrene Alex sollte am nächsten Tag für seinen Deutschkurs vom Süden Berlins zum Theater nach Berlin-Mitte fahren, was ihm als unüberwindliche Hürde erschien. Er verließ wutschnaubend die Praxis, nachdem die Autorin ihn in der zweiten Behandlungsstunde gefragt hatte, was ihn denn von der Nutzung der öffentlichen Verkehrsmittel abhalte. Sein unausgesprochener Wunsch war, dass einer seiner Eltern ihn hinbringen und vor der Tür absetzen solle, was diese in der Vergangenheit auch regelmäßig getan hatten. Es wurden zwei Telefonate notwendig, um Alex zu einer Rückkehr in die Praxis zu bewegen. Letztendlich wurde die frühe Konfrontation aber zu einem »Motor« der Behandlung, der es Alex später ermöglichte, mit seiner schizophrenen Psychose ein weitgehend normales Leben zu führen.

Widerstand gegen das Aufgeben von Größenfantasien

Junge Erwachsene müssen lernen, Einsicht in ihre Begrenzungen zu nehmen und damit zu leben, dass manche ihrer Wunschvorstellungen nicht in ihren Möglichkeiten liegen. Das Aufgeben von Größenfantasien ist eine wichtige Entwicklungsaufgabe des jungen Erwachsenenalters. Bei der vertieften Selbstreflexion der Emerging Adulthood geht es gerade um diesen Aspekt, die Einsicht in die eigenen Stärken *und* Schwächen, der viele junge Erwachsene ausweichen wollen, die in die psychotherapeutische Behandlung kommen.

Den 28-jährigen Herrn N. hatte ich zehn Jahre zuvor im Rahmen einer tiefenpsychologisch fundierten Psychotherapie im Umfang von 50 Stunden unter der Diagnose einer postpsychotischen Depression behandelt. Vorausgegangen war damals eine dreiwöchige stationäre Behandlung auf der Psychotherapiestation einer Berliner psychiatrischen Klinik. Seine psychotische Symptomatik war induziert worden durch einen protrahierten Cannabis-Abusus. Herr N. hatte sich rasch erholt und war auch in der Lage, ein gutes Abitur zu machen. Der Empfehlung zu einer vertiefenden Behandlung seiner narzisstischen Problematik aber wollte er sich nicht anschließen; er war der Ansicht, er sei jetzt wieder gesundet, und ging für ein BWL-Studium nach Halle.

Fünf Jahre später meldete Herr N. sich, nach Berlin zurückgekehrt, erneut in meiner Praxis, weil er seit der Trennung von seiner langjährigen Freundin unter Arbeitsstörungen, Minderwertigkeitsgefühlen und Prüfungsängsten leide. Er stelle Pläne auf, die er dann nicht einhalten könne, »Anspruch und Realität klaffen weit auseinander!« Er vermeide es, an seine Grenzen zu gehen, und habe das Gefühl, seit dem Ende der früheren Psychotherapie für sich persönlich gar nicht weitergekommen zu sein. Außerdem neige er zur Maßlosigkeit, trinke viel Alkohol und Kaffee oder treibe exzessiv Sport. Er habe auch finanzielle Probleme und verbrauche trotz eines gut bezahlten Jobs häufig mehr Geld, als er verdiene. Nach kurzer Zeit wurde klar, dass Herr N. nicht eine einzige Klausur im Hauptstudium bestanden hatte. Und es wurde harte Arbeit, in der folgenden modifiziert analytischen Psychotherapie nach einer Alternative für das überfordernde BWL-Studium zu suchen. Herr N. sah sich in der Chefetage eines großen Wirtschaftsunternehmens in Singapur und musste sich dann damit begnügen, als Steuerfachangestellter in einer Berliner Kanzlei zu arbeiten. Ich begleitete ihn in einer modifiziert analytischen Psychotherapie über seine Ausbildung hinweg. Er schloss die Behandlung ab mit seiner Hochzeit mit einer patenten jungen Kollegin. Mittlerweile ist Herr N. Vater von drei Kindern.

Hinweise zur Behandlungstechnik des Widerstandes in der psychodynamischen Psychotherapie von jungen Erwachsenen

Reich (1933) und Glover (1955) haben die einleuchtende behandlungstechnische Regel aufgestellt, dass der Widerstand vor dem Inhalt zu bearbeiten sei. Ein optimales Widerstandsniveau besteht dann, wenn der therapeutische Prozess rasch fortschreitet. Eine Psychotherapie kann sowohl durch ein Zuviel als auch durch ein Zuwenig an Widerstand gehemmt werden. Bei zu wenig Widerstand kann es zu einer Symptomverstärkung kommen.

Indem der Patient den Widerstand einsetzt, schützt er seine Toleranzgrenze und reguliert seine innere Homöostase. Widerstand hat eine nützliche Funktion in der Behandlung – er reguliert die Geschwindigkeit des therapeutischen Prozesses wie die Bremsen beim Auto (König, 1995). Karl König spricht vom »Spiel mit dem Widerstand«: In der Behandlung wirken ständig zwei entgegengesetzte Kräfte aufeinander: das Interesse des Patienten an Veränderung und das Arbeitsbündnis sowie der Widerstand und die Abwehrmechanismen. Der Psychotherapeut stellt sich sinnvollerweise auf beide Aspekte und ihre Interaktion miteinander ein. Das Auftreten von Widerstand signalisiert ihm, dass der Patient den Prozess bremsen muss im Interesse seiner Selbstwertregulation oder zur Beziehungsregulation mit dem Therapeuten. Was bedeutet das für die Behandlung von jungen Erwachsenen?

Hinweise zum Widerstand als Beziehungsregulation

Blanca, die junge Frau mit der Bulimie, verdeutlichte durch ihre Inszenierung am Anfang der psychotherapeutischen Arbeit ihre Ambivalenz in Bezug auf die Behandlung, ihre Angst vor Abhängigkeit und ihr Problem damit, sich als schwerkranke junge Frau zu sehen. Ich überraschte sie mit einem »Wiedergutmachungsvorschlag« für die ausgefallenen Stunden und signalisierte damit Verständnis für ihre Ambivalenz. Auch entsprach der Vorschlag Blancas aktuellem Mentalisierungsniveau – ich machte ihr ein konkretes Angebot, auf das sie konkret eingehen konnte. Eine deutende Intervention hätte Blanca zum damaligen Zeitpunkt sicher überfordert.

Ich schlug Blanca vor, zunächst strukturbezogen am Symptom des Erbrechens zu arbeiten, was ihr Raum gab und sie nicht zu sehr band. Nach etwa neun Monaten empfahl sie eine Vertiefung der Behandlung auf zwei Wochenstunden. Blanca konnte sich der Empfehlung anschließen, nachdem sie Vertrauen in die therapeutische Beziehung gewonnen hatte.

Hinweise zum Widerstand im Dienste der Selbstwertregulation

Kehren wir zum Patienten Herrn N. zurück, der sich als begabten Ökonomen sah. Hier diente die Selbstidealisierung dem Schutz des Selbstwertes und bewahrte Herrn N. davor, die Begrenztheit seiner Möglichkeiten zu sehen und sich als »Generation-Y-Underachiever« erleben zu müssen, einen schwachen, impulsgesteuerten jungen Mann mit eingeschränkten Möglichkeiten und psychischen kranken Partnerinnen.

Hier wählte ich den Weg einer konfrontativen Auseinandersetzung mit dem Patienten, die letztendlich zu einer besseren Realitätssicht führte. Dieses Vorgehen setzte meine Bereitschaft voraus, die Überich-Projektion des Patienten anzunehmen und in der Übertragung die Rolle eines konservativen, strukturgebenden Elternteils zu übernehmen. Eine solche Rollenübernahme wird häufig vermieden, weil sie anstrengend ist und von den Patienten oft mit wütender Auflehnung beantwortet wird. Aber gerade in der Wut kann der junge Patient seine Kraft spüren, die er im weiteren Behandlungsverlauf dann konstruktiv zu verwenden lernt.

Hinweise zum Widerstand aus Angst vor Überflutung mit traumatischem Material – die Frage der Behandlungsfrequenz

Junge Erwachsene haben meist weniger stabile Ich-Grenzen als ältere Erwachsene. Gerade die Frage der Behandlungsfrequenz muss bei jungen Erwachsenen unter dem Aspekt der Widerstandsarbeit Beachtung finden.

Der zu Behandlungsbeginn 18-jährige Chris meldete sich zur Psychotherapie, weil er seit Jahren unter einer zunehmenden depressiven Verstimmung leide, verbunden mit erheblichen sozialen Ängsten. In den letzten sechs Monaten seien häufige Selbstverletzungen durch Ausdrücken von Zigaretten auf den Armen hinzugekommen. Unter Alkoholeinfluss sei es zu Impulsdurchbrüchen und Sachbeschädigungen gekommen (Umkippen von Mülleimern oder Motorrädern). Chris war »Punk« und provozierte bereits durch seine äußere Erscheinung entwertende und aggressive Reaktionen.

Als auslösend für die depressive Entwicklung des jungen Mannes sah ich die sich krisenhaft zuspitzende familiäre Situation durch die eskalierende Alkoholabhängigkeit seines Vaters. Dieser hatte bereits als junger Mann der 68er-Generation einen Alkoholmissbrauch betrieben, der in eine schwere Alkoholkrankheit mündete. Erst ein Autounfall führte zu einer stationären Entgiftung und anschließenden Entwöhnungsbehandlung. Dort fasste der Vater den Entschluss, sich von der Familie zu trennen. Dem stationären Aufenthalt des Vaters vorausgegangen waren schwere verbale und körperliche Auseinandersetzungen zwischen dem großen und kräftigen Mann und seinen heranwachsenden Söhnen. Chris' Vater litt unter einer emotional instabilen Persönlichkeitsstörung mit erheblicher Impulsivität und hatte schon etliche schwere Krisen mit Selbstmordversuchen durchgemacht. Chris hatte den Vater mehrfach volltrunken im Keller in seinem Blut liegend aufgefunden nach einem Versuch, sich die Pulsadern aufzuschneiden. Ich hatte den Eindruck, dass Chris viele Jahre seines Lebens in einer Atmosphäre ständigen unvorhersehbaren Terrors verbracht haben musste. Chris eigenen, zu Beginn der Behandlung erheblichen Alkoholmissbrauch verstand ich als einen Selbstbehandlungsversuch zur Spannungsregulation.

Als ich die Therapieindikation mit dem Patienten besprach, bestand er darauf, einstündig im Sitzen arbeiten zu wollen; vor einer analytischen Psychotherapie hatte er Angst. Wie sich im Verlauf des ersten Therapiejahres herausstellen sollte, zu Recht – das pathogene Material aus der Anamnese war buchstäblich erschlagend. Chris' Weg führte über eine Heilerziehungspflegeausbildung und Arbeit in einem Heim für psychiatrisch kranke Erwachsene (als Versuch der altruistischen Abtretung) zum Sozialpädagogikstudium.

Das Umgehen von regressionsfördernden Einflüssen in der Beschränkung der Behandlungsfrequenz auf eine Wochenstunde bewirkte in Chris' Fall eine Begrenzung auf das Vorbewusste und schützte damit vor einer Überflutung mit traumatischem Material.

Wieviel Widerstand ist nötig, damit die Behandlung gelingt?

Ich habe versucht, zu zeigen, wie ich in einer respektvollen therapeutischen Haltung das »Spiel mit dem Widerstand« teils tolerant und gewährend, teils konfrontativ aufnehme, je nach den Erfordernissen des jeweiligen Falls. Dieses Vorgehen mag zwar des Öfteren auf vermeintliche Abwege führen, die aber letztendlich ihre Sinnhaftigkeit in sich tragen.

Wichtig ist es, das *Mentalisierungsniveau* des Patienten zu beachten und »nicht über seinen Kopf hinweg« zu deuten, wie es bei Blanca gezeigt wurde. Wenn der Patient eine hohe Ambivalenz in seinem Behandlungswunsch zeigt, ist ein variables therapeutisches Vorgehen oft hilfreich – am Beginn der Behandlung störungsspezifisches Vorgehen einstündig im Sitzen, später Vertiefung der Behandlung durch eine höhere Behandlungsfrequenz. Wenn die Patienten eine ausgeprägte narzisstische Persönlichkeitsstruktur haben, mute ich ihnen (wie bei Herrn N.) *klarifizierende und konfrontierende Interventionen* zu, die zu einer besseren Realitätsprüfung führen. Wenn die Patienten drohen, von traumatischem Material überflutet zu werden, lasse ich den *Widerstand sich entfalten*. Hier ist es wichtig, nicht auf einer hohen Behandlungsfrequenz zu bestehen, auch wenn es behandlungstechnisch indiziert erscheint.

Mir scheint das »Spiel mit dem Widerstand« wie der Umgang mit einer Waage: Widerstand und Abwehr befinden sich in der einen Waagschale und Motivation und Behandlungsbereitschaft in der anderen. Abhängig davon, auf welche Weise die Waagschalen befüllt werden, gelingt es, die Behandlung in einer guten und produktiven Balance zu halten.

367

Literatur

Arnett, J. (2000). Emerging adulthood. A Theory of Development from the late Teens through the Twenties. *American Psychologist, 55*(5), 469–480.

Arnett, J. (2004). *Emerging adulthood. The winding Road from the late Teens through the Twenties.* Oxford University Press.

Breuer, J. & Freud, S. (1991). *Studien über Hysterie.* S. Fischer.

Gebhardt, M. (2018). *Die Weiße Rose. Wie aus ganz normalen Deutschen Widerstandskämpfer wurden.* Pantheon (Random House).

Glover, E. (1955). *The technique of psychoanalysis.* Balliere, Tindall & Cox.

König, K. (1995). *Widerstandsanalyse.* Vandenhoeck & Ruprecht.

Reich, W. (1933). *Charakteranalyse.* Selbstverlag.

Sandler, J., Dare, C. & Holder, A. (1973). *Die Grundbegriffe der psychoanalytischen Therapie.* Klett-Cotta.

Winnicott, W. D. (1971). *Vom Spiel zur Kreativität.* Klett-Cotta.

Die Autorin

Renate Sannwald, Dr. med., ist Fachärztin für Kinderheilkunde, Kinder- und Jugendpsychiatrie und -psychotherapie sowie Psychotherapeutische Medizin und Psychoanalytikerin.

Kontakt: Dr. med. Renate Sannwald, Pertisauer Weg 41, 12209 Berlin; E-Mail: resannwald@t-online.de

Die Angst davor, die Eltern zu verlassen

Wulf Hübner

In den *Vorlesungen zur Einführung in die Psychoanalyse* schreibt Freud:

> »[E]s ist beachtenswert, wie selten die Erledigung der Aufgaben, die sich für jedermann ergeben, psychologisch wie sozial korrekt gelingt, nämlich die Lösung der libidinösen Wünsche von der Mutter bzw. vom Vater. Den Neurotikern aber gelingt diese Lösung überhaupt nicht, der Sohn bleibt sein lebelang unter die Autorität des Vaters gebeugt und ist nicht imstande, seine Libido auf ein fremdes Sexualobjekt zu übertragen. Dasselbe kann mit Veränderung der Beziehung das Los der Tochter werden. In diesem Sinne gilt der Ödipuskomplex mit Recht als der Kern der Neurosen« (1916–1917a [1915–1917], S. 349).

Freud hatte kein theoretisches Konzept für das, was wir »Frühstörungen« nennen, und man könnte sagen, je größer der Frühstörungsanteil an der Persönlichkeit ist, desto schwerer die Neurose bis hin zu den narzisstischen Neurosen (Borderline und Psychosen). Unter den unbewussten Triebabwehr-Konflikten liegen die Integrationskonflikte.[1]

Anfang mit Laplanche

In seiner *Allgemeinen Verführungstheorie* hat Laplanche Freuds Neurosenlehre rekonstruiert und ihr einen nicht-spekulativen Boden verschafft. Die Arbeitsanforderungen an die Psyche stammen nun nicht von angeborenen Trieben (die

---

1 Die Grundgedanken dieses Beitrags sind ausführlich behandelt und in einen sprachanalytischen Begründungszusammenhang eingebettet in meinem Buch *Sprache und Leib. Eine Epistemologie der psychoanalytischen Praxis* (2018).

im Körper verankert sind), sondern von rätselhaften Botschaften *unserer Eltern und anderer Erwachsener*, von deren nicht vollständig übersetzbaren, unbewussten Botschaften eine konstante Erregung ausgegangen war, die allerdings unseren Körper affiziert hatte. Was verdrängt und unbewusst gemacht wurde, war die infantile Sexualität als Resultat eines Prozesses von Verführung und Verbot – von Generation zu Generation. Dies hat mit Schuld nichts zu tun, sondern mit der »anthropologischen Grundsituation«, der kein Mensch entgehen kann:

> »Diese [...] besteht in der Beziehung des Erwachsenen zum kleinen Kind, wobei der Erwachsene ein Unbewusstes hat [...], das sich im wesentlichen aus infantilen Rückständen zusammensetzt [...]. Das Kind seinerseits verfügt über keine genetische sexuelle Ausstattung und keine hormonellen Auslöser der Sexualität« (Laplanche, 2017 [2007], S. 91).

Dies ist (auch) eine Tatsache des Lebens.

Laplanche erinnert dann daran, dass die infantile Sexualität dasjenige sei, was am häufigsten bestritten werde. Und Freud sei sogar soweit gegangen, diesen Umstand zu einem ihrer Charakteristika zu erheben, die Tatsache nämlich, dass der Erwachsene sie nicht sehen wolle, vielleicht gerade deshalb, weil sie von ihm stamme (ebd., S. 91f.). Wir würden – lässt Laplanche uns wissen – keinen Text Freuds finden, in dem er von der infantilen Sexualität spricht, ohne das *Verbot* hervorzuheben, das die infantile Sexualität wirklich *definiert*; und Laplanche glaubt, »dass sogar heute noch die infantile Sexualität im eigentlichen Sinne das ist, was die Erwachsenen beim Anblick am meisten abstößt, [...] – die ›Unarten‹, wie man sagt« (ebd., S. 140). »Infantile Sexualität« ist der Name für das sehr frühe Verhältnis des Individuums zu seinem Leib und dessen Erregbarkeiten, eine ungebundene, infantile Vorlust, weniger Befriedigungs-, sondern mehr Lust auf Spannungserhöhung. Diese Strömung muss dann mit der nachpubertären Lust, die Befriedigung durch ein passendes Komplementärobjekt sucht, gemischt werden. Und das ist ein gravierendes Problem. Soviel zum Unbewussten der Erwachsenen, das ihre bewussten und vorbewussten Interventionen zu rätselhaften Botschaften für das Kind macht, es bindet und nötigt, seinerseits zu verdrängen.

Die dritte Topik

In seinem Spätwerk hat Laplanche sich »einen neuen Forschungsweg eröffnet« (2004, S. 904), eine Ausweitung seines Übersetzungsmodells Richtung »psychotische[s]/Borderline-Modell« (ebd., S. 905), die »dritte Topik« (2009, S. 536), das Nebeneinander von (neurotischer) Verdrängung und (psychotischer) Verleugnung in der Psyche jedes Menschen (2004, S. 906), und möchte beide Abwehrmechanismen auf die gemeinsame Grundlage, die anthropologische Grundsituation und die Übersetzungshypothese beziehen (ebd., S. 905). Doch wie schon andernorts beschrieben (Hübner, 2020a, S. 29) gilt Letztere im strengen Sinne nur für neurotische bzw. normale Verhältnisse: Die Verdrängung verweigert »die Übersetzung in Worte, welche mit dem Objekt verknüpft bleiben sollen. Die nicht in Worte gefasste Vorstellung [...] bleibt dann im Ubw als verdrängt zurück« (Freud, 1915e, S. 300). Das ist die Übersetzungshypothese. Doch beim Abwehrvorgang *Verleugnung* geht es dem Individuum darum, sich gegen eine unerträgliche Erfahrung oder Wahrnehmung zu schützen, *indem es ihre Realität negiert*. Bei der Verdrängung bleibt das Ich erhalten, bei der Verleugnung nicht, es spaltet sich (ebd.). Laplanche hatte seine Vorstellungen nicht ausgearbeitet, sondern »späteren Überlegungen vorbehalten« (2009, S. 537), zu denen es dann nicht mehr gekommen ist.[2]

Narzisstische Kränkungen und Beschämungen

Freud hat zum Ende seines Lebens (neben der Triebtheorie) sein Festhalten an der ursprünglichen Traumatheorie bekräftig und war überzeugt, dass die Ich-Spaltung ein allgemeines Phänomen auch der Neurosen sei (1940a [1938], S. 133). Das gilt auch für den Vorgang, der die Spaltung erzwingt, die Verleugnung. Die Ausbildung eines offiziellen Ich (Freud), mit allen seinen kognitiven Fähigkeiten, neben einem Ich, *das sich nicht fühlt*, ist mehr oder weniger ein allgemeines Phänomen.

Im *Mann Moses* hatte Freud einer seiner Lieblingsideen allgemeine Geltung verschaffen wollen, dass nämlich »die religiösen Phänomene nur nach dem Muster der uns vertrauten neurotischen Symptome des Individuums zu verstehen sind« (1939a [1934–1938], S. 160). Danach stehen Traumen am Anfang einer neurotischen Entwicklung. Freuds Charakterisierung ist bemerkenswert: Sie

> »gehören der frühen Kindheit bis etwa zu 5 Jahren an. Eindrücke aus der Zeit der beginnenden Sprachfähigkeit heben sich als besonders interessant hervor; die Periode von 2–4 Jahren erscheint als die wichtigste; [...] die betreffenden Erlebnisse [...] beziehen sich auf Eindrücke sexueller und aggressiver Natur, gewiss auch auf frühe Schädigungen des Ichs (narzisstische Kränkungen)« (ebd., S. 179).

---

2   Ausführlicher dazu siehe Hübner (2020a).

Die *Erlebnisse* reichen von milderen Formen der Folter, der Überfürsorge und Überwältigung mit Gefühlsäußerungen, emotionaler Kargheit und Ignoranz, dem ignorierenden Schweigen und entwertender Ironie bis zu brutalen sexuellen Handlungen und aggressiven Impulsdurchbrüchen. Immer ist die ganze Person des Kindes von diesen widrigen Botschaften betroffen. Sie sind von Verleugnung geprägt und setzen eine psychodynamische Bewegung zwischen Erwachsenem und Kind in Gang, die uns als projektive Identifikation vertraut ist (Lansky, 2008).

Das transgenerationelle Schema sieht in meinen Augen so aus: Der Erwachsene fühlt sich durch eine Aktion des Kindes angegriffen und wehrt seine Selbstverunsicherung durch eine beschämende Geste ab, nach dem Motto »Deine Lebendigkeit ist schlecht für mich. Du bist nicht richtig«. Das abhängige Kind ist nun genötigt »sich einer peinlich empfundenen Zumutung der Außenwelt [der Beschämung durch den Erwachsenen; W. H.] zu erwehren, was durch die *Verleugnung* der Wahrnehmungen geschieht« (Freud, 1940a [1938], S. 134). Das Kind kann die Beschämung durch den Erwachsenen psychisch nicht integrieren, sondern muss sie im Bruchteil einer Sekunde, in dem das Schreckliche ihn trifft, abwehren (Winnicott, 2018, S. 263).

Dabei »zerteilt« oder »zerklüftet« sich das Ich (Freud, 1924b [1923], S. 391), das ist ein »Einriss [...], der nie wieder verheilen, aber sich mit der Zeit vergrößern wird« (1940a [1938], S. 60). Das »Ich schafft sich selbstherrlich eine neue Außen- und Innenwelt und es ist kein Zweifel an [der] Tatsache [...], daß eine schwere, unerträglich erscheinende Wunschversagung der Realität das Motiv dieses Zerfalls mit der Außenwelt ist« (Freud, 1924b [1923], S. 389). Statt geliebt und wertgeschätzt zu werden, wurde das Kind gedemütigt, selbstherrlich macht es sich fühllos, beschränkt sich auf sein kognitives Ich, idealisiert die Erwachsenen und verkehrt die nicht-fühlbare Scham in Schuld. Als würde es sich das widrige Verhalten der Erwachsenen als Bestrafung für eigene Fehler oder allgemeiner, für das Falschsein, *übersetzen*.[3]

Parentifizierung

Das Gefühl, schon des Kindes, Schuld zu sein und sich anzustrengen, »es« wiedergutzumachen durch ein Richtigsein für die Erwachsenen, sodass es deren Liebe vielleicht doch wiedergewinnt, ist – so scheint mir – eine erzwungene Selbstveränderung und das mächtigste Bollwerk gegen die Gefahr, der Scham begegnen

---

3   Hier verallgemeinere ich Überlegungen von Ehlert-Balzer (1996).

zu müssen, sowie die einzige Möglichkeit, den idealisierten Erwachsenen nahe zu sein. Darin sehe ich den Grund für die allfällige Parentifizierung. Ein gewichtiger Aspekt dieser Rollenumkehr ist die Loyalität.

Im Metropolitan Museum of Art gibt es einen Skulpturengarten und darin

>die Marmorstatue eines Mannes mit seinen Kindern und das Gesicht des Mannes ist von solcher Verzweiflung erfüllt, und die Kinder zu seinen Füßen klammern sich an ihn, flehen ihn an, so scheint es, während er gequält auf die Welt draußen blickt, die Finger beider Hände am Mund, aber seine Kinder haben nur Augen für ihn, und als ich das endlich sah, sagte ich bei mir: Oh.

Ich las die Plakette, auf der stand, dass diese Kinder ihren Vater bitten, sie als Speise zu nehmen, er stirbt im Gefängnis den Hungertod, und diese Kinder wollen nur eines: die Qual ihres Vaters beenden. Sie wären froh, ach, mehr als froh, sich von ihm aufessen zu lassen.

Und ich dachte: Dieser Mann wusste also Bescheid.

Der Bildhauer, meinte ich. Er wusste Bescheid.

Und auch der Dichter, bei dem die Szene beschrieben ist, die hier zum Bild wird. Er wusste es auch« (Strout, 2018 [2016], S. 93f.).

Auch die Schriftstellerin Elizabeth Strout, die diese Szenerie in ihrem Roman *Die Unvollkommenheit der Liebe* wiedergibt, weiß Bescheid. Schuldgefühl ohne tatsächliche Schuld ist ein psychisches Missverständnis, und diese Schuldgefühle sind eher affektive Zustände; darüber hinaus leben das Kind und später der Erwachsene im Kopf. Sie haben die »Erfahrung des Persönlichen« verloren, so hat Winnicott (2018, S. 255) sich ausgedrückt.

Fairbairn hat die Therapie als Lagerkampf charakterisiert: Die Patientin[4] will ihre Therapeutin in ihr Lager ziehen, die Analytikern will der Patientin dazu verhelfen, auf ihre Seite zu kommen, auf der die Subjekte ein hinreichend realistisches Verhältnis zu sich und den Objekten haben und sich darüber austauschen können. Doch auf der psychischen Bühne des Patienten sind die Introjekte bestimmend, »Psychische Personen«, so hatte Freud sie hellsichtig genannt, die das Tun der Patienten kommentieren, durch Verdrängung wenig verändert, unverstellt beschämend wie ehedem – »Du doch nicht«. Der Lagerkampf bekommt dann diese Gestalt: Kann der Analytiker seinem Patienten dazu verhelfen, sich mit ihm (nicht nur mit seiner Funktion, wie so oft gesagt wird) zu identifizieren

---

4 Der besseren Lesbarkeit wegen verwende ich das generische Femininum und/oder Maskulinum.

oder scheitert er an der Loyalität des Patienten zu den Introjekten? Das ist eine Neuauflage der Bildung des Ich-Ideals, hinter dem sich die erste und bedeutsamste Identifizierung des Individuums, die mit dem Vater der persönlichen Vorzeit bzw. der Eltern, wie es kurz danach in einer Fußnote heißt, verborgen hatte (Freud, 1923b, S. 259). Damals war das genaugenommen eine unbewusste *Identifizierung durch* den Vater bzw. die Eltern (Laplanche, 2017 [2007], S. 150) – und das scheint auch für die Neuauflage zu gelten.

Die Macht der Introjekte

Ich werde nun von vier Behandlungen berichten: Eine davon liegt bereits 20 Jahre zurück, eine andere hat mit dem Ende des vergangenen Jahres aufgehört. Schon dieser Redeweise können Sie entnehmen, dass sie nicht abgeschlossen worden ist, ebenso wenig wie die vor 20 Jahren. In beiden Fällen haben die Introjekte gewonnen. Die eine hat fünf, die zweite neun Jahre in Anspruch genommen. In beiden Behandlungen kamen die Patientinnen immer mal wieder in Situationen, in denen sie mit einem Fuß in mein Lager geraten, sich und mir – auf ganz unterschiedliche Weise – also nähergekommen waren, um sich dann wieder in ihren Kosmos zurückzuziehen. Die dritte Behandlung währte insgesamt 15 Jahre, in den letzten drei Jahren in immer größeren monatlichen bis halbjährlichen Abständen. Wie sie ausgeht, ist noch nicht ausgemacht. Die vierte stammt aus einer Supervision.

Frau K. weiß, dass sie den Abschied verleugnet

Die 50-jährige narzisstisch-masochistische Frau K. klagt in der 237. Stunde, dass ihr Kopf ganz voll sei mit Situationen in ihrem Leben, wo sie gern beachtet worden wäre; nach einer Weile, in der ich darauf eingegangen war, sagt sie nachdrücklich: »Ich merke wie ich mich mit Händen und Füßen dagegen wehre, gegen das Bild ›*ich* möchte jetzt drankommen‹, ›ich kann es nicht *sagen*‹«.

Der zweite Ehemann von Frau K. wäre von ihrem 15-jährigen Sohn mit einem Schuss aus einer Pistole um ein Haar tödlich verletzt worden, hätte sie nicht sofort den Rettungswagen gerufen. Seitdem fährt sie beim Ertönen der Martinshörner regelmäßig zusammen und hat die damalige Situation vor Augen. In der 315. Stunde gebe ich ihr wieder einmal zu bedenken, dass ihr dabei immer die Katastrophe vor Augen käme und sie nicht daran dächte, dass das Unfallauto ihren Mann doch gerettet hätte. In der nächsten Stunde berichtet sie, dass ihr auf dem Nachhauseweg gleich zwei Rettungswagen mit Blaulicht begegnet wären. Erst habe sie wieder einen Schreck bekommen, dann an mich gedacht, ob ich die wohl geschickt hätte. Die seien ja wie auf Bestellung da gewesen, und über diesen Gedanken habe sie schmunzeln müssen. »Der Schock ist schneller weniger geworden als sonst«, sagt sie dann, »ich hab' an das gedacht, was Sie gesagt haben«. Und, nach einigem Schweigen und meiner Frage, wie ihr damit zumute sei, sagt sie: »Ich weiß gar nicht, ob ich das gut finde«.

Bis dahin hatte Frau K. sich an Vieles erinnert, in ihrem Reden sind die Beziehungen zu den relevanten Erwachsenen deutlicher geworden und was sie mit sich anstellt:

> »Das Wunschbild meiner Eltern wird zerstört, das merke ich, aber etwas in mir wehrt sich dagegen. Es wird aufgedeckt, dass sie so sind wie sie sind, und wie ich es nicht haben will. Ich stelle sie bloß«.

> »Heute habe ich mir den ganzen Tag etwas vorgemacht.«

> »Ich weiß, dass ich den Abschied hier verleugne.«.

In ihrem Leben draußen hat sich sehr Vieles zum Guten verändert, sie hat einen lieben Mann geheiratet, sie haben ein kleines Reihenhaus bezogen und sie hat das erste Mal in ihrem Leben ein eigenes Zimmer und Vieles mehr, aber sie kann das psychisch nicht wahrhaben, kann sich von ihren Introjekten nicht trennen. Ihre vermeintliche Autonomie beruht weiter auf der psychischen Handlung »Spalten«.

Frau D. hat verstanden, wie sie »tickt«

In ihren Spontanangaben im September 2011 hatte Frau D. gesagt: »Ich kann mich selber nicht gut leiden und behandele mich nicht gut, gucke mit Ekel in den Spiegel, könnte mich im Leben nicht vor einem Partner zeigen.« Weiter klagte Frau D. über »innere Leere« und »Traurigkeit«, und dass sie nicht weiß, »wohin mit meiner Wut«. Nach einer »schweren Depression« 2009 war sie in ambulanter und stationärer Therapie gewesen, immer »ging es um meine Mutter«: »Die kritisiert mich in meiner ganzen Person, so lange ich denken kann war das so, sie ist ein wahnsinnig negativer Mensch – ich kriege meine Zähne nicht auseinander. Ich weiß nicht wohin mit meiner Wut.«

Das ist im Wesentlichen – strukturell gesehen – neun Jahre lang so geblieben. Wenn es mit ihrer Mutter eine Zeitlang friedlich verlief, schaffte sich Frau D. am Arbeitsplatz eine entsprechende Reizfigur, die sie mit Ignorieren oder Verachten dafür strafen konnte, dass sie so unmöglich war. Auch hier will ich nicht die traumatisierenden Beziehungserfahrungen aufsuchen, sondern nur feststellen, dass auch diese zu einer narzisstisch-masochistischen Abwehr geführt hatten, die Frau D. bis zum Schluss nicht aufgeben konnte. Auch sie war klug, außerdem hatte sie Humor – allerdings einen ziemlich bissigen –, und im Lauf der Arbeit ziemlich viel davon verstanden, wie sie »tickt«. Wenn unsere Beziehung es erlaubte, konnte ich ihr im akuten Fall sagen »Sie wissen, Ihr Problem ist nicht die Kollegin, und Sie wissen auch, was Sie machen müssen, um die Wogen zu glätten, um wieder gern ins Büro zu gehen«. Frau D. konnte das tun, aber dann entfaltete sich mit ihrer Mutter wieder die sadomasochistische Selbst-Selbstobjektbeziehung. Im Unterschied zu Frau K. fanden die Auseinandersetzungen real mit der Mutter statt, und Frau D. war jedes Mal neu erstaunt und enttäuscht, wenn ihre Mutter anders als gewünscht reagierte. »Wenn ich meine Mutter mit irgendetwas konfrontiere, bricht sie in Tränen aus, dann fühle ich mich schlecht.« Frau D. hatte schließlich eine neue Wohnung bezogen und sich dort wohlgefühlt, in der Innenstadt weit genug von der Mutter entfernt. Dann erkrankte sie im Frühjahr 2020 an MS. Bis zum Ende des Jahres bearbeiteten wir die Scham, die das bei ihr auslöste – »wenn Andere mich so sehen«.

Frau M. hat das Fühlen entdeckt
Die attraktive und intellektuell sehr begabte Frau M. hatte – manifest – die schlechtesten Anfangsbedingungen, bei einem perversen Vater, der sie und ihre ältere Schwester mit Unterstützung der schizophrenen Mutter sexuell missbraucht hatte. Die Arbeit mit ihr hat am längsten gedauert und war am erfolgreichsten. Es dauerte lange, bis Frau M. nach und nach die erschreckend detaillierten Erinnerungen *sagen* konnte. Immer wieder brach heraus: »Vielleicht bilde ich mir das alles ja nur ein.« Nur ein grausiges Detail: »Ich weiß es jetzt, er hat auch unseren Schäferhund missbraucht. Das war sein Liebling, ich war Nr. 2.« »Immerhin«, hat sie dann, nüchtern gesagt, »er hat mich fast so geliebt wie seinen Hund« – das scheint objekthafter als ihre Erinnerung an seinen immerwährenden Satz »Du bist mein Sonnenschein«, was immer mit der furchtbaren Scham zusammengefallen war, ihn verführt zu haben. Während der analytischen Psychotherapie bei

mir (zweistündig) holte Frau M. ihr Fachabitur nach, konfrontierte ihren Vater, beendete eine Ausbildung zur Sozialarbeiterin mit einem Bachelorabschluss und beantragte Therapiebeihilfe bei der Opferhilfe. Eines Tages entdeckte sie ein Gefühl und war überwältigt von dem Unterschied, den das machte. Aber an das Fühlen der Missbrauchsszenerien wagte sie sich nicht, doch sie bezweifelt sie nicht mehr, hatte gar angefangen, unter geeigneten Bedingungen davon zu erzählen.

Im Mai 2022 bekam ich eine E-Mail:

> »Ganz kurz möchte ich Ihnen meine herzlichen Grüße senden. Denn immer Mal wieder denke ich an Sie, meine Therapie bei Ihnen und die inneren Bewegungen, die mir bis heute erhalten geblieben sind. Je weiter ich meinen Weg gehe, desto häufiger fällt mir auf, dass ich sehr glücklich darüber bin, genau Sie in meiner Not vor nun etwa 15 Jahren angetroffen zu haben (nein, dies ist keine Idealisierung, sondern subjektiver Überblick). Ich habe es endlich geschafft, länger als ein Jahr meine Festanstellung beizubehalten. Es sind nun fast 1,5 Jahre und ich bin entfristet, könnte also theoretisch als Suchttherapeutin hier alt werden. Mal sehen, was das Leben so bringt.«

Einerseits freute mich die Nachricht, andererseits fragte ich mich, wann ihr die Beamtenjacke wohl zu eng werden würde.

Anfang Dezember 2022 bekam ich dann diese Anfrage:

> »Lieber Herr Hübner, können Sie sich vorstellen, mich als Selbstzahlerin zu einem einmaligen psychotherapeutischen Gespräch einzuladen? Ich möchte eine wichtige Entscheidung fällen. Mir geht es in dieser Situation aber zunehmend schlecht. Ich würde gerne besser verstehen, was da in mir passiert. Und nur Sie kennen mich so gut.«

Sie kam und eröffnete mir, sie wolle nach Berlin (in ihre Heimatstadt) umziehen, und entfaltete allerlei weitreichende Pläne, bis ich ihr sagte, sie sei wohl gekommen, um von mir zu hören, dass ihr Wunsch, durch das Eintauchen in die lebendige Berliner Szenerie psychisch reicher zu werden, sich womöglich nicht einfach erfüllen würde. Ja, sagte sie, sie fühle sich innerlich so begrenzt. Dann haben wir erörtert, wie es wäre, eine erneute Psychotherapie zu wagen – noch dazu bei einer Frau? Nach zwei Wochen bekam ich eine E-Mail, Frau M. hatte die Arbeit in der Beratungsstelle wieder aufgenommen und sei aktuell dabei, die Krise zu bearbeiten, ohne impulsiv wegzulaufen. Noch eine Weile später teile sie mir mit, dass sie zu der von mir empfohlenen Kollegin, die schon zwei andere Patienten von mir übernommen hatte, weil ich Ende 2020 aufgehört hatte, zu arbeiten, Kontakt aufgenommen habe. Mal sehen, ob die Behandlung weitergeht.[5]

Der Patient fängt an zu sprechen

In einer Supervisionsgruppe hat eine Kollegin einen 61-jährigen Mann vorgestellt, einen Sinti, in dessen Familie ein Schweigegebot galt. Sein Vater hatte Mauthausen überlebt und später in seiner Familie ein Terrorregime etabliert, den Patienten, seine Schwester und die Mutter übergangslos verprügelt und Anderes mehr. Er hat seinen Sohn zum Dieb ausgebildet. Und: Er hat nicht gesprochen, nie auch nur einen Satz über seine Erlebnisse in Mauthausen. Auch der Patient spricht nicht über seine Kindheit, aber er stiehlt bis heute. Zweimal war er schon für kurze Zeit im Gefängnis, und jüngst ist er wieder erwischt worden. Er kann nicht lesen und nicht schreiben, aber er ist ein freundlicher Mensch, lange schon verheiratet, und seine Frau hält zu ihm und hat ihn dazu bewogen, eine Therapie zu beginnen. Dort beginnt er zu sprechen, z. B. davon, dass er die gestohlenen Sachen in seinen Taschen oder seinem Korb findet, ohne zu wissen, wie sie dort hingekommen sind – er war in den Momenten vollständig dissoziiert. Und er hat begonnen zu sagen, dass er sich schämt. Seine Frau begleitet ihn zur Therapie, und einmal hat sie zur Therapeutin gesagt, sie sei so dankbar, weil er auch zu Hause anfangen würde zu reden. Der letzte Vorfall wird wohl wieder vor Gericht gelangen, und die Therapeutin erwartet, dass sie um eine Stellungnahme gebeten wird. Wir waren uns einig, wie gut, denn nun wird seine private Geschichte an eine begrenzte Öffentlichkeit gelangen. Der Patient ist seinem Vater treu, wenn er weiter stiehlt. Aber er verhält sich auch wie ein dissoziales Kind. Von Winnicott stammt die Einsicht, das solches Verhalten von Kindern auch Ausdruck einer Hoffnung sei – der Hoffnung nämlich, dass jemand eingreift, sie endlich gesehen und in Obhut genommen werden.

Der Wunsch der Kollegin, diesen Patienten vorzustellen, war im Übrigen getragen von dem Begehren, sich mit dieser Geschichte *mitzuteilen*, sie wollte über ihre Behandlung *sprechen*. Ansonsten kommt sie mit dem Patienten gut voran. Am Anfang hatte sie gesagt, der Vater des Patienten

---

5 Anlässlich meiner Frage, ob ich diesen Text veröffentlichen dürfe, hat Frau M. mich wissen lassen, dass sie sich bei der Kollegin inzwischen sehr gut aufgehoben fühle.

hätte die Aggressionen der Täter übernommen und sich seiner Familie gegenüber genauso benommen. Wir haben uns dann darauf verständigt, dass der Vater aus Schamangst geschwiegen und durch seine Aggressionen und Impulsdurchbrüche gewissermaßen chronisch sein narzisstisches Gleichgewicht wiederhergestellt hatte. Er war zum Aufseher im Lager geworden.[6]

Negative therapeutische Reaktion

Die ersten beiden Verläufe könnte man als »negative therapeutische Reaktionen« verstehen, wenn man sich an Freuds Charakterisierung orientiert: Auch bei ihm geht es um das Nicht-Wahrhaben von Fortschritten: »[N]ach jeder einschneidenden Lösung versuchte [der Wolfsmann] für eine kurze Weile, deren Wirkung durch eine Verschlechterung des gelösten Symptoms zu negieren« (Freud, 1918b [1914], S. 100). Der Patient war sich und seinem Analytiker affektiv nähergekommen, seine Selbstbeziehung war etwas reicher geworden. In diesem Moment des Austretens aus dem narzisstischen Kosmos ist die Zukunft in der Fantasie des Wolfmanns unerträglich offen und gänzlich unbeeinflussbar. Deswegen reagiert er erstmal mit dem Aufsuchen vertrauter interner Verhältnisse. *Das kann er tun.* Dies ist bei Frau K. so, und auch Frau D. reagiert chronisch mit der Beibehaltung der Spaltung und dem Aufsuchen der vermeintlichen Kontrolle.[7]

Ein besonders eindrückliches Beispiel für diese Abwehrbewegung habe ich in der Literatur gefunden: In ihrem Roman *Ein wenig Leben* erzählt die amerikanische Autorin Hanya Yanagihara (2017) mit ergreifender Sprachmacht, wie Liebe und Achtung aufseiten von Judes Freunden (in einem sehr gut situierten New Yorker Leben) an seiner Gewissheit »Wenn die wüssten, würden sie mich fallen lassen« scheitern. Jude (von Padres neben einer Mülltonne gefunden, mit einer exzellenten Bildung aufgezogen, geschlagen und schwerst sexuell missbraucht – dies ist nur der Anfang einer Leidensgeschichte, bis es ihn aufs College verschlägt und er drei Freunde fürs Leben findet), kann *gar nicht* von sich sprechen. Diese Sprachlosigkeit, ihre Gründe und die vergeblichen Bemühungen der Freunde, herauszubekommen, was mit ihm los ist, werden uns mit einer atemberaubenden Kraft präsentiert. Man kann Yanagiharas Roman als eine Art Behandlungsbericht lesen, weil er eine Spaltung und eine nicht-endende Kette negativer therapeuti-

---

6 Jüngst habe ich gehört, dass er Lesen und Schreiben lernt.

7 Näheres zur negativen therapeutischen Reaktion siehe Hübner (2020a).

scher Reaktionen erleben lassen kann, die Darstellungen einer lebendig gefühlten und sinnenfrohen Anwesenheit (des Lebens) hier, die zugleich dessen Abwesenheit dort, auf der Seite des Traumatisierten, ausdrückt. Jude, der von sich als dreckigem Fetzen denkt, schneidet sich, und je näher er den lebendigen zugewandten Gesten seiner Freunde und anderer kommt (sein Juraprofessor hat ihn adoptiert), desto tiefer muss er sich schneiden. Schließlich bringt er sich um, um Herr über sein Leben zu bleiben, um nicht noch einmal zum Opfer, nämlich fallengelassen werden zu werden.[8]

Schluss

Anders als in der Kleinianischen Theorie, in der »[di]e gesamte Struktur der Persönlichkeit um den Neid organisiert ist« (Hinshelwood, 1993 [1991], S. 515), bildet sich das Individuum im hier vorgeschlagenen, an Winnicott angelehnten Konzept, indem es die Integrationskonflikte hinreichend bewältigt. Wir kommen zu uns selbst, indem wir die Scham aushalten, was mit uns ist und woher wir kommen. Winnicott hat Recht, dass man sich kein Kind vorzustellen kann, »das in der frühesten Kindheit so vollkommen versorgt wurde, dass die Persönlichkeit, soweit sie zu einem gegebenen Zeitpunkt integriert ist, nicht bei irgendeiner Gelegenheit überfordert wurde« (Winnicott, 2018, S. 257). Wenn die Persönlichkeit überfordert wird, droht sie zu zerspringen. Wir verleugnen aus Scham, und so sind Frühstörungen in meinem Verständnis Schamkrankheiten.

In der an Ferenczi anknüpfenden Tradition beruht die Weitergabe des Traumas auf der »Introjektion des Angreifers« (Ehlert-Balzer, 2000, S. 729), dessen »Affekte [...] gegenüber dem Opfer (vor allem Aggression und Schuldgefühl)« (ebd.) sich das Individuum *aktiv* zu eigen macht. Doch was auf der Ebene der Phänomene – geschlagene Kinder schlagen später ihre Kinder – unstrittig ist, wird dynamisch, so meine ich, erst verständlich, wenn man sich den narzisstischen Aspekt des Traumas vergegenwärtigt. Das gilt auch für die Unmöglichkeit der Trennung vom Introjekt: Dieses muss nicht deswegen erhalten bleiben, weil es »nicht nur gehasst, sondern unbewusst auch geliebt wird« (ebd., S. 730), sondern weil mit der Trennung vom (verleugneten) realen auch das idealisierte Objekt preisgegeben würde. Frühgestörte Patienten tun so, als hätten sie ein Los in der Tasche, bei dem die Ziehung längst vorbei ist, aber sie wollen es nicht wegwerfen. Dann bliebe ihnen nichts – nichts außer der Schamangst. Doch, um es

---

8   Die Beispiele finden sich auch in Hübner (2023).

auf den Punkt zu bringen: Kein Mensch ist falsch geboren. In diesem Satz steckt alles, was wir der namenlosen Scham entgegensetzen und woran wir uns halten können.

Literatur

Ehlert-Balzer, M. (1996). Das Trauma als Objektbeziehung. *Forum der Psychoanalyse, 12*(4), 291–314.

Ehlert-Balzer, M. (2000). Trauma. In W. Mertens & B. Waldvogel (Hrsg.), *Handbuch psychoanalytischer Grundbegriffe* (S. 727–731). Kohlhammer.

Freud, S. (1916–1917a [1915–1917]). *Vorlesungen zur Einführung in die Psychoanalyse. GW XI.*

Freud, S. (1915e). Das Unbewusste. *GW X,* S. 264–303.

Freud, S. (1918b [1914]). Aus der Geschichte einer infantilen Neurose. *GW XII,* S. 27–157.

Freud, S.(1923b). *Das Ich und das Es. GW XIII,* 237-289.

Freud, S. (1924b [1923]). Neurose und Psychose. *GW XIII,* S. 387–391.

Freud, S. (1939a [1934–1938]). *Der Mann Moses und die monotheistische Religion. GW XVI,* S. 103–246.

Freud, S. (1940a [1938]). *Abriß der Psychoanalyse. GW XVII,* S. 63–138.

Freud, S. (1940e). Die Ichspaltung im Abwehrvorgang. *GW XVII,* S. 59–62.

Hinshelwood, R. D. (1993 [1991]). *Wörterbuch der kleinianischen Psycho-analyse* (2. Aufl.). Verlag Internationale Psychoanalyse.

Hübner, W. (2018). *Sprache und Leib. Eine Epistemologie der psychoanalytischen Praxis.* Brandes & Apsel.

Hübner, W. (2020a). »… was auch immer damit gemeint ist …«. Ein Kommentar zu Winnicotts Psychologie der Verrücktheit und seiner Rezeption in der Psyche 4/2018. *Psyche – Z Psychoanal, 74*(4), 294–308.

Hübner, W. (2020b). Das Unbewusste und die Scham. Ein Versuch, die kopernikanische Revolution weiter zu treiben. *psychosozial, 161*(3), 24–37.

Hübner, W. (2023). Die Weitergabe der Traumata an die nächste Generation geschieht durch Beschämung. *Analytische Psychologie, 199*(54), 31–52.

Lansky, M. R. (2008). Betrachtungen zur Dynamik der Einschüchterung: Spaltung und projektive Identifizierung als Abwehrmanöver gegen Scham. *Psyche – Z Psychoanal, 62*(9/10), 929–961.

Laplanche, J. (2004). Die rätselhaften Botschaften des Anderen und ihre Konsequenzen für den Begriff des »Unbewussten« im Rahmen der Allgemeinen Verführungstheorie. *Psyche – Z Psychoanal, 58*(9/10), 898–913.

Laplanche, J. (2009). Inzest und infantile Sexualität. *Psyche – Z Psychoanal, 63*(6), 525–539.

Laplanche, J. (2017 [2007]). *Sexual.* Psychosozial-Verlag.

Strout, E. (2018 [2016]). *Die Unvollkommenheit der Liebe* (3. Aufl.). Penguin Random House.

Winnicott, D. W. (2018). Die Psychologie der Verrücktheit. Ein Beitrag der Psychoanalyse. *Psyche – Z Psychoanal, 72*(4), 254–266.

Yanagihara, H. (2017). *Ein wenig Leben.* Carl Hanser.

Der Autor

Wulf Hübner, Dr. phil., Dipl.-Psych., M.A., ist Psychologischer Psychotherapeut und Psychoanalytiker sowie Lehranalytiker der DPG am Institut für Psychoanalyse und Psychotherapie in Hamburg. Von 2008 bis 2014 war er Mitglied der Vertrauensleute der DGPT. Er veröffentlicht zu den Themen Sprachphilosophie und Psychoanalyse, zur Allgemeinen Verführungstheorie von Laplanche, zur Theorie der Symbolisierung, zur Behandlungstechnik sowie zum Verständigungsproblem zwischen Psychoanalyse und Neurowissenschaften.

Kontakt: Dr. phil. Wulf Hübner, Am Hehsel 13, 22339 Hamburg; Tel.: 040-5383955; E-Mail: wulfhuebner@web.de

Erwachsende

Eine praxisbezogene Annäherung an die besondere Herausforderung der psychodynamischen Psychotherapie mit jungen Erwachsenen

Anna Mayer

Einführung

Junge Erwachsene im Alter zwischen 18 und etwa 26 Jahren stellen uns Therapeutinnen und Therapeuten vor besondere Aufgaben. Diese Patientengruppe ist mit ihren inneren und äußeren Herausforderungen von Jugendlichen bis 18 Jahren einerseits und den bereits 30-Jährigen andererseits deutlich zu unterscheiden. Ich stehe als Behandelnde vor spezifischen Ängsten, mit welchen ich konfrontiert werde, mit welchen wir uns demnach selbst auseinandersetzen müssen – Ängste, die sich nach meiner Erfahrung in drei sich überschneidenden Kreisen darstellen:
➤ die Angst, an den eigenen, individuell unbewussten und fiktiven Zielen zu scheitern,
➤ die Angst, die Eltern zu enttäuschen, sowie
➤ die Angst, gesellschaftlichen Erwartungen nicht zu entsprechen.

> Herr K. (Student, 23 Jahre alt): »Wenn du es bis 30 nicht geschafft hast, kannst du dich eh abmelden.«
>
> Frau G. (Sozialarbeiterin, 25 Jahre alt, nach der Trennung von ihrem Freund): »Es war für mich mit 18 ganz klar. Mit 25 habe ich Familie mit mindestens schon einem Kind. Jetzt bin ich 25 und stehe wieder ganz am Anfang und habe das Gefühl, das wird nie mehr was in meinem Leben.«
>
> Herr I. (21 Jahre alt, in Ausbildung): »Wenn ich jetzt ausziehe von zu Hause, bleibt meine Mutter mit meinem aggressiven Vater allein zurück. So kann ich doch mein Leben nicht aufbauen, mit dieser Schuld.«

Vom ersten szenischen Verstehen an begegne ich in den Therapien dieser Klientel oftmals einem immensen Entwicklungsdruck, gepaart mit der dringenden

Identitätssuche. Dies unterscheidet die jungen Erwachsenen von den 16- bis 18-jährigen Jugendlichen in der mittleren Adoleszenz. In letzterer Phase »dürfen« noch Grandiositätsfantasien das labile Selbstwertgefühl stützen (King, 2013). Von elterlicher wie auch von pädagogischer und therapeutischer Seite wird das Abtauchen in die eigenen Realitäten zuweilen zwar als ausgesprochen beunruhigend erlebt, aber die Bezugspersonen und auch die Jugendlichen selbst können sich noch gut mit der Hoffnung auf das Heraustreten aus dieser »schwierigen Phase« beruhigen. Mehr oder weniger großzügig darf die Zeit der mittleren Adoleszenz noch als Erprobungsraum genutzt werden, ohne dass der Entwicklungsdruck in einem Ohnmachtsgefühl mündet. Dies ändert sich mit dem Eintritt in die Jahre Anfang 20.

Wird die erforderliche Individuierung nunmehr als wachsende, nicht mehr zu bewältigende Belastung empfunden, spülen die Ängste an die Oberfläche. Daraus resultiert ein Stillstand in der eigenen Entwicklung, den ich mit dem Bild der »eingefrorenen Lebensbewegung« beschreiben möchte (Salge, 2017). Ohnmacht und Stillstand in dieser entscheidenden Entwicklungsphase, die aus dem Elternhaus heraus in die öffentliche Gesellschaft hineinführen soll, werden als bedrückend und auch bedrohlich erlebt: Das ganze zukünftige Erwachsenenleben mit seinen Chancen scheint verwehrt, ein existenzielles Scheitern droht.

Die Suche nach der Phaseneinteilung der Adoleszenz

In der Diskussion um die Eingrenzung oder Erweiterung der Entwicklungsphase der Spät- oder auch Postadoleszenz erlebte und erlebe ich im kollegialen Kreis intensive, sich emotional entwickelnde Debatten über die Ausdehnung dieser Altersgruppe: bis zum 18., 21., 26., bis zum 30. Lebensjahr? Wodurch ist die aufkeimende Emotionalität erklärbar?

➤ Wollen wir meist älteren Kolleginnen und Kollegen eine gewisse Machtposition über die Definition unserer eigenen Vergangenheit sichern? Als Versuch, sich seine eigene, fremdgewordene, d. h. nicht ausreichend durchgearbeitete Adoleszenz wieder anzueignen? Wollen wir somit definieren, »wie weit«, oder »wo« denn in der Entwicklung des Erwachsenwerdens unser Gegenüber steht?

➤ Geht es darum, wer nun für diese Therapien qualifiziert sei: Kinder-, Jugendlichen- oder Erwachsenentherapeutinnen und -therapeuten?

➤ Ist es der Versuch, sich durch die aneignende Definition mit den jungen Erwachsenen leichter identifizieren zu können, selbst wieder am Beginn vieler möglicher Wege zu stehen – was in der Aussage »Ich nehme so gerne junge Erwachsene, da fühle ich mich selbst wieder jünger« münden kann?

In ihrem Buch *Die Entstehung des Neuen in der Adoleszenz* (2013) beschreibt Vera King die Differenzierungen der einzelnen Phasen zunächst eher allgemein: Nach einer ersten, tendenziell aggressiven Frühphase der Jugend folgt die zweite Phase, die sich »durch die Verlängerung der Ausbildung als ›soziale Gebundenheit bei psychischer Ablösung‹ herausgebildet« habe. Die dritte, abschließende Jugendphase ist definiert als eine Phase des »verlängerten Probierens, des vorläufigen Fußfassens und der aktiven, mobilen Integration in die Gesellschaft« (Rosenmayr, zit. n. King, 2013, S. 30). Es herrscht eine gewisse Begriffsverwirrung, mit der über die Altersgruppe der 18- bis 25-Jährigen gesprochen wird. Reicht die Benennung »Spätadoleszenz« in der Regel bis zum 21. Lebensjahr (King, 2013), schrieb Peter Blos 1964 noch über die »verlängerte Adoleszenz«, auch »unvollkommene Adoleszenz«, wenn er die Altersgruppe der bereits 21-jährigen Therapiesuchenden beschrieb. Folgend sprach man in den 1960er und 1970er Jahren von der »pathologisch prolongierten Adoleszenz« (Blos, 1964) – ein Begriff, den ich mittlerweile in meinen Berichten zur Begutachtung nicht mehr verwenden möchte, da ihm sprachlich eine Abwertung innewohnt, die den besonderen Entwicklungsaufgaben dieser Altersgruppe meines Erachtens nicht gerecht wird. Es hat sich eingebürgert, von »jungen Erwachsenen« zu sprechen und zu schreiben, was eine alltagssprachliche Erleichterung darstellt. In der Fachliteratur immer häufiger zu finden ist der Begriff »Emerging Adulthood« (EA), 2000 eingeführt von Jeffrey Arnett, einem amerikanischen Sozialpsychologen (Arnett, 2015). In der deutschen Fachliteratur findet sich dieser Terminus zunehmend häufiger (Salge, 2017; Escher, 2018; Seiffge-Krenke, 2015, 2022a), bei Inge Seiffge-Krenke bereits in ihrer vor kurzer Zeit erschienenen Veröffentlichung im Buchtitel (2022b). Durch diesen englischsprachigen Begriff wird eine zeitliche Erweiterung des bisherigen Spätadoleszenz-Verständnisses vorgenommen, da Arnetts Forschungen auf die 18- bis 26-Jährigen zielte. Ansprechend ist darüber hinaus, dass durch das Adjektiv *emerging* ein *dynamischer* Prozess assoziiert wird – kein statischer, festzuschreibender Zustand. In der deutschen Fachliteratur nicht übersetzt, möchte ich *emerging adults* – im Deutschen ungebräuchlich – in »Erwachsende« übertragen. »Erwachsend« beinhaltet im individualpsychologischen Sinne »nicht die strukturelle Organisation eines ›Probanden‹ [...], sondern seine Individualität« (Eife & Witte, 2006, S. 37). Arnett beschreibt, dass die Phase des EA das Potenzial habe, ein sehr positiver Lebensabschnitt bezüglich der gesunden lebenslangen Entwicklung zu sein. Postindustrielle Gesellschaften geben den Erwachsenden einerseits eine größere Wahlmöglichkeit, auf der anderen Seite müssen sie sich größeren Herausforderungen stellen, sei es im Bildungs- und Ausbildungsbereich oder was ihre soziale Rolle betrifft. Durch den Verlust der gegebenen äußeren Strukturen wie der Schule, der Familie sowie unterstützender gesellschaftlicher Strukturen müssen sich die Erwachsenden mehr auf ihre eigenen Ressourcen verlassen – und dies meist in einem weniger gut strukturierten Umfeld. In seiner interdisziplinären Studie weist Arnett nach, dass diejenigen, die sowohl ausreichende ökonomische und erwachsene Unterstützung als auch gute persönliche Ressourcen haben und an keinen körperlichen Einschränkungen leiden, bessere Voraussetzungen haben, einen positiven Entwicklungsverlauf zu erleben und die Herausforderungen gut zu meistern.

Diese Lust, an dem, was da komme, verwoben mit dem Verlust der Sicherheit, hat eine Patientin von mir so beschrieben: »Ich finde das mega, dass ich jetzt zwanzig werde. Da freue ich mich, blöd finde ich nur, dass ich das Fest jetzt selbst organisieren muss. Das haben immer die Betreuer für mich gemacht.« Es bedeutet, dass dieser Entwicklungsraum »jene weitergehend psychischen, kognitiven und sozialen Separations-, Entwicklungs- und Integrationsprozesse zulässt, die mit dem Abschied von der Kindheit und der schrittweisen Individuierung im Verhältnis zur Ursprungsfamilie, zu Herkunft und sozialen Kontexten in Zusammenhang stehen« (King, 2013, S. 39). Wie die Aussage der Patientin zeigt, ist diese Entwicklung auch mit Abschied und Trennung verbunden.

Wer bin ich? Wer will ich sein?

King schreibt weiter:

> »Die Auseinandersetzung des Subjekts mit der eigenen Identität beinhaltet daher eine Position der reflektierenden Selbstbetrachtung – eine Position der Selbsterforschung, Selbstkritik und Selbsterkenntnis. ›Identität‹ bezeichnet in diesem Sinne die Kompetenz, in einem dynamischen Konfliktfeld zwischen Selbst und inneren oder äußeren Objekten immer wieder Formen von Kohärenz, Kontinuität und Konsistenz zu erreichen« (2013, S. 101f.).

Die Fragen »Wer bin ich?« und »Wer will ich sein?« sind immer verbunden mit der Abgrenzung von unseren frühen Bezugspersonen – ein für Erwachsende zuweilen schmerzhafter und durch das oft noch reale Angewiesensein ein mit hoher Ambivalenz besetzter Prozess, so Frau D., 24 Jahre alt, seit einem dreiviertel Jahr Mutter:

>>Ich will eine gute Mutter sein, will es perfekt machen, aber dafür brauche ich meine Mutter zum Babysitten, ich bin auf sie angewiesen. Das ist meine größte Angst, dass sie den Kontakt zu mir abbricht, wenn ich mich nicht nach ihr richte. So wie damals, als sie mich und meine Schwester einfach allein in der Wohnung zurückließ, nur ein Zettel, und sie zog zu ihrem Lover.<<

Das Erleben von Frau D. ist ein Beispiel dafür, wie die Ablösung bei Erwachsenden die Problematik der frühen, oder bisherigen Ablösungen wieder aufflammen lässt. Jetzt aber können diese Erfahrungen aus der Kindheit, so Mario Erdheim, >>in einem neuen, nämlich adoleszenten Kontext für das Subjekt zugänglich werden und das heißt nicht mehr in der für das Kind charakteristischen Abhängigkeit von der Familie, sondern in einem neuen, vom Adoleszenten selbst geschaffenen Rahmen<< (Erdheim, 2015, S. 23). Es kommt zu einer speziellen Mischung aus Kindlichem und Aktuellem. Ablösung von den Eltern beinhaltet auch, diese zu enttäuschen. Erwachsende müssen sich zunächst im äußeren Leben und inneren Erleben von den Eltern befreien, um eine eigene Identität entwickeln zu können. Dies bedeutet Abgrenzung, was wiederum heißt, die Eltern und auch uns Therapeutinnen und Therapeuten in der Vorstellung zu enttäuschen, was denn gut für sie sei.

In den engen, als Säuglinge und Kleinkinder symbiotischen Beziehungen zu den Eltern, >>kann es nicht ausbleiben, dass wir ebenso die dunklen, verletzten und in manchen Fällen kranken Seiten ihrer Seele zu spüren bekommen<< (Bordt, 2020, S. 71). Diese elterlichen Introjekte müssen wir wahrnehmen und realisieren, was einen schmerzhaften Prozess darstellt. Oft wird dieser Prozess in den Therapien von heftigem Widerstand begleitet, da sich so viele andere, haltgebende Strukturen auflösen. Aber nur so können wir erkennen, wie wir durch sie geprägt sind. Erst dann können wir uns auch mit ihnen versöhnen und uns in der Folge von ihnen abgrenzen. Zu frühe oder forcierte Aufdeckung dieser dunklen Anteile von therapeutischer Seite führen nicht selten zur Verteidigung der Eltern oder Vorbilder und zum Widerstand gegen die therapeutische Beziehung. Diese Reaktion, also der Rückzug vom Kontakt, findet aber auch statt, stimmen wir in den Behandlungen – etwas überspitzt formuliert – in den Schimpfkanon gegen die engen und frühen Bezugspersonen ein. So sind wir als Behandelnde besonders gefordert, die Abgrenzung der Hilfesuchenden von uns nicht nur als

Übertragung, sondern auch als einen im individualpsychologischen Sinne Sicherheit spendenden Lebensstil zu betrachten.

Das starre Narrativ

Überleitend zur folgenden Falldarstellung möchte ich auf ein besonderes Phänomen in der Psychotherapie mit Erwachsenden eingehen, das sich mir erst allmählich nach vielen Behandlungen als solches erschloss (Salge, 2017). Mit dem Schulabschluss, dem Beginn oder auch der Beendigung einer Ausbildung, dem Akzeptieren-Müssen der abgeschlossenen körperlichen Entwicklung, der Neuorientierung im sozialen gesellschaftlichen Gefüge ist der Zeit des Erprobens im Sinne der mittleren Adoleszenz ein nahendes, deutlich zu spürendes Ende gesetzt. Dies bedeutet, dass sich die Erwachsenden allmählich von der Handlungsbotschaft distanzieren und eine Versprachlichung ihrer inneren Zustände finden müssen. Friert in dieser Zeit die Lebensbewegung ein, kommt es zu einem Anklammern an schwarz-weiße Wahrnehmungen und Projektionen, durch die sich einerseits – wie bereits beschrieben – eine kindliche, andererseits eine pseudoerwachsene Erzählweise ergibt. So klagt Herr D., 21 Jahre alt, ohne Ausbildungsplatz: »Mein Vater kümmert sich überhaupt nicht um mich. Noch nie, seitdem meine Mutter ausgezogen ist. Ich schlafe seit drei Jahren auf dem Sofa im Wohnzimmer, er bringt mir überhaupt nichts bei, ich weiß nicht einmal, wo das Besteck ist.« Frau U., 23 Jahre alt, Einzelhandelskauffrau, stellvertretende Filialleiterin eines großen Einzelhandelsmarktes, ist überzeugt:

> »Ich kann mir selbst keine Termine merken. Das macht alles meine Mutter für mich. Sie weiß auch, wann ich den Termin hier habe. Sie hat immer alles geregelt für uns. Ohne sie, ginge das Ganze gar nicht für mich. Sie weiß auch alles über gesunde Ernährung und so. Sie ist da ein wandelndes Lexikon.«

In diesen Aussagen wird die drohende Schamüberschwemmung gepaart mit der Unsicherheit der eigenen Identität deutlich. Das Erleben des Zweifelns, der Ängste, der Entwicklungsdruck und die Identitätssuche werden weniger durch aggressives ausprobierendes Handeln oder durch Widersetzen in Szene gesetzt, sondern durch eine Erzählung ersetzt, die die verpassten Gelegenheiten betrauert. In diesen kurzen Zitaten aus Therapien wird die drohende Schamüberschwemmung, gepaart mit der Unsicherheit der eigenen Identität, deutlich. Das Gefühl der Minderwertigkeit wird kompensiert, indem die Bezugspersonen auf- oder abgewertet werden. So kann zunächst der Verantwortungsdruck für das eigene Handeln abgewehrt werden. Es ist eine besondere Herausforderung im therapeutischen Setting, sich diesen oft rigide wirkenden Narrativen zuzuwenden. Die Abwehr von vehement drohender Überschwemmung durch Schamgefühle, sowie das Zulassen der Nicht-Vertrautheit mit der eigenen Aggressivität, ist für die Erhaltung des inneren Gleichgewichts zunächst von zentraler Bedeutung. In den sich auflösenden äußeren Strukturen gibt das »So ist es und so war es« zunächst eine Sicherheit und darf meines Erachtens zunächst nicht durch »Gegenreden« oder Deutungen destabilisiert werden. Es ist für den Behandlungsverlauf wichtig, dass wir dies in den Therapien anerkennen, keinen Entwicklungsdruck aufbauen oder meinen, es »besser zu wissen«. Dies bedeutet, die starren Narrative nicht abzuwehren oder deren Bedeutung überspringend in kritischer Weise zu hinterfragen, gezielt zu differenzieren oder »ich-stützend« zu ändern. In den Therapien sitzen die Erwachsenden in unseren Praxen vor uns, und es geht zunächst darum, mit ihnen deren Trauerprozess über verlorene Strukturen auszuhalten und ihre eingefrorene Lebensbewegung zunächst zu akzeptieren, d. h. ihre Ängste zu verstehen und mitzufühlen.

Zusammenfassend möchte ich mich zunächst dem Postulat von Holger Salge anschließen, dass »weder die Kinder- und Jugendlichenpsychotherapeuten noch die Psychotherapeuten für Erwachsene a priori besonders gut auf die spezifischen Anforderungen, die diese Klientel an die Behandler heran trägt, eingestellt und vorbereitet« sind (Salge, 2017, S. IX). Seit der Veröffentlichung seines Buches über die analytische Psychotherapie mit jungen Erwachsenen hat sich indessen eine deutliche Sensibilität und Aufmerksamkeit für die Behandlung der Erwachsenden herausgebildet.

Fallvignette

Bereits eingangs wurde Herr K. kurz vorgestellt. Herr K. war zu Beginn der Therapie 22 Jahre alt. Fast zehn Jahre war er in einer analytischen Jugendlichentherapie, schaffte sein Abitur und arbeitete danach ein Jahr in Australien im Service eines Vergnügungsparks. Als er vor ein paar Monaten nach Deutschland zurückkehrte, begann er sein Studium an einer privaten Hochschule, gründete eine WG in München und finanzierte sein Leben weitgehend selbst, aber seine Probleme holten ihn wieder ein. Er konnte aufgrund seines Alters nicht mehr zurück zu seiner früheren Jugendlichentherapeutin und musste einen neuen Therapieplatz suchen.

Als Einzelkind wuchs er bei seinen Eltern auf, der Vater deutlich älter als die Mutter, die Ehe sei von einer deutlichen Distanz geprägt. Seinen Vater könne er nicht als Vorbild sehen, dieser sei beruflich viel unterwegs gewesen. Sechs Wochen vor dem eigentlichen Geburtstermin kam der Patient durch Kaiserschnitt auf die Welt, sei dann im Inkubator gelegen. Der diagnostizierte Vorhofseptumdefekt, eine angeborene Herzerkrankung, musste noch in diesem frühen Stadium operiert werden. Immer habe seine Mutter Sorgen um ihn gehabt. Gleichzeitig habe sie ihn so gut vor allem Stress abgeschirmt, dass er gar nicht bemerkt habe, dass er so Probleme habe. In seinem 14. Lebensjahr seien wieder deutliche Rhythmusstörungen aufgetreten, sodass erneut eine OP nötig gewesen war. Er habe sich in seiner Schule nicht zur Gemeinschaft zugehörig gefühlt. So habe er z.B. kaum an Klassenfahrten teilgenommen, aus Angst, dass seine Rhythmusstörungen wieder auftreten würden. Es sei für ihn eine Befreiung gewesen, dieses Jahr in Australien.

Zum Erstgespräch erschien ein schlanker, dunkelhaariger, großgewachsener und gepflegter Dreitagebartträger, die *Süddeutsche Zeitung* zusammengerollt unter dem Arm, eine aus der Zeit gefallene helle Schiebermütze auf dem Kopf, in einem modischen, betont lässigen Anzug. Den Blickkontakt vermeidend, die geöffnete Tür zu meinem Kinder- und Jugendlichenzimmer missachtend, ging er mit hocherhobenem Kopf in das Erwachsenenzimmer, setzte sich zielstrebig auf die Couch mir direkt gegenüber, schlug die Beine übereinander und breitete seine Arme weit aus. Ich setzte mich ihm gegenüber. Es ging sogleich los: Herr K. begann eine Tirade gegen den Staat, gegen die »verwichsten« Regeln. Alle liefen der Herde nach, niemand würde Zeitung lesen. Herr K. schaute mich beim Reden zwar an, so, als ob er schon lange hierherkommen würde, ich fühlte aber keine Beziehung. Während der folgenden probatorischen Stunden hatte er jeweils im Stil einen anderen Auftritt: mit der Zeitung unter dem Arm, dann wieder mit kurzen Bermuda-Shorts, mit oder ohne Cap, wie ein hipper junger Banker, später mit der Tüte aus der Biobäckerei. Er klagte immer weiter an, war ungeheuer wütend, auch darüber, dass er aufgrund seines Alters die Therapeutin wechseln müsse: »Ich habe diesen Fuck satt.« Er verurteilte sich, dass er nicht fleißig genug sei, und schien gegen alles anzukämpfen. Seine Mitstudenten seien alle Spießer, die Mitstudentinnen Streberinnen, die Professoren unzugänglich. In seiner WG, »da habe ich es so dick, diese Mädels, wo dann die Mama kommt und ihnen beim Putzen hilft«.

Von der ersten Minute an begann, was unseren langen Prozess immer begleiten, sich erst gegen Ende der Therapie sich zögerlich auflösen würde: meine Anstrengung, eine Ohnmacht, manchmal eine Unlust, zuweilen wurde ich flach, gelangweilt, besserwisserisch, sogar sarkastisch – ein deutlicher Hinweis auf eine frühe Störung, wie es auch Ralf Zwiebel beschreibt. Ich hatte kein »intimes Gefühl meines Denkraums mehr in der Arbeit. Es entsteht eine Ödnis in mir« (Stark, zit. n. Zwiebel, 2007, S. 43). Dann wiederum forderte ich in meiner Gegenübertragung aversiv Entwicklung: »Werde erwachsen!« Die Trauer und das Persistierende wehrte ich ab. Ich spürte auch, dass ich den permanenten Kampf von Herrn K. um Anerkennung und Spiegelung zunächst abwehren musste, vermutlich um nicht selbst in einen regressiven Sog zu geraten, denn »eine der Hauptgefahren (gestörter oder anfälliger) spätadoleszenter Entwicklungen liegt sicherlich in der Bedrohung durch den regressiven Sog, dem Festhalten an der heimlichen Hoffnung, sich den Mühen der notwendigen inneren Arbeit und der Erfordernissen des Entwicklungsprozesses doch entziehen zu können« (Salge, 2017, S. 171). Was mich berührte, waren die Ressourcen des Patienten und sicherlich unbewusst verknüpft seine Anstrengungen im Außen bezüglich seiner Unabhängigkeit. Er verzichtete auf viel Komfort, um unabhängig leben zu können, jobbte, nahm einen Studienkredit auf, kämpfte sich durch sein Studium, von dessen Inhalten und Lehrenden er oft enttäuscht war.

Er erzählte atemlos, wiederholend, wütend, fordernd, verzweifelt, aufschneidend. Der Schmerz über den Verlust des endlich gewonnenen Paradieses in Australien war zunächst zentral: »Dann haben wir mit dem Geld eine Woche lang gefeiert. Ich bekam Rhythmusstörungen, hatte Schweißausbrüche und Panik. Dann kamen die Bauchschmerzen und der Durchfall und ich saß nur noch auf dem Klo. Aber ich habe weiter gefeiert.« Durch die Panik, die immer wieder spontanen, überfallenden, heftigen Durchfall auslöste, fühlte sich der Patient in allen Lebenslagen stark eingeschränkt – auch in seinen Beziehungen, denn was passiert etwa, wenn eine Frau die OP-Narben sehe, er in der Nacht Durchfall bekomme?

In den ersten 60 Stunden konnte Herr K. im Außen vieles erfolgreich bewältigen: Er bestand seine Bachelor-Prüfung für ihn überraschend gut und konnte sich einen Praktikumsplatz organisieren, bei dem er sich vom Team angenommen fühlte. In seiner WG gelang es ihm, Konflikte zu klären, und er fand in einer guten Freundin eine neue Mitbewohnerin.

Einhergehend mit den Erfolgen, die der Patient im Außen erlebte, breitete sich in meiner Gegenübertragung eine immer größere Hilflosigkeit, Erschöpfung und aufblitzend auch innere Wut aus. Es wurde immer mühsamer für mich, seinen Fluss zu unterbrechen. Oft schaute ich auf die Uhr und hoffte auf ein schnelleres Bewegen der Zeiger. Aber trotz meiner Erschöpfung berührte mich Herr K. Ich assoziierte das Jammern und Klagen eines kleinen Kindes, das einfach keine innere Beruhigung erfährt, obwohl im »Draußen« doch alles gut und besser wird. Langsam konnten wir seinen Redefluss besser verstehen, dass er vom Gefühl getrieben sei, seine Themen nicht ausreichend unterbringen zu können, dass ihm die Zeit nicht reiche, mir zu »erklären«, was ihn treibe, ihn ängstige, dass ich seine Not nicht ausreichend nachvollziehen könne, wenn er sie nicht ausbreitend und gleichzeitig schnell genug bei mir deponiere. Durch dieses Verstehen durfte sich im Raum ein aufkeimendes Sich-Überlassen entwickeln: »Gut, dann schauen *Sie* jetzt, dass ich meine Themen unterbringe. Zuerst möchte ich über meinen Chef und dann über mein Herz sprechen«, sagte er. Herr K. ließ sich auf eine Beziehung zu einer jüngeren Frau ein, war glücklich, dass die Verbindung auch sexuell erfüllend war. Gleichzeitig kreisten seine Gedanken darum, ob er nicht doch Rhythmusstörungen, in der Folge Panik, Bauchschmerzen und Durchfall bekomme. Als sich die Freundin nach einigen Monaten wieder von ihm trennte, warf sie ihm vor, er habe ihr nicht genug Aufmerksamkeit geschenkt, sie habe den Eindruck, er würde ständig nur an sich denken, nur von sich sprechen. Wütend klagte und trauerte der Patient über diesen Verlust, denn, so meinte er, ohne seine Krankheit, wäre dies nie passiert.

Mit der Überlegung, ob eine Verlängerung der Therapie indiziert sei, entstand in mir die Notwendigkeit, mich mit den Ohnmachts- und Schamgefühlen in meiner Gegenübertragung auseinanderzusetzen, und stellte den Patienten zum ersten Mal in meiner Intervisionsgruppe vor. Die Aggressions- und Schuldproblematik durfte endlich in Kontakt kommen, und so fand ich zu einer inneren und damit auch äußeren Veränderung, fühlte einen größeren Möglichkeitsraum. Ich setzte mich in der folgenden Stunde näher zum Patienten, nun nicht mehr gegenüber, sondern schräg zu ihm. So waren wir auf der einen Seite näher, auf der anderen Seite hatten wir auch mehr Freiheit im Blickkontakt. Zunächst schien Herr K. nicht auf die Veränderung zu reagieren, blickte immer wieder auf meinen alten Platz, nur zögerlich konnte er sich mir zuwenden. Durch die Aufhebung der Ohnmacht wurden die Themen breiter. Ich besprach die Möglichkeit mit Herrn K., die bisherige tiefenpsychologisch fundierte Psychotherapie nach 60 Sitzungen in eine modifizierte analytische Langzeittherapie umzuwandeln, was er mit den Worten bekräftigte: »Ja, klar, wir fangen ja erst an.« Herr K. gelang es, sein starres Narrativ aufzuweichen, Situationen und Mitmenschen aus verschiedenen Perspektiven zu betrachten. Es wuchs seine Akzeptanz gegenüber anderen Lebensentwürfen, und er fand in einer gleichaltrigen Studentin eine neue Partnerin. Er wurde in der Firma seines Praktikums übernommen und begann, sich in den Therapiesitzungen intensiv mit den entstandenen Konflikten mit seinem

Chef auseinanderzusetzen, sodass er im Außen die anstehenden Auseinandersetzungen mit ihm führen konnte. Mit Tavor in der Tasche flog er trotz der Angst, er könne im Flug unkontrollierbare Panik entwickeln, mit seiner Freundin nach Sidney. Dort begannen nach vier Tagen heftige Rhythmusstörungen, die ihn in höchsten Alarm versetzten, und er begab sich in die nächste Klinik. In der 202. Stunde – der ersten Stunde nach seiner Rückkehr – berichtet er:

> »In dem Krankenhaus, o fuck, da ging es zu. Dann kam der Arzt und er wollte gleich einen Katheter-Eingriff machen. Ich habe ihm nicht vertraut, auch seinen Medikamenten nicht, die er mir geben wollte. Gleichzeitig schaute ich immer, dass meine Freundin das durchhält, hey, ganz allein in Sydney und der Freund in der Klinik. Dann am nächsten Morgen ging es besser und dann habe ich mich selbst entlassen. Komisch war, dass ich auf dem Rückflug fast entspannt war. Es ging mir viel besser als auf dem Hinflug.«

Trotz des Gegenwartsmomentes durch diese Schilderung, eines Gefühls der Zärtlichkeit, in dem auch die ödipale Berührung sich einen Weg bahnte, blieb die therapeutische Beziehung von einer für den Patienten sichernden Distanz geprägt. Dies spiegelt sich in einer Szene der 228. Sitzung. Es sind noch zwölf Stunden bis zum Abschied offen. Der Patient war zur letzten Stunde nicht erschienen, absolut ungewöhnlich, da er in der langen Zeit außerordentlich pünktlich war und zuverlässig seine Stunden absagte, wenn er beruflich unterwegs war.

Herr K.: »Ich habe mir noch einmal ein Langzeit EKG überlegt.« (Ich ziehe die Augenbrauen überrascht nach oben; ich dachte, diese häufigen Untersuchungen seien kein Thema mehr.)
Dann habe ich mich nochmal mit meiner Mum besprochen, sie meinte ›Nein‹, das soll ich nicht nochmal machen. Ich habe mich dann dagegen entschieden. Ich fühle, als ob es das jetzt nicht braucht, ein EKG.«
T. (erfreut): »Sie vertrauen mehr Ihrem Gefühl.«
Herr K.: »Jedes Mal, wenn ich die Untersuchung mache, falle ich in mein altes Muster zurück.« (Ich bin überrascht, werde ganz aufmerksam, welches Muster er meine. Ich wende mich auch in meiner Körperhaltung noch aufmerksamer Herrn K. zu. Jetzt schaut er mich direkt an – ein seltener Moment.)
Dann kriege ich Panik, Panik, was da heraus kommt bei dem Ergeb-

nis.« (Ich fühle die Panik mit dem Patienten, sie steigt in meinem Körper auf.)

T. (berührt): »Ja.«

Herr K.: »Und dann kommt nichts raus und die Ärzte sagen, ich soll in drei Monaten wieder eines machen, dann geht der ganze Shit wieder los, so, wie im letzten Klinikum, das war ja echt das allerletzte, da kriegen die mich nie mehr hin.« (Ach, jetzt werde ich wieder so müde, ist heute wieder so eine Stunde in welcher es um die immergleichen Herz-, Ärzte- und Heilpraktikerinnengeschichten geht? Ich wehre ab und fliehe in den Sarkasmus.)

T. (lacht etwas bitter): »Na klar wollen die, dass Sie wiederkommen, die verdienen ja auch an Ihnen.« (Der Patient wird im Gesichtsausdruck trotzig, es wird lebendig.)

Herr K.: »Also das stimmt jetzt so nicht. Der Dr. U., in seiner Praxis, der ist echt an mir interessiert. Der sieht mich auch als Mensch und nimmt sich viel Zeit für mich.« (Dann ändert sich sein Gesichtsausdruck. Er beginnt, verschmitzt zu lächeln.)

Ich sitze hier bei Ihnen ja auch nicht zum Spaß.« (Ich schmunzle zurück.)

Na ja, länger schlafen, anstatt so früh aufstehen und hierher kommen wäre doch auch nicht ganz schlecht.« (Wir schmunzeln gemeinsam, ich warte ab.)

Ich hatte den Termin bei der Heilpraktikerin letzte Woche. Da bin ich nochmal meine ganze Anamnese durchgegangen. Da habe ich plötzlich drüber nachgedacht, dass ich gar nicht so schwach bin, wie ich immer meine. So ein kleines Baby und so eine Riesen-OP.« (Ganz unvorbereitet überwallen mich Gefühle der Zärtlichkeit, ich merke, wie ich feuchte Augen bekomme, unterdrücke es aber erschrocken, als wäre diese Nähe bedrohlich.)

T. (berührt): »Ja.«

Herr K.: »Da bekomme ich richtig feuchte Augen. Und eigentlich sollte man doch bei der Mutter sein, aber ich wurde in den Inkubator geschoben. Sie haben mir das mit mir als Baby ja auch oft erklärt, aber jetzt habe ich es kapiert, das mit den Verlustängsten und der Panik.« (Ich bemerke, wie er beschützend den Arm um seinen Rucksack legt. Da ist etwas Beruhigendes, Beschützendes, und ich bekomme das Gefühl, dass das Baby gut in seinen Armen geborgen ist.)

Da merkte ich, dass mein Körper doch nicht so ein Versager ist, wie ich immer dachte. Dass er was aushält.« (Es ist Stundenende.)

Eine intensive Stunde heute.«

T.: »Ja, das habe ich auch so erlebt.« (Wir stehen auf und lächeln uns vorsichtig an.)

Herr K. (im Stehen): »Ich dachte, ich hätte extra nochmal auf Ihr Band gesprochen, dass ich letzte Woche nicht kommen kann.«

T.: »Nein, aber ich wusste, dass es sich heute schon erklären wird, warum sie nicht da waren.« (Da grinst der Patient jungenhaft, verschmitzt, freundlich, dabei ein wenig spöttisch und gibt mir die Hand.)

Herr K.: »Na, das ist doch immerhin etwas.«

Der Abschied

Herr K. ging einen langen Weg in der Therapie, die sichernde Distanz in der therapeutischen Beziehung blieb während des Reifungs- und Loslösungsprozesses zentral. Vieles änderte sich für ihn im Laufe der Behandlung, im Innen wie im Außen. Vieles blieb aber auch für ihn in der Schwebe und beschäftigte ihn: Soll er mit seiner Partnerin ins Ausland ziehen? Will er Vater werden? Kann er sich in seinem Beruf selbstständig machen? Es war immer das Ziel von Herrn K., seine Unabhängigkeit mir gegenüber zu bewahren, zu massiv hätten in einem stärkeren regressiven Prozess die frühen Verlustängste und Schamgefühle sich seiner bemächtigt. So war eines seiner letzten Sätze in unserer Abschiedsstunde, nachdem ich ihn fragte, ob ich über unsere Arbeit anonymisiert und die wesentlichen Fakten verändernd schreiben dürfe: »Ja klar, war doch eine interessante Zeit.«

Wie bei jedem Behandlungsende ist es wichtig, dass ich als Therapeutin allein zurückbleiben kann. Bei den Erwachsenden ist dies nach meiner Erfahrung von zentraler Bedeutung. Ich muss ihnen in der Abschiedsphase zutrauen, dass sie das »Draußen« alleine schaffen werden, auch wenn alle neurotischen Akteure in dieser intensiven Übertragungsphase noch einmal verstärkt Aufmerksamkeit einfordern. In diesen Abschiedsprozess fließen in besonderer Weise unsere eigenen Erfahrungen ein, wie *wir* uns als Erwachsende von unseren Eltern und deren Vorstellungen gelöst haben, wie wir *unsere* Identitätssuche als junge Erwachsene erlebt haben. Unser innerer Zugang zum eigenen adoleszenten Loslösungsprozess spielt hier eine entscheidende Rolle. Es besteht sonst die Gefahr, dass wir unseren Weg zum Königsweg erklären und so die sich entwickelnden Prozesse der Patientinnen und Patienten unbewusst ablehnen, forcieren oder deren eigenen Loslösungsprozess blockieren.

Literatur

Arnett, J. J. (2015). *Emerging adulthood. The winding road from the late teens through the twenties* (2. Aufl.). Oxford University Press.

Blos, P. (1964). Die Funktion des Agierens im Adoleszenzprozess. *Psyche – Z Psychoanal, 18*(2), 120–138.

Bordt, M. (2020). *Die Kunst, die Eltern zu enttäuschen.* Elisabeth Sandmann.

Eckstaedt, A. (2005). *Die Kunst des Anfangs* (5. Aufl.). Suhrkamp.

Eife, G. & Witte, K.-H. (2006). Das Individuelle in der Individualpsychologie. In K. Bruder & A. Bruder-Bezzel (Hrsg.), *Individualpsychologische Psychoanalyse* (S. 33–60). Europäischer Verlag der Wissenschaften.

Erdheim, M. (2015). Vergangenheit, die als Gegenwart erscheint. In P. Bründl & C. E. Scheidt (Hrsg.), *Spätadoleszenz: Identitätsprozess und kultureller Wandel. Jahrbuch der Kinder – und Jugendlichen-Psychoanalyse. Band 4* (S. 16–31). Brandes & Apsel.

Escher, F. J. (2018). Bedeutung des Jugendalters als Krise in der Identitätsentwicklung. In P. Wahl (Hrsg.), *Wer bin ich und wen ich liebe. Identität – Liebe – Sexualität* (S. 152–165). Vandenhoeck & Ruprecht.

King, V. (2013). *Die Entstehung des Neuen in der Adoleszenz. Individuation, Generativität und Geschlecht in modernisierten Gesellschaften* (2. Aufl.). Springer.

Salge, H. (2017). *Analytische Psychotherapie zwischen 18 und 25* (2. Aufl.). Springer VS.

Seiffge-Krenke, I. (2015). Herausforderung für die Versorgung. Junge Menschen brauchen heute länger, um erwachsen zu werden. *Deutsches Ärzteblatt PP, 14, November 2015,* 500–502.

Seiffge-Krenke, I. (2022a). Autonomie und Bezogenheit in Partnerschaftsbeziehungen junger Erwachsener. In D. Huber & M. Ermann (Hrsg.), *Autonomie und Bezogenheit. Neue Entwicklungen aus psychodynamischen Perspektiven* (S. 83–99). Kohlhammer.

Seiffge-Krenke, I. (2022b). *Psychodynamische Psychotherapie mit jungen Erwachsenen. Besonderheiten der Entwicklungsphase »emerging adulthood«.* Kohlhammer.

Streeck-Fischer, A. (2014). *Trauma und Entwicklung. Adoleszenz – frühe Traumatisierungen und ihre Folgen* (2. Aufl.). Schattauer.

Zwiebel, R. (2007). *Von der Angst Psychoanalytiker zu sein. Das Durcharbeiten der phobischen Position.* Klett-Cotta

Die Autorin

Anna Mayer, Dipl.-Psych., ist Psychoanalytikerin (DGPT, DGIP) für Erwachsene, Jugendliche und Kinder, niedergelassen in eigener Praxis. Zudem ist sie Dozentin, Supervisorin und Lehranalytikerin am Alfred-Adler-Institut München.

Kontakt per E-Mail: praxis@anna-mayer.de

Entwicklungs- und Veränderungsprozesse aus der Genderperspektive

Transformationen der Geschlechtsidentität

Bedingungen für Gelingen und Misslingen bei jungen, älteren und alten Patient:innen

Elisabeth Imhorst

Einleitung

Der Körper, die Basis unserer Identität, unseres Ichs, gehört zur äußeren *und* zur inneren Realität. Er »stellt […] das Bindeglied zwischen dem Konkreten und [dem] Metaphorischen her; durch ihn sind beide Bereiche verbunden« (Karacaoğlan, 2022). »Einen Körper haben«, etwa einen Geburtskörper, verweist auf die *physische* Realität, »ein Körper sein« verweist auf die *psychische* Realität, da wir alle ein teils phantasmatisches, teils realistisches und immer mit Affekten aufgeladenes Bild unseres Körpers haben mit sowohl bewussten als auch unbewussten Anteilen, wie realistisch, wie vage oder gar leer auch immer diese Körperbilder sein mögen.

Körper-Sein und Körper-Haben können in eins fallen, sie können aber auch auseinanderfallen. Dafür steht etwa die Aussage »Was ich im Spiegel sehe, das bin ich nicht«. Eine solche Diskrepanz wird dem Subjekt typischerweise in der Pubertät bewusst und stellt dann eine Arbeitsanforderung an das Ich dar, deren Bewältigung von Ich-Stärke, Selbstbild und Selbstbewusstsein sowie der Unterstützung des familiären und/oder sozialen Umfelds abhängt, und die metaphorisch oder konkret ausfallen kann. Transition, in partieller oder vollständiger Form, ist eine solch konkrete Lösung. Sie ist *eine* Form der möglichen Entwicklung und Transformation der Geschlechtsidentität – eine neue Form, die erst seit etwa 20 Jahren zur Verfügung steht. Ein Wechsel des Sexualobjekts ist eine andere konkrete Lösung in der Entwicklung und Transformation der sexuellen Orientierung. Geschlechtsidentität und sexuelle Orientierung, die beiden Pole der sexuellen Identität (Imhorst, 2019), beeinflussen sich gegenseitig und bedingen einander. Dennoch sind die individuellen Konflikte mal eher am narzisstischen und mal eher am objektalen Pol der sexuellen Identität situiert, wie ich anhand von Fallgeschichten zu zeigen versuchen werde.

Die Pubertät markiert einen Bruch in der psychosexuellen Entwicklung. Sie ist eine Zeit der Unruhe und der Suche. Mit der Geschlechtsreife trifft der Sexual-

instinkt auf den Sexual*trieb*, der vom Instinkt insofern » abgedriftet « (Laplanche, 2003, S. 20) ist, als sich im Laufe der prägenitalen Entwicklung erogene Zonen, bevorzugte Lustquellen und Lustobjekte sowie überwiegend libidinös oder überwiegend aggressiv besetzte Körperbilder herausgebildet haben.

Der Sexual*trieb* ist – aus diesem Blickwinkel betrachtet – schon da, wenn der Sexual*instinkt*, der bis zur Pubertät latent bleibt, sein Recht einfordert. Der Sexual*instinkt*, der auf Befriedigung und Spannungsabfuhr (im Orgasmus) zielt, hat etwas Drängendes. In den Schicksalen des präpubertär entwickelten Sexual*triebs* geht es um von Fantasien getragene Erregung, die auf ein bestimmtes Niveau gebracht, aber nicht zwingend abgeführt wird. Jugendliche können bzw. müssen nun beide Triebqualitäten mit ihren Bindungswünschen (Fairbairn, 2000), den Freud'schen Selbsterhaltungstrieben, die eher auf Zärtlichkeit und Kommunikation zielen, integrieren. Sonst laufen sie Gefahr, in der masturbatorischen Position (Stark, 2005) stecken zu bleiben.

Auch im Bindungsverhalten gibt es angeborene, instinkthafte Verhaltensmuster insofern, als sich die meisten Menschen spontan einem Baby zuwenden. In der Ausgestaltung dieser Zuwendung zeigt sich, wie sehr das konkrete Bindungsverhalten einer Mutter von ihrer eigenen psychosexuellen Entwicklung abhängig ist. Wie zärtlich diese sein kann, wie gut die wechselseitige Kommunikation mit ihrem Baby gelingt, wie libidinös oder aggressiv der körperliche Kontakt mit ihm ist – all das hat Auswirkungen darauf, wie viel Vertrauen in die Objekte, wie viel Selbstwertgefühl und wie viel Ich-Stärke sich bei ihrem Kind entwickeln können und welche psychosexuell aufgeladenen sensorischen Phänomene und Bilder es in sich vorfinden wird und » übersetzen « muss, sobald es in die Pubertät eingetreten ist.

Ob und wie die Integrations- und Umarbeitungsprozesse ab der Pubertät innerlich und äußerlich gelingen, hängt mithin davon ab, wie förderlich oder einschränkend die präpubertäre Entwicklung verlaufen ist,

➤ hinsichtlich guter Ich-Fähigkeiten und integrierter innerer und äußerer Objektbeziehungen,

➤ hinsichtlich einer stabilen Basis an Selbstwert mit genügend realistischen Anteilen im Selbstbild und

➤ hinsichtlich der Bereitschaft zu realitätsbezogenem Denken, das sich vom Primärprozess nicht überwältigen lässt, aber dennoch den » Größenwahn als Möglichkeitsraum « nutzen kann.

Wenn all dies gegeben ist, hat der junge Mensch in der Regel auch den Rückhalt seiner Familie und/oder seines Freundeskreises, sodass er sich sexuell ausprobieren, Sexuelles aber auch in der Schwebe lassen und sowohl mit Freund:innen oder der Familie sprechen als auch selbst über sich nachdenken kann. Dann kristallisiert sich heraus, »als *was* begehre ich *wen*« (Imhorst, 2019). Das gelingt oftmals hinreichend gut, aber es gelingt nicht immer. Homosexualität und Trans-Geschlechtsidentitäten sind dabei besondere Herausforderungen.

Sexuelle Identität ist nach meinem Verständnis ein Oberbegriff mit zwei Polen, einem narzisstischen und einem objektbezogenen Pol. Der objektbezogene Pol zielt auf das triebhafte (libidinöse oder aggressive) Begehren eines anderen Körpers, sei er gleich- oder gegengeschlechtlich, getragen von bewussten Vorstellungen und unbewussten Fantasien. Das ist die sexuelle Orientierung. Der narzisstische Pol ist zentriert um die libidinöse Besetzung des eigenen Geschlechtskörpers mit den dazugehörigen bewussten Vorstellungen und unbewussten Fantasien. Das ist die Geschlechtsidentität (ebd.).

Ich teile die Konzeption von Laplanche (2008, 2017), wonach Geschlecht dual, Gender multipel und das Sexuale (nach Morgenthaler das Sexuelle) polymorph ist, und gehe davon aus, dass sich die individuelle Geschlechtsidentität innerhalb der Koordinaten dieses Dreiecks entwickelt. Geschlechtsidentität ist, wie jede Identität, sowohl körperlich als auch psychisch nie ganz eindeutig. Sie ist (potenziell!) durch »Multipolarität« (Seibt, 2022) gekennzeichnet. Unter der Vielfalt an möglichen Ausgestaltungen der Geschlechtsidentität, und der ebenso großen Vielfalt an möglichen sexuellen Praxen, ist paradoxerweise (oder logischerweise?) der Wunsch nach Eindeutigkeit wieder stärker geworden. Das kann als Indikator dafür verstanden werden, als wie schwierig die heutigen Anforderungen an die Bewältigung des Ödipus erlebt werden: »Günstigenfalls sind die positiven und negativen Regungen in *jeder* Identifizierung gegenwärtig« (Laplanche, 2003, S. 26). Und – so möchte ich ergänzen – günstigenfalls bleiben auch verschiedene sexuelle Praxen innerlich als Möglichkeitsraum erhalten.

»Trans« oder »trans*« (siehe Nieder & Strauß, 2014) hat sich als Sammelbegriff für nicht-geschlechtskörperkonforme Geschlechtsidentitäten durchgesetzt. Es geht darum, einen nicht-wertenden Oberbegriff für das gesamte Trans-Spektrum zu verwenden. Der Begriff »trans« oder »trans*« lässt bewusst offen, wie groß die Differenz ist zwischen Geburtskörper (der bei Geburt als männlich oder als weiblich identifiziert wird) und Identitätskörper (das innere, »empfundene« Bild des eigenen Geschlechtskörpers), und ob bzw. wie weitgehend geschlechtsangleichende Maßnahmen in Anspruch genommen werden. Trans umfasst ein Kontinuum möglicher Geschlechtsidentitäten von

1. Menschen, die sich nicht – jedenfalls nicht eindeutig – mit einem der beiden Geschlechter identifizieren, und die entweder damit spielen oder aber dies kommunizieren und anerkannt wissen wollen, z. B. mit der Selbstattribuie-

rung als »non-binär«, oftmals verbunden mit der Erwartung, weder mit männlichen noch mit weiblichen Pronomina angesprochen und damit kategorisiert zu werden, über

2. Menschen, die sich zwar gegengeschlechtlich, trans-ident, identifizieren, dies aber nicht unbedingt zeigen (müssen), sondern ihre gegengeschlechtliche Identität in Beruf, Kleidung oder Sexualität leben (eine Patientin: »Ich bin schwul, es merkt nur keiner«), bis zu

3. Menschen, die danach streben, dass sie von anderen als das *angesehen* werden, als was sie sich fühlen, wofür sie eine Teil-Transition (bei einer Trans-Frau: Personenstandsänderung, Epilation und Hormonbehandlung) anstreben, und solchen

4. Menschen, die der Mann *sein* wollen, der sie für ihr Empfinden schon immer waren, was eine vollständige Transition erfordern kann, die einen Neo-Phallus einschließt.

Ein Trans-Mann ist eine Person, die das weibliche Geschlecht zugewiesen bekam, aber (offiziell) ein Mann ist, nur eben kein Cis-Mann. Eine Trans-Frau ist eine Person, die das männliche Geschlecht zugewiesen bekam, aber (offiziell) eine Frau ist, nur eben keine Cis-Frau.

Es ist eine Frage des Respekts, dieses facettenreiche Kontinuum an Trans-Varianten nicht nur zu kennen und um die Bedeutung der Begriffe zu wissen, sondern sich auch darauf einzustellen, etwa mit der gewünschten Anrede. Trans-Menschen lösen regelmäßig heftige Gegenübertragungen aus, worauf Psychotherapeut:innen typischerweise entweder affirmativ (Günther, Teren & Wolf, 2021) nach dem Motto »Wenn er*sie das braucht ...« oder mit Widerstand reagieren, etwa gegenüber der Brustamputation, die dann als »Verstümmelung« bezeichnet wird (Imhorst, 2023). Wenn wir dies nicht als Gegenübertragung erkennen und durcharbeiten, haben wir entweder den Bereich möglicher unbewusster Konflikte bereits (aus-)geschlossen oder Patient:innen schon verloren, bevor wir mit der Psychotherapie begonnen haben.

Fallgeschichten

Nun möchte ich drei Menschen vorstellen, indem ich deren Geschichte aus dem Blickwinkel der Transformationen ihrer Geschlechtsidentität erzähle:

➤ eine adoleszente Transfrau, die nach einem Klinikaufenthalt wegen ihrer Depression zu mir kam;

➤ einen mit einer Frau verheirateten schwulen Mann, der sich, nach langer Ehe mit Kind, in der Mitte seines Lebens für ein offen homosexuelles Leben entschied;

➤ eine alte Frau, die schon als Kind als Mann leben wollte, eine Transition aber erst nach ihrer Pensionierung durchlief und dann so unglücklich wurde, dass sie diese wieder rückgängig machte, wonach sie in tiefer Depression versank.

Martina

Die 23-jährige Martina (Imhorst, 2023), die wie ihre Eltern »schon immer« depressiv war, kam nach dem zweiten Suizidversuch auf Empfehlung der Klinik zu mir. Kurz vor dem Abitur (damals noch als »Martin«) habe sie ihr »erstes Outing« als homosexuell gehabt, worauf alle »ganz gut« reagiert hätten, nur ihr Vater nicht, der Martina (damals noch »Martin«) vorwarf, »dass ich sein Leben ruiniere«. Die Eltern seien darüber in heftige Streitereien geraten und hätten sich fast getrennt. Nach zwei Studienabbrüchen entschied sich Martina dazu, den Beruf der Mutter zu erlernen.

Als sie noch Student war, sei sie beim Ausgehen von einem Transmann angesprochen worden: »Seid ihr eigentlich Jungs oder Mädchen?« Das habe etwas in ihr ausgelöst, und Martina (damals noch »Martin«) bat ihn um ein Gespräch. Sechs Monate und etliche Internet-Recherchen später bekam sie Adressen, begann mit der vorgeschriebenen einjährigen Begleittherapie und outete sich ein zweites Mal, diesmal als trans. Die Beziehung zum Vater sei danach wieder besser geworden.

Martina hatte ihre Transition genau geplant, wusste auch schon, wo sie die geschlechtsangleichenden Operationen machen lassen wollte. Ich fragte nach ihrer Depression, wegen der sie in der Klinik gewesen war, und auch nach den Umständen ihrer Geburt, und sie erzählte, dass ihre Mutter bei der Geburt fast verblutet sei. Im zweiten Gespräch vertraute Martina mir an: »Mein Leben entgleitet mir.« Sie kämpfe mit Suizidgedanken und Impulsen, sich zu ritzen. Ich hörte lange zu und versuchte, den Schrecken in mir zu bewältigen. Als ich sie sagen hörte, sie wolle »ja auch keine Belastung für Andere« sein, hakte ich ein und deutete:

> »Von einem erwachsenen Standpunkt aus wollen Sie das nicht, so wie Sie auch während der Arbeit Ihre Suizidgedanken beiseiteschieben, die dann mit um so größerer Wucht zurückkommen, wenn Sie wieder zu Hause sind. Der Teil in Ihnen,

der sich dann so kindlich, bedürftig und verloren fühlt, will dann eben doch, dass sich jemand kümmert. Und dann wollen Sie sich auch so zeigen, wie Ihnen zumute ist, was Sie zu Hause oft nicht konnten.«

Martina fand, das sei »gut beschrieben«. Sie fragte, was sie tun könne. Sie habe schon das dritte Antidepressivum, und Sport könne sie nicht mehr machen. Ich spürte ihre Verzweiflung und sagte fragend: »Wegen der Transition? Weil Ihr Körper dabei zu sichtbar ist?« »Ja«, bestätigte sie. Schließlich meinte sie zögernd, vielleicht könne sie ja auch nur die Hälfte des Östrogens nehmen, denn der Suizidversuch sei in dem Monat nach Beginn der Östrogen-Einnahme gewesen. Inzwischen hatte sie die Zusage der Kostenübernahme für die geschlechtsangleichenden Operationen erhalten und entschied sich, diese aufzuschieben und zunächst eine analytische Psychotherapie zu machen, um aus der chronischen Depression herauszufinden.

Kommentar

Martina wuchs mit chronisch depressiven Eltern auf, die beide mehrfach psychiatrisch und psychotherapeutisch in Behandlung waren, der Vater auch wiederholt stationär. Dazu kam, dass die Mutter die für sie lebensbedrohlichen Umstände von Martinas Geburt mit einer besonders engen Bindung an ihr einziges Kind beantwortet hatte. Für ihr Kind schien sie sogar bereit, ihre Ehe zu riskieren. Martina konnte bis zur Pubertät viel kompensieren, indem sie in der Schule unauffällig mitlief und sich in Mannschaftssportarten engagierte. So war sie immer Teil einer Gruppe. Sich als getrenntes Subjekt mit anderen Einzelnen auszutauschen, schien ihr jedoch nicht zur Verfügung zu stehen. Als sie sich (damals noch als »Martin«) in einen Jungen verliebte und als homosexuell outete, traf ihr Mut auf die begrenzten Fähigkeiten der Eltern. Vor allem der Vater konnte ihn damit nicht akzeptieren. Martin fühlte sich aber existenziell auf die Anerkennung des Vaters angewiesen – nicht zuletzt, um sich von der Mutter separieren zu können. So kam ihm die Begegnung mit einem Trans-Mann gerade recht. Er fühlte sich ja auch als Mädchen. Nicht nur in der Fantasie, sondern real ein Mädchen zu werden, schien die Lösung zu sein, umso mehr, als die Beziehung zum Vater sich dadurch wieder besserte. So begann Martina den Weg der Transition und machte die vorgeschriebene Begleittherapie, wurde aber immer wieder von ihren Depressionen eingeholt. Vor allem in ihrer Liebesbeziehung konnte sie kaum die physische, etwa räumliche Getrenntheit, geschweige denn andere »trennende« Verschiedenheiten aushalten, was schließlich zur stationären Behandlung führte, von der aus sie zu mir kam.

Martina ist ein Beispiel dafür, dass es sich lohnt, bei Rapid-Onset Gender Dysphoria (ROGD) in Betracht zu ziehen, dass hinter dem Wunsch nach einer Transition eine Angst vor Homosexualität stehen könnte.

Herr X

Der 60-jährige Herr X (Imhorst, 2011, S. 287ff.) wusste seit der Pubertät, dass er sich sexuell zu Männern hingezogen fühlte: »Das hab' ich natürlich nicht zugegeben. Ich wollte ja nicht so sein. Das war ja eigentlich das Problem.« Das Weibliche an ihm machte ihm zu schaffen. Und das wollte er »weghaben«. Solange seine Schwester lebte, schwärmte er mit ihr für Jungs. Das war für ihn ein akzeptabler sozialer Rahmen. Ihr Tod mit 19 Jahren beraubte ihn dieser Möglichkeit. Er wurde Mitglied einer kleinen Clique »richtiger Männer«, wo er den Verführungsversuchen eines Don Juan nachgab, »weil man ja Lust hatte«. Aber er schämte sich jedes Mal hinterher. Seine homosexuelle Verführbarkeit schien seine Zweifel mit Blick auf seine Männlichkeit zu bekräftigen.

»Ich wollte nie eine Frau sein, ich wollte ein Mann sein. Aber es war viel Weibliches da, das wollte ich weghaben, das ging aber nicht mit Männern.« Er war davon überzeugt, dass dies nur mit einer Frau ginge. Aber er fand seinen Penis zu klein und hatte Potenzprobleme. Also ging er ins Ausland und hoffte – dort vielleicht leichter –, ohne die Kontrolle des Dorfes und der Familie seine Homosexualität leben zu können. In sexueller Hinsicht gelang ihm das. Aber er kapitulierte schließlich vor seiner damaligen Unfähigkeit, sich eine für ihn selbst und in seinem Dorf akzeptierte homosexuelle Lebensform vorstellen zu können. Er hatte es zweimal probiert und sah ein, dass er – jedenfalls damals, Ende der 1960er Jahre – nicht homosexuell leben konnte.

Zurück in der Heimat lernte er 23-jährig eine Kollegin kennen, eine gleichaltrige Witwe, die sein »Geschlechtsteil in die Hand nahm« und spontan so etwas sagte wie »Toll, ist der groß!« »Und von da an war alles einfach und schön«, und anders als mit den Frauen davor machte ihm der Sex Spaß. Für ihn war es ein narzisstischer Gewinn, weil »es funktionierte!« *und* weil auch seine Frau es »sexuell sehr befriedigend« gefunden habe. Er heiratete sie, »weil ich ja auch mit ihr Kinder haben konnte«. Das alles zusammen (eine Frau, die ihn begehrte und damit als Mann bestätigte und die er befriedigen konnte, dazu die Vaterschaft) machte ihn – gefühlt – zu einem »richtigen Mann« und schien »das Weibliche« in ihm zu besiegen. Zeittypisch dachte er, »jetzt läuft mein Leben so als Heterosexueller«. »Aber das war dann nicht der Fall.«

Die homosexuellen Fantasien kamen nach der Geburt der Tochter zurück. Einerseits wollte er kein »Doppelleben«. Er wollte eine normale Ehe führen und den Sex mit seiner Frau aufrechterhalten. Und weil er seine homosexuellen Fantasien beim ehelichen Sex zuließ, »funktionierte« es auf diese Weise noch zwei Jahre lang. Aber »der Wunsch wurde immer stärker, das auch wirklich wieder zu leben«, sodass er unbewusst in einem Schwimmbad einen homosexuellen »Blitzkontakt« arrangierte, als er mit Frau und zweijähriger Tochter im Urlaub war.

Danach war klar, dass er Sex mit einem Mann wollte – nicht mit (s)einer Frau. Aber es war nach wie vor unvorstellbar für ihn, homosexuell zu leben. Er kannte Mitte der 1970er Jahre keinen schwulen Mann und kein schwules Paar, an dem er sich hätte orientieren können. Er wollte keine soziale Ausgrenzung riskieren und sich nicht unnormal fühlen. Und in die homosexuelle Szene wollte er nie.

Mit Blick auf die eheliche Sexualität traf er keine bewusste Entscheidung, es »funktionierte« nach dem Schwimmbad einfach nicht mehr. Er nahm wahr, dass seiner Frau die Sexualität fehlte, und er hatte Schuldgefühle, ihr den Sex vorzuenthalten, »irgendwie wurde sie ja auch unglücklich dadurch«. Sie hintergehen, das wollte er aber auch nicht. Er wartete 15 lange Jahre, in denen er keinerlei sexuelle Beziehungen hatte, darauf, dass seine Frau ginge und ihn freigäbe, obwohl er wusste, dass sie das so wenig konnte wie er. Er entschied, dass er so lange durchhalten müsse, bis seine Tochter erwachsen sei.

Er versuchte wegzuschieben, dass sein Leben sich falsch anfühlte. Er stürzte sich einerseits in die Arbeit, andererseits suchte und pflegte er sublimiert homosexuelle Freundschaften – zum einen mit seinem Arzt (von dessen Homosexualität er erst später erfuhr), von dem er alles an »Beruhigungsmitteln« haben konnte, was er wollte, zum anderen mit einer Freundin, die sich mittlerweile als lesbisch geoutet hatte. Nach dem Tod zweier gleichaltriger Geschäftsfrauen in seiner Nachbarschaft kam zu der latenten Depression noch die Panik hinzu, sterben zu müssen, ohne sein Leben richtig gelebt zu haben.

Mittlerweile hatte er eine Medikamentenabhängigkeit entwickelt. Als seine zwei besten Freundinnen für ihn einen Therapieplatz gesucht hatten und er in der Therapie erstmals über seine Homosexualität gesprochen hatte, konnte er sein Leben ändern. Er machte nach der Entlassung einen brutalen Selbstentzug und outete sich dann gegenüber seiner Frau. Diese hoffte, ihn halten zu können, indem sie ihm homosexuelle Kontakte zugestand, aber er wollte nach wie vor kein Doppelleben, auch kein von seiner Frau geduldetes. Er versuchte, seiner Frau beizustehen, bis diese ihre manifeste Suizidalität und später auch ihre Alkoholsucht überwunden und einen neuen Partner gefunden hatte. Er tat dies, indem er sie regelmäßig traf, mit ihr sprach und manchmal auch bei ihr übernachtete.

Schuldgefühle, sie benutzt zu haben, und daraus resultierende Wiedergutma-
chungswünsche dürften eine Rolle gespielt haben, aber er mochte seine Frau auch,
und er war ihr dankbar, durch sie Vater geworden zu sein. Unterstützung holte er
sich, indem er sich in den zwei Jahren nach dem Auszug aus der ehelichen Wohnung einmal in der Woche mit der lesbischen Freundin traf. Sie tauschten sich
darüber aus, wie sie beide einen Partner bzw. eine Partnerin finden könnten. Wie
in einer nachgeholten Pubertät spielte er mit ihr alle Liebesdinge zigmal in der
Fantasie durch, ehe er sich an eine reale Beziehung herantraute.

Der erste Mann, den er durch eine Anzeige kennenlernte, konfrontierte ihn
noch mit der vollen Wucht seiner Homophobie, als Herr X irritiert bemerkte,
wie unangenehm ihm der Gedanke war, mit diesem Mann, den er im Auto vom
Bahnhof abgeholt hatte, gesehen zu werden. Der zweite Mann, für den er sich
nach sorgfältiger Auswahl der Angebote einer Partneragentur – damals gab es
noch keine Dating-Portale – entschieden hatte, wurde dann zu seiner großen
Liebe, mit der seine Homophobie sich auflöste und die es ihm ermöglichte, sich
gegenüber seinen Eltern, der Tochter und den Bekannten zu outen. Alle, wirklich
alle, hätten positiv reagiert.

Nach zwei Jahren, als seine Tochter ihr Studium beendet hatte und bei ihm
auszog, verkaufte er sein Geschäft und zog mit seinem Partner zusammen. Fortan
war er finanziell unabhängig, wurde Hausmann und lebte begeistert seine ihn lange so ängstigenden weiblichen Seiten, ohne sich in seiner Männlichkeit gefährdet
zu fühlen. Und in der Sexualität sei er keineswegs immer in der passiven Position.
Er genoss sein » spießiges « Leben.

Kommentar

Dieser Mann wusste von der Pubertät an, dass er homosexuell war. Und er hatte mit seiner sexuellen Orientierung, d. h. mit dem objektalen Pol der sexuellen
Identität, keine Probleme. Aber er haderte mit seiner (gefühlt) zu stark ausgeprägten Weiblichkeit, d. h. mit seiner Geschlechtsidentität, dem narzisstischen
Pol der sexuellen Identität (Imhorst, 2019).

Seine Entwicklungsgeschichte zeigt beispielhaft,

➤ wie es einem psychisch gesunden Menschen gelingen kann, auch unter widrigen gesellschaftlichen Umständen seine sexuelle Identität über Jahrzehnte,
angepasst an seine Ich-Fähigkeiten, (weiter) zu entwickeln und dabei auch
die Bedürfnisse und Nöte nächster Angehöriger mit zu berücksichtigen;

➤ dass es gerade die starke weibliche Identifizierung war, die es ihm ermöglichte, seine Frau sexuell glücklich zu machen, weil er sich » als Frau « in sie
einfühlen konnte; und

➤ dass es aus psychoanalytischer Sicht zu kurz greift, in solchen Fällen von einem Wechsel der sexuellen Orientierung zu sprechen. Die sexuelle Orientierung war ihm von der Pubertät an klar, lange bevor Herr X sie so leben konnte, dass es für ihn stimmig war.

Frau U

Die 76-jährige Frau U kam auf Empfehlung der Uniklinik zu mir, wo sie wiederholt wegen schwerer depressiver Phasen stationär behandelt worden war. Schon mit vier Jahren habe sie zu ihrer Mutter gesagt: »Wenn ich 18 bin, lebe ich richtig als Mann.« Die Mutter habe das nicht ernstgenommen, in einem späteren Gespräch aber gesagt: »Dann wirst du ein schweres Leben haben.« Damit habe sie Recht gehabt.

Frau U hatte sich nach Jahrzehnten unbefriedigender Berufstätigkeit frühpensionieren lassen. Sie wollte endlich als heterosexueller Mann mit ihrer Geliebten zusammenleben, mit der sie schon 30 Jahre lang zusammen war, die aber ihre homosexuelle Beziehung ihrem Ehemann gegenüber stets verschwiegen hatte. Ob die Geliebte selbst auch mit Frau U als Mann zusammenleben wollte, hatte Frau U nie ernsthaft überprüft.

Nach ihrer Pensionierung ließ sie sich mit dem Wissen und mit der – wie sie dachte – Zustimmung ihrer Geliebten ihre Brüste abnehmen. Die Geliebte, die zu der Zeit schon krebskrank war, hatte ihr gesagt, es sei ihr egal, aber Frau U hatte ihr das »nicht geglaubt«. Für Frau U selbst war die Brustamputation eine Erleichterung gewesen, obwohl es erhebliche Komplikationen gegeben hatte mit Entzündungen, weiteren Operationen und langwierigen Nachbehandlungen.

Die Geliebte starb bald. Und ihr Tod war nicht nur ein schwerer Verlust für Frau U, er war für sie mit einem brutalen Realitätsschock in Form einer demütigenden Zurückweisung verbunden gewesen. Als sie im Sterben lag, habe die Geliebte ihr einen Abschied zu zweit verwehrt und gefordert, dass Frau U nicht allein zu ihr ans Krankenbett kommen solle, sondern zusammen mit einer Freundin. Frau U aber wollte unbedingt noch einmal mit ihrer Geliebten allein sein und kam ohne Absprache noch ein zweites Mal ins Krankenhaus. Dort traf sie auf deren Familie und sei von ihrer Geliebten rüde mit den Worten »Was willst *Du* denn hier?!« weggeschickt worden.

Danach gelang es Frau U weder, eine neue Partnerin zu finden, noch dauerhafte Freundschaften zu schließen, sei es mit Frauen oder mit Männern. Frauen, die Interesse an ihr zeigten, waren ihr entweder »zu männlich« oder wandten sich ab, wenn Frau U erzählte, dass sie sich die Brüste hatte abnehmen lassen. Dazu musste sie erkennen, dass der so lange herbeigesehnte und so lange aufgeschobene Plan, »richtig« als Mann zu leben, nicht gelingen wollte. Nachdem sie mit Brustamputation, hormoneller Behandlung und Personenstandsänderung die Voraussetzungen dafür geschaffen hatte, passierte das Unerwartete: Die Verkäuferinnen flirteten zwar mehr mit ihr, aber niemand helfe ihr mehr mit dem Koffer; und von den Männern klopfe ihr höchstens mal einer kumpelhaft auf die Schulter und mache eine Fußball-Bemerkung. Sie sei, schlussfolgerte sie, als kleiner Mann nicht so interessant für ihre Umgebung wie als Frau: »Ich habe akzeptiert, dass ich einen weiblichen Körper habe, aber Napoleon war ja auch so klein.«

Sie setzte die Hormone ab und machte die Personenstandsänderung rückgängig. Von ihrer Queerness zeugten nur noch die schillernd uneindeutigen Vornamen auf ihren Ausweisdokumenten. Der erste Name war der, den ihr die Eltern hatten geben wollen, den der Standesbeamte damals aber für ein Mädchen abgelehnt habe; ein weiterer Vorname war der männliche Kosename, mit dem ihre Geliebte sie angesprochen hatte.

Als sie mich aufsuchte, war sie nicht nur schwer depressiv, sondern von starken Ängsten gepeinigt. Vor allem die »Angst zu versagen, es nicht zu schaffen«, quälte sie. Sie war tief einsam und ahnte, dass sie es bleiben würde. In der LGBTQ+-Community war sie zwar aktiv, aber sie habe dort niemanden gefunden, mit dem sie über »so tiefgehende Dinge« sprechen könne. Leider wiederholte sich dieses Scheitern, das ihr Leben bestimmte, auch in der Beziehung zu mir, da ich ihre existenzielle Not, die zu einer Dominanz wunschbezogenen Denkens geführt hatte, nicht sofort verstand. Frau U fühlte sich durch meine, von heute aus betrachtet unsensiblen Fragen entwertet und brach die Therapie ab.

Kommentar

Nach dem gescheiterten Plan, nach ihrer Transition mit der Geliebten in deren noch verbliebener Lebenszeit als Mann in einer heterosexuellen Paarbeziehung zu leben, war Frau U depressiv geworden und außerstande, diese persönliche Katastrophe zu betrauern, geschweige denn zu reflektieren. Sie hatte nicht anerkennen und berücksichtigen können, dass die Geliebte, so sehr die sie auch liebte, ihre Ehe nicht aufs Spiel setzen und auch keinen zweiten Mann neben sich wollte.

Frau U konnte – anders als Herr X – keinen für sie akzeptablen Weg finden, als Trans-Mann zu leben. Sie musste in Napoleon'scher Omnipotenz an einen ödipalen Triumph glauben: dass sie den Ehemann der Geliebten ausstechen würde, dass die Geliebte diesen für sie verlassen würde, wäre sie nur ein Mann. Dass es der Geliebten um ihr lesbisches Begehren ging, dass sie vielleicht beides wollte, homo- und heterosexuell leben, war für Frau U gar nicht vorstellbar. Es war für sie auch nicht vorstellbar, dass sie für die Geliebte als männliche Frau, aber eben als Frau attraktiv war, auch wenn sie von ihr mit einem männlichen Kosenamen angesprochen wurde. Wo die Geliebte vielleicht spielerisch ihrer beider bisexuelles Potenzial leben wollte, brauchte Frau U offenbar eine gesellschaftlich sichtbare, reale männliche Geschlechtsidentität, um nicht in Wertlosigkeit zu versinken, von der sie nach der Re-Transition eingeholt wurde.

Diskussion

Das was gesellschaftlich (medial, juristisch oder medizinisch) möglich ist, ist nicht automatisch ein Möglichkeitsraum für das einzelne Subjekt; denn die Freiheit der einen, ihr Gender wählen zu können, ist die Überforderung der anderen. Wenn die sexuelle Identität, ich-psychologisch betrachtet, eine Kompromissbildung ist, die unterschiedlich lange Bestand haben, »bei Bedarf« (Poluda, 2022, S. 181) aber auch verändert werden kann, ist sie *auch* eine Konstruktion, wie Judith Butler (1991) sagt.

Es gibt in der Tat sehr viele Gendervarianten. Diese sind jedoch für das Individuum nicht in einem wörtlichen Sinn frei wählbar. Die Gender-Wahl ist, wie ich darzulegen versucht habe, begrenzt durch die Fähigkeiten des Subjekts, die Fragilität oder Stabilität seines Selbstwertgefühls, seine haltende oder destabilisierende Umwelt und nicht zuletzt durch seine nicht immer bewussten sexuellen Fantasien und Körperbilder, die beeinflussen, ob und wie weit das Subjekt sich seinen Geburtskörper aneignen kann oder nicht, und schließlich durch seine Fähigkeit zur Einschätzung der subjektiven und objektiven Möglichkeiten dessen, was innerhalb seiner Gruppe (Familie, Freundeskreis, Dorf usw.) an Identität und Begehren akzeptiert würde (Kittler, 2022) und was es selbst in diesem Kontext leben könnte.

Unabhängig von der sexuellen Identität, die ein Mensch entwickelt hat und die unterschiedlich lange tragend sein kann, gilt: Das Sexuelle (Morgenthaler, 1987) bzw. das Sexuale (Laplanche, 2017) behält immer eine gewisse Sprengkraft. Denn in der individuellen psychosexuellen Entwicklung müssen Aspekte des polymorph Sexuellen verworfen und mit psychischem Aufwand in der Verdrängung gehalten werden. Die Gründe dafür, welche Aspekte des Sexuellen keinen Platz in der organisierten, gelebten Sexualität finden, sind sowohl im Subjekt wie im Objekt wie auch in den gesellschaftlichen Rahmenbedingungen zu suchen. Die Themen, an denen sich die öffentlichen Diskussionen und die persönlichen sexuellen Konflikte entzünden, und die Rahmenbedingungen, in denen das Subjekt nach Lösungen suchen kann, verändern sich, da sie *auch* gesellschaftlich mitbedingt sind.

In den 1960er Jahren ging es darum, die Frau als sexuell selbstbestimmtes, aktives Subjekt zu situieren, was nach Etablierung der Pille erst möglich wurde, aber bis heute nicht selbstverständlich ist. Dann ging es lange Zeit um Homosexualität, die 2017 mit der »Ehe für alle« als normal vereinnahmt wurde und die dennoch für viele, vor allem männliche Jugendliche, die ihre Homosexualität in der Pubertät entdecken, alles andere als normal und akzeptabel ist. Aktuell sind es Genderfragen, die die Gemüter erhitzen und die individuell weiterhin problematisch sein können, auch wenn die Zuweisung eines Geschlechts bei Geburt demnächst per Verwaltungsakt geändert werden kann.

Der strukturelle Konflikt zwischen Individuen, die eine für sie praktikable Form der Sexualität entwickeln und leben wollen, und der Gesellschaft, die Ruhe an der sexuellen Front haben will und die deshalb geregelte Formen (wie die Ehe) und Verfahren (wie das Transsexuellen-Gesetz) entwickelt, lässt sich immer nur für kurze Zeit befrieden. Das Sexuelle sprengt immer wieder neu die geltenden kulturellen Fesseln (Freud, 1930a [1929]).

Ich hoffe, gezeigt zu haben, wie sehr die Entwicklung der sexuellen Identität mit ihren beiden Polen Geschlechtsidentität und sexuelle Orientierung in die gesamte psychosexuelle *und* gesellschaftliche Entwicklung eingebettet ist. Von den gesellschaftlichen Rahmenbedingungen *und* von den in der psychosexuellen Entwicklung des Einzelnen erworbenen oder fehlenden Fähigkeiten hängt ab, ob und wie gut ein Individuum eine innerlich stimmige und sozial lebbare sexuelle Identität entwickeln und »bei Bedarf« transformieren kann. Ein solcher Bedarf entwickelt sich jeweils aus einem Zusammenspiel von nicht (mehr) stimmiger sexueller Identität und neuen medizinischen und juristischen Möglichkeiten, die sich im Kontext sich wandelnder gesellschaftlicher Ideale zu Geschlecht und Begehren ergeben.

Literatur

Butler, J. (1991). *Das Unbehagen der Geschlechter*. Suhrkamp.

Fairbairn, W. R. D. (2000). *Das Selbst und die inneren Objektbeziehungen. Eine psychoanalytische Objektbeziehungstheorie*. Psychosozial-Verlag.

Freud, S. (1930a [1929]). *Das Unbehagen in der Kultur. GW XIV*, S. 419–505.

Günther, M., Teren, K. & Wolf, G. (2021). *Psychotherapeutische Arbeit mit trans* Personen. Handbuch für die Gesundheitsversorgung*. Ernst Reinhardt.

Imhorst, E. (2011). *Mit Frauen verheiratete homosexuelle Männer. Psychoanalytische Erkundungen zu Entwicklung und Transformation sexueller Identität.* kassel university press.

Imhorst, E. (2019). Wir wären so gerne eindeutig! Geschlecht – Gender – Identität. In I. Moeslein-Teising, G. Schäfer & R. Martin (Hrsg.), *Geschlechterspannungen* (S. 28–40). Psychosozial-Verlag.

Imhorst, E. (2023). Schwierigkeiten in der Analyse von trans Patient:innen. Zur Bedeutung von Abstand und technischer Neutralität. *Jahrbuch der Psychoanalyse, 86*(1), 19–30.

Karacaoğlan, U. (2022). Kommentar zu »Der graue Wolf ist schon da!« von U. Dudziak (unveröffentlichter Vortrag im Rahmen der Vortragsreihe »Der Wahn und die Sinne« am 12.08.2022 in der Psychoanalytischen Arbeitsgemeinschaft Köln-Düsseldorf).

Kittler, E. (2022). Daten und Gedanken als Moderatorin zu René Kaes. *Zeitschrift für psychoanalytische Theorie und Praxis, 37*(1), 9–12.

Laplanche, J. (2003). Trieb und Instinkt. *Forum der Psychoanalyse, 19*(1), 18–27.

Laplanche, J. (2008). Gender, Geschlecht, Sexuelles. *Forum der Psychoanalyse, 24*(2), 111–124.

Laplanche, J. (2017). Gender, Geschlecht und Sexual. In ders., *Sexual* (S. 137–171). Psychosozial-Verlag.

Morgenthaler, F. (1987). *Homosexualität, Heterosexualität, Perversion.* S. Fischer.

Nieder, T. O. & Strauß, B. (Hrsg.). (2014). *Leitlinienentwicklung Geschlechtsdysphorie. Schwerpunktheft. Zeitschrift für Sexualforschung 27*(1).

Poluda, E. S. (2022). *Der lesbische Komplex. Aufsätze zur psychosexuellen Entwicklung der Frau.* Psychosozial-Verlag.

Seibt, G. (2022, 5. August). Cool bleiben. Eine Pariser Ausstellung feiert den Fotografen August Sander und die Kühle der Neuen Sachlichkeit. Ist das eine Haltung auch für die Gegenwart? *Süddeutsche Zeitung, 179,* 9.

Stark, T. (2005). Die masturbatorische Position und der Ausschluß der Verführung. Eine situationstheoretische Konzeption und ihre technischen Folgen. *Psyche – Z Psychoanal, 59*(1), 1-33.

Die Autorin

Elisabeth Imhorst, Dr. phil., Dipl.-Psych., studierte Psychologie in Köln und Nijmegen (NL) und hat über die Entwicklung und Transformation der sexuellen Identität bei mit Frauen verheirateten homosexuellen Männern promoviert. Sie ist Dozentin, Supervisorin und Lehranalytikerin der Köln-Düsseldorfer Arbeitsgemeinschaft der DPV, Dozentin im Fachbereich Psychologie der Universität zu Köln gewesen und hat Lehraufträge an verschiedenen Hochschulen. Imhorst ist niedergelassen in eigener Praxis in Köln. Ihr besonderes Interesse gilt Themen rund um Körper und Sexualität, wozu sie zahlreich vorträgt und veröffentlicht.

Kontakt per E-Mail: elisabeth.imhorst@dpv-mail.de

Psychoanalytische Überlegungen zu selbstbestimmtem Begehren und (trans*-)sexueller Schwangerschaft

Helga Krüger-Kirn

Einleitung: Geschlecht als wandelbare Kategorie?

Unsere neoliberale Gegenwartskultur ist von einem freiheitlichen Versprechen auf geschlechtliche Selbstbestimmung und einer Vielfalt von Lebensformen gekennzeichnet. Vor diesem Hintergrund wirkt die gegenwärtige emotionale Heftigkeit in der Genderdebatte verbunden mit Political Correctness und Cancel Culture irritierend. Während wir einerseits auf tiefgreifende geschlechtliche Transformationsprozesse und weitreichende Verschiebungen im diskursiven Feld von Geschlecht blicken, begegnen wir gleichzeitig einem Beharren auf tradierten Geschlechtervorstellungen bis hin zu machtvollen Rebiologisierungsbestrebungen der geschlechtlichen Subjektpositionen. Diese gegenläufigen Entwicklungen im Feld der Anerkennung zeitgenössischer Erscheinungsformen von Identität erinnern an die von Ernst Bloch (1962) beschriebene Gleichzeitigkeit von Ungleichzeitigkeiten. Da in diesen widersprüchlichen Bewegungen der Körper in seiner Geschlechtlichkeit einen prominenten Platz einnimmt, stellt sich die Frage, ob das neoliberale Versprechen, subjektive Geschlechtsidentität sei im Sinne einer Lifestyle-Entscheidung frei wählbar, vermeintliche Sicherheiten in Bezug auf eine durch das Körpergeschlecht vorbestimmten Identitätsgewissheit nicht nur erschüttert, sondern schwer fassbare Ängste auslöst.

Meine dem folgenden Beitrag zugrunde gelegte Hypothese ist, dass in den gegenwärtigen Debatten in Bezug auf geschlechtliche Identität nicht nur Fragen der geschlechtlichen und sozialen Anerkennung eine Rolle spielen, sondern grundsätzliche Fragen nach dem Verhältnis von Körper und Subjektivierung. Das Versprechen fluider Verkörperungen von Geschlecht wirft besonders im Kontext von Zeugung, Schwangerschaft, Abtreibung und Geburt tiefgreifende Fragen auf. Denn wie kaum ein anderer Lebensbereich konfrontieren uns die körperlichen und leiblichen Erfahrungen von Schwangerschaft erkenntnistheoretisch mit der

Frage nach dem Verhältnis von Natur bzw. der Materialität des Körpers und Kultur *(nature and nuture)*. Gegenwärtig begegnen wir im Erfahrungsraum rund um Schwangerschaft ebenfalls Dichotomien, in denen alten Phantasmen einer radikalen Geschlechterdichotomie neue Identitätsentwürfe wie der des » schwangeren Mannes « gegenüberstehen. So betrachtet, ließe sich die von Bloch beschriebene Gleichzeitigkeit von Ungleichzeitigkeit auch dahingehend zuspitzen, dass sich sowohl in dem Beharren auf traditionellen Geschlechterkonzepten wie auch in der Affirmation von fluiden geschlechtlichen Identitäten Spaltungsprozesse realisieren, die das gefürchtete Befremdliche wechselseitig auf die » andere « Identitätsposition projizieren.

Während der poststrukturalistische Genderdiskurs die Auflösung der Binarität der Geschlechter bzw. das Verschwinden der Geschlechter unter dem Signum » Queer « ausgerufen hat, steht mit der Dekonstruktion des geschlechtlichen Subjekts nicht nur das Subjekt als solches, sondern gleichzeitig die Bedeutung des Körpers für den subjektiven Identitätsentwurf zur Disposition. Im Kontext von Schwangerschaft fordert der reproduktionsmedizinische Fortschritt die » Natürlichkeit « von Mutterschaft und Elternschaft besonders heraus. Denn technologisch vermittelte Fortpflanzung entkoppelt Schwangerwerden und » Natur « in einer Weise voneinander, wodurch die vermeintliche Eindeutigkeit von Schwangerschaft und Geschlecht bzw. weiblichem* Körper erheblich irritiert wird. Die Möglichkeiten der medizinisch assistierten Reproduktion und der reproduktiven Gentechnologien rufen daher nicht nur biopolitische Implikationen und Fragestellungen auf, sondern fordern auch unser epistemisches Verständnis von Körper und schwangerer Körperlichkeit heraus.

Der gegenwärtige Trend einer Gestaltbarkeit des Körpers betrifft auch schwangere Körper: Auf spezifische Weise werden nur soziale, sondern auch stilistische Imperative wie » schlank, sportlich und leistungsfähig « (Lange & Ullrich, 2018, S. 6) aufgerufen, demgegenüber bleibt der Fokus auf den Bauch als Wirkungszentrum der Schwangerschaft erhalten (Hornuff, 2017). Denn ungeachtet moderner Schwangerschaftsvorstellungen wird ein Schwangerschaftsbauch » kulturgeschichtlich [als] altes Weiblichkeitssymbol « (Hirschauer et al., 2014, S. 258) gelesen und ruft dabei reproduktive Normalitätsannahmen auf. So betrachtet, fordert die unterstellte Natürlichkeit von Schwangerschaft und Weiblichkeit nicht nur Menschen mit einer Trans*-Identität[1] heraus, sondern auch Schwange-

---

1 » Trans*-Personen « ist eine Bezeichnung für Menschen, die sich nicht mit dem ihnen bei Geburt zu gewiesenem Geschlecht identifizieren. Der Asterisk fungiert als Platzhalter für verschiedene Begriffe und Bedeutungen von Transgeschlechtlichkeit.

re, die sich als Cis-Frauen identifizieren. Ein vertiefender Blick auf transsexuelles Schwangerschaftserleben fokussiert zugleich die Frage nach dem Zusammenhang von Körpergeschlecht und geschlechtlicher Identität.

Diese Herausforderungen werden im Folgenden entlang empirischer Beispiele diskutiert. Die Frage, wie die als weiblich kodierten körperbezogenen Veränderungen rund um Reproduktion mit Geschlecht bzw. dem (Un-)Doing von Gender verstrickt sein können, wird entlang eines psychoanalytischen Subjektverständnisses (ergänzt um kulturanalytische Bezüge) untersucht. Damit wird zugleich auf eine praxeologische Erfahrungsperspektive fokussiert und der Blick auf die doppelte Abhängigkeit gerichtet, die sich sowohl auf die körperliche Anatomie und die damit verbundenen Körpererfahrungen bezieht als auch auf die Abhängigkeit von kulturellen und gesellschaftlichen Zuschreibungen und Erwartungen. Die empirischen Ergebnisse konfrontieren uns mit der Begrenztheit der symbolischen Repräsentationsformen von reproduktivem Körper und Schwangerschaft. Um die bisherige binäre Begrenztheit zu dekonstruieren und für eine Vielfalt von schwangeren Erfahrungsmöglichkeiten zu argumentieren, schlage ich quer zu geschlechtlichen Identitäten vor, ein matrisexuelles Begehren in den Diskurs um Kinderwunsch und Schwangerschaft einzuführen.

Forschungsrelevanter Prolog

Insgesamt besteht in der Geschlechterforschung über alle Disziplinen hinweg Konsens darüber, dass die subjektive Geschichte der Körpererfahrungen in den Körper eingeschrieben ist. So betrachtet, können der subjektive Identitätsentwurf und das eigene Körpererleben immer nur im Kontext der Lebensgeschichte einschließlich der darin eingewobenen Stereotypen von männlicher und weiblicher Geschlechtlichkeit erschlossen werden. In einer psychoanalytischen Perspektive auf das Subjekt gelten über die unterschiedlichen Schulen hinweg neben der Zweiseitigkeit des Subjektivierungsprozesses die Theoretisierung des Unbewussten als zentrale Säulen. Subjektive und soziokulturelle Ebene sind demnach gleichermaßen involviert, sodass sich im psychoanalytischen Theorem des Subjekts »das Zusammenwirken innerer und äußerer Verhältnisse« (Parin, 1978) als spannungsreiche Dynamik zwischen Selbst und Anderem realisiert. Der Körper als Ort bewusster und unbewusster Verkörperungen gilt als Knotenpunkt von Identität, *an* und *in* dem sich die symbolisierten und nicht-symbolisierten Verhaltens- und Begehrensweisen inszenieren. Mit Blick auf die geschlechtliche Entwicklung spielen die geschlechtlichen Anderen, mithin diejenigen, die wir in unseren binären Vorstellungen als anders in Bezug auf uns selbst wahrnehmen, eine zentrale Rolle. Im Rahmen dieser fortwährenden Erfahrungen entwickeln sich Vorstellungen über uns selbst und dem »geschlechtlichen Other«, mit denen wir uns identifizieren. Feministische Psychoanalytikerinnen (u. a. Benjamin, 1990; Mitscherlich-Nielsen, 1990; Rohde-Dachser, 1991) haben eindrucksvoll herausgearbeitet, wie in unserer Kultur, die entlang von geschlechtlicher Binarität hierarchisch strukturiert ist, vergeschlechtlichte Stereotypien von frühester Kindheit an gelernt und auf vielfältige Weise verinnerlicht werden. Wie alle Vorstellungen sind auch vergeschlechtlichte nicht ein Eins-zu-eins-Abbild des sozialen und kulturellen Kontextes, sondern repräsentieren die je subjektiven Erfahrungen und psychischen Verarbeitungsweisen. Reflektiert man die kindliche Entwicklung und psychische Aneignung von geschlechtlicher Identität über den subjektiven Erfahrungshorizont hinausgehend vor dem historischen Kontext der bürgerlich-bipolaren Geschlechterordnung, zeigt sich eindrücklich, dass damit für Jungen* und Mädchen* unterschiedliche Entwicklungsanforderungen einhergehen und Einfluss auf die vergeschlechtlichten Möglichkeitsräume nehmen. Für beide führt eine »Anerkennung der symbolischen Kastration« also die »Entdeckung der Geschlechterdifferenz« zunächst an den Ort des Mutterkörpers, mit Hannah Arendt (1998 [1981]) gesprochen, zur Anerkennung der Natalität und damit der konstitutiven Abhängigkeit vom Anderen. Sofern wir jede subjektive Individualität eingebettet in zwischenmenschliche Beziehungen verstehen, gestaltet sich die Frage der Anerkennung der konstitutiven Abhängigkeit vor dem Hintergrund heteronormativer Binarität unserer Gesellschaft jedoch unterschiedlich. In einem bis heute wirksamen Autonomieverständnis muss im Konzept des männlich gedachten Subjekts jegliche Form von Abhängigkeit verleugnet werden. Im psychoanalytischen Theoriediskurs realisiert sich diese Perspektive bis heute im hypostasierten radikalen Objektwechsel in der männlichen Entwicklung, wie er im Anschluss an Freud beispielsweise von Greenson (1982 [1968]) ausformuliert wurde. Diese Perspektive auf die Ablösung vom Ort des Mutterkörpers ist eng mit der Vorstellung eines ödipalen Begehrens verknüpft, dessen Konflikthaftigkeit in einer binär gedachten Vereindeutigung aufgelöst wird. In der Folge wird Begehren in männliche und weibliche Körperpositionen aufgespalten, und verortet – nicht anders als in der Gesellschaft – ein passives Potenzial im weiblichen Körper.

Unweigerlich geht damit eine Abwertung des Mutterkörpers einher bzw. jener an den Mutterkörper gebundenen konstitutiven Erfahrungen und Bedürfnisse. Die Tabuisierung des homosexuellen Begehrens in der Mutter-Tochter-Beziehung begründet bisher nicht nur eine Verschiebung von Begehren auf die väterliche bzw. männliche* Position, sondern auch eine zutiefst im Körperlichen verankerte Ambivalenz und Zurückweisung des begehrenden weiblichen* sowie mütterlichen Körpers. Gleichwohl Freud (1926e) selbst die weibliche* Sexualität als »dark continent« (S. 4241) bezeichnete, bleibt eine Konzeptualisierung von Begehrensweisen, die über klassisch männlich* gedacht hinausgehen,[2] bis heute im psychoanalytischen Diskurs ebenfalls ein *dark continent.*

Für die töchterliche Position ergeben sich insofern ambivalente Herausforderungen, zumal wenn man bedenkt, dass die Anerkennung der konstitutiven Abhängigkeit durch die symbolische Dimension von Mutterschaft (als Erzeugungsmacht des weiblichen Körpers) in gewisser Weise dadurch kompensiert werden kann, aber zugleich mit dem Problem der Reduktion auf die Gebärfähigkeit und Funktionalisierung von Weiblichkeit einhergeht (Becker-Schmidt, 2017 [2007]; Autorinnen-Kollektiv »Subjekt«, 2020). Das bedeutet, dass auch das »kulturelle Erbe« der »Minderwertigkeit des weiblichen Körpers« weitergegeben wird. Aufseiten des Männlichen müssen nicht nur die Abwehr der konstitutiven Abhängigkeit, sondern ebenso die Abwehr des Gebärneides als narzisstische Kränkungen integriert werden. Mit dem psychoanalytischen Konzept der Abwehr lässt sich demzufolge nicht nur die Idee der Unabhängigkeit und Autonomie als Phantasma der Omnipotenz dekonstruieren, sondern im Sinne einer psychischen Regression auf der Ebene des kindlichen Größenwahns verorten, der die Anerkennung der Begrenztheit (nach Lacan die »symbolische Kastration«) verweigert. Dieser Kontext geht unweigerlich in die Signifikationsprozesse zwischen Mutter und Tochter sowie Mutter und Sohn ein und gibt den unbewussten Fantasien und Inszenierungen von Weiblichkeit und Männlichkeit eine bestimmte normative Prägung. Ganz im Sinne der Freud'schen Dialektik der Subjektivierung, die er im Zuge des Triebschicksals (Freud, 1916–1917a [1915–1917]) als Dialektik zwischen Subjekt und Gesellschaft konzeptualisiert, reflektiert die Ambivalenz zwischen subjektivem Veränderungs- und Beharrungsbegehren immer auch die gesellschaftlichen Möglichkeiten und Grenzen der Veränderungen.[3] Der

---

2   Seit den 1990er Jahren ist eine Veränderung in den Konzeptualisierungen von Homosexualität zu verzeichnen.

3   Das von Freud entworfene Kontinuum der Pole von »normal«, »pervers«, »gesund« und »krank« bei der Konzeptualisierung des Triebschicksals (Freud, 1916–1917a [1915–1917], S. 331f.) stellt historisch dominante und vereindeutigende Geschlechtervorstellungen und -konzepte schon immer infrage. Diese Perspektive führt mit Lacan (1986, 2008) und Laplanche (1988) nicht nur zu einem Paradigmenwechsel der Intersubjektivität innerhalb des psychoanalytischen Diskurses, sondern zu einem veränderten Blickwinkel auf Geschlechterkonzepte.

von Freud angenommene Konservatismus der Natur der Triebe (Freud, 1920g) bedarf in diesem Sinne einer Perspektiverweiterung um eine historisch kontingente Identitäts- und Anerkennungspolitik.

Überträgt man diese Erkenntnisse auf die subjektiven Körperwahrnehmungen in der Schwangerschaft, machen sie auf komplexe Weise nicht nur darauf aufmerksam, dass diese Erfahrungen mit den herrschenden geschlechtlichen und medizinisch-wissenschaftlichen Diskursen in Bezug stehen, sondern auch dass sie keinen überhistorisch konstanten Referenzpunkt darstellen (Duden, 1991, 2002, S. 109). Gerade die Unterschiedlichkeit der subjektiven Selbst- und Körper-Verhältnisse konkretisiert dabei nicht nur die Vielfalt psychischer Verarbeitungsweisen, sondern *dass und wie* historisch kontingente sozio-kulturelle Ideale und Anrufungen an Schwangerschaft als Orientierung für schwangere Umgangsweisen dienen. Anstatt einen singulären und biologisch fundierten Fortpflanzungsprozess vorauszusetzen, gilt es, Schwangerschaft ebenso wie subjektive Identität als etwas grundsätzlich Relationales zu verstehen.

Empirische Einblicke

Angesicht der Verschränkungen zwischen diskursiver Wirkmacht und subjektiven Aneignungs- und Erfahrungsebenen arbeitet die vorgeschlagene Perspektive auf schwangere Erfahrungen die je subjektive Bedeutung heraus und ermöglicht darüber, ihre Vielfältigkeit anzuerkennen und zu reflektieren. Damit bleiben die Erfahrungen nicht auf weiblich codierte Identität beschränkt, sondern schließen unterschiedlich gegenderte Identitäten von Schwangerschaft ein, d. h. Menschen, die ebenfalls Erfahrungen mit Schwangerschaft haben, wie z. B. transsexuelle und genderqueere Personen.

Frau Y. (28 Jahre, Cellistin, eine Tochter)[4]

Frau Y. berichtet, dass sie während ihrer Schwangerschaft den Anspruch an sich hatte, alles so weiterzumachen wie bisher:

> Y.: »Fühlte mich auch total fit, eigentlich gar nicht schwanger. Ich ging weiter joggen und schaffte genauso viele Kilometer wie vorher. Mir war viel daran gelegen,

---

4   Zu einer ausführlichen Diskussion siehe Krüger-Kirn (2015, S. 240ff.).

meinen Bauch so weit wie möglich zu verstecken und nicht dick und fett zu werden.«

Sie ist stolz auf ihre Leistungsfähigkeit und bezieht diese nicht nur auf ihre sportlichen Leistungen, sondern auch darauf, schwanger zu sein. Obwohl sportliche und körperliche Leistungsfähigkeit mittlerweile zum »normalen« Repertoire einer modernen Schwangeren gehört, rückt ihre Überbetonung ein Begehren nach Selbstbestimmung in den Blick, das weder in traditionellen noch modernen Schwangerschaftsvorstellungen aufzugehen scheint. Hier wird ein Widerstand gegen weiblich konnotierte Zuschreibungen sichtbar, in denen Schwangerschaft mit bestimmten Weiblichkeitsbildern und Mutterschaft verschränkt wird. Gezielt versucht sie, sich normativen Körper- und Wahrnehmungsweisen in Bezug auf Schwangerschaft zu widersetzen und eine Gegenposition einzunehmen, indem sie »weiter joggen [geht] und genauso viele Kilometer [schafft] wie vorher«. Dass sie sich »total fit« fühlt, droht im Anschluss an ihre Aussage »eigentlich gar nicht schwanger« sogar ins Gegenteil zu kippen und läuft Gefahr, ihre leibliche Gegenwart auszublenden.

Dass sie ihren schwangeren Körper anders erleben möchte, als es hegemoniale Skripte in Bezug auf das Schwangersein implizieren, zeigt ihr Begehren, den schwangeren Erfahrungsraum selbstbestimmt zu besetzen. Heteronormative Bilder von Reproduktion und Geschlecht, die etwa Schwangerschaft und Gebären als »urweiblich« fassen, sind tief verankert und erfordern eine enorme Dekonstruktionsleistung durch Frau Y. bzw. jene schwangeren Subjekte, die sich von den Erwartungen distanzieren wollen. Selbst wenn frau* sich von stereotypen Zuschreibungen unterdrückt fühlt und zu distanzieren versucht, kann sie sich von einem Gefühl des Bewertet-Werdens kaum distanzieren. Entsprechend den binären Geschlechtervorstellungen einer Schwangerschaft sind geschlechterübergreifend codierte Identifizierungen in unserer Kultur nicht vorgesehen und schließen gegengeschlechtlich codierte Eigenschaften aus. Sie werden daher meist nur im Verborgenen oder in politisch motivierten Subjektivierungen wie queerfeministischen Communities realisiert. Wie erleben Trans*-Männer ihre Schwangerschaft?[5] Wie eignen sie sich Schwangerschaft im Kontext hetero- und cis-

---

5   Das Zwei-Geschlechter System wird als Menschenrechtsverletzung anerkannt; 1981 trat das Transsexuellengesetz in Kraft. Seit 2011 wurde die Vorschrift abgeschafft, der zufolge die Personenstandsänderung eine dauernde Fortpflanzungsunfähigkeit und einen die äußeren Geschlechtsmerkmale verändernden operativen Eingriff voraussetzt. Dies bedeutet, dass seitdem auch Trans*-Männer schwanger werden dürfen.

normativer Verhältnisse an und welche Herausforderungen begegnen ihnen? Davon handelt der nächste Abschnitt.

Trans*-Männer und Schwangerschaft[6]

Auch Trans*-Männer berichten, dass sie Schwangerschaft bisher stets mit »Weiblichkeit« verknüpft haben. Schwangerschaft schien daher zunächst unvereinbar zu sein mit der eigenen, männlichen Identität. Ralf, der im Folgenden zu Wort kommt, beschreibt das so:

> »Und tatsächlich, natürlich hat das eine Ewigkeit gedauert, bis ich irgendwie begriffen habe, ich kann mich als Mann definieren und ich kann trotzdem eine Schwangerschaft durchleben, und es muss nicht im Widerspruch stehen. Also eine Schwangerschaft als was Menschliches oder Körperliches anzusehen, aber nicht als was Urweibliches oder so. Das hat eine Weile gedauert« (Dionisius, 2020, S. 82).

Der Rückgriff auf »natürlich« verweist auch hier auf die Wirksamkeit einer naturalisierten Selbstverständlichkeit von binär-geschlechtlich gedachten Reproduktionsweisen, in deren heteronormativem Definitionsrahmen reproduktive Anatomien und reproduktive Prozesse bestimmten Geschlechtsidentitäten zugeordnet sind.

> »Und trotzdem ist es natürlich was, was die Leute irritiert. Und wo ich ständig nachgefragt werde, wie jetzt, bist ein Mann und bist jetzt schwanger und willst du jetzt wieder eine Frau sein? Nein, ich will keine Frau sein (lacht), ich bin trotzdem schwanger. Und so, dieses, warum machst du das? Dann sage ich, ja, weil mein Körper das kann, ich kann kein Kind zeugen, ich kann eben nur eins gebären. [...] Und das hat doch nichts damit zu tun, wie ich mich selbst identifiziere« (ebd., S. 85).

Die Nachfragen implizieren, dass und wie Schwangerschaft in der symbolischen Ordnung der Geschlechter und unserem kollektiven Unbewussten mit Weiblichkeit und Mutterschaft verknüpft ist. Das erlebt auch Ralf, auch wenn er diese Verknüpfung auf der bewussten Ebene entschieden zurückweist und eine naturalisierende Vergeschlechtlichung von reproduktiven körperlichen Prozessen infrage stellt. Im Vergleich mit Frau Y. möchte auch Ralf die wiederholt

---

6   Die folgenden empirischen Beispiele sind Dionisius (2020) entnommen.

an ihn herangetragenen vereindeutigenden geschlechtlichen Schwangerschaftszuweisungen zurückzuweisen, versucht dabei aber – radikaler als Frau Y. –, sich dagegen zu wehren, sich als weibliches* Subjekt konstituieren zu müssen. Wiederkehrende Rezentrierungen von Schwangersein auf Frausein durch Andere werden als Zumutungen erlebt und lassen den öffentlichen Raum als Bedrohung erscheinen. Demgegenüber scheint bei Frau Y. eine gewisse Freude bis Genugtuung auf, ihre Schwangerschaft so zu performen, dass sie nicht den herrschenden Vorstellungen entspricht. Dazu äußert sich Frank:

> »Und auch der Moment, wo irgendwie dann der Bauch anfing, sichtbar zu werden, der war auch jedes Mal schwierig aufgrund meiner männlichen Identität. Also wo dann klar war, Außenstehende sehen jetzt, dass du schwanger bist, kannst du dich anziehen wie du willst und auf den Kopf stellen. Das mochte ich nicht. [...] [B]eim ersten Mal, ich glaube, ich habe nicht andere Probleme gehabt als irgendwie Frauen haben, die schwanger sind, also was-. Es ist halt irgendwie alles neu. Der Körper entwickelt doch irgendwie ziemlich viele Eigenaktivitäten, die einem (lacht) fremd sind. Es passieren viele Dinge, die man nicht einordnen kann. Und das ist beim zweiten Mal natürlich alles nicht mehr so schlimm, weil man schon weiß, dass alles Mögliche passiert« (ebd., S. 83).

Gleichwohl spiegelt die in den bewussten wie unbewussten Verkörperungen von Schwangerschaft repräsentierte Geschlechterdifferenz die tradierte Eingebundenheit in Kultur und Geschichte wider, deren damit einhergehende Ein- und Ausschlüsse sowohl zu subjektiven wie sozialen Spaltungen und »Othering-Prozessen« beitragen.[7] Gegenwärtig scheinen nach wie vor unüberwindbare Unterschiede zwischen weiblichen* Verkörperungen von Schwangerschaft und männlich* transsexuellen Verkörperungen dominant und gehen mit Ausgrenzungserfahrungen bzw. Ängsten vor Ausgrenzung einher.

Demgegenüber versprechen Beschreibungen wie »was Menschliches oder Körperliches« einen Raum für geschlechterübergreifende Positionierungen sowie die Möglichkeit, sich einer geschlechtlichen Zuordnung gänzlich zu entziehen.

---

7   Das sogenannte »Othering« (Said, 2009; Castro Varela & Mecheril, 2016) macht Menschen zu »Anderen«, die sich in Bezugnahme auf diese Fantasie dann von der eigenen Gruppe unterscheiden. Normalität, die strukturell allgegenwärtig ist, betrifft auch Fantasien, die Schwangere von Nicht-Schwangeren unterscheiden oder mit »richtiger« Weiblichkeit verknüpfen.

Neben den besonderen Herausforderungen, die für Frank mit einer trans*-männlichen Verkörperung von Schwangerschaft einhergehen, verweist er in seinen Ausführungen auf kollektiv geteilte Schwangerschaftserfahrungen, die er als unabhängig von der geschlechtlichen Verortung der austragenden Person begreift: Die empfundene Verselbstständigung des Körpers aufgrund der Eigendynamik des schwangeren Körpers beschreibt Erfahrungen, mit der sich alle schwangeren Menschen auseinandersetzen müssen.

Der Versuch, Schwangerschaft als »menschlichen« Prozess zu markieren, repräsentiert den Wunsch, feminisierende Schwangerschaftszuschreibungen zu ent-vergeschlechtlichen und die Erfahrung von Schwangerschaft für eine Vielfalt von geschlechtlichen Positionierungen zu öffnen. Damit eine queere Form der schwangeren Identität gelingt, muss die Anatomie des Körpers vom Geschlecht gelöst und als allgemein Menschliches umgedeutet werden. Zwar taucht der Bezug auf das Körperliche in den Interviews weiterhin auf, aber nicht als geschlechtlicher Körper mit bestimmten reproduktiven Potenzialen, sondern als ein Faktum, das alle Menschen auszeichnet. In diesem Narrativ wird die geschlechtliche Materialität des Körpers ausgeblendet und durch Gender ersetzt, worüber auf der performativen Ebene geschlechtlichen Identifizierungen und Codierungen keine Grenzen mehr gesetzt sind.

Gleichwohl Schwangerschaft die Fantasien über eine vielfältige Verfügbarkeit des Körpers relativiert, imponiert eine affirmative Umgangsweise. Psychoanalytisch betrachtet, wird die von Freud in den Diskurs der Subjektivierung eingebrachte Unterscheidung von »Sexuell« und »Sexualität«, sprich von »Körper« und »Identität«, auf eine Wissenskategorie reduziert.

Unter Bezugnahme auf die empirischen Beispiele ist unbestritten, dass eine Bewusstmachung individueller und kollektiver Zuschreibungen notwendig ist, nicht nur um die Anrufungen an natürliche Körperprozesse eines genuin weiblichen* Organismus zu dekonstruieren, sondern um eine kritische Reflexion der in den reproduktiven Diskursen eingelassenen, unterdrückenden und funktionalisierenden Machtstrukturen in den Fokus zu rücken. Hier unterstreichen die empirischen Einblicke die normative Koppelung spezifisch vergeschlechtlicher biologischer Vorgänge und spezifisch vergeschlechtlichte Vorstellungen (Stritzke & Scaramuzza, 2016) und rücken die Forderung nach dem Recht, mit den eigenen Begehrensweisen und Erfahrungen einen Platz in der Welt zu haben, in den Blick. Wenn Pelluchon (2021) unter Bezug auf Arendts Diktum »Das Recht, Rechte zu haben« schreibt »Mensch zu sein heißt, zu einer Gemeinschaft von Menschen zu gehören, die durch Pluralität gekennzeichnet ist […]«, ist in diesem Zusammenhang auch gemeint, transsexuellen Schwangerschaften in der Erfahrungswelt von Schwangerschaft eine Stimme zu geben und »die Gesellschaft so zu organisieren, dass sie die Einzigartigkeit des Individuums und die Pluralität respektiert« (ebd., S. 112).

Gleichwohl aber greift es zu kurz, Verkörperungen von Geschlecht nur als Problem von Geschlechternormen, von Rollenverhalten und Geschlechterstereotypen zu verstehen, wie es ein Verständnis von queerer Schwangerschaft bzw. Elternschaft nahelegen möchte. In den Ansätzen der *queer theory* erfolgt eine Austauschbarkeit von biologischen Realitäten und gesellschaftlichen Geschlechterkonstruktionen. Demzufolge verwechselt die in der Debatte um transsexuelle Schwangerschaft vorgebrachte Behauptung, dass transsexuelles Schwangerschaftsbegehren als performativer Akt mit einem Potenzial der Veränderung von sozialen Machtverhältnissen und heteronormativen Geschlechterzuschreibungen einhergeht, das dem Geschlecht, dem Körper Zugeschriebene mit dem »Geschlecht an sich« (siehe dazu Rendtorff, 1996, S. 13). Um einen Ausweg aus der Unverfügbarkeit des Körpers anzustreben, wird paradoxerweise genau jener Raum durch neue affirmative Identitätskonstruktionen (wie »schwangerer Mann«) eingeengt, der dringend notwendig ist, um affirmative Engführungen mit Blick auf eine patriarchale Gleichschaltung von Körper und Identität zu dekonstruieren und zu überwinden. Denn die queer-theoretischen Analysen von Geschlecht und Schwangerschaft werfen über eine Kritik an der heteronormativen Geschlechterordnung hinausgehend bedeutsame Fragen auf. Gerade die Empirie der körperbasierten Transformationserfahrungen im Prozess von Schwangerschaften legt Leerstellen in der Konzeptualisierung von somatischen Körperrealitäten offen, und reproduktive Fragestellungen rund um Schwangerschaft, Geburt und Stillen rücken in den Fokus von Forschung und Wissenschaft. Entgegen funktionalisierenden und biologistischen Engführungen zeigt gerade die Erfahrungsvielfalt der empirischen Einblicke, dass es keine weibliche* Eigentlichkeit des Begehrens nach einem Kind gibt, sondern vielfältige bewusste und unbewusste Beziehungs- und Körperfantasien eine Rolle spielen. Aus feministischer Perspektive macht es sehr nachdenklich, dass erst die reproduktionsmedizinischen Errungenschaften und kulturellen geschlechtlichen Transformationsmöglichkeiten den Blickwinkel auf Schwangerschaft geweitet haben. Die Festschreibung auf ein biologisches Skript, das sich nur Frauen* – wenn auch in unterschiedliche Weise – aneignen, wird spätestens mit einem transsexuellen Schwangerschaftsbegehren infrage gestellt. Mit Blick auf die somatischen Transformationsprozesse im Verlauf einer Schwangerschaft, die sich aufgrund der Eigendynamik des schwangeren Körpers nahezu unhintergehbar vollziehen, verschiebt sich die Frage, was schwangere Transformationsprozesse mit Geschlecht und Körper zu tun haben, von subjektiven geschlechtlichen Identifizierungen bzw. Identitäten hin zu der Frage, mit welchem Körper reproduktive Erfahrungen von Schwangerschaft und Geburt sowie Stillen möglich sind.

Diese Perspektive taucht implizit auch bei transsexuellen Schwangeren auf, so z. B. wenn Frank im zitierten Beispiel auf die Frage antwortet,

> »wie jetzt, bist ein Mann und bist jetzt schwanger und [...] so, dieses, warum machst du das? Dann sage ich, ja, weil mein Körper das kann, ich kann kein Kind zeugen, ich kann eben nur eins gebären, weil mein Körper nur Kinder austragen, aber nicht zeugen kann« (ebd., S. 85).

Der subjektive Begehrens- und Erfahrungsraum im Prozess der Verkörperung von Schwangerschaft und damit einhergehende Möglichkeitsräume der Ermächtigung und Selbstbestimmung bilden im deutschsprachigen Raum der feministischen und psychoanalytischen Debatten bisher eine Leerstelle (Krüger-Kirn & Wolf, 2018). Infolgedessen rücken auch die im psychoanalytischen Mainstream fest etablierten psychosexuellen Theorien zu Schwangerschaft und Mutterschaft in die Kritik. Insgesamt widerlegen die empirischen Einblicke klassisch-psychoanalytische Theoretisierungen, die angefangen von Freuds Ausführungen zum Kinderwunsch über regressive Deutungshypothesen (u. a. Gambaroff, 1984) das Begehren nach einem Kind auf patriarchale und klassische Weiblichkeitskonzepte reduzieren. Sie weisen insbesondere darauf hin, dass wir bis heute über kein Konzept von Begehren verfügen, welches Kinderwunschfantasien über heteronormative und biologistische Binaritätskonzepte hinausgehend konzeptualisiert.

Im Rahmen meiner empirischen Analysen zu Kinderwunsch und Schwangerschaft (Krüger-Kirn, 2015) konnten sehr unterschiedliche Motive des Kinderwunsches herausgearbeitet und auf vielfältige bewusste und unbewusste Begehrensweisen verwiesen werden. Dabei repräsentiert der Kinderwunsch eine mehr oder weniger bewusste Nähe zu narzisstischen Begehrensweisen, um eine Reinkarnation des eigenen Selbst oder eine Nähe zur Mutter zu realisieren (ebd., S. 190ff.) oder sich als Vollendung der weiblichen* Identität als »in die Hülle wachsen oder als bewohnter Körper« zu artikulieren (ebd., S. 201ff.). Auch das Motiv der Liebe, in dem der Kinderwunsch eine tiefe Sehnsucht nach Verbundenheit symbolisiert, kann verschiedene Gestalten annehmen. Einmal wird der Kinderwunsch in einen untrennbaren Zusammenhang mit sexuellem Begehren und Erfahrungen gelebter Sexualität mit dem geliebten Partner* gestellt (ebd.,

S. 232ff.). Welldon Estela (2014) untersucht Schwangerschaft anhand von Fallbeispielen unter der Perspektive der Perversion und wird im Anschluss daran von Sophinette Becker (2022) aufgegriffen. Hier zeigt sich, dass besonders die mit der reproduktiven Potenz verbundenen Körperteile sowie Körpererfahrungen mit Schwangerschaft, Abtreibung und Geburt als Orte einer perversen Inszenierung gewählt werden können. Via Schwangerschaft können sich traumatisch erlebte kindliche Funktionalisierungen oder mangelnde Subjekt-Objekt-Trennung als Omnipotenzfantasien inszenieren. Hieran anschlussfähig sind Identitäts- und Schwangerschaftsvorstellungen, die als narzisstische Plombe einen Ausweg aus dem psychischen Dilemma der symbolischen Kastration und konstitutiven Abhängigkeit repräsentieren. Denn bisexuelle Omnipotenz ist im Gegensatz zu der des Kindes für Erwachsene nur um den Preis der Verleugnung zu haben.[8] Inwiefern dies auch für Konzeptualisierungen transsexueller Schwangerschaften gilt, muss weiter untersucht werden. Gleichwohl sei hier vor Pathologisierungen ebenso gewarnt wie vor Affirmationen, transsexuelle Schwangerschaft ausschließlich als performativen Akt mit emanzipatorischem Potenzial zu codieren. Denn dies käme einer erneuten Abwehr und Reduktion der Dialektik von Körper und Psyche gleich.

Matrisexuelles Begehren und die bisherige Ordnung der Geschlechter

Die bisherigen Ausführungen unterstreichen, dass eine Veränderung von heteronormativen Geschlechterzuschreibungen und sozialen Machtverhältnissen in Bezug auf Schwangerschaft und Mutterschaft dringend notwendig ist, um traditionelle Engführungen zu überwinden. Doch das emanzipatorische Potenzial der transformativen Körperprozesse in der Schwangerschaft liegt nicht in einer Ausblendung der Materialität der Körper und Körperdifferenzen, sondern im Gegenteil dort, um diese als »Körper von Gewicht« (Butler, 1995) in den Diskurs einzubringen. Während die emanzipatorische Idee allgemeiner menschlicher Gleichheit einen Diskurs der geschlechtlichen Differenz ausblendet und zugleich herausfordert (Gerhard, 2012), unterstreicht die Position der Schwangeren* als Subjekt die Dringlichkeit, Untersuchungen zum Themenkom-

---

8   Susann Heenen-Wolf konstatiert, dass ein prägenitales Geschehen vermehrt kreativen Eingang in das psychosexuelle Erleben findet (2017, S. 109). Zu einem vergleichbaren Ergebnis komme ich in meiner Analyse von *Fifty Shades of Grey* (2017).

plex von Mutterschaft zu erweitern und weitere geschlechtertheoretische Bezüge herzustellen. Gerade die Tatsache, dass auch Trans*-Männer Kinder gebären, schärft den Blick auf die *Materialität des Körpers* und erweitert die Frage der *geschlechtlichen Identität* um den *Körper* im Kontext der Subjektivierung. Anders formuliert: Um die mit Mutterschaft verbundene virulente Geschlechterproblematik in einem emanzipatorischen Sinne zu erforschen, richtet sich der Blick auf die biologischen Reproduktionsmöglichkeiten und damit einhergehende Begehrensstrukturen.

Theoretisch weiterführend in Bezug auf den reproduktiven Körper sind die Ausarbeitungen von Theresa de Lauretis (1999), sich dem weiblichen* Körper und den Körperpraktiken unter der theoretischen Perspektive der Fetischisierung des weiblichen* Körpers zu nähern. Damit gewinnen sowohl die von Welldon Estela (2014) und Becker (2022) diagnostizierten perversen Inszenierungen sowie meine eigenen Ergebnisse (2015) eine gesellschafts- und geschlechterkritische Wendung und reflektieren die den weiblichen* Körper betreffenden Leerstellen in der strukturell-patriarchalen Bedingtheit der symbolischen Ordnung unserer Kultur.[9]

Dem damit verbundenen Bild der (symbolisch) »kastrierten Frau« widersetzt sich Teresa de Lauretis in ihrem Text *Die andere Szene. Psychoanalyse und lesbische Sexualität* (1999). Über eine spezifische Neuinterpretation der psychoanalytischen Konzeption des Fetisches dekonstruiert sie die einflussreiche psychoanalytische Auffassung von der »Dominanz des Phallus« und formuliert ein signifikantes Begehren auch jenseits des Phallus, das sie auf den weiblich codierten Körper bezieht. Indem der Fetisch auf das Wunschobjekt und dessen Abwesenheit zugleich verweist, kann das Begehren so letztendlich auch auf den fehlenden bzw. ersehnten »anerkennenden Blick der Mutter« übertragen werden. Eine logische Konsequenz daraus ist dann, dass die Figur der »Wiederkehr des Verdrängten« die »Kehrseite einer normativen Weiblichkeit« repräsentiert und daher als Hinweis auf die aus der heterosexuellen symbolischen Ordnung ausgeschlossenen und verworfenen Erfahrungen gelesen werden kann – aber eben nicht aufgrund des hypostasierten Penismangels, sondern aufgrund der fehlen-

---

9   Es ist das Verdienst feministisch-psychoanalytischer Autorinnen wie Luce Irigaray (1979) oder Julia Kristeva (1990), die strukturell-patriarchale Bedingtheit der symbolischen Ordnung unserer Kultur zu reflektieren, ebenso wie Irigaray in kritischer Auseinandersetzung mit Lacan verdeutlicht, dass die Frage nach dem Ort der Frau Leerstellen in der symbolischen Ordnung aufzeigt und keine Signifikanz des Weiblichen repräsentiert (Irigaray, 1979, S. 80, 188).

den narzisstischen Spiegelung und Erfahrung im intersubjektiven Kontakt mit dem Mutterkörper. Hier lässt sich das von Eva Poluda-Korte (1993) konzeptualisierte lesbische Begehren anschließen, das aufgrund des im gesellschaftlichen Unbewussten repräsentierten kollektiven Homosexualitätstabus abgewehrt werden muss, zugleich aber ein Begehren anzeigt. Diese machtanalytische Perspektive markiert den fehlenden »anerkennenden Blick der Mutter« sowohl in einem praxiskritischen wie politischen Sinne als patriarchalen Zugriff auf Weiblichkeit. Diese theoretischen Bezüge führen zu einer weiteren Perspektive auf transsexuelle Schwangerschaft: Wenn Männlichkeit in unserer Gesellschaft nach wie vor zum Eichmaß (Irigaray, 1974, S. 70) erklärt wird,[10] dann lassen sich Kinderwunschfantasien und transsexuelle Schwangerschaft auch als Wiedergutmachungsversuch der erfahrenen narzisstischen Kränkungen infolge der patriarchalen Geschlechterzuschreibungen lesen. Transsexuelle Schwangerschaft vermag dann nicht nur die »Minderwertigkeit der Frau« überwinden, sondern das männliche Phantasma der Autonomie sowie eine Überwindung der symbolischen Kastration verkörpern. Auf paradoxe Weise werden jedoch nicht nur eine Kultur der Abwertung und Funktionalisierung des Weiblichen und Mütterlichen, sondern deren patriarchal geprägte Repräsentanzen in der symbolischen Ordnung der Geschlechter perpetuiert.

Neben einer respektvollen Anerkennung und Erforschung der subjektiven Schwangerschaftsweisen und queeren Lebensformen halte ich es aus einer feministisch-psychoanalytischen Position daher für notwendig, zu reflektieren, dass Bestrebungen, die sich lediglich auf eine soziale Anerkennung von Identität beziehen, *expressis verbis* Gefahr laufen, das konstitutive Faktum der sexuellen Differenz als primordialen Mangel auszublenden. Zu einer Anerkennung differenter Subjektivitäten (Irigaray, 2010, S. 78) gehört gerade auch eine Anerkennung differenter körperlicher Materialitäten und damit einhergehender Grenzen von Geschlechtlichkeit.[11] Erst damit wird »unsere gewohnte [patriarchale, H. K.-K.] Ordnung [ge-]stört« (Irigaray, 2013, S. 115).

---

10 Denn nach wie vor sind trotz gesellschaftlicher Transformationen in den Geschlechterverhältnissen nahezu alles Bereiche unserer Kultur, Gesellschaft und Subjektivität heteronormativ organisiert und erzeugen sowohl Bereiche der Norm als auch der Abweichung bzw. Pathologie (Hark, 2005, S. 294).

11 Hier zeigen sich Anschlussmöglichkeiten an neomaterialistisch orientierte Denk- und Forschungsansätze. Im Vergleich etwa zu sozialkonstruktivistischen Ansätzen zeichnen sich neomaterialistische Ansätze durch das Denken von Verstrickungen und Konfigurationen sozialer wie materieller Faktoren in der Konstitution von (materialisierter) Wirklichkeit aus (Alaimo & Hekman, 2008).

Mit dem Ziel, ein Kinderwunschbegehren zu markieren, das quer zu homo-, hetero- oder queeren geschlechtlichen Identitäten und Liebes- und Begehrensverhältnissen steht, schlage ich als Ergebnis meiner Überlegungen vor, das Kinderwunschbegehren als *matrisexuelles Begehren* zu konzeptualisieren, um den Bezug zum reproduktiven Körper bzw. Mutterkörper in einer Vielfalt von Beziehungs- und Begehrensweisen zu verorten. Ursprünglich taucht der Begriff im Rahmen des »lesbischen Komplexes« (Poluda-Korte, 1996) auf und bezieht sich auf das (tabuisierte) Begehren der Tochter gegenüber der Mutter.

Fazit

Beispielhaft an leiblichen und psychischen Umgangsweisen mit dem körperlichen Prozess einer Schwangerschaft wurden spezifische Körper-Selbst-Verhältnisse vorgestellt. Die Reflexionen des schwangeren Körperzustandes unterstreichen, dass sich die Erfahrungen in einem relationalen Raum vollziehen, der sich sowohl auf körperbasierte wie emotionale und soziale Dimensionen bezieht. Über alle Unterschiede hinweg verbindet die leiblich spürbare Eigendynamik des Körpers alle hier vorgestellten Erfahrungsweisen und kann als kollektiv geteilte Schwangerschaftserfahrung markiert werden. Diese ereignet sich unabhängig von der geschlechtlichen Verortung der schwangeren Person oder der subjektiven Einstellung zur Schwangerschaft, ist aber gleichwohl nicht unabhängig vom kulturellen und historisch tradierten Wissen.

In der Konsequenz dekonstruiert die Pluralität der schwangeren Subjektpositionen nicht nur essenzialistische Kategorien in Bezug auf den Schwangerschaftskörper. Entgegen repronormativer Annahmen handelt es sich im Kontext der Verschränkung von Diskurs, Organismus und Erfahrung um einen höchst transformativen wie konflikthaften und ebenso produktiven Prozess. Dabei wird deutlich, dass der verkörperte Zustand einer Schwangerschaft einen bedeutsamen *transformativen* Ort der Subjektivierung markiert, dessen geschlechtliche Verortung immer wieder herausgefordert wird und sich als Raum eigensinniger Aneignungspraxen erweist.

Ungeachtet dessen, dass geschlechtliche Materialität und Begehren komplizierte Entwicklungsprozesse markieren, gehört es zu den aktuellen Herausforderungen, wie sich Gesellschaft (und damit auch der Therapieraum) als ein Ort selbstbestimmter und emanzipatorischer Entwicklung und Veränderung konzeptualisieren lässt, ohne die Materialität des Körpers dabei auszublenden oder auf traditionelle konzeptionelle Prämissen von Geschlecht und Subjekt zu rekurrieren.

Ein Nachdenken über die Position des *Körpers* im Kontext der Subjektivierung – hier des reproduktiven Körpers – reflektiert auch Schwangerschaft im Lichte eine Dialektik von Körper und Subjektivierung. In der Gleichzeitigkeit von Veränderungsbegehren und Widerstand realisiert sich nicht nur ein Raum für vielfältige Subjektivierungs- und Begehrensweisen, sondern für Fragen, die das Theorem der sexuellen Differenz betreffen. Damit verbunden sind vor allem Fragen zur psychoanalytischen Theoretisierung von Geschlecht sowie zur Trennung von Körper und Geist und damit zu grundlegenden psychoanalytischen Fragen der Subjektivierung. Um zu den aufgeworfenen Fragen zu transsexueller Schwangerschaft und matrisexuellem Begehren eine forschende Position einnehmen zu können, ist ein Raum des Verstehenwollens unbedingte Voraussetzung, um Spaltungen zu erkennen und geschlechterkritisch zu reflektieren. Dann erst ist ein notwendiger Schritt erfolgt, um den reproduktiven Körper im Kontext von Schwangerschaft, Geburt und Stillen, im wissenschaftlichen und gesellschaftlichen Diskurs im Sinne von emanzipatorischer Selbstbestimmung neu zu platzieren.

Insgesamt bietet eine Rückbesinnung auf und Weiterentwicklung von feministisch psychoanalytische(n) und materialistische(n) Ansätze(n), deren zentrales Augenmerk auf die »materiell-diskursive[n] Verschränkungen« (Barad, 2015, S. 130) sowie psychischen Aneignungsprozesse gerichtet ist, notwendige und weiterführende Voraussetzungen für eine Theoretisierung schwangerer Selbstbestimmungs- und Artikulationsformen. Die in diesem Beitrag diskutierten Überlegungen sprechen dezidiert gegen eine immer wieder auftauchende Debatte, Begrifflichkeiten, die im Rahmen von Schwangerschaft bestimmte Körperteile (etwa den Muttermund) mütterlich codieren, durch geschlechtsneutrale Signifizierungen zu ersetzen. Einerseits geht damit die Gefahr einher, die in der Sprache niedergeschlagenen vergeschlechtlichten normativen Prämissen und historischen Unterdrückungszusammenhänge unangetastet zu lassen, auf der anderen Seite wird darüber die Erkenntnis weiter ausgeblendet, dass eine bislang patriarchale Signifikation der Geschlechterdifferenzen, die einem männlich codierten Körper und Begehren eine Sprache geben, wobei weibliches und matrisexuelles Begehren dagegen stumm bleiben, notwendigerweise immer wieder von Neuem jede geschlechtliche Subjektivierung infiltriert und Voraussetzungen perpetuiert, schwangere Körperlichkeit und matrisexuelles Begehren als potenzielle Orte von Zuschreibungen durch Diskurse immer aufs Neue zu essenzialisieren und zu ökonomisieren (Irigaray, 1974, 1991). Wie realistisch diese Einwände sind, wird angesichts der weitreichenden Konsequenzen neoliberaler Biopolitik deutlich, in der der Mutterkörper durch eine allmächtige körperlose Existenz ersetzt werden soll.

Literatur

Alaimo, S. & Hekman, S. J. (2008). Introduction: Emerging Models of Materiality in Feminist Theory. In dies. (Hrsg.), *Material Feminisms* (S. 1–19). Indiana University Press.

Arendt, H. (1998 [1981]). *Vita activa oder Vom tätigen Leben* (10. Aufl.). Piper.

Autorinnen-Kollektiv »Subjekt« (2020). Subjekttheoretische Annäherungen an zeitgenössische Antifeminismen. In A Henninger & U. Birsl (Hrsg.), *Antifeminismen. »Krisen«-Diskurse mit gesellschaftsspaltendem Potential?* (S. 193-230). transcript.

Balsam, R. (2012). *Women's Bodies in Psychoanalysis*. Routledge.

Barad, K. (2003). Posthumanist Performativity: Toward an Understanding of How Matter Comes to Matter. *Signs: Journal of Women in Culture and Society, 28*(3), 801–831.

Barad, K. (2015). *Verschränkungen*. Merve.

Becker, S. (2022). *Leidenschaftlich analytisch. Texte zu Sexualität, Geschlecht und Psychoanalyse*. Psychosozial-Verlag.

Becker-Schmidt, R. (2017 [2007]). *Pendelbewegungen – Annäherungen an eine feministische Gesellschafts- und Subjekttheorie. Aufsätze aus den Jahren 1991 bis 2015*. Barbara Budrich.

Benjamin, J. (1990). *Die Fesseln der Liebe. Psychoanalyse, Feminismus und das Problem der Macht* (2. Aufl.). Stroemfeld, Roter Stern.

Bloch, E. (1962). *Erbschaft dieser Zeit*. Suhrkamp.

Butler, J. (1995). *Körper von Gewicht. Die diskursiven Grenzen des Geschlechts*. Berlin Verlag.

Castro Varela, M. & Mecheril, P. (Hrsg.). (2016). *Die Dämonisierung der Anderen. Rassismuskritik der Gegenwart*. transcript.

Dionisius, S. (2020). Zwischen trans* Empowerment und Cisnormativität: leibliches Elternwerden in Grenzbereichen. In A. Peukert, J. Teschlade, C. Wimbauer, M. Motakef & E. Holzleithner (Hrsg.), *GENDER – Zeitschrift für Geschlecht, Kultur und Gesellschaft, Sonderheft 5: Elternschaft und Familie jenseits von Heteronormativität und Zweigeschlechtlichkeit* (S. 77–92). Barbara Budrich.

Dolderer, M., Holme, H., Jerzak, C. & Tietge, A.-M. (Hrsg.). (2016). *O Mother, Where Art Thou?* Westfälisches Dampfboot.

Duden, B. (1991). *Der Frauenleib als öffentlicher Ort. Vom Missbrauch des Begriffs Leben*. Luchterhand.

Duden, B. (2002). *Die Gene im Kopf – der Fötus im Bauch. Historisches zum Frauenkörper*. Offizin.

Ettinger, B. (2006). The Matrixial Borderspace. University of Minnesota Press.

Freud, S. (1916–1917a [1915–1917]). *Vorlesungen zur Einführung in die Psychoanalyse. GW XI.*

Freud, S. (1920g). *Jenseits des Lustprinzips. GW XIII*, S. 1–69.

Freud, S. (1926e). *Die Frage der Laienanalyse. Unterredungen mit einem Unparteiischen. GW XIV.*

Gambaroff, M. (1984). *Utopie der Treue*. Rowohlt.

Gerhard, U. (2012). *Frauenbewegung und Feminismus. Eine Geschichte seit 1789*. C. H. Beck.

Greenson, R. R. (1982 [1968]). Die Beendigung der Identifizierung mit der Mutter und ihre besondere Bedeutung für den Jungen. In ders., *Psychoanalytische Erkundungen* (S. 257–264). Klett-Cotta.

Hark, S. (2005). *Dissidente Partizipation. Eine Diskursgeschichte des Feminismus*. Suhrkamp.

Heenen-Wolff, S. (Hrsg.). (2017). *Contre la normativité en psychoanalyse. Sexe, genre, technique, formation: nouvelles approches comtemporaines.* Éditions in Press.

Hirschauer, S., Heimerl, B., Hoffmann, A. & Hofmann, P. (2014). *Soziologie der Schwangerschaft. Explorationen pränataler Sozialität.* Lucius & Lucius.

Hornuff, D. (2017). Strategien pränataler Sichtbarmachung. Das Regime der Zahlen und die Veröffentlichung der Körper. In E. Tolasch & R. Seehaus (Hrsg.), *Mutterschaften sichtbar machen. Sozial- und kulturwissenschaftliche Beiträge* (S. 185–197). Barbara Budrich.

Irigaray, L. (1974). *Speculum. Spiegel des anderen Geschlechts.* Suhrkamp.

Irigaray, L. (1979). *Das Geschlecht, das nicht eins ist.* Merve.

Irigaray, L. (1991). *Ethik der sexuellen Differenz.* Suhrkamp.

Irigaray, L. (2010). *Welt teilen.* Karl Alber.

Irigaray, L. (2013). *In the Beginning She Was.* Bloomsbury.

Janssen, J. (2016 [1978]). In meinem Namen. Eine trans*/queere Perspektive auf Elternschaft. In J. Kristeva, *Die Revolution der poetischen Sprache.* Suhrkamp.

Kristeva, J. (1990). *Fremde sind wir uns selbst.* Suhrkamp.

Krüger-Kirn, H. (2015). *Die konstruierte Frau und ihr Körper. Eine psychoanalytische, sozialwissenschaftliche und genderkritische Studie zu Körperpraktiken und Mutterschaft.* Psychosozial Verlag.

Krüger-Kirn, H. (2017). Corps, genre et pratiques sexuelles dans le couple. *TOPIQUE. La psychoanalyse aujourd'hui, 140*(4), 35–50.

Krüger-Kirn, H. (2019). Somatisches Wissen artikulieren. Annäherungen an die leiblichen Erfahrungen von Schwangerschaft und von Leihmutterschaft. *feministische studien, 37*(1), 49–66.

Krüger-Kirn, H. & Wolf, L. (2018). *Mutterschaft zwischen Konstruktion und Erfahrung. Aktuelle Studien und Standpunkte.* Barbara Budrich.

Lacan, J. (1986). *Encore. Das Seminar. Band 10.* Quadriga.

Lacan, J. (2008). *Meine Lehre.* turia + kant.

Lange, U. & Ullrich, C. (2018). Schwangerschaft und Geburt: Perspektiven und Studien aus der Geschlechterforschung. In B. Kortendiek, Beate, B. Riegraf & K. Sabisch (Hrsg.), *Handbuch Interdisziplinäre Geschlechterforschung. Geschlecht und Gesellschaft* (S. 1111–1119). Springer VS.

Laplanche, J. (1988). *Die allgemeine Verführungstheorie und andere Aufsätze.* Edition Diskord.

de Lauretis, T. (1999). *Die andere Szene. Psychoanalyse und lesbische Sexualität.* Suhrkamp.

Mitscherlich-Nielsen, M. (1990). *Über die Mühsal der Emanzipation* (4. Aufl.). S. Fischer.

Nelson, M. (2017). *Die Argonauten.* Berlin Verlag.

Parin, P. (1978). *Der Widerspruch im Subjekt.* Syndikat.

Pelluchon, C. (2021). *Das Zeitalter des Lebendigen. Eine neue Philosophie der Aufklärung.* Wissenschaftliche Buchgesellschaft.

Pines, D. (1997). *Der weibliche Körper. Eine psychoanalytische Perspektive.* Klett-Cotta.

Poluda-Korte, E. (1993). Der »Lesbische Komplex«. Das homosexuelle Tabu und die Weiblichkeit. In E. Alves (Hrsg.), *Stumme Liebe. Der »lesbische Komplex« in der Psychoanalyse* (S. 73–132). Kore.

Poluda-Korte, E. (1996). Die Rolle des Homosexualitätstabus für die weibliche Entwicklung. In I. Grosz-Ganzoni (Hrsg.), *Widerspenstige Wechselwirkungen* (S. 65–84). edition discord.

Rendtorff, B. (1996). Geschlecht und Bedeutung. Über Verleugnung und Rückeroberung von Körper und Differenz. In dies. (Hrsg.), *Materialität, Körper, Geschlecht* (S. 7–29). Verein Sozialwissenschaftliche Forschung und Bildung für Frauen.

Rohde-Dachser, C. (1991). *Expedition in den dunklen Kontinent. Weiblichkeit im Diskurs der Psychoanalyse.* Springer.

Said, E. W. (2009). *Orientalismus* (9. Aufl.). S. Fischer.

Stoll, J. (2020). Becoming trans*parents: Überlegungen zu einer neomaterialistischen Konzeptualisierung von den (Un-)Möglichkeiten, Eltern zu werden von. In A. Peukert, J. Teschlade, C. Wimbauer, M. Motakef & E. Holzleithner (Hrsg.), *GENDER – Zeitschrift für Geschlecht, Kultur und Gesellschaft, Sonderheft 5: Elternschaft und Familie jenseits von Heteronormativität und Zweigeschlechtlichkeit* (S. 92–108). Barbara Budrich.

Seehaus, R. (2015). Gravide Körper. Elternschaftskonstituierung und Geschlechterdifferenzierung als Effekte körperbezogener Praktiken in pränatalen Settings. In dies., L. Rose & M. Günther (Hrsg.), *Mutter, Vater, Kind – Geschlechterpraxen in der Elternschaft* (S. 17–30). Barbara Budrich.

Stritzke, N. & Scaramuzza, E. (2016). Trans*, Intersex, and the Question of Pregnancy: Beyond Repronormative Reproduction. In S. Horlacher (Hrsg.), *Transgender and Intersex: Theoretical, Practical, and Artistic Perspectives* (S. 141–163). Palgrave MacMillan.

Welldon Estela, V. (2014). *Perversionen der Frau.* Psychosozial-Verlag.

Die Autorin

Helga Krüger-Kirn, Prof. Dr. phil., Dipl.-Psych., ist Honorarprofessorin an der Philipps-Universität Marburg, Psychoanalytikerin für Kinder, Jugendliche und Erwachsene, Lehranalytikerin (DGPT) und Dozentin für analytische Paar- und Familientherapie sowie Körper-Psychotherapie. Sie forscht und veröffentlicht zu Mutterschaft und Mütterlichkeit sowie zu Anti-Feminismus in der Gesellschaft.

Kontakt per E-Mail: info@praxis-krueger-kirn.de

DGPT-Jahresbände im Psychosozial-Verlag

Ulrich Streeck (Hrsg.). *Das Fremde in der Psychoanalyse. Erkundungen über das »Andere« in Seele, Körper und Kultur.* 1993 (Neuaufl. 2000).

Ulrich Streeck & Karin Bell (Hrsg.). *Die Psychoanalyse schwerer psychischer Erkrankungen. Konzepte, Behandlungsmodelle, Erfahrungen.* 1994 (Neuaufl. 2002).

Karin Bell & Kurt Höhfeld (Hrsg.). *Psychoanalyse im Wandel.* 1995 (2. Aufl. 1998).

Karin Bell & Kurt Höhfeld (Hrsg.). *Aggression und seelische Krankheit.* 1996 (2. Aufl. 2000).

Kurt Höhfeld & Anne-Marie Schlösser (Hrsg.). *Psychoanalyse der Liebe.* 1997 (2. Aufl. 2000).

Anne-Marie Schlösser & Kurt Höhfeld (Hrsg.). *Trauma und Konflikt.* 1998 (2. Aufl. 2000).

Anne-Marie Schlösser & Kurt Höhfeld (Hrsg.). *Trennungen.* 1999.

Anne-Marie Schlösser & Kurt Höhfeld (Hrsg.). *Psychoanalyse als Beruf.* 2000.

Anne-Marie Schlösser & Alf Gerlach (Hrsg.). *Kreativität und Scheitern.* 2001.

Anne-Marie Schlösser & Alf Gerlach (Hrsg.). *Gewalt und Zivilisation. Erklärungsversuche und Deutungen.* 2002.

Alf Gerlach, Anne-Marie Schlösser & Anne Springer (Hrsg.). *Psychoanalyse mit und ohne Couch. Haltung und Methode.* 2003.

Alf Gerlach, Anne-Marie Schlösser & Anne Springer (Hrsg.). *Psychoanalyse des Glaubens.* 2004.

Anne Springer, Alf Gerlach & Anne-Marie Schlösser (Hrsg.). *Macht und Ohnmacht.* 2005.

Anne Springer, Alf Gerlach & Anne-Marie Schlösser (Hrsg.). *Störungen der Persönlichkeit.* 2006.

Anne Springer, Karsten Münch & Dietrich Munz (Hrsg.). *Psychoanalyse heute?!* 2007.

Anne Springer, Karsten Münch & Dietrich Munz (Hrsg.). *Sexualitäten.* 2008.

Karsten Münch, Dietrich Munz & Anne Springer (Hrsg.). *Die Fähigkeit, allein zu sein. Zwischen psychoanalytischem Ideal und gesellschaftlicher Realität.* 2009 (2. Aufl. 2011).

Karsten Münch, Dietrich Munz & Anne Springer (Hrsg.). *Die Psychoanalyse im Pluralismus der Wissenschaften.* 2010.

Anne Springer, Bernhard Janta & Karsten Münch (Hrsg.). *Angst.* 2011.

Anne Springer, Bernhard Janta & Karsten Münch (Hrsg.). *Nutzt Psychoanalyse?!* 2012.

Bernhard Janta, Beate Unruh & Susanne Walz-Pawlita (Hrsg.). *Der Traum.* 2013.

Bernhard Janta, Susanne Walz-Pawlita & Beate Unruh (Hrsg.). *unzeitgemäßes.* 2014.

Susanne Walz-Pawlita, Beate Unruh & Bernhard Janta (Hrsg.). *Identitäten.* 2015.

Susanne Walz-Pawlita, Beate Unruh & Bernhard Janta (Hrsg.). *Körper-Sprachen.* 2016.

Beate Unruh, Ingrid Moeslein-Teising & Susanne Walz-Pawlita (Hrsg.). *Grenzen.* 2017.

Beate Unruh, Ingrid Moeslein-Teising & Susanne Walz-Pawlita (Hrsg.). *Rebellion gegen die Endlichkeit.* 2018.

Ingrid Moeslein-Teising, Georg Schäfer & Rupert Martin (Hrsg.). *Geschlechter-Spannungen.* 2019.

Ingrid Moeslein-Teising, Georg Schäfer & Rupert Martin (Hrsg.). *Generativität.* 2020.

Georg Schäfer, Rupert Martin & Ingrid Moeslein-Teising (Hrsg.). *Zeitdiagnosen!?.* 2022.

**Psychosozial-Verlag · Walltorstr. 10 · 35390 Gießen · www.psychosozial-verlag.de
bestellung@psychosozial-verlag.de · Tel. 0641-969978-18 · Fax 0641-969978-19**

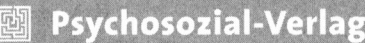

Psychosozial-Verlag

Georg Schäfer, Rupert Martin, Ingrid Moeslein-Teising

Zeitdiagnosen!?

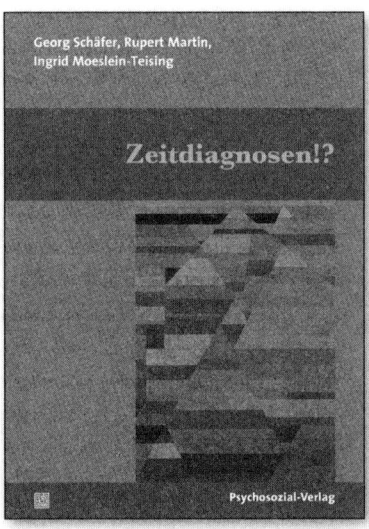

2022 · 431 Seiten · Broschur
ISBN 978-3-8379-3155-6

Zeitdiagnosen nehmen die Gegenwart in den Blick und fordern ein Verständnis aktueller Gegebenheiten aus den Entwicklungen der Vergangenheit heraus. Psychoanalytische Zeitdiagnosen erweitern diesen Fokus, indem sie auf das Unbewusste rekurrieren: auf unbewusste Konflikte, Ängste und Motive, auf Abwehrvorgänge und Kompromissbildungen, so wie sich diese auch in gesellschaftlichen Kollektiven manifestieren.

Aktuell ist eine Vielzahl gesellschaftlicher, politischer, sozialer und ökologischer Umbrüche zu beobachten, ein Erstarken nationaler Kräfte, die Wiederaufrichtung von Grenzen, eine beschleunigte Digitalisierung, eine Kultur der Selbstoptimierung, der Verlust der Bindung in der Gemeinschaft und die Leugnung des Klimawandels. Die Autor*innen widmen sich diesen Phänomenen aus psychoanalytischer und psychotherapeutischer Perspektive.

Mit Beiträgen von L. Bayer, T.C. Bender, C. Benecke, M. Beutel, G. Brockhaus, M. Brumlik, M.B. Buchholz, K.A. Dittrich, N. Erazo, M. Ernst, R. Eschmann, C. Färber, J. Gaines, A. Gerlach, B. Gerisch, D. Habibi-Kohlen, B. Heimerl, E. Kobylinska-Dehe, B. König, H. Krüger-Kirn, K. Sischka, W.A. Skogstad, A. Starck, M. Teising, C. Türcke, D. Weimer, H. Weiß, S. Werner, H. Will, H.-J. Wirth und R. Zwiebel

Walltorstr. 10 · 35390 Gießen · Tel. 0641-969978-18 · Fax 0641-969978-19
bestellung@psychosozial-verlag.de · www.psychosozial-verlag.de

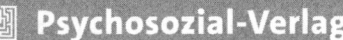

Psychosozial-Verlag

Sally Weintrobe

Psychische Ursachen der Klimakrise
Neoliberaler Exzeptionalismus und die Kultur der Achtlosigkeit

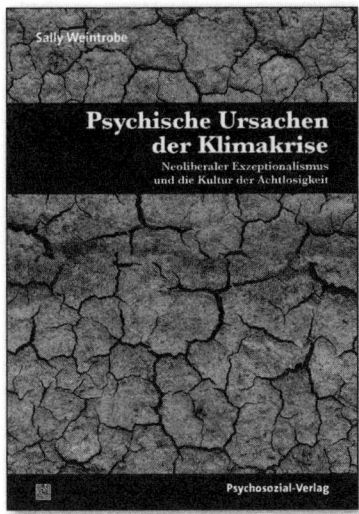

*2023 · 306 Seiten · Broschur
ISBN 978-3-8379-3234-8*

Sally Weintrobe sieht die Klimakrise vor dem Hintergrund eines grundlegenden Konflikts zwischen einer achtsam-fürsorglichen und einer achtlos-zerstörerischen Weltsicht als Folge eines gestörten Gleichgewichts dieser Kräfte. Dabei richtet sie ihr Augenmerk besonders auf Einflüsse des neoliberalen Exzeptionalismus, der dem latent immer vorhandenen Anspruch, ideal zu sein und Wünsche jeder Art bevorzugt erfüllt zu bekommen, Vorschub leistet. Im Zusammenhang damit steht eine Haltung gegenüber der Natur, die Abhängigkeit leugnet und von grenzenloser Belastbarkeit und Verfügbarkeit derselben ausgeht. Eine Hinwendung zu größerer achtsamer Sorge setzt daher voraus, Abstand zu nehmen von der Ansicht, eine »Ausnahme« zu sein.

Durch die Verknüpfung von Beobachtungen und Erfahrungen auf individueller, kultureller, ökonomischer und politischer Ebene ermöglicht Weintrobe die Weitung des Blicks auf die Klimakrise. Bei aller Entschiedenheit in ihren Aussagen bewahrt sie einen reflexiven Ton und hilft, schwierige Wahrheiten auszuhalten und zu containen.

Walltorstr. 10 · 35390 Gießen · Tel. 0641-969978-18 · Fax 0641-969978-19
bestellung@psychosozial-verlag.de · www.psychosozial-verlag.de

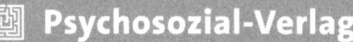

Psychosozial-Verlag

Martin Teising, Arne Burchartz (Hg.)

Die Illusion grenzenloser Verfügbarkeit
Über die Bedeutung von Grenzen für Psyche und Gesellschaft

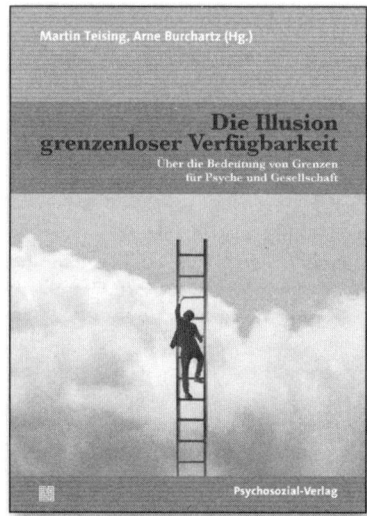

2023 · 301 Seiten · Broschur
ISBN 978-3-8379-3260-7

▸ **Facettenreiche Thematisierung von Grenzen und Versuchen, diese zu überwinden**

▸ **Fördert ein Bewusstsein dafür, dass Grenzen einengende und fesselnde, aber auch stabilisierende und lebensfördernde Funktionen haben**

Die Auflösung von Grenzen kann Freiheit ermöglichen – Grenzenlosigkeit aber, etwa beim Verbrauch von Ressourcen, kann auch Lebensgrundlagen zerstören und zu Verunsicherungen des Individuums führen. Die Autor*innen thematisieren das Ringen um Grenzen und ihre Bedeutung für die individuelle Psyche, für Gruppen und die Gesellschaft.

Einen Schwerpunkt bilden Arbeiten zur Transgender-Thematik, die sich mit der potenziellen Kränkung durch eine biologisch angelegte Geschlechtlichkeit beschäftigen. Weitere Beiträge thematisieren das bittere Anerkennenmüssen einschränkender Behinderungen, die Ursachen der Klimakrise und die Notwendigkeit angesichts von *end-of-life decisions*, die Begrenzung des eigenen Lebens anerkennen zu müssen.

Mit Beiträgen von Bernd Ahrbeck, Josef Christian Aigner, David Bell, Heribert Blass, Arne Burchartz, Frank Dammasch, Hans Hopf, Heribert Kellnhofer, Vera King, Hans-Geert Metzger, Martin Teising, Sally Weintrobe, Jean-Pierre Wils, Hans-Jürgen Wirth und Achim Würker

Walltorstr. 10 · 35390 Gießen · Tel. 0641-969978-18 · Fax 0641-969978-19
bestellung@psychosozial-verlag.de · www.psychosozial-verlag.de